中医药畅销书选粹·临证精华

当代骨伤百家方技精华

施杞 编著

中国中医药出版社·北京

图书在版编目（CIP）数据

当代骨伤百家方技精华/施杞编著.—2 版.—北京：中国中医药出版社，2012.1（2019.5 重印）
（中医药畅销书选粹.临证精华）
ISBN 978-7-5132-0670-9

Ⅰ.①当… Ⅱ.①施… Ⅲ.①中医伤科学 Ⅳ.① R274

中国版本图书馆 CIP 数据核字（2011）第 232920 号

中 国 中 医 药 出 版 社 出 版
北京市朝阳区北三环东路 28 号易亨大厦 16 层
邮政编码 100013
传真 010 64405750
山东百润本色印刷有限公司印刷
各地新华书店经销

*

开本 880×1230 1/32 印张 16.375 字数 420 千字
2012 年 1 月第 2 版 2019 年 5 月第 5 次印刷
书 号 ISBN 978-7-5132-0670-9

*

定价 49.00 元
网址 www.cptcm.com

如有印装质量问题请与本社出版部调换
版权专有 侵权必究
社长热线 010 64405720
购书热线 010 64065415 010 64065413
书店网址 csln.net/qksd/

出版者的话

中国中医药出版社作为直属于国家中医药管理局的唯一国家级中医药专业出版社，自创办以来，始终定位于"弘扬中医药文化的窗口，交流中医药学术的阵地，传播中医药文化的载体，培养中医药人才的摇篮"，不断锐意进取，实现了由小到大、由弱到强、由稚嫩到成熟的跨越式发展，短短的20多年间累计出版图书3600余种，出书范围涉及全国各级各类中医药教材和教学参考书；中医药理论、临床著作，科普读物；中医药古籍点校、注释、语译；中医药译著和少数民族文本；中医药政策法规汇编、年鉴等。基本实现了"只要是中医药书我社最多，只要是中医药教材我社最全，只要是中医药书我社最有权威性"的目标，在中医药界和社会上产生了广泛的影响。2009年我社被国家新闻出版总署评为"全国百佳图书出版单位"。

为了进一步扩大我社中医药图书的传播效应，充分利用优秀中医药图书的价值，满足更多读者，尤其是一线中医药工作者的需求，我们在努力策划、出版更多更好新书的同时，从早期出版的专业学术图书中精心挑选了一批读者喜欢、篇幅适中、至今仍有很高实用价值和指导意义的品种，以"中医药畅销书选粹"系列图书的形式重新统一修订、刊印。整套图书约100种，根据内容大致分为七个专辑："入门进阶"主要是中医入门、启蒙进阶类基础读物；"医经索微"是对中医经典的体悟、阐释；"名医传薪"记录、传承名医大家宝贵的临证经验；"针推精华"精选针灸、推拿临床经验；"特技绝活"展现传统中医丰富多样的特色疗法；"方药存真"则是中药、方剂的精编和临床应用；"临证精华"汇集临床各科精妙之法。可以说基本涵盖了中医各主要学科领域，对于广大读者学习中医、认识中医和应用中医大有裨益。

今年是"十二五计划"的开局之年，我们将牢牢抓住机遇，迎接挑战，不断创新，不辱中医药出版人的使命，出版更多、更好的中医药图书，为弘扬、传播中医药文化知识作出更大的贡献。

中国中医药出版社
2012年1月

内容提要

本书汇集了国内当代100位著名中医骨伤科专家的主要学术成就及防治骨伤疾病的验方和技法，编辑成册。每位医家均以简洁的文字叙述其简历，包括主要学历、经历、学术思想、著作等。医家的学术思想均为专家们自己或其学生整理撰写，一概以原文收录为主，仅就部分篇幅和文字做适当调整。本书不仅深刻地展示了他们的学术思想、精湛技术、流派风采，也从一定角度反映了我国中医骨伤科的精髓，以期加强学术交流，并向海外介绍他们的学术特色专长。

博采众长，继承而不泥古，创新而不离宗。

涂敏章
九〇年九月

《中国中医骨伤科百家方技精华》集百家之方技，扬中医骨伤科之绝妙，它不仅为骨伤科患者造福，而必将为推动我国中医骨伤科学的发展进步作出好贡献。

胡熙明
一九九0年8月

前 言

中华古国,历史悠久。位于世界东方的九州大地,从考古学的资料证实,上溯数百万年前,已有人类生活的足迹,而当炎黄祖始以圣哲者的智慧开创灿烂的华夏民族文化先河之时,中医学的起源和应用便与狩猎斗兽,渔捞涉水,架木巢居,乃至日趋增多的物质生产活动紧密相伴,不断发展。因之,骨伤科自然成为医学的先驱。战国末年的《吕氏春秋·古乐篇》载:"昔陶唐之始,阴多滞伏而湛积,水道壅塞,不行其源。民气郁阏而滞者,筋骨瑟缩不达,故作舞以宣导之。"阴康氏之舞,便是尔后中医骨伤科导引疗法的原始,随之导引形式纷呈多姿,但总以禽兽动作为模仿,熊经鸟伸、凫浴猿躩,鸱视虎顾,实践这种导引疗法具有摇筋骨、动肢节、除疾患而强身的功效。殷商时代甲骨卜辞和器物铭文中已有疾手、疾肘、疾腰、疾足、疾止等13种伤病的记载,并已使用酒剂治伤。由于青铜器的广泛使用,骨伤科也开始用金属刀针。周代的《周礼》将医生分为食医、疾医、疡医、兽医四类,其中疡医掌治金疡、折疡,说明骨伤科及其诊治的伤损疾病早已为人们所公认。《内经》及其他经典著作的问世,中医学理论体系的建立,推动了中医骨伤科学术的发展。除了众多的中医药历代名著中收载了大量的伤损疾病防治经验和方药外,历代也相继出现了中医骨伤科的专著或专论,如:《刘涓子鬼遗方》、《诸病源候论》、《外台秘要》、《仙授理伤续断秘方》、《世医得效方》、《普济方》、《正体类要》、《证治准绳》、《伤科汇纂》、《救伤秘旨》、《伤科大成》等不胜枚举。而清代《医宗金鉴·正骨心法要旨》更是系统地总结了前人的骨伤科经验,记载了有关解剖、外伤、内伤、器具、手法、内治及外治方,药等。该书对手法的论述尤为精辟,云:"既知其病情,复善用夫手法,然后治自多效。诚以手本血肉之体,其宛转运用之妙，可以一己之卷舒，高下疾徐，轻重开合，能达病者之气血凝滞，皮肉肿痛，筋骨挛折，与情志之苦欲也。""是则手法者，诚正骨之首务哉！"至于药物治疗历来诸家十分重视，明代《正体类要》陆序中亦已明确指出："肢体损于外，则气血伤于内，营卫有所不贯，脏腑由之不和"，应"求之脉理，审其虚实，以施补泻。"由此可见，中医骨伤科作为一门独立学科，不仅具有悠久的历史，而且有完整的学术理论和丰富的实践经验，充分体现了中医学的特色和优势。

1949年中华人民共和国成立之后，在中国共产党和人民政府的扶持下，中医骨伤科开始从近百年来衰亡的境地走向振兴，中西医结合的方针更推动了临床传统经验的整理和挖掘，促进了损伤诊治理论的现代研究。恍恍40年，虽只是短暂的一瞬，然而却是中医骨伤科从理论到实践创造最丰富的阶段，也是中医骨伤科名家辈出的时期。不少老一辈专家如北京杜自明、刘寿山，上海石筱山、石幼山、魏指薪、王子平，天津苏绍三，河南高云峰，广东何竹林、蔡荣，四川郑怀贤，山东梁铁民等。他们为我国现代中医骨伤科的创建与发展作出了重大贡献。现在全国28所中医学院均开设了骨伤科课程，有19所学院设置了骨伤科系，数十所中医骨伤科医院和研究机构相继成立，全国中医骨伤科队伍已扩大到近万人。1986年各地专家云集上海，成立了中华全国中医学会骨伤科学会，有力地推动了专业建设的进一步繁荣。

学科的发展不能离开理论的指导，学术的交流将有效地促进学科的发展。有鉴于此，我们通过学会的组织并在全国同道的支持下，汇集了国内当代100位著名中医骨伤科专家的主要学术成就及防治骨伤疾病的验方和技法，编辑成册，名曰：《当代骨伤百家方技精华》，以期加强学术交流，并向海外介绍他们的学术特色专长。由于篇幅所限，时间仓促，未能汇编更多专家的资料，列入者亦仅择其精华而载。专家们在祖国各地推进骨伤科学术继承和发扬的奋争中，承先启后，探幽发微，精益求精，各树一帜，名噪遐迩。本书刊载内容，均为专家们自己或其学生整理撰写，几经推敲，真实可靠，深刻地展示了他们的学术思想、精湛技术、流派风采，也从一个角度反映了我国中医骨伤科的精髓。我们相信本书一定会成为海内外同道交流学术、增进友谊的桥梁。由于水平所限，本书存在的诸多不足，尚祈同道谅鉴。

我们谨以本书献给中医骨伤科国际学术讨论会（1990深圳）。

中华全国中医学会骨伤科学会主任委员

施 杞

1990年初夏于上海

凡 例

一、本书由100家中医骨伤科正、副教授，正、副主任医师提供他们的有关医疗、教学、科研方面的方技精华汇集而成。以中医中药为主，少量参入中西医学结合的内容。

二、为尊重各家的学术见解，各家撰写的方技具体内容一概以原文收录为主。部分篇幅及文字有适当调整。

三、每位医家均以简洁的文字表达其简历，包括主要学历、经历、学术思想、著作等。

四、百家的排列以姓氏笔划为序，笔划数相同者，则以起笔一，丨，丿，分先后。

五、为方便读者联系，书末附有健在医家的通讯地址。可供查阅。

目 录

丁继华……………………………………………………… 1
    肾主骨的现代医学基础……………………………… 2
丁 锷………………………………………………………… 9
    一、止血 I 号………………………………………… 9
    二、接骨消瘀散（外用）…………………………… 10
    三、抗痨丸…………………………………………… 10
    四、拔毒消疽散（外用药）………………………… 10
    五、渗湿消肿汤……………………………………… 11
    六、壮骨丸…………………………………………… 11
    七、颈椎牵引旋转正骨法…………………………… 11
    八、肩关节脱位外展牵引复位法…………………… 12
王广智……………………………………………………… 13
    一、灵仙汤…………………………………………… 13
    二、拔伸手法的作用………………………………… 14
    三、伸直型孟氏骨折新固定法……………………… 18
    四、一次性手法治疗胸腰椎屈曲型单纯性压缩骨折
    ………………………………………………………… 19
    五、牵拉颤腰复位法治疗腰椎间盘突出症………… 20
王子平……………………………………………………… 21
    一、续骨活血汤……………………………………… 22
    二、活血舒筋汤……………………………………… 22
    三、十三味治伤方…………………………………… 22
    四、舒筋活络药水…………………………………… 22
    五、治伤手法………………………………………… 22
    六、手法的基本功训练……………………………… 23

七、练功疗法…………………………………………… 24
王天文 …………………………………………………………… 25
　　一、接骨丹…………………………………………………… 25
　　二、外敷消肿止痛散………………………………………… 26
　　三、外敷接骨散……………………………………………… 26
　　四、腰椎关节错位的治疗…………………………………… 26
　　五、肱骨髁间骨折的治疗…………………………………… 26
　　六、肩周炎整复法…………………………………………… 27
王文斌 …………………………………………………………… 28
　　一、接骨丸…………………………………………………… 28
　　二、散瘀丸…………………………………………………… 28
　　三、熏洗药…………………………………………………… 29
　　四、腰脱方…………………………………………………… 29
　　五、颈椎病方………………………………………………… 29
　　六、绷带纸壳夹板固定法…………………………………… 30
王和鸣 …………………………………………………………… 31
　　一、豨桐祛痹汤……………………………………………… 31
　　二、龟龙起痿汤……………………………………………… 32
　　三、补骨散…………………………………………………… 33
　　四、洗伤水…………………………………………………… 34
　　五、气功振颤手法…………………………………………… 35
　　六、痿证理筋与练功法……………………………………… 35
王菊芬 …………………………………………………………… 38
　　平衡固定牵引架治疗股骨干骨折…………………………… 38
王继先 …………………………………………………………… 40
　　一、骨质增生丸……………………………………………… 40
　　二、仙鹤草汤………………………………………………… 41
　　三、腰椎后关节错缝的治疗——扳旋提牵法……………… 41
　　四、急性腰扭伤的手法治疗………………………………… 42

五、肩脱位合并外科颈骨折的治疗—仰卧拔伸推按法
　　　　…………………………………………………… 43
　　　六、治伤化瘀十一法 …………………………… 44
王德泉 ……………………………………………………… 46
　　　骨与关节结核的治疗 …………………………… 46
韦以宗 ……………………………………………………… 49
　　　一、束悗疗法在骨伤科中的应用 ……………… 49
　　　二、点穴束悗法治疗肱骨外上髁炎 …………… 51
韦贵康 ……………………………………………………… 53
　　　一、软组织损伤的内治法 ……………………… 53
　　　二、脊柱损伤性疾病整治八法 ………………… 56
邓福树 ……………………………………………………… 59
　　　一、按压翻屈法整复踝部外翻、外旋骨折 …… 59
　　　二、足踏法矫治伸直型桡骨远端骨折畸形愈合 … 60
　　　三、股骨干骨折畸形愈合的床缘折旋矫治法 … 60
　　　四、骨盆移位性骨折整复手法及固定 ………… 61
毛文贤 ……………………………………………………… 63
　　　一、长皮膏 ……………………………………… 64
　　　二、手指外伤疗法 ……………………………… 64
　　　三、手指坏死的治疗 …………………………… 65
　　　四、治疗末节手指断伤 ………………………… 66
　　　五、创面愈合 …………………………………… 67
　　　六、小儿肱骨髁上骨折后肘内翻预防和治疗 … 68
　　　七、骨髓炎治疗 ………………………………… 69
石印玉 ……………………………………………………… 70
　　　一、畸形性骨炎的中药治疗 …………………… 70
　　　二、胸腰椎骨折的发病新特点与治疗 ………… 71
　　　三、疲劳骨折的诊断 …………………………… 72
　　　四、胸胁伤痛的诊治 …………………………… 73
石幼山 ……………………………………………………… 74

一、消散膏（附：黑虎丹） ………………………… 74
　　二、肱骨髁上骨折的整复和固定 …………………… 76
　　三、小儿桡骨头半脱位的整复手法 ………………… 76
　　四、髋关节脱位的整复手法 ………………………… 77
　　五、针刺在骨伤科临床的应用 ……………………… 78
石仰山 ……………………………………………………… 79
　　一、柴胡治疗损伤内证 ……………………………… 79
　　二、牛蒡子汤在伤科临床的应用 …………………… 80
　　三、颞颌关节脱位的口外复位法 …………………… 82
　　四、骨折延缓连接的治疗 …………………………… 83
　　五、头皮血肿的治疗 ………………………………… 84
石筱山 ……………………………………………………… 86
　　一、三色敷药 ………………………………………… 86
　　二、麒麟散 …………………………………………… 88
　　三、筋出窠的诊断和治疗 …………………………… 89
　　四、益肾固腰治损腰 ………………………………… 90
　　五、伤科痹痛治则 …………………………………… 91
包金山 ……………………………………………………… 93
　　一、珊瑚接骨丹 ……………………………………… 93
　　二、股骨颈骨折的药物疗法 ………………………… 94
　　三、蒙医整脑术 ……………………………………… 95
　　四、小儿肱骨髁上骨折的复位法 …………………… 95
　　五、半月板损伤的练功法 …………………………… 96
　　六、脊柱骨折的按摩疗法 …………………………… 97
叶　海 ……………………………………………………… 99
　　一、通利止血方 ……………………………………… 99
　　二、附子半阳和汤 …………………………………… 100
　　三、舒筋止痛方 ……………………………………… 101
　　四、治腰第一方 ……………………………………… 101
　　五、手法治疗梨状肌综合征 ………………………… 102

曲克服 ·· 104
一、术后出汗方 ································ 104
二、雷芪方 ····································· 104
三、跟骨上部骨折复位法 ····················· 104

朱长庚 ·· 106
一、六洗剂 ····································· 106
二、抗炎洗剂 ··································· 106
三、跟骨骨刺的治疗方法 ····················· 107
四、轻手法按摩治疗急性腰肌扭伤 ··········· 107
五、手法弹拨治疗肱二头肌长腱粘连 ········ 108
六、肱骨内上髁Ⅲ度骨折的手法治疗 ········· 108

朱惠芳 ·· 109
一、伸筋丹 ····································· 109
二、闭式内固定治疗关节内骨折 ············· 110
三、骨干骨折畸形愈合 ························ 111
四、外伤性肩关节后脱位 ····················· 112
五、手法扳动治疗肩关节周围炎 ············· 112
六、肱骨外髁骨折旋转移位 ·················· 113

庄元明 ·· 114
一、练功十八法 ································ 114
二、颈、肩、腰腿痛的练功方法 ············· 115

安义贤 ·· 118
一、舒筋止痛散 ································ 118
二、栀龙消肿膏 ································ 119
三、仙灵接骨丸 ································ 119
四、陈旧性骨折的分类 ························ 119
五、中西医结合治疗恶性骨肿瘤 ············· 120

许书亮 ·· 122
一、骨髓炎方 ··································· 122
二、腰龙汤 ····································· 123

三、抗骨质增生汤 …………………………… 124
四、正骨七吊散 ……………………………… 124
五、珠碧沉香散 ……………………………… 125
六、色风妙方 ………………………………… 125
七、急性腰部扭伤的点穴疗法 ……………… 126

许鸿照 …………………………………………… 128
一、损伤后期肿胀的辨证施治 ……………… 128
二、下法在伤科中应用 ……………………… 130
三、推肘尖复位法治疗肘关节后脱位 ……… 133
四、髌骨翻转移位骨折的手法复位 ………… 134

刘百科 …………………………………………… 135
一、推顶手法治疗跟骨骨刺 ………………… 135
二、骨折复位法要领浅析 …………………… 135

刘寿山 …………………………………………… 139
外伤性环枢椎半脱位的手法治疗 …………… 140

刘洪涛 …………………………………………… 142
一、接骨丹Ⅰ号 ……………………………… 142
二、接骨丹Ⅱ号 ……………………………… 143
三、补益坚骨丸 ……………………………… 143
四、接骨膏 …………………………………… 144
五、腰椎间盘突出症治疗手法 ……………… 145
六、按摩治疗肩凝症 ………………………… 146

刘柏龄 …………………………………………… 150
一、骨质增生丸 ……………………………… 151
二、骨髓炎丸 ………………………………… 151
三、解毒消炎汤 ……………………………… 152
四、提毒散 …………………………………… 152
五、消肿止痛膏 ……………………………… 153
六、腰椎间盘突出症治疗手法 ……………… 153
七、急性腰扭伤治疗手法 …………………… 155

八、肩关节周围炎治疗手法 …………………………… 157
孙成榆 …………………………………………………………… 159
　　一、骨折兼证的辨证施治 ……………………………… 159
　　二、火针消除激痛点治疗肌筋膜综合征 ……………… 160
　　三、中西医结合治疗小儿股骨干骨折 ………………… 161
孙绍良 …………………………………………………………… 163
　　一、外洗方 ……………………………………………… 163
　　二、热敷散 ……………………………………………… 164
　　三、栀乳散 ……………………………………………… 164
　　四、消疳散 ……………………………………………… 164
　　五、复元活血汤加减 …………………………………… 165
　　六、活血止痛丸 ………………………………………… 165
　　七、五步手法治疗腰腿痛 ……………………………… 165
孙树椿 …………………………………………………………… 167
　　颈椎病手法治疗 ………………………………………… 167
麦少卿 …………………………………………………………… 172
　　一、瓜蒌枳壳二陈汤味 ………………………………… 172
　　二、琥珀祛瘀活血汤 …………………………………… 173
　　三、解毒化瘀汤 ………………………………………… 173
　　四、生肌散软膏 ………………………………………… 174
　　五、点穴治疗闪腰 ……………………………………… 174
　　六、点穴治疗急性颈部扭伤 …………………………… 175
　　七、杆面棍折骨术治疗股骨干骨折畸形愈合 ………… 176
时光达 …………………………………………………………… 177
　　一、三杰膏 ……………………………………………… 177
　　二、加味接骨Ⅱ号方 …………………………………… 178
　　三、老年肾虚骨萎的辨证辨病治则 …………………… 178
苏宝恒 …………………………………………………………… 180
　　一、锁骨骨折 …………………………………………… 180
　　二、肱骨外科颈骨折 …………………………………… 181

三、前臂骨折 …………………………………… 182
　　　四、孟太奇氏骨折 ……………………………… 183
　　　五、科雷氏骨折 ………………………………… 185
　　　六、成人股骨干上1/3骨折 …………………… 185

苏宝铭 ………………………………………………… 187
　　　桡骨远端伸展型骨折治疗经验 ……………… 187

杜自明 ………………………………………………… 189
　　　一、接骨散 ……………………………………… 190
　　　二、活血散 ……………………………………… 190
　　　三、玉真散 ……………………………………… 190
　　　四、内伤丸 ……………………………………… 190
　　　五、除湿酒 ……………………………………… 190
　　　六、活血酒 ……………………………………… 191
　　　七、体功疗法 …………………………………… 191

杨天鹏 ………………………………………………… 195
　　　一、滋调固肾法浅析 …………………………… 196
　　　二、理筋手法的应用 …………………………… 197
　　　三、肩周炎的治疗 ……………………………… 200

杨文水 ………………………………………………… 203
　　　急性血源性骨髓炎的治疗 …………………… 203

李广海 ………………………………………………… 207
　　　一、白药膏 ……………………………………… 209
　　　二、驳骨散 ……………………………………… 209
　　　三、生肌玉红膏 ………………………………… 209
　　　四、跌打膏药 …………………………………… 209

李尔年 ………………………………………………… 211
　　　一、腰椎间盘突出症的中医药治疗 …………… 211
　　　二、科雷氏骨折的整复手法 …………………… 214
　　　三、颈型颈椎病的治疗 ………………………… 217

李同生 ………………………………………………… 219

一、一盘珠汤 …………………………………… 219
  二、紫金酒 ……………………………………… 220
李国衡 …………………………………………………… 221
  一、和血壮筋汤 ………………………………… 221
  二、外用蒸敷散 ………………………………… 222
  三、股骨粗隆间骨折的治疗 …………………… 223
  四、髋关节脱位复位法 ………………………… 224
  五、肘后血肿的手法治疗 ……………………… 225
  六、痉挛性平足的手法 ………………………… 226
李祖谟 …………………………………………………… 229
  一、膝关节积液的治疗 ………………………… 229
  二、小儿先天性髋关节脱位的闭合复位手法 … 231
  三、肱骨髁上伸展型骨折的手法复位 ………… 231
  四、定点推板法整复腰椎错缝 ………………… 232
李家达 …………………………………………………… 233
  一、脑震伤的中医治疗 ………………………… 234
  二、陈旧性关节脱臼的手法复位 ……………… 235
岑泽波 …………………………………………………… 236
  一、裹帘的应用 ………………………………… 236
  二、腰柱 ………………………………………… 237
吴乃凤 …………………………………………………… 238
  一、紫连膏 ……………………………………… 238
  二、骨髓炎、骨结核方 ………………………… 238
  三、外用祛瘀消肿止痛膏 ……………………… 239
  四、手法治疗陈旧性关节脱位 ………………… 239
吴云定 …………………………………………………… 241
  一、充髓养血汤治疗骨不连 …………………… 241
  二、环椎半脱位的手法治疗 …………………… 242
  三、棘上韧带损伤和关节突紊乱的手法治疗 … 244
  四、腰椎间盘突出症的手法治疗 ……………… 245

吴诚德 ······ 247
一、颈椎病的治疗 ······ 247
二、腰椎间盘突出症的治疗 ······ 249
三、腰部功法机理分析 ······ 252

何竹林 ······ 256
对中医伤骨科治法浅论 ······ 256

狄任农 ······ 258
一、臀上皮神经损伤综合征诊治 ······ 258
二、运用伤科手法治疗髌上滑囊血肿 ······ 260
三、运用伤科手法治疗先天性马蹄内翻足 ······ 261
四、肱桡滑囊血肿的手法治疗 ······ 262
五、运用伤科手法为主治疗膝关节与股中间肌黏连 ······ 263

宋一同 ······ 265
化脓性骨髓炎治疗 ······ 265

宋贵杰 ······ 267
一、消肿止痛膏（又名消定散） ······ 267
二、蟹墨膏 ······ 269
三、中药托敷剂 ······ 270
四、软坚化瘀汤 ······ 272

沈冯君 ······ 274
一、舒筋益痹汤 ······ 275
二、益胃接骨汤 ······ 276
三、胸胁散痛汤 ······ 276
四、腰痹止痛汤 ······ 277
五、颈病消晕饮 ······ 277
六、肩关节周围炎的手法 ······ 278
七、对桡、尺骨干骨折夹板固定的应用 ······ 279

沈敦道 ······ 280
一、臀腿痛药物治疗 ······ 280

二、癫狂梦醒汤治疗头部内伤 ………………………… 281
　　三、头部内伤治验一则 …………………………………… 282
　　四、阳燧锭灸 ……………………………………………… 284
　　五、外敷软膏 ……………………………………………… 285
陆银华 ……………………………………………………………… 287
　　一、琥珀安神汤 …………………………………………… 287
　　二、海底方 ………………………………………………… 288
　　三、川羌活汤 ……………………………………………… 288
　　四、歪嘴风的治疗 ………………………………………… 289
　　五、扎带法固定治疗髌骨骨折 …………………………… 290
陈志文 ……………………………………………………………… 292
　　一、前臂双骨折整复手法的机理 ………………………… 292
　　二、外展支架在肱骨干骨折中的应用 …………………… 293
　　三、关节内骨折治疗 ……………………………………… 294
　　四、踝关节骨折治疗 ……………………………………… 295
陈益群 ……………………………………………………………… 296
　　一、麻醉下牵引推拿治疗腰椎间盘突出症 ……………… 296
　　二、非手术治疗股骨颈骨折 ……………………………… 297
　　三、中西医结合治疗慢性骨髓炎 ………………………… 298
陈渭良 ……………………………………………………………… 300
　　中医正骨十四法 …………………………………………… 300
张安桢 ……………………………………………………………… 302
　　一、观眼识伤法 …………………………………………… 302
　　二、辨耳识伤 ……………………………………………… 304
　　三、望唇识伤 ……………………………………………… 304
张禄初 ……………………………………………………………… 305
　　一、螺管支架牵引与夹板固定治疗胫腓骨干不
　　　　稳定性骨折 …………………………………………… 305
　　二、胸肋骨痹痛治验——肋软骨炎 ……………………… 306
　　三、头皮血肿验方 ………………………………………… 307

四、望眼诊伤治疗 ································· 307
  五、骨伤理脾五则 ································· 308
林子顺 ··· 312
  一、骨疽膏 ······································· 312
  二、祛痹敷 ······································· 313
  三、通关散 ······································· 313
  四、肩部损伤的腋管固定 ························· 313
  五、陈旧性肩关节脱位复位法 ····················· 314
  六、压舌板复位法 ································· 314
林如高 ··· 315
  一、林如高正骨水 ································· 315
  二、旧伤洗剂 ····································· 315
  三、续骨散 ······································· 316
  四、杉木夹板应用 ································· 316
  五、抬腰平推法 ··································· 318
尚天裕 ··· 319
  一、消肿膏 ······································· 319
  二、动静结合是治疗骨折的指导原则 ··············· 320
  三、关于骨折治疗的几点意见 ····················· 321
  四、"分骨"和"分骨垫"在前臂骨折整复固定中的
     作用 ··· 323
  五、骨折后的自主功能锻炼 ······················· 324
  六、固定股骨干骨折夹板的改进 ··················· 325
罗有明 ··· 327
  正骨手法复位治疗外伤性截瘫 ····················· 327
周吉祥 ··· 333
  一、三号运动损伤方 ······························· 333
  二、小儿髋关节错缝手法 ························· 334
  三、腰椎间盘突出症的手法 ······················· 335
  四、伤筋常用手法 ································· 335

五、腰痛练功法 …………………………………… 336
周时良 …………………………………………………… 338
　　一、多功能治疗床(Ⅳ型)的临床应用 ………… 338
　　二、塑形纸质铅丝支架夹板 …………………… 339
郑怀贤 …………………………………………………… 340
　　一、一号新伤药 ………………………………… 340
　　二、舒活酒 ……………………………………… 341
　　三、软骨膏 ……………………………………… 342
　　四、铁弹丸(又名五灵二香丸)： ……………… 342
　　五、肩关节单人复位法 ………………………… 343
　　六、肘关节脱位复位法(推拉屈肘法) ………… 344
　　七、腰椎间盘突出症治疗手法 ………………… 344
　　八、髌骨劳损练功法 …………………………… 345
郑顺山 …………………………………………………… 346
　　一、消瘀散 ……………………………………… 346
　　二、通痹汤 ……………………………………… 347
　　三、腰痛汤 ……………………………………… 347
　　四、止痛散 ……………………………………… 347
　　五、舒筋法治疗腰背痛 ………………………… 348
胡兴山 …………………………………………………… 350
　　一、闭合性新鲜桡骨远端骨折 ………………… 350
　　二、五苓散加味 ………………………………… 351
　　三、外伤性髌前滑囊炎 ………………………… 352
　　四、丹蚕米壳汤 ………………………………… 352
胡树安 …………………………………………………… 354
　　一、矫正接骨膏 ………………………………… 354
　　二、乌鸡接骨丹 ………………………………… 354
　　三、加减接骨丹 ………………………………… 355
　　四、肘膝关节伸直固定器 ……………………… 355
赵世学 …………………………………………………… 357

一、"绷带夹板固定法"治疗伸直型桡骨下端骨折 …… 357

二、"∞"字绑带加前臂悬重固定治疗肩锁关节脱位 …… 359

祝 波 …… 361
一、提阳旋转治疗颈椎病 …… 361
二、中西结合治疗腰椎管狭窄症 …… 362
三、旋转手法治疗肩关节黏连 …… 362
四、麻醉下重手法推拿治疗腰椎间盘突出症 …… 363

施 杞 …… 365
一、醒脑清神汤 …… 366
二、益气化瘀汤 …… 367
三、天柱通关汤 …… 367
四、乌龙固腰汤 …… 368
五、健膝蠲痹汤 …… 368
六、颈椎病治疗手法 …… 369
七、急性腰扭伤治疗手法 …… 370

施维智 …… 372
一、活血止痛糖浆 …… 373
二、接骨续筋糖浆 …… 373
三、坚骨壮筋糖浆 …… 374
四、骨折内治论 …… 374

涂文辉 …… 377
一、如意万应膏 …… 377
二、黄芪桂枝五物汤加味 …… 378
三、手法整复孟氏骨折 …… 378

奚 达 …… 380
一、提带垂复位法 …… 380
二、下尺桡关节脱位复位法 …… 380
三、股骨穿针安全区的体表标志 …… 381

四、旋转复位法的应用 …………………………… 382
诸方受 ………………………………………………………… 384
　　一、动静结合治疗骨折 …………………………… 384
　　二、手法治疗腰椎间盘突出症机理 ……………… 385
　　三、木板丁字鞋对防止患足外旋的作用 ………… 385
娄多峰 ………………………………………………………… 387
　　一、化瘀通痹汤 …………………………………… 387
　　二、痹证膏 ………………………………………… 388
　　三、消伤痛搽剂 …………………………………… 389
　　四、类风湿关节炎的治疗 ………………………… 390
　　五、分期治疗强直性脊柱炎 ……………………… 392
袁　浩 ………………………………………………………… 394
　　一、股骨头缺血性坏死 …………………………… 394
　　二、温通化瘀法治疗增生性膝关节炎 …………… 396
　　三、腰椎间盘突出症 ……………………………… 397
顾云五 ………………………………………………………… 399
　　一、消肿膏 ………………………………………… 399
　　二、四肢陈旧性开放感染性骨折畸形愈合及骨
　　　　不连的治疗 …………………………………… 400
　　三、陈旧性前臂骨折畸形愈合的治疗 …………… 402
　　四、竹板外固定治疗骨折的力学测定和临床效果 … 404
高云峰 ………………………………………………………… 406
　　一、伤科辨尿证治 ………………………………… 406
　　二、手法治疗肱骨外髁旋转骨折 ………………… 407
　　三、陈旧性肩关节脱位的手法治疗 ……………… 408
　　四、陈旧性髋关节脱位的手法治疗 ……………… 410
　　五、按摩活筋法 …………………………………… 411
郭汉章 ………………………………………………………… 414
　　一、接骨丹 ………………………………………… 416
　　二、展筋活血散 …………………………………… 416

三、促进骨折愈合系列方 …………………………… 416
四、洗药方 …………………………………………… 417
五、复方公英汤 ……………………………………… 417
六、地榆膏 …………………………………………… 418
七、整骨八法 ………………………………………… 418

郭春园 …………………………………………………… 420
一、骨折巧力整复四法 ……………………………… 420
二、脱臼安全省力整复法 …………………………… 423

郭维淮 …………………………………………………… 425
"平乐正骨"手法 …………………………………… 425

郭焕章 …………………………………………………… 430
腰痛中医治疗 ……………………………………… 430

萧劲夫 …………………………………………………… 434
模拟中医正骨手法机械的研究和制造 …………… 434

曹贻训 …………………………………………………… 437
一、消肿方 …………………………………………… 437
二、消肿外洗方 ……………………………………… 438
三、坚骨方 …………………………………………… 438
四、肱骨内上髁骨折伴肘关节脱位的手法 ………… 439
五、手法治疗腰椎后关节滑膜嵌顿症 ……………… 440
六、手法整复肩关节脱位并肱骨外科颈骨折 ……… 441
七、锁骨骨折的整复和固定的方法 ………………… 442

康瑞庭 …………………………………………………… 444
下尺桡关节错缝的诊断和治疗 …………………… 444

章煜铭 …………………………………………………… 447
一、活络愈伤膏 ……………………………………… 447
二、清凉膏 …………………………………………… 448
三、透海散 …………………………………………… 448
四、颈肩膏 …………………………………………… 448
五、手法推治疗腰椎间盘突出症 …………………… 449

六、DYJ—JⅡ型多功能推拿牵引治疗床 …………… 450
梁克玉 ……………………………………………………… 451
 一、骨不连治疗新方法 ………………………………… 451
 二、促进骨折愈合的实验及临床研究 ………………… 451
程定远 ……………………………………………………… 453
 一、紫金丹 ……………………………………………… 453
 二、追风膏 ……………………………………………… 453
 三、十宝丹 ……………………………………………… 454
 四、跌打汤 ……………………………………………… 454
 五、熏洗方 ……………………………………………… 454
 六、红宝丹 ……………………………………………… 454
 七、骨折三期方药原则： ……………………………… 455
 八、夹板口诀 …………………………………………… 455
蔡德猷 ……………………………………………………… 456
 一、蟾酥膏贴穴法治疗坐骨神经痛 …………………… 457
 二、蟾酥膏结合体疗康复肩关节周围炎 ……………… 458
 三、雷公藤、蟾酥膏治疗脊柱骨与关节退行性疾患 … 459
 四、按压法治疗脊柱小关节紊乱症 …………………… 459
 五、弹力中药磁性背心治疗胸腰椎骨折 ……………… 460
廖德成 ……………………………………………………… 462
 一、疗痹羊肉汤 ………………………………………… 462
 二、延胡丹参汤 ………………………………………… 462
 三、开弓法治疗习惯性肩关节脱位 …………………… 463
 四、儿童肘关节脱位过伸复位法 ……………………… 463
 五、股骨干骨折整复法 ………………………………… 463
黎君若 ……………………………………………………… 465
 一、接骨丹 ……………………………………………… 465
 二、骨伤科射针器 ……………………………………… 466
 三、双针复位法治疗股骨上段骨折 …………………… 467
樊春洲 ……………………………………………………… 469

一、颈椎脱位并发双上肢不全瘫痪的手法治疗 …… 469
二、颈椎病的手法治疗 …………………………… 470
三、背肌(菱形肌)损伤的手法治疗 …………… 471
四、胸椎错缝的手法治疗 ………………………… 471
五、急性扭腰手法治疗 …………………………… 472
六、小儿髋关节错缝的手法治疗 ………………… 473
七、骶髂关节错缝的手法治疗 …………………… 474
八、膝关节半月板脱位手法治疗 ………………… 475

阙再忠 ………………………………………………… 476
一、延龄聚宝酒 …………………………………… 476
二、度世丹 ………………………………………… 477
三、神仙不老丸 …………………………………… 477
四、益元七宝丹 …………………………………… 478
五、草灵丹 ………………………………………… 478
六、腱鞘Ⅰ号方 …………………………………… 479
七、膝关节积液的治疗 …………………………… 479

魏指薪 ………………………………………………… 480
一、续骨活血汤 …………………………………… 480
二、外敷三圣散 …………………………………… 481
三、头部损伤后遗症手法 ………………………… 482
四、颈椎病手法治疗 ……………………………… 482

中华全国中医学会骨伤科学会 …………………… 485
百家通讯录(按行政区划编排) …………………… 486

丁继华

1932.6～，又名丁一，浙江省奉化县人。现任中国中医研究院骨伤科研究所研究员。

1954年毕业于哈尔滨医科大学，后留校任教。1955～1970年在哈医大第一附属医院任外科住院医师、总住院医师、主治医师，从事过普外科、骨科、脑外科、胸科、烧伤科的临床及教学工作，并先后两次脱产学习中医药的基础理论和针灸技术，随黑龙江省老中医钟育衡进行数年中医的医疗实践。1983年调至中国中医研究院骨伤科研究所，从事科研管理工作，并进行中医理论研究。

丁氏认为中医骨伤科源远流长，有其相对独立的中医理论体系，流派甚众，临床经验丰富，尤在医治骨折、脱位、伤筋、内伤和某些骨病的防治方面，更具有优势。他十分推崇"肾主骨"的中医基本理论，认为骨骺的生长发育、新陈代谢、骨折愈合、骨病的防治，无不受肾的影响。这不仅有数千年的临床实践可以证实，而且近代科学的动物实验、生化分析、内分泌研究等也均证明"肾主骨"是科学的，是有其物质基础的。

著有《中医骨伤科荟萃》、《中医骨伤科基础》、《中医骨伤科基础学》、《中医骨伤科各家学说》、《中医骨伤古文献荟萃》。主要论文有："中医、中西医结合对骨伤科疾病的治疗"、"中医骨伤科的特色及发展"、"肾主骨初探"、"补肾学派"、"用补肾药治疗骨关节病的研究"。

现兼任《中国骨伤》杂志副总编辑，美国高等医学教育学院名誉研究员，深圳大学客座教授，中国残疾人福利基金会康复协会理事，中华全国中医学会骨伤科学会顾问等职。

肾主骨的现代医学基础

(一) 何谓肾

《素问·六节藏象论》曰:"肾者,主蛰封藏之本,精之处也。"肾是藏精的地方,既藏有来自五脏六腑之精,又存有生殖之精。《难经》曰:"男子以藏精,女子以系胞"就是指生殖之精,"男女构精,万物化生"(《易·系辞》)。因此,《医宗必读》认为:"肾何以为先天之本?盖未有此身,先有两肾",先天禀受于父母(遗传基因),人体胚芽是由父肾的精细胞与母肾的卵细胞构精而化生形成此身,所以,张景岳:"夫禀受者,先天肾也"。

《素问·上古天真论》曰:"肾气盛,齿更发长,肾气平均,故真牙生而长极。筋骨坚,发长极,筋骨劲强,肌肉满壮"。说明肾还主管人体的生长发育。另外,"肾气衰,面焦发白,筋不能动,齿发去,形体皆极"。又说明人体各系统的退行性改变,各器官组织的老化又都与肾有密切的关系。根据"肾脏元气,乃阴阳之根蒂,生命之门户,造化之枢纽","肾元盛则寿延,肾元衰则寿夭","正气内存,邪不可干",又说明肾与人体免疫系统有密切的关系。

《素问·逆调论》曰:"肾者水脏,主津液,开窍于二阴"。《灵枢·本输》曰:"肾合膀胱,膀胱者,津液之府也","膀胱者,州都之官,津液藏焉,气化则能出矣"。由于肾主水,合三焦、膀胱二腑主津液,因三焦是决渎之官,水道出焉,水谷之道路,泣于膀胱,所以肾通过三焦和膀胱,配合肺能通调水道的作用,共同调节人体的水、电解质平衡。这里的肾既具备泌尿系统的功能,又与内分泌系统有密切的关系。

《素问·逆调论》曰:"肾不生则髓不能满"。《医经精义》曰:"肾藏精,精生髓"。髓充于骨腔称为骨髓,除了濡养骨外,包含造血功能;髓充于背脊称为脊髓,充于颅腔则称为脑髓(高级神经中枢),由于"诸髓者皆属于脑",而"脑为髓海,肾气主之",说明与神经系统有密切的关系,特别是与脑下垂体有关。

《素问·宣明五气》曰："五脏所主，心主脉，肺主皮，肝主筋，脾主肉，肾主骨，是谓五主。"《医经精义》曰："肾藏精，精生髓，髓生骨，故骨者肾之所合也"，又谓："髓者，肾精所生，精足则髓足，髓在骨内，髓足则骨强"。所以，"肾通精髓，故合骨也"。显然，肾对骨的生长发育、新陈代谢、骨折修复，以及骨病的防治均有重要的"主"与"合"的作用。

综合以上诸说，不难看出中医理论体系中的"肾"，是一个多功能的独立体系。用现代医学来分析，它具有生殖遗传（睾丸、卵巢等性腺）、生长发育（垂体、甲状腺、甲状旁腺、肾上腺、肾、性腺等）、神经系统（大脑、脊髓）、泌尿系统（肾、膀胱）、免疫系统（胸腺、细胞免疫、体液免疫）等方面的功能。在骨伤科领域中，"肾"对骨的影响尤为明显。

（二）何谓骨

《灵枢·经脉》曰："骨为干"。王冰曰："张筋化髓，于以立身"。说明支持人体支架和运动的骨骼属于骨的范畴。其次，骨应包含髓在内。因为肾藏精，精化生髓，髓充于骨，全身百节之骨内皆充有髓，骨腔内有骨髓，脊脊腔内有脊髓，颅腔内有脑髓。第三，齿为骨之余，齿更发长确实也受肾的作用，所以也应包括齿在内。第四，《素问·五脏生成论》曰："诸筋者皆属于节"，王冰曰："筋气之坚结者，皆络于骨节之间"，《普济方·折伤门》曰："诸脉从肉，诸筋从骨"，说明骨又包括关节在内，同时还包含关节周围的韧带组织。支架组织有病，行走、活动均受限制，且不能立身，所以，骨亦包含各支架、支持组织在内。

（三）肾与骨的关系

肾与骨有必然的内在联系，且有联系的物质基础。

1. 肾对 V.D 的影响

在肾小管上皮细胞的线粒体内，存有两套酶系统，一为卜羟化酶系统，另一为24-羟化酶系统。前者可将与a球蛋白相结合的25-（OH）D在其第一位碳键上羟化上一个（OH）基，使其形成1,25-（OH）$_2$D，没有此物，人体就不能吸收钙、磷；后者在25-（OH）D的第24位碳键上羟化上（OH）基，形成24、25-（OH）$_2$D，此物在形成新骨上有较强的作用。由于V.D在调节钙的吸收和代谢上有着重要的作用，将其看成为钙调节激素，则肾被看成是分泌这种激素的内分泌腺。

2. 肾对生长素的影响

垂体前叶分泌的六种激素，除生长素外，其他五种激素各自均有靶腺体或靶器官，如垂体分泌的促甲状腺激素，只能作用甲状腺。而生长素则无针对性的靶组织，它对全身各系统各器官各组织的生长发育均起作用，也可说人体整体是其靶组织。但是，生长素对骨和软骨的生长发育不能起直接作用，它必须先在肾（或在肝）内经过处理变成生长间素，即类胰岛素因子一类的物质，促进成骨细胞和骨细胞对胶原和硫酸软骨素的合成及沉积，而后二者又是骨和软骨生长发育、代谢修复时所必需的物质。

3. 肾对钙、磷排泄的影响

肾清除体内过剩的钙、磷时，通常是受V.D的作用，25-（OH）D可加强肾小管对钙的重吸收，1,25-（OH）$_2$D可抑制肾小管对磷酸根的重吸收。因此，肾有排磷保钙的作用。如果肾脏没有这方面的功能，则体内钙会大量丢失，骨骼将不断地脱失钙质，从而出现各种骨病。

4. 内分泌系统对骨的影响

（1）甲状腺

①甲状腺素T_3、T_4可使骨细胞中线粒体变粗大，使ATP形成的功能加快，又可使骨细胞蛋白合成加快，并使肾加快合成24、25（OH）$_2$D。因此，甲状腺素使骨生长加快，是和它加快身体其他组织的生长相同。但甲状腺素又能使骨的干骺愈

合加速，从而使骨骺闭合过早，影响正常发育的高度。

②降钙素是由甲状腺间质中的滤泡旁细胞分泌的，甲状腺对血钙浓度的反应是很敏感的，血钙上升约20%，可立即使降钙素分泌速度提高 2～3 倍，迅速使血钙的浓度恢复正常。降钙素是通过抑制破骨细胞和增强成骨细胞活动来实现的，它还可抑制间胚叶的干细胞（生骨细胞）分化成新的破骨细胞，从而抑制了骨吸收，从尿中羟脯氨酸排出量降低也反映出骨吸收停止。另外，降钙素可增加尿钙排出以降低血钙，但降钙的作用主要是通过抑制骨吸收。降钙素降低血钙的作用迅速短暂，但不持久，相反，对骨的再塑却有持久的抑制作用。

（2）甲状旁腺

甲状旁腺分泌的 PTH 有调节血钙的作用，当血钙从 10mg% 降到 9mg% 时，PTH 分泌就会加快；当血钙超过 12mg% 时，PTH 分泌就减慢。PTH 可促使生骨细胞转化为破骨细胞，同时减慢破骨细胞转化为成骨细胞的速度，从而促进破骨细胞的溶骨作用，增强骨吸收，提高血钙浓度。PTH 可增强肾小管对 1, 25 - $(OH)_2D$ 的合成，同时共同促进小肠对钙的吸收，增强肾对钙的重吸收和对磷酸根的排出。当血钙浓度增高时，PTH 分泌就要受到抑制，继而肾小管合成 1, 25 - $(OH)_2D$ 也受到抑制，骨吸收，小肠对钙吸收均受到抑制，血钙就会下降恢复到正常。

（3）性腺

性腺以卵巢和睾丸为主，均属于"肾"的范畴，无论分泌的男性激素或女性激素，均有使骨的生长速度增快的作用。女性激素可增强成骨的作用，当女性进入青春期的生殖期时，骨的生长速度十分快，由于女性激素使干骺早期愈合的效应较男性激素为强，因而女性生长比男性要早停数年。男性激素可增加骨的生长速度，使骨骺变粗。由于男性激素有促进一般蛋白质的合成功能，因此骨基质的增加，钙、磷的沉积增多均受其影响。当然，它亦有促使干骺愈合的作用，但此效应一般较女性为晚。如果干骺愈合推迟，就会超异增长身体的高度。

5. 临床表现

大凡肾元、肾气不足或肾虚的病人，在临床上多伴有腰痛、肢体痛、骨软、骨折、佝偻畸形，随着肾病的好转或痊愈，这些症状也相应减轻或消失。因此，根据历代医家在治骨病时从入肾经的药物着手，常用温肾阳、滋肾阴、补肾壮阳的中药来治疗骨病的病人，收到较满意的疗效。

近年来，国内外临床医家发现，在慢性肾小球肾炎、慢性肾盂肾炎、肾动脉硬化，同种肾移植后以及其他凡能引起慢性肾功能衰竭的病人，往往可引起骨发生营养不良，称之为肾性骨病、小儿的肾性佝偻病。肾性骨病的发展可分为四期：(1) 纤维性骨炎期；(2) 骨质软化症期；(3) 骨化症期（甲状旁腺功能亢进，伴有严重纤维性骨炎）；(4) 骨质吸收期（高血钙、高血磷）。

肾性骨病的病人，多伴有慢性肾功衰竭，影响肾小管合成 $1,25-(OH)_2D$ 及 $24,25-(OH)_2D$。因此钙、磷的吸收和排泄均发生紊乱，严重时，V.D 的含量 4~0 毫微克%。低血钙可致使骨软化，引起甲状旁腺机能亢进，继而又刺激破骨细胞增生，形成纤维性骨炎，或刺激成骨细胞增生而形成骨硬化。

肾性骨病可引起骨吸收，临床可见骨质疏松，可用 X 线片来诊断，通常用股骨上端骨小梁情况的六级方法来判定程度。而肾性骨病引起的纤维性骨炎，其骨吸收主要表现在骨膜下、骨质内及骨内膜等处，其中骨膜下骨吸收系肾性骨病最重要的 X 线阳性所见：中指骨皮质 X 线表现有条纹者为骨吸收阳性，用五倍光学放大镜进行观察，条纹平行中指骨长轴，宽 0.2~0.5mm，长约 1cm 为阳性，超过其长度和宽度者分别定为 ++，+++ 不等。骨内膜骨吸收的 X 线所见：以第二掌骨为对象，掌骨中点处的骨宽度减去此处骨髓腔的宽度，即得出掌骨骨皮质的厚度，用精密卡尺来测定，骨皮质变薄髓腔变宽的 X 线所见是骨内膜骨吸收的特征。骨软化可表现为假骨折或骨变形，骨硬化则表现为椎体上下缘骨质增生。

6. 治疗

骨病治疗，要从肾病着眼。

（1）肾虚：骨病患者，当出现肾虚见证时，应注意辨证用药。肾阳虚表现为全身功能的衰退，畏寒肢冷，腰膝酸软冷痛，阳痿，早泄，白带清稀，夜尿增多，脉沉而弱，舌淡苔白；肾阴虚表现为腰膝酸痛，手足心热，心烦失眠，潮热盗汗，遗精。

（2）入肾经的药物颇多，可辨证择用。如利水渗湿的归肾经药物有：茯苓、猪苓、泽泻、车前子、防己等；助肾阳的药物有：鹿茸、海狗肾、蛤蚧、紫河车、冬虫夏草、淫羊藿、巴戟天、肉苁蓉、锁阳、胡桃仁、补骨脂、益智仁、杜仲、续断、狗脊、菟丝子、海马、骨碎补等；归肾经的养阴药有：西洋参、山药、黄精、天门冬、玄参、石斛、枸杞、女贞子、龟板等；归肾经的固涩药有：五倍子、五味子、山茱萸、覆盆子、金樱子、莲子、芡实、龙骨、牡蛎、柏子仁、乌药、砂仁、沉香、牛膝等；归肾经补血药有：熟地、首乌、阿胶、桑葚等。

（3）从温肾、补肾、壮肾的角度着手治疗。如骨折、骨病的病人属肾阳虚型，则宜用骨碎补、续断、杜仲、狗脊、菟丝子、肉苁蓉、鹿茸等补肾阳、强筋骨、益精髓等药；如为肾阴虚型，可用山药、黄精、枸杞、龟板、麦冬、玄参、西洋参等滋肾阴、补肾填筋、滋阴潜阳、抗衰强骨等药；如需补血则可加用熟地、首乌、阿胶、桑葚等生精补髓、补血滋阴等药；如要利湿去肿，又可投用茯苓、猪苓、车前子、泽泻等利水护肾、清热渗湿等药。当然，尚需根据病人具体情况，辨证投用归其他经的药味。

7. 动物实验

用"肾主骨"的理论来指导，用补肾药来治疗骨关节病，可有较好的疗效。将刚生下的大白鼠钳废两前肢和尾，使成两脚鼠，由于动力学的改变，两后肢的髋、膝关节形成典型的骨关节病的模型。将实验动物分成两大组，在生后满三个月时，一组投以补肾药，一组对照给水不给药，分别在给药一、二、三个月后（即生后四、五、六个月），分三批观察骨关节病的变化。

在未投补肾药前，两组动物骨关节病的发病率、病理变化是一致的，但投药一、二、三个月后，发病率和病理变化程度却有明显的差异。无关节病的正常软骨面，它的镜下结构分五层，第一层表层，细胞扁平，顺关节面平行；第二层移行层，细胞呈圆形，细胞小器丰富；第三层放射层，细胞呈柱状，放射状排列，小器丰富；第四层退行层，细胞开始溶解、坏死或骨化；第五层为软骨下骨质、骨小梁、基质（有机质和骨盐）。骨关节病的病理改变为：细胞排列紊乱，细胞核坏死溶解，软骨层变薄，出现缝裂，细胞有成团再生，骨化潮线上移（正常位于第三第四层细胞间）。

上述这些病理变化在给药组的动物标本上，表现得轻微，对照组标本表现严重；在发病率上，给药组明显低于对照组，所获的数据经统计学处理，两组有明显的差异。实验证明，给骨关节病的动物投用补肾药，可减少发病率，减轻病理变化，推迟退行性改变。

丁锷

1934.12~，安徽省舒城县人。现任安徽中医学院附属医院骨伤科主任，副主任医师。

1949年从师习医，1958毕业于安徽省中医进修学校师资班，1963年毕业于河南平乐正骨学院。1953年始从事中医内科杂证临床医疗工作，1955年调任舒城县医院中医师，1959又调至安徽中医学院任《内经》、《金匮要略》教师。1963年后任《中医外科学》、《中医伤科学》、《中西医结合外科学》等教师、讲师、副教授，教研室副主任、主任；同时任该学院附属医院中医师、主治医师、副主任医师、大外科副主任、骨伤科主任。

从事中医临床、教学和科研工作三十余年，主张中西结合，以中医为主。强调用现代医学方法检查诊断，分清全身和局部的病理改变，按照中医理论辨证施治。

参加编著的有《中国骨伤科学·内伤病学》、《中医骨病学》、《中医实习手册》、《中医多选题》。论文有："腰腿痛的辨证论治"、"中药外敷机理的动物实验报告"、"损伤闭合性气胸的中药治疗"、"颈椎病的辨证施治"、"特发性股骨头坏死的中药治疗"等24篇。

现兼任中华全国中医学会骨伤科学会委员，安徽省中医骨伤科学会会长，《中医正骨》、《中国中医骨伤科杂志》、《中医临床与保健》等学术刊物编委。

一、止血Ⅰ号

[组成] 生大黄末，山萸肉，代赭石。

[功用主治] 损伤性咯血、支气管扩张大咯血，呕血，鼻出血等。

[用法] 山萸肉，代赭石水煎取汁，送服大黄末，1日

2次。

[特点与体会] 止血迅速，可靠，一般服药1~2次即可获效。

二、接骨消瘀散（外用）

[组成] 红花，白芷，五加皮。

[功用主治] 软组织损伤和骨折，骨关节慢性炎症，各种痛证等。

[用法] 将以上药物共研成极细粉末，加饴糖或蜂蜜、醋、酒调成软膏，外敷局部。24小时更换一次。急性软组织损伤3次为一疗程，骨折、陈旧性软伤、骨关节及软组织慢性炎症7次为一疗程。一般使用一个疗程后，间歇2~3天再用。

[特点与体会] 止痛迅速。一般敷药后疼痛即刻缓解，具有明显的消肿及促进骨痂生长作用。少数女性患者敷药后局部可出现皮炎。

三、抗痨丸

[组成] 木鳖子，黄连，泽漆，中川蚣，生牡蛎。

[功用主治] 骨、关节结核。

[用法] 水煎取汁，干燥压片。日服3次，每次6~8片（含生药3g）。3个月为一疗程，可连服2~4个疗程。

[特点与体会] 临床观察，本品与抗结核西药合用，比单用西药疗效提高一倍以上。长期服用无毒副作用。多数患者服药一个疗程后体重增加、食欲增进。

四、拔毒消疽散（外用药）

[组成] 芒硝，白矾。

[功用主治] 急、慢性骨髓炎，硬化性骨髓炎，骨脓肿。

[特点与体会] 1. 本品制作简单，使用方便且不增加病人痛苦；价格低廉，无毒副作用。

2. 慢性骨髓炎、硬化性骨髓炎只需单独用本品外敷，不必同时使用其他中西药。一般敷药后临床症状可很快缓解。连续敷药1~5个月左右，多数即可痊愈。

临床观察，本品外敷治疗慢性骨髓炎，可促使脓液及小块死骨吸收（或死骨复活），促进新骨增生填充骨瘘孔等；对硬化性骨髓炎可促进封闭的髓腔重新开放，增厚硬化的骨质逐渐吸收出现骨纹理。

对骨、关节结核，在全身抗痨的同时局部外敷本药，能加速病灶吸收愈合；对骨肿瘤局部外敷本药有明显的止痛作用。

上述作用机制，可能与本品具有吸附和消炎功能有关。

五、渗湿消肿汤

[组成] 土茯苓，土牛膝，益母草，生黄芪，萆薢。

[功用主治] 膝关节积液。

[用法] 水煎服。1日1次。

[特点与体会] 膝关节积液，多数为慢性滑囊炎或外伤性滑膜炎所致。临床治疗多采用穿刺抽吸后（或注入强的松龙等）加压包扎等，但疗效并不满意。用本方内服7~20剂后，绝大多数即能自行吸收，不需配合其他任何疗法。

六、壮骨丸

[组成] 黄精，牡蛎，山萸肉，人工牛黄等。

[主治] 骨质疏松症。

[用法] 上药研末，炼蜜为丸，日服2次，每次3~5g。3个月为一疗程。

[特点与体会] 本品具有增强体质，壮骨通络止痛等作用。

七、颈椎牵引旋转正骨法

1. 先嘱患者摇晃头颈若干次，医者在其颈部两侧施行揉、滚手法，以松弛颈肌。

2. 令患者半蹲位（髋膝关节半屈曲），医者立其后，一手掌扶按患者额部，使其头枕部紧贴腹壁，一手掌（或屈肘用前臂）托其下颌，缓缓用力向上提牵，同时令患者下蹲。医患配合持续牵引 2~3 分钟。

3. 视颈椎关节错缝方向（可以棘突偏歪情况判定），将其头部向左旋转或向右旋转。此时常可听到"咯嗒"响声，多数是复位信号。

4. 嘱患者再摇晃头颈。如运转自如，表明错缝复位；如运转受限，为复位不全，可按上法再行提牵旋转。

体会：1. 此手法适用于整复寰枢椎半脱位，颈椎后关节错缝，压缩等。

2. 施行手法前必须排除骨、关节破坏性病变；仔细阅读 X 线片，判明错位情况。

3. 如有钩椎关节增生，旋转手法一定要轻柔，避免骤然大幅度旋转。

八、肩关节脱位外展牵引复位法

患者仰卧位，一助手用宽布兜托患侧腋下，拉向健侧；第二助手牵拉患肢（外旋）逐渐外展至 100°~120° 左右，医者用手掌或两拇指推挤肱骨头向外上方。此时可听到复位声，表明脱臼复位。

体会：肩关节前方脱位，有时因肱二头肌长头肌腱卡压而阻碍复位，临床常用的拔伸足蹬法、旋转复位法等均不能解除此种卡阻，而且这些手法有引起并发症的可能。本复位法由于高度外展，使肱二头肌肌腱松弛，避免了卡阻，有利于复位。而且常常在高度外展用力拔伸时肱骨头部复位，不需要很大力量抵挤肱骨头，无引起并发症之虞。所以，安全可靠。

王广智

1934.4～，山东省人。现任山东省济宁医学院中医教研室主任，副教授。

1963年毕业于上海中医学院，分配在山东中医学院及其附属医院骨科工作，1979年9月调至济宁医学院。

在日常治疗中，坚持整体观念，辨证施治，注重气血在伤科中的地位。

著有《临床正骨学》、《中医外科学》以及论文20余篇。

现兼任全国传统医学手法研究会会员暨山东分会理事，济宁中医学会常务理事。

一、灵仙汤

[组成] 威灵仙600g，莪术300g，丹参500g，川芎200g，草乌200g，细辛100g。

[功用主治] 软坚，活血，止痛。用于腰椎增生性腰痛，颈椎病、膝增生性关节炎、创伤性关节炎、坐骨神经痛、创伤后遗关节僵硬，以及肩周炎、肱骨外上髁炎、腱鞘炎等。

[用法] 将药放铝锅内，加水6kg左右，浸泡一小时，置火炉上先武火后文火煎一小时，过滤，药渣再加水3kg，煎40分钟，过滤，两次滤出液置锅内文火加热，浓缩至2500ml左右，瓶贮备用，用时将适量药液倒在消毒过的绒布垫上浸湿，绒布垫置于治疗部位的皮肤与直流电药物离子导入机电极板下，按机器使用规定，进行治疗。

[特点和体会] 本方由三部分药物组成：威灵仙、莪术软坚散结，舒筋通络，为方之主体；配以丹参、川芎活血化瘀，通利血脉。二者相辅相成，使坚结之瘀血得以消散，经络血脉得以畅通，"通则不痛"，达到治疗上述病证的目的。草乌、细辛二味，表面麻醉止痛。全方软坚活血舒筋通络治其本，表

面止痛治其标，标本兼顾，故能有较好疗效。

二、拔伸手法的作用

闭合手法整复治疗骨折，是中医骨伤科的一大特点和优势。手法操作的要求是稳、准、灵、巧，而效果好坏则取决于一个"巧"字。笔者常用的手法有触摸、拔伸、推按、扳提、捏挤、分骨、折顶、屈伸、气鼓、回转、摇晃叩击、摩捋等十三法，在长期的实践中体验到，拔伸手法是其他手法的基础，在骨折整复中起关键作用。现就拔伸手法在骨折整复中的作用及操作技巧，作简要的探讨。

（一）拔伸在骨折整复中的作用

拔伸手法主要起以下几种作用：

1. 拔伸是其他整复手法的前提和基础。
2. 拔伸可克服肌肉张力，拉开骨折断端的重叠。
3. 拔伸可纠正骨折断端的成角畸形。
4. 拔伸可解脱骨折断端的嵌插。
5. 拔伸可纠正断端的侧方移位。
6. 拔伸可使粉碎骨折的骨块靠拢复位。

（二）拔伸手法的握持部位与方法

拔伸手法，多是由医者分别握持骨折部位的上下两端肢体而施行，有时用臂挎、扳拉法或借助某些器物（如布带、机械等）施行，分别向上下（或称远近）两端拽拉，使之在同一肢体上产生两个方向相反的力，作用于骨折断端，起到整复作用。具体握持部位要视骨折的情况而定，有的是对骨折部直接起作用，就是上下两端握持部位不隔关节，拔伸力对骨折部直接起作用，拔伸直接作用到断端，比较省力，力的方向可直接控制，对断端的有效整复作用较强，如四肢长骨干偏中段的骨折多用此法。对于较短的骨或靠近关节的骨折及关节内骨折，则需隔关节拔伸，拔伸力通过关节周围的筋肉再间接作用于骨断端。这种拔伸，则需视具体部位，根据筋肉的分布状况，决定握持的最佳部位，从而产生最佳有效拔伸力，使断端复位。

拔伸术者握持的部位和方法，一般应掌握以下原则：采取恰当姿势，能最大限度地发挥拔伸力而起到最佳有效整复作用，既省力，效果又好；有利于保持持续的拔伸力，在整复过程中不易疲劳，且不因调节姿势产生"缓劲"现象而影响整复；不妨碍医者施行其他整复手法；有利于在整复过程中变换肢体的方位，以便同医者配合；不得因握持拔伸而使患者产生痛苦或增加新的损伤；握持要牢，必要时垫以纱布、毛巾之类，以增加手与伤肢皮肤间的摩擦力，防止滑移。

（三）拔伸的用力方向及其变化

拔伸方向及其变化与调节，是该手法的主要操作技巧。主要由远端的拔伸施术者掌握，其内容可简要归纳为以下几种。

1. 顺势拔伸：有移位畸形的骨折，骨断端的轴线关系改变，可有成角、侧错、旋转等。这些变化，与损伤机制、筋肉牵拉有关。拔伸时，先顺应远端骨轴线（纵、横）方向徐徐用力牵拉，断端可产生与损伤机制相反的"回位力"，其周围筋肉可产生恢复自然张力平衡的弹力，然后配合施行其他手法，则较易使骨折复位。哪些骨折需顺势拔伸，应根据情况而定。如肱骨外科颈外展型骨折，先顺远折端纵轴方向外展位拔伸；内收型骨折，则先内收位拔伸；肱骨髁上伸直型骨折，先顺远端纵轴方向伸直位拔伸（然后变换方向）；屈曲型者，先顺屈曲位拔伸。这样，容易拉开骨断端的嵌插或重叠，下一步整复就能顺利进行，充分发挥其他手法的有效作用。

2. 调线拔伸：即远端施术者拔伸用力方向是以调整伤肢的力线，或骨的轴线，使之恢复正常为目标。如骨折成角移位为主者，向成角方向相反的方向拔伸，使断端的拔伸的基础上产生反折力，则易纠正成角畸形，前臂骨折、胸腰椎屈曲压缩骨折等常用此法。如骨折远端有绕轴线旋转的移位，应沿旋回的方向拔伸，经纠正旋转而使骨折复位，整复股骨粗隆间骨折、小腿骨折等常用此法，再如关节部的内外翻骨折，拔伸时用力向翻转方向相反的方向拔伸,纠正内外翻畸形,恢复伤肢力线,使骨折复位,踝部的内外翻骨折常用此拔伸法。

3. 扭转拔伸:近端拔伸者在施术中,牢固固定伤处近端,远端术者在纵向拔伸的同时,施加绕伤肢纵轴来回反复扭转的力,扭转骨折远端,扭转角度一般在10°~20°之间,不得超过30°。这种拔伸可使嵌插的骨断端容易拉开,可使粉碎骨折的骨块逐渐归位,可解脱嵌夹于骨折断端间的软组织,可理顺断骨周围的筋肉。对于长骨的螺旋骨折、粉碎骨折、嵌插骨折、伴有关节脱位的骨折等,都可用这种拔伸法。

4. 摆动拔伸:远端施术者在徐徐用力拔伸的过程中,缓缓变更拔伸方向,使伤肢远端左右或前后缓慢摆动运动,摆动幅度不宜过大,随着拔伸力的增加逐渐减小摆动幅度。这种拔伸可较易拉开断端的重叠或嵌插,纠正断端的"犬牙交错"状态,解脱嵌夹的软组织,使移位的碎骨块归位,与医者的其他手法配合,可使许多骨折特别是长骨干骨折,获得良好的复位,并且可使已复位的骨折更趋稳定。

5. 抖动拔伸:这种拔伸是在顺伤骨纵轴拔伸的基础上,快速变更远端拔伸方向,使伤肢远端形成抖动,多用于手足部骨折,配合"捏挤"等手法,可提高复位成功率。

6. 环转拔伸:术者紧握患肢远端,顺患肢力线用力拔伸,在此基础上缓缓变更拔伸方向,使伤肢远端形成"划圈"状运动,配合医者的其他手法,使骨折获得良好的复位。此手法多用于关节部骨折,特别是关节内的粉碎性骨折,如桡骨远端粉碎骨折,掌指、跖趾关节的骨折等。

7. 屈伸拔伸:该手法是在顺势拔伸的基础上,根据骨折的类型,适时地变更拔伸方向,使伤肢关节或屈或伸或屈伸交替数次,配合医者的其他手法,使骨折复位。此法主要用于靠近关节的骨折或关节内骨折,如肱骨髁上骨折、桡骨远端骨折、孟氏骨折、踝部骨折等。

(四) 拔伸的力量

拔伸力的大小，要依具体情况而定，灵活掌握，取决于年龄、体质、肌肉发育状况、骨折部位与类型及移位大小，局部肿胀程度等。年轻力壮，局部肌肉发达，骨折移位大（如重叠多）或嵌插，肿胀严重者拔伸力则要足够大；反之，便不需大力拔伸，若拔伸过度，反可造成不良后果。一般说来，小儿（3~4岁以下）四肢骨折，以助手一人握持伤肢近端行固定和拔伸，远端由术者一手拔伸，另一手整复，即可完成复位。对儿童的四肢骨折（除手足部外）和成年人的上肢及小腿骨折，则需两人分上下端拔伸；股骨干骨折则需3~4人相对拔伸；胸腰椎压缩骨折至少需四人以上的拔伸力，才能产生有效的拔伸作用。然而，用力的大小、手法的技巧，全在施术者掌握之中，必须在实践中长期锻炼，才能达到"机触于外，巧生于内，手随心转，法从手出"（《医宗金鉴》）的精良境界。

(五) 拔伸手法的注意事项

1. 施行拔伸手法前，术者必须复习病历，确定施术方案。
2. 拔伸前应采取适当的止痛或麻醉措施。
3. 勿用猛力、暴力、用力要均匀，变化要徐缓。
4. 施术者要密切配合，不但远近两端拔伸者要配合默契，而且还要与术者所施手法配合，劲重疾徐，协调一致，以提高复位成功率。
5. 要注意保护血管和神经，特别是近关节部骨折和靠近神经干与大血管的骨折，拔伸方向、力量等要谨慎小心，恰当控制。
6. 开放性骨折经清创处理后，拔伸时注意保护伤口，以防伤口裂开或污染。
7. 要取得患者的密切合作。
8. 施术过程中，要密切注意患者的反应，以避免事故发生，如术中晕厥等。

三、伸直型孟氏骨折新固定法

先用牵拉、旋转、按压法整复桡骨头脱位并予以稳定,然后整复尺骨骨折;将患肘极度屈曲(可屈至50°左右),屈曲角度以不阻碍患肢远端血运为原则,用绷带作"∞"字形包扎固定,不用任何夹板或压垫。一般小儿固定15~20天、成人固定25~30天,即可解除。去固定后用中药煎水熏洗,逐步锻炼肘及前臂旋转功能。小儿内收型孟氏骨折正复后亦可用此法固定。

体会:

孟氏骨折,为上肢的特殊性损伤,整复较易,但固定较难,对伸直型孟氏骨折,目前人们多采用小夹板加小压垫屈肘固定或屈肘石膏固定,操作较复杂,且桡骨头脱位、尺骨断端不易稳定。极度屈肘绷带"∞"字形包扎固定法,是笔者根据该型骨折的发病机制与移位规律而自创的一种新固定法,该法抓住了"稳定桡骨头防止其再脱位"这一主要关键。肘的极度屈曲,可使复位的桡骨头紧纳在肱骨小头前上方桡骨窝内,加之肘前软组织起到"衬垫填塞"作用,桡骨头即不可能再向前脱位(桡骨头前脱是该型骨折主要病理改变之一);桡骨头脱位受到控制,桡骨的支撑作用便可得到发挥,尺桡骨的相对解剖关系便可恢复到正常或接近正常状态,从而尺骨之断端可有自动复位趋势,不易发生再错位。桡骨头复位后的稳定与尺骨断端之良好对位互为因果,故骨折愈合快,尺骨骨折一经连接,桡骨头亦即不会再脱位。实践证明,该固定法固定作用可靠,可防止桡骨头再脱位,避免了尺骨愈合不良、前臂旋转受限等后遗症。伴有桡神经损伤者,由于该固定法没有夹板或石膏的机械压迫,神经功能恢复较快。此外,该固定法还有操作简单、病人舒适、复查方便优点。

施用此法必须注意的是:屈肘角度过小,有可能因肘前肿胀、压力过大而影响前臂血运。因此,固定后应仔细检查患肢桡动脉搏动及末梢血循环情况,如有阻碍,则应及时调整屈肘之角度，以防产生前臂缺血并发症。

四、一次性手法治疗胸腰椎屈曲型单纯性压缩骨折

正复前给予适量镇痛剂，无需麻醉。伤员俯卧于硬板床上。取一床单，纵褶成宽约 10 厘米的带子，布带中段横置于伤员上背部，两端向前绕过两腋下至肩前方，再将布带两端左右交叉，分别由两名助手抓握住，另两助手分别握住伤员两踝部。正复者立于床边，面向伤员，将宽约 10 厘米的布带（可用布绷带或小床单褶成）横置于伤员腰骶部，两端绕过髂嵴向前至腹股沟，由两大腿根间向后拉出，术者一手抓住布带两端（称为挎带）。另手掌按于后突的伤椎。示意四助手徐徐用力对抗牵引，水平牵 3~5 分钟后，在持续牵引基础上，让两下助手同时将患者下肢抬高，使其腰椎呈高度过伸位，与此同时，正复者施行提按手法，一手提挎带，一手按伤椎，将伤椎后突之畸形纠正，直至整平为止。尔后，正复者抽去挎带，双手托住伤员腰部，在助手持续牵引下保持腰过伸位将伤员翻身作仰卧位，把备妥的小软枕垫于伤椎部位（小软枕厚约 10cm，宽 20cm）。助手缓缓放松牵引，正复即完成。

正复后严格卧床，枕头勿高，不得扭转身躯。由陪护者协助处理大小便。卧床一周后开始功能锻炼，分三阶段进行：①仰卧"五点支撑法"挺复运动，锻炼两周。②以"三点支撑拱桥式"锻炼两周，③改仰卧为俯卧位，用"飞燕式"锻炼腰背肌。第 7~8 周即可在围腰保护下下床活动。直至功能恢复。

临床验证与体会：胸腰椎屈曲型单纯性压缩骨折，占胸腰椎骨折的多数，治疗方法很多，目前国内多采用"仰卧垫枕练功法"治疗。笔者把一次性手法整复作为主要措施，结合"垫枕练功"，有其明显优越性。经多次观察证实，手法整复可使压缩成楔状的椎体重新张开，恢复其原形；在垫枕、练功配合下，保持了整复后的形态，防止了伤椎再被压缩。另外，手法整复对病员还有心理治疗作用，可充分激发病员的情绪，与医生更好合作，避免了病员的"逆反心理"。手法整复结合垫枕练功，病人痛苦少（克服了早期练功的疼痛），骨折愈合快，功能恢复好，后遗症少。

五、牵拉颤腰复位法治疗腰椎间盘突出症

患者俯卧硬板床上，取一条小床单纵摺成宽 10cm 的带子，横兜于患者上背部，带子两端绕过腋下并在胸前左右交叉，分别由两名助手握住布两端，另两名助手握住患者两踝部，医者立于床边，先用按、揉、推、摩手法使患者腰背部筋肉松缓，找准放射性压痛点，两拇指相叠按于点上，示意助手徐徐用力对抗牵引，同时，医者用冲击性压力下按，使患者腰部产生颤动，连续冲按二十至三十次。然后，按住局部勿动，嘱助手徐徐放松牵引。询问患者感觉，如腰腿痛不减轻，可重复以上牵拉颤腰动作二至三次。最后，在助手对抗牵引下，医者抱持患者腰部，维持患者躯干的平直并防止腰扭转，将患者翻身为仰卧位，放松牵引，抽出布带，施术结束，术后三日内，头下勿垫枕，严格卧床，谨防腰部扭动。由陪护者协助患者饮食并处理大小便。要求卧床十至十四天，然后练习翻身坐起及循序锻炼腰腿活动。

体会：

据临床部分病例统计，用该法治疗腰突症近期痊愈率 71.2%，显效率 20.4%，总有效率 96.9%，优于我们所用的其他治疗方法。

该治疗方法拉力稳妥，人为损伤小，病人痛苦少，不需特殊设备，简便易行，疗效较好，可作为腰椎间盘突出症的首选疗法，尤适用于基层医院。本疗法，牵拉手法是关键。牵拉力的大小应视病员的年龄、体质、病程等情况而定，一般掌握在 70～100kg 左右。施术后应严格卧床，勿使腰部扭动，卧床时间一般不少于七天，过早活动则有复发的可能。卧床期间应预防发生褥疮。本疗法虽然稳妥可靠，但对较严重的高血压病、心脏病、体质极为虚弱、合并椎弓峡部不连、不能耐受卧床的病人，应慎用。

王子平

1881～1973，回族，河北省沧州人。曾任全国武术学会副主席，全国摔跤协会委员，上海中医学会理事暨伤科学会副主任委员。

自幼练武习医，兼通医武之道。继承了少林伤科精华，结合自身丰富的经验，成为近代武术伤科的杰出代表之一。

在学术上提倡活血与理气并重，认为气血运行于全身，周流不息，外泽皮毛，内充脏腑。外力所伤，气机受阻，血流凝滞，百病丛生。因此，疏理气机，活血化瘀乃治伤之大法。《正体类要》序曰："肢体损于外，则气血伤于内，营卫有所不贯，脏腑由之不和，岂可纯任手法，而不求之脉理，审其虚实，以施补泻哉。"因此，他认为治伤疗疾，内外两法缺一不可。所以在治疗局部伤疾时，总是兼顾其他各部，采用外治局部，内调全身之法。

动静结合是其治伤的特点之二。对于骨折、伤筋、脱位等病证的治疗十分强调合适的夹缚固定和练功活动。认为在治疗损伤的全过程中必须贯彻动静结合，早期以静为主，中期动静并重，后期以动为主。尽可能最大程度地恢复肢体的功能和促进机体的康复。如对胸腰椎压缩性骨折者，在治疗过程中，十分注意动静结合，主张作"旱鸭赴水"、"鹊桥飞架"等功法锻炼，从而使很多患者及时而顺利地获得康复。

预防为主，防治结合是其特点之三。主张在平时积极锻炼，使全身气血流通，筋骨强健。

在用药上，则是少而精，药力专注，疗效卓著。治病立法，选方用药不但针对性强，考虑全面，而且药味少而精，取事半功倍之效。

著有《祛病延年二十势》、《拳术二十法》等。

一、续骨活血汤

[组成] 当归尾，赤芍，白芍，生地，红花，地鳖虫，骨碎补，自然铜，续断，落得打，乳香，没药，甘草。

[功用主治] 续骨活血，祛瘀止痛。主治各种骨折，伤筋。

二、活血舒筋汤

[组成] 当归，赤芍，片姜黄，伸筋草，海桐皮，落得打，羌活，独活，路路通，陈皮，续断，松节，甘草。

[功用主治] 活血通络，舒筋利关节。主治各种伤筋、肿痛、关节活动不利等。

三、十三味治伤方

[组成] 全当归，赤芍，桃仁，苏木，延胡索，落得打，骨碎补，乌药，青皮，荆三棱，莪术，木香，生大黄。

[功用主治] 活血祛瘀，理气止痛。主治各种跌打损伤之早、中期。

四、舒筋活络药水

[组成] 生草乌，生川乌，生半夏，生栀子，生大黄，生木瓜，羌活，独活，路路通，生蒲黄，樟脑，苏木，赤芍，红花，生南星，白酒，醋。

[功用主治] 活血舒筋，通络止痛。主治筋络挛缩，楚痛，肢体麻木。

五、治伤手法

推拿按摩与正骨相结合。常用的骨折、脱位手法有：拔伸牵引，旋转屈伸，端提挤按，摇摆叩击，挤提分骨，触顶合骨，折顶回旋，推拿按摩，从而使骨折者达到断者复续，短者复长，陷者复起，突者复平，偏歪者复正，粉碎者复整，翻转者复归，错位者复位的目的。对伤筋患者则采用按摩、擦法、将法、击打法、点穴法、拿捏法、屈伸法、旋转法、背伸法、按压法、抖搓法等，以达到舒筋通络，消肿止痛之目的。同时在施行手法时，以"稳"、"准"、"快"为特点，使患者不知其苦即达到治疗目的。

在操作部位上，重视经穴，注意点面线三者的结合，根据"以痛为俞"，邻近取穴和循经取穴相结合，正确地选取相应的经穴。同时也注意到压痛点和受累部位邻近的肌群。在找准压痛点和经穴，用点穴按摩外，还注意结合理筋，运动肢体，加速损伤的修复。

在施行手法时，十分注意力量的运用，反对使用各种不恰当的暴力。手法时应循序渐进，由浅入深，由小到大，由轻到重，根据病人耐受力的大小作为施力标准。对手法要求达到"机触于外，巧生于内，手随心转，法从手出"的境界，主张用巧劲、寸劲，反对用拙力和暴力，强调以柔克刚，刚柔相济。用力要"似棉裹铁"，使力渗透到深层。

对肩部手法，重点以"摇"达到"松"，因为不松则痛，痛则不松，通过手法，达到局部组织筋脉松通之效。对腰部伤筋者，则重视拔伸和捺正法，采用背法和托法为主，通过背法摇晃后可以调整椎间和大小关节之间的紊乱，从而获得良好的治疗效果。

六、手法的基本功训练

1. 练"力"练"劲"

（1）拔伸牵引劲力练习：可用拉滑车或钢丝弹簧护胸器练习。

（2）端提劲力练习：举重有利于增强臂力，如挺举，弯举，可用石担、石锁等。

（3）拿捏练习：用特制的沙袋进行捏拿，揉提及抛扔练习，初起可用三五斤重沙袋，逐步增加，以增强指劲、腕力。

（4）抓坛练习：准备小坛一个，重约5～10斤，半蹲或呈骑马势，腕关节下垂，5指成爪形，抓紧坛口，上提至胸前，随后将坛放下，左右交替。

(5) 点按练习：俯卧撑、易筋经中"卧虎扑食"及五指撑地，均可选择练习，可增加按压、指点穴等劲力。

(6) 拧小木棍法：两手正握小木棒，两臂前平举，手心向下，左手向下拧，右手向上拧。或一手正握，一手反握的扭转动作，可增强手力。

2. 体格的全面锻炼

可采用《易筋经》和《拳术二十法》作为正骨手法的基本功训练。

3. 练"灵活"、"熟练"

(1) 摸法练习：首先学好解剖，熟悉骨的骨性标志，要做到了如指掌。

(2) 推拿及按摩手法的练习：备8寸长、4寸宽布袋一只。袋内装泥沙，用以代替人体练习各种手法。练习时，用力要均匀，要做到重而不滞，轻而不浮，刚中有柔，柔中有刚。开始时，沙袋宜紧，熟练后宜松，使指法、手法渐趋柔软。

4. 联系实际，模拟练习

(1) 联系骨折、脱臼及伤筋等病例进行模仿性锻炼。

(2) 夹缚包扎练习：先在各物体，或模型上练习，后在人体上练习，要求对各种夹缚包扎方法全部熟练，正确掌握松紧，妥善运用夹板。

七、练功疗法

王氏集古人之精华，根据自己长期的实践经验，创编了《祛病延年二十势》功法。在日常临证中，施行手法和处方后，根据不同的证情，选择适宜的功法推荐给病人，他认为练功不但可治病，而且可以强身的预防复发。例如，对颈椎病患者，常选用"前伸探海"、"回头望月"、"双手举鼎"等。肩关节周围炎者，常选用"双手托天"、"左右开弓"、"转轮辘轳"等。腰部疾患者，选用"风摆荷叶"、"转腰推碑"、"掌插华山"等。经大量的实践证明，是行之有效的。

(谢可永整理)

王天文

1938～，山西省应县人。现任山西省应县中医骨科医院院长，副主任医师。

出身骨科世家，16岁起随父学医。1955年起独立行医。1985年任河南中医院骨伤科医师。

治疗上注重整体观念，主张辨证施治，治病求本。用药上突出气血两字。因凡跌倒损伤者，一般均有肿痛，引为气滞血瘀，故治宜活血化瘀，理气止痛，血不活则瘀不能去，瘀不去则骨不能长。在骨折分期用药上主张初期活血化瘀，清肿止痛；中期活血祛瘀，接骨续筋；晚期舒筋活络，强化筋骨。

骨科检查中，注重望、问、触、比四诊结合，触诊是核心。望诊方面注重肢体的局部变化；问诊方面了解受伤的情况，来确定治疗的法规；触诊方面不单是掌握肢体损伤后的情况，还要全面检查；比是正常的骨性标志与受损的肢体作相应对比，如骨骼的轴线、粗细、长短、功能活动，用以确定受损的情况。

一、接骨丹

[组成] 血竭3g，桑枝12g，鹿角胶9g，当归12g，鸡血藤9g，红参9g，青皮9g，自然铜12g，骨碎补20g，补骨脂15g，牛膝10g，川断12g，土鳖虫9g。

[功用主治] 补气养血，接骨续筋。骨折后期者用之。

[用法] 水煎服，1日2次。

[特点与体会] 应用此方治疗骨延期愈合和骨不愈合效果明显。凡造成骨延期愈合和骨不愈合大多因为骨折后期骨伤筋损，气血运行不周，局部损伤影响全身的脏腑功能失调或因损伤后行动不便，久卧久坐伤气伤血，或因损伤内脏，脉络脏腑破裂，气血溢经决络而出，大量损耗，由于气血耗伤则脏腑的

正常生理功能失调，气血化生受阻，出现气血两亏。诸药合用，功能补气养血，益肾壮骨。

二、外敷消肿止痛散

［组成］生桂枝6g，赤芍10g，姜黄10g，自然铜10g，陈皮6g，生军6g，红花10g，川柏10g，薄荷6g，枳壳6g，白芷10g，桃仁10g。

［功用主治］消肿止痛，主治伤后肢体肿痛。

［用法］共研末，鸡蛋清调敷患处。

三、外敷接骨散

［组成］红花5g，乳香12g，没药12g，马钱子9g，自然铜10g，血竭4g，龙骨9g，苏木10g，接骨木12g，川乌10g，三七6g。

［功用主治］活血化瘀，消肿止痛。用于各种骨折，脱位。

［用法］共研末调和，醋调敷，每日1次。

四、腰椎关节错位的治疗

扳肩法：此法多运用于一侧错位。嘱患者俯卧床上，术者两手拇指在患者腰部摩揉5~10分钟，以缓解腰部肌肉紧张，然后用一手拇指按住痛处（棘突旁），另手扳住痛侧的肩部，使之后伸内收，当患者感觉到疼痛时，两手突然用力，可听到复位响声，手术即可完毕。

牵拉推挤法：此法适用于双侧错位。患者俯卧床上，两手抓紧床头处，一助手抓住两脚踝部，在腹前下凹的棘突处垫一软枕，术者站于床边的一侧，让助手开始牵拉，等牵拉到一定的程度时，令患者咳嗽，术者乘机下压凸出的棘突，借气将下凹的椎骨鼓出，使其复位。

五、肱骨髁间骨折的治疗

（一）在手法上主张一次手法复位成功，而不可多次进行，大多采用"拔伸牵引法"，"两手挤压推拉法"，"牵拉屈伸复位法"。不用"成角折顶法",以避免骨折尖端刺伤周围血管、神经,造成血肿增大和神经麻痹。

(二) 复位成功后,在一周内经常注意观察,X线复查断端的对位情况,手指皮肤颜色,血液的运行情况,夹板的松紧度等。

(三) 在固定上多采用屈肘牵引加屈肘固定法,此法固定稳妥,安全可靠,发生移位机会少,避免了尺偏移位,肘内翻的发生。

六、肩周炎整复法

(一) 对于急性期疼痛明显,肩部活动困难者(急性疼痛期)以止痛解痉为主,外擦舒筋酒按、摩、推、拿、摆、揉肩部周围肌筋,作肩部功能活动。

(二) 患肩僵硬,功能活动受限,肌肉萎缩(冻结期),应以舒筋活络,松解软组织黏连手法为主。

法1:患者坐位或仰卧位,用手法反复多次推拿、揉、滚、捏冈上肌,斜方肌,肱二头肌。一手握住肩峰,一手握住患者手部,使上肢作上下左右活动,然后使伤肢屈伸,内收外旋,环绕关节活动,幅度由小到大,反复多次,以松解软组织黏连。

法2:患者坐位,助手甲用毛巾夹在患者腋下向健侧用力,助手乙压在患者的患肩部,术者将患肢的手强行放在头部成屈肘状,术者成屈肘状与患者成对等屈肘处相吻合,一手紧压患肢肩峰,另一手紧压患肢腋下处,术者作屈肘高扬,听到肩部"喳"的一声,手术完毕。这种手术叫"端扬挤压法"。患者术后即可活动。术后疼痛可服用一些理气止痛汤,并嘱患者加强肩关节的功能锻炼,从而达到治愈的目的。

王文斌

1927.3～，辽宁省沈阳县人。现任辽宁中医学院骨伤科主任医师。

出身世医家庭，早年从师熟读中医经典著作，之后又随其父学医数年。25岁时开始行医，1959年调至辽宁中医学院。1960年师从梁铁民理论学习一年，又师从孙华山临床学习二年。

擅长骨折整复及中医纸壳夹板固定的治疗，及对软伤痹痛的中医辨证中药疗法，如腰椎间盘脱出症，坐骨神经痛，颈椎病，诸多原因腰痛病等。

现兼任全国中医学院骨伤科教委会委员。

一、接骨丸

[组成] 土虫8g，苍术8g，自然铜14g，血竭4g，没药12g，生姜24g，赤芍18g，当归10g，红花10g，川断20g，青皮4g，辰砂6g。

[功效主治] 活血化瘀，接骨续筋，用于跌打损伤。

[用法] 研末，用蜜制成丸药，每丸3g，每日2次，每次1粒。

二、散瘀丸

[组成] 当归40g，地龙20g，川军20g，红花30g，五加皮40g，川断40g，香附32g，延胡索32g，鸡血藤40g，生姜40g，乳香32g。

[功效主治] 活血散瘀，消肿止痛，用于各种风湿痹证，腰部疼痛等证。

[用法] 共研细末，炼蜜为丸，每丸6g，每日2次，每次1丸。

三、熏洗药

[组成] 防风 20g，海桐皮 20g，苦参 20g，透骨草 20g，艾叶 20g，川椒 20g。

[功效主治] 舒筋通络，消肿止痛，用于骨折、扭挫伤等证。

四、腰脱方

[组成] 熟地 20g，山药 15g，山萸肉 15g，茯苓 20g，当归 20g，鸡血藤 15g，红花 15g，续断 15g，杜仲 15g，山甲 10g，黄芪 30g，木瓜 15g，细辛 5g，没药 10g。

[功效主治] 补肾壮腰，通经络，用于各种腰腿疼痛。

[用法] 水煎服，1日2次。

五、颈椎病方

[组成] 川芎 15g，黄芪 30g，桂枝 10g，羌活 15g，当归 20g，白芍 15g，姜黄 15g，桑枝 10g，丹参 15g，细辛 5g，鸡血藤 15g，红花 15g，茯苓 15g，甘草 10g。

[功效主治] 温阳益气、舒筋通络。用于颈椎病。

[用法] 水煎服。1日2次。

案例介绍：顾某，男，40岁，工程设计师，主诉右上肢及手指麻木三个月，每低头时手指即麻。经查体牵拉试验，右侧颈椎5、6根部挤压时放射右臂手指，头低时放射右手指麻明显，无肌萎缩，据X光摄片5、6、7颈椎勾状突增生，椎间孔略小。诊断：颈椎病（神经根型）

按上方服三剂后，二次复诊，右上肢仍麻木。查体牵拉试验，挤压根部均阳性，应按上方服。三次复诊，主诉右上肢手麻稍轻，颈项时有酸痛不适感，按前方加葛根、知母。四次复诊，右上肢及手指麻木大为减轻，手指略麻，按上方取四剂续服。五次复诊，按前方取三剂服之，右上肢手麻症状基本治愈。

六、绷带纸壳夹板固定法

取材：纸壳板厚度 0.1～0.2cm，据部位剪成夹板。布绷带。用于四肢各部位骨折处的固定，可为骨折常规固定方法。包扎方法很关键，一般是分为三层缠法，如敷药时，第一层用绷带将上、下药膏压住，然后选择适当的压垫，放在需要部位上，再用剪好的夹板妥善地安放好，二层绷带缠缚时，要在压垫力点上方夹板处，用 2～3 道绷带扎缚 2～3 周即可，迫使压垫的效应力矫正折端成角畸形，防止断端移位，三层绷带将纸壳夹板缠平为度，松紧适宜。并根据折端移位和功能要求，在前臂和小腿骨折时多向外缠绷带方法，上臂和大腿骨折时多向内缠绷带方法，此法为辽宁、沈阳地区的特点。

王和鸣

1943.12~，福建省福州市人。现任福建中医学院骨伤系主任，副教授。

1965年福建医学院医疗系毕业后，任福建医学院附属协和医院骨外科医师。1976年至1977年在上海第六人民医院骨科进修一年。1978年7月调到福建中医学院骨伤教研室，同年11月开始从师林如高老中医学习三年半，1982年4月至10月在天津医院"全国第一期中西医结合骨科进修班"进修半年。回院后一直在福建中医学院附属人民医院骨伤科参加临床工作。

擅长中西医结合治疗骨关节损伤及痹痿病证。在继承祖国医学遗产的基础上，运用现代科学技术进一步加以研究，力求教学、临床、科研三结合。参加编著有《林如高骨伤验方歌诀方解》、《练功三十六法》、《伤科内伤诊治法》、《中医骨伤学基础》、《中医正骨学》、《林如高正骨经验荟萃》、《中医骨病学》。

现兼任中华全国中医学会福建分会骨伤专业委员会主任委员。

一、豨桐祛痹汤

[组成] 豨莶草12g，海桐皮12g，松节12g，海风藤9g，忍冬藤9g，威灵仙9g，乌豆24g，秦艽9g，防己9g，当归9g，姜黄9g，元胡9g。

[辨证加减] 风胜加羌活、独活；湿胜加苍术、薏米仁；热胜加黄芩、生地；寒胜加干姜、制附子；痛甚加制川乌、制草乌；上肢加桑枝、桂枝；下肢加牛膝、木瓜；腰背部加杜仲、桑寄生；瘀阻疼痛加桃仁、红花、乳香、没药；麻木不仁、筋脉拘急加蚕砂、地龙干；气血虚加熟地、黄芪、何

首乌。

[特点与体会] 本方通治各种关节痹证，诸如风湿性、类风湿性、痛风性、增生性、创伤性关节炎，以及其他筋骨痹证，如筋膜炎、骨软骨炎、肋软骨炎、致密性骨炎等。

骨关节痹证是指人体由于营卫失调，腠理空疏，正气虚弱，风寒湿邪侵入经络，凝滞关节，引起气血运行不畅，从而使肌肉、筋骨、关节发生麻木、重着、酸楚、疼痛、肿胀、屈伸不利，甚至关节僵直变形的一种病证。本方用豨莶草、海桐皮为主药，佐以海风藤、威灵仙、松节、秦艽、防己、乌豆祛风胜湿，忍冬藤清热解毒，止经络之痛。骨伤科诊治的痹证多由急性或慢性损伤所致，或患者素有痹痛，复加损伤，瘀血闭阻而使病情加重。明代李中梓《医宗必读·痹》指出："治风先治血，血行风自灭"，故本方在祛风湿的基础上，参以理血之剂，如当归、姜黄、元胡，取得活血祛风、通络止痛之效果。痹证变化多端，且有部位之不同，本汤药在主方中可根据病情需要加减化裁。风胜者加羌活、独活，增强祛风、活络、止痛效果；湿胜者加苍术、薏米仁健脾燥湿；热胜者加黄芩、生地清热凉血；寒胜者加干姜、制附子温中回阳，散寒止痛。二乌辛热、温经止痛，因有毒，应久煎且用量不宜过多。桑枝、桂枝虽一寒一热，但均通达上肢，能祛风散湿、疏通经络。牛膝、木瓜能引药下行，舒筋活络，通利关节故宜用于下肢沉重，桑寄生补肝肾，主治肾虚腰背痛。瘀痛者，加桃仁、红花、乳香、没药活血化瘀。筋脉拘急、皮肤麻木者加蚕砂、地龙干清热舒筋、通络消麻。气血虚者添熟地、黄芪、何首乌补气补血、扶正祛邪。

二、龟龙起痿汤

[组成] 龟板15g，龙骨15g，鹿角胶9g，锁阳12g，玉竹12g，麦门冬9g，怀牛膝9g，怀山药20g，白术9g，茯苓9g，西洋参3g。

[辨证加减] 热重加生石膏、知母、忍冬藤；湿重加苍

术、薏米仁；上肢加桑枝；下肢加木瓜，狗胫骨；腰背部加杜仲、狗脊；久病阴亏加熟地、萸肉；气阴两虚加黄芪、五味子。

［特点与体会］本方通治各种痿证，诸如小儿麻痹、脑性瘫痪、偏瘫、单瘫、截瘫、肌病性瘫痪及肌萎缩症等。

人体因遭受损伤、邪毒侵袭或正气亏损后，发生以肢体筋脉弛缓、肌肉削瘦、手足麻木、痿软无力为特征的病证，统称为痿证。临床以下肢痿弱，步履艰难，甚则不能随意运动者为多见，故称之为"痿躄"。《素问·痿论》云："肺热叶焦，则皮毛虚弱急薄者，则生痿躄也。"本方用玉竹，麦门冬润肺生津；龟板、龙骨滋阴潜阳；锁阳、鹿角胶补益肝肾、强壮筋骨；怀牛膝活血祛瘀、引血下行。《素问·痿论》有"治痿独取阳明"之说。所谓独取阳明，即注重调理脾胃，培土固本。故本方加入怀山药、白术、茯苓，以补益脾胃。西洋参补肺降火，养胃生津，大补元气，可增强起痿之功。若有高热，加生石膏、知母、忍冬藤清热祛邪。湿重者，加苍术、薏苡仁健脾燥湿。桑、桂枝通达上肢；木瓜、虎（或狗）骨引伸下肢；杜仲、狗脊引经腰脊。久病阴亏者加熟地、萸肉补益肾阴，气阴两虚者加黄芪、五味子补气养阴。本方根据中医治痿理论拟定，通治五痿，同时按病情辨证施治，故疗效显著。

三、补骨散

［组成］醋煅狗骨1份，醋煅龙骨1份，煅自然铜1份，酒地鳖虫1份，三七粉1/2份，制乳香1/4份，制没药1/4份，煨川断1份，研成细末，每服6g。

［用法］每日2次，用冷开水送服，或加下述引经药煎汤送服：

(1) 头部：加川芎、白芷、升麻各6g。

(2) 上肢：加桑枝、桂枝、五加皮各9g。

(3) 下肢：加牛膝、木瓜各9g。

(4) 胸胁：加柴胡、白芍、制香附各9g。

(5) 胸椎：加枳壳、桔梗、补骨脂各9g。
(6) 腰椎：加杜仲、枸杞、补骨脂各9g。
(7) 骶尾：加桃仁、大黄各9g。

[特点与体会] 本方具有活血祛瘀，通络止痛，补骨续筋等功用，适用于骨折与脱位早、中、后期，尤其是骨痂生长迟缓者。

骨折的愈合有赖于血肿机化与骨痂生成，这就是活血化瘀、和营生新与接骨续损的过程。补骨散用活血化瘀药乳香、没药、三七、地鳖虫及强筋壮骨药狗骨、龙骨、自然铜、川断等，尤其是狗骨与龙骨煅制后，经化学分析含有大量磷酸钙与碳酸钙，内服后可补充因骨折而引起钙的消耗，动物实验亦证实可促进骨痂生长，上述八味药共研成细末备用，或装入胶囊，临证使用较方便。由于骨折与脱位有上下、表里之不同，故应按损伤的不同部位予以引经汤药，增强疗效。

四、洗伤水

[组成] 生川乌10g，生草乌10g，羌活10g，独活10g，红花10g，桃仁10g，三棱15g，莪术15g，泽兰15g，归尾15g，乌药15g，栀子15g，边桂15g，紫荆皮15g，川花椒5g，薄荷脑3g，樟脑油30g，70%酒精1000ml，密封浸泡一个月后备用。

[用法] 将药水涂擦患处。可用医者手掌鱼际处，头发束，棉花团蘸药水搓擦，胸部顺肋骨方向来回擦洗，背部顺脊柱方向上下擦洗，用力要均匀，动作要灵活，擦洗至局部出现瘀斑或散在性小瘀点为止。注意勿过度用力损伤皮肤，皮肤过敏、破皮及孕妇忌用。

[特点与体会] 本方具活血通经、化瘀和伤等功用，主治胸、腹及腰部内伤。

药水涂擦或搓洗，可舒张肌肤血管，温通脉络，促进血液循环，对闭合性损伤，能达到活血舒筋、祛风止痛、化瘀和伤之目的。方中桃仁、红花、归尾、泽兰、紫荆皮活血化瘀；三棱、莪术破血消积；乌药、边桂、花椒散寒止痛；栀子泄热利湿，凉血止血；生川、草乌温经止痛；独活祛风除湿；薄荷脑与樟脑油开窍辟秽，配以70%酒精通血脉，祛寒气，行药势，故本方适用于各种内伤病证。

五、气功振颤手法

医者站立，含胸拔背，沉肩坠肘。先作吐纳法，舌尖抵上腭，用鼻深吸气一口，呼气时以意领气，内气由胸走手，发出振颤，作用于患处，每分钟振颤频率可达400～600次。掌振用于胸腹腰背部，拳振用于臂部，指振动用于四肢或穴位。

适应证：各种伤筋，内伤。尤其适用于颈椎病，胸廓出口综合征，肩周炎，椎间盘突出症，腰肌劳损，梨状肌综合征等。

体会：气功振颤手法是气功与理筋手法相结合的一种治疗方法。内气的运行是以呼吸为动力，自我控制。训练时应从自我调整呼吸入手，无论静功或动功，都要经常使意守与动作相配合。意守活动分为"内守"与"外守"两种，内守即守丹田，外守即与振颤动作配合，并要求内外合一，动作连贯。气息的运行与动作的"升降开合"，都是与十二经脉的运行路线相符合的。通过振颤手法对患部能够起运行气血、通经活络的作用，故能消除筋伤骨痛。

六、痿证理筋与练功法

（一）理筋手法

1. 软瘫（弛缓性瘫痪）

（1）患者平卧位，暴露病损部位，肢体放置在合适的位置。

（2）先用掌推法，由轻而重，由远端向近端，推瘫痪的肢体；然后用拿法，根据病变部位的大小，灵活应用三指或五指拿捏，捏的方向也从远端到近端，此外，还可以应用揉擦法或捻散法等，共5～10分钟。

（3）根据感觉障碍的程度，选用拍击法、劈打法和掌振法。如感觉消失可用劈打法，感觉迟钝可用拍叩法或掌振法；感觉异常，甚至疼痛者，只宜用掌振法。

（4）在穴位上采用指振法。如上肢瘫痪时，取手三里、合谷为主穴，配以缺盆、曲池、尺泽、少海、阳池、阳溪、阳谷等；下肢瘫痪时，取气冲、足三里为主穴，配以血海、阳陵泉、解溪、太溪、昆仑等穴。

（5）最后在瘫痪肢体的各主要关节，采用伸屈法、摇法、抖法等被动运动手法，但用力不宜过大，再作掌推数次而结束。

（6）如有大小便失常（失禁或秘结）可作腹部揉法或滚法。

2. 硬瘫（痉挛性瘫痪）

（1）患者一般取平卧位，暴露需要推拿的肢体，并处于自然的体位。

（2）先对瘫痪的肢体用掌推法，手法要轻，然后用拇指推法和轻揉法，操作以不引起疼痛和痉挛发作为度。

（3）对瘫痪肢体的各关节，用轻而缓慢、持续用力的伸屈手法，同时对健侧肢体也用伸屈的被动动作，二肢交替进行，尽量不使发作痉挛为度。

（4）在瘫痪肢体的近心端，如上肢可取缺盆、肩髃、肩贞等穴，下肢可取气冲、环跳、居髎等穴作指振法和揉法。

（5）最后以轻推为结束。如有小便失常可作轻揉腹部，若面部口眼歪斜，取风池、听宫、听会作指振、揉法等。

（二）练功法

痿证的恢复期积极主动地进行功能锻炼，有助于受累肢体的活动功能恢复，痿证的练功应注意以下事项：

（1）主动活动与被动活动相结合：由上肢到下肢，由近端到远端，各关节作各个方向被动运动。患者必须眼看着应活动的肢体部位，有意识地尽力主动完成动作。医者同时用口令和鼓动，督促其主动活动，如有困难，可协助其完成。

（2）意识放松练习：当有肌肉痉挛时，应作意识放松练习，先练上肢肩、肘、腕关节，后练下肢髋、膝、踝关节，依次用意识锻炼肌肉放松，患者可闭合默念"放松"。或按医者的口令，有意识放松某个部位，反复数遍。

（3）健侧与患侧活动相结合：健侧肢体可帮助或带动患侧肢体活动，如在卧位下，患侧下肢可架在健肢上，由健肢带动患肢抬举。也可两侧同时作对称的活动，或先健肢后患肢（可在医者协助下）交替作相同的动作。练习时患者思想必须高度集中，尽可能有意识地对患肢进行主动活动。

（4）选择各部位适当的练功姿势：上肢可选用伸掌握拳、托手屈肘、大云手、小云手、滑车拉绳、手摇车轮等；下肢可选用踝关节背屈、股四头肌收缩活动、床上抬腿、蹬空踢腿、搓滚舒筋、蹬车活动、扶杆站立、扶椅练走、双拐练走等；腰背部可采用仰卧挺腰、五点支撑、俯卧撑腰、飞燕点水、弯腰仰背、左右屈腰、扶膝转腰等。

（5）练功必须循序渐进：练功的活动度由小到大，活动次数由少到多，开始可反复练习5～10次，然后增至10～20次，最后可达20次以上，循序渐进，量力而行。练功要有耐心、信心与决心，动作要和缓轻柔，必要时需有人在旁保护，以防跌倒造成外伤。

王菊芬

1937.1~，山东省胶州市人，现任山东文登骨伤研究所副所长，副主任医师。

1958年毕业于山东昌潍医士学校，分配到山东省文登整骨医院工作。1973~1974年参加全国骨伤科进修班学习。到文登整骨医院工作即跟随孙竹庭先生学习中医整骨。

擅长闭合手法整复、小夹板外固定的中医整骨技术。对四肢不稳定性骨折及关节内骨折，提倡中西医结合疗法，以手法整复为主导，同时结合必要的经皮入路闭合穿针内固定技术，不断提高手法复位整复技术，避免切开复位或尽力减少手术率。在临床工作中，倡导中医的整体观念，对骨折的整复和促进骨折愈合，讲究局部整复固定，整体协调治疗，突出以动为纲，动静结合的辩证哲理，动以运行气血，静以稳定局部。

对体外整复固定牵引支架等装置治疗创伤有独到的研究。平衡固定牵引架治疗股骨干骨折获国家科委三等发明奖。SW-1型平衡牵引固定器治疗不稳定性胫腓骨折获山东省科学进步二等奖。

著有《整骨手册》，发表"自制固定牵引器治疗股骨干骨折300例报告"，"滑膜切除血管束植入治疗儿童股骨头缺血性坏死108例报告"等论文。

平衡固定牵引架治疗股骨干骨折

平衡固定牵引架是自行设计研究制造的一种体外固定器。由一个支撑套和两条牵引杆组成，支撑套采用可透X线的铝板制成，分前后两叶，均呈半圆形。两叶接合处附有铁耳和螺栓可拆卸合拢，合拢后上端呈斜喇叭口状，内侧有一鸭嘴状凹陷与耻骨衔接，上端内径约21cm，下端18cm。支撑套内衬有海绵垫。在套的内外两侧各有一牵引杆固定槽和固定螺栓，以备安装牵引杆。每条牵引杆系由三部分组成：两条长 12cm，直径 1cm 的全长螺丝形铁棍，铁棍中部套一长 18~20cm，带正反螺丝的伸缩调节管，它可调节牵引杆的总长度，从而调节牵引力的大小。牵引杆的下端有骨圆针孔和固定螺母，固定原理是将支撑套抵于耻骨、坐骨结节和股骨大粗隆作为支撑点，通过牵引杆连于股骨髁上的骨圆针作为牵引点。调整牵引杆中间的伸缩调节管可产生和牵引力推动骨折远侧断段向离心方向滑动以达到牵引的目的，这样就在支撑套和骨圆针两点间，保持一个稳定的持续牵引力，不仅能达到克服骨折重叠移位的目的，而且还能防止产生过度牵引。

使用方法：在股神经和坐骨神经阻滞麻醉下，先于股骨髁上打一根 3~4mm 粗的骨圆针然后用拔伸牵引，两臂钳式剪力等手法整复骨折或牵引复位，复位满意后根据原骨折情况，常规用三点挤压小夹板外固定，再将支撑套安装在大腿根部，将两条牵引杆的上端安插在固定槽内并拧紧上下螺母，远端固定在骨圆针上，同样拧紧螺母。调节中间的伸缩管，使牵引力恰好适合于维持整复位置即可。术后应密切观察防止松脱。

平衡固定牵引架适应于各种类型的股骨干骨折，特别对上 1/3 骨折效果更为显著，支撑套因抵于坐骨结节和股骨大粗隆，从而限制髋关节的后伸，使髋关节保持在 30°~40° 屈曲位。内侧牵引杆的牵引力增加时，可促使患肢外展，这样使上 1/3 骨折的规律性移位和成角易得矫正。在使用平衡固定牵引架治疗股骨干骨折过程中，可利用牵引杆力的大小矫正骨折断端侧向或前后移位及成角畸形。术后 3~7 天，即可在医护的指导下扶双拐伤肢不负重下地活动，3~4 周后可扶单拐行走练功。骨折平均愈合天数为 45.6 天。

王继先

1938.2～，河南省商水县人。现任新疆中医学院骨伤推拿教研室主任，副教授。

1964年毕业于洛阳正骨学院。在新疆中医学院、新疆维吾尔自治区中医医院从事骨伤科、外科的教学、临床和科研工作。擅长局部手法和整体药物并用的治疗方法，对骨伤科病的理、法、方、药运用自如。

发表"活血化瘀在伤科的应用"、"脑震荡的治疗体会"、"中医药治疗肩关节前脱位"、"前臂骨折复位手法的应用"、"氟骨症的中医辨证"、"颈腰椎骨质增生193例临床分析"、"仙鹤草汤治疗94例网球肘的疗效观察"等60余篇论文。

现兼任学院临床教学部学术晋升委员会委员，中医骨伤科函授学院顾问、新疆分院院长，中华全国中医骨伤科学会委员，新疆中医学会常务理事，外伤科分会副主任。

一、骨质增生丸

[组成] 熟地60g，骨碎补45g，苁蓉30g，鸡血藤45g，海桐皮15g，鹿衔草15g。

[功用主治] 补肾益精，壮骨镇痛。用于脊柱骨质增生，颈椎病，增生性骨关节炎。

[用法] 上药共为细末，炼蜜为丸，每丸重9g。1日3次，每次1丸，温开水送服。一月为一个疗程，可连续2～3个疗程。

[特点与体会] 骨质增生病，肾虚骨空是病之本，骨关节疼痛，功能障碍是病之标，方中熟地滋阴补肾中之精血，肾精充沛，濡养滋润骨关节，则骨关节健壮；苁蓉壮肾中之阳气，肾气盛，有温煦生发之功，增强骨关节功能的动力，熟地、苁蓉补肾中之阴阳以治其本。骨碎补、鹿衔草补肾健骨以镇痛，

且有佐苁蓉壮阳之功；鸡血藤、海桐皮养血通络以镇痛，又有佐熟地养阴之效，四药相辅，补骨通络镇痛以治病之标，诸药相伍，有补肾益精，壮骨镇痛之功效，故对骨质增生病有显著疗效。

$$
\text{骨质增生丸}\begin{cases}\text{补肾（治本）}\begin{cases}\text{熟地—滋阴补肾精充实物质}\\ \text{苁蓉—壮阳补肾气增强动力}\end{cases}\text{补肾壮骨}\\ \text{补骨（治标）}\begin{cases}\begin{cases}\text{骨碎补}\\ \text{鹿衔草}\end{cases}\text{补骨镇痛}\\ \begin{cases}\text{鸡血藤}\\ \text{海桐皮}\end{cases}\text{活血通络}\end{cases}\text{通络镇痛}\end{cases}
$$

二、仙鹤草汤

[组成] 仙鹤草 30~40g，桑枝 30g，银花 15~30g，白芍 15~30g，片姜黄 6~10g，甘草 3~10g，大枣 10 枚，水煎服。

[主治] 网球肘。

[特点与体会] 网球肘是肘关节外侧桡骨头周围组织及血管神经束经过长期劳累磨损产生病理改变而成，切除部分肥厚的环状韧带和切断指伸总肌腱穿出的血管神经束，均能治愈网球肘。仙鹤草是止血补损之良药，仙鹤草的粗浸剂，能收缩周围血管，促进血液凝固，仙鹤草素及维生素 K，均能加速血凝，所以仙鹤草能使肘外侧的血管神经束收缩，凝血栓塞阻断，此药为君，有治愈网球肘之功。仙鹤草的醇浸出物有强心、兴奋呼吸中枢的作用，能使已经疲劳的骨骼肌兴奋，配大枣、白芍，养阴舒筋，增强其补损健肌之功效，能够恢复桡骨头周围软组织的功能；银花、甘草，能消除磨损的炎症；桑枝、片姜黄，引诸上行肢臂，且能通络止痛；诸药相辅相成，有凝血补损之功能，是治疗网球肘的良方。

三、腰椎后关节错缝的治疗——扳旋提牵法

腰椎后关节错缝（后关节半错位或滑膜嵌顿）是骨伤科

的常见病，用扳旋提牵法治疗有良好的效果，其方法是：

1. 病人俯卧硬板床上，先用掌根揉、滚，在病变部位治疗约5分钟，以解除痉挛，松弛腰肌，缓解疼痛，用揉滚法时，要先轻后重，刚柔相兼，然后术者立于棘突偏移侧，一手拇指顶住偏移的棘突，另一手环抱对侧大腿中上部，先轻摇腰部数次，再猛力扳动大腿旋转腰部，同时顶棘突之拇指用力向对侧推接，感到有"咯噔"声时，即已复位，放平下肢，再用掌揉法缓解腰肌。

2. 让患者坐的小方凳上，术者立于患者背侧，双臂从患者腋下环抱住胸胁部，使轻微提动数次后，再猛力上提腰部，使嵌顿的滑膜复归原位。手法完后，患者多能下床行走，限制旋转腰部3～5日后，即可恢复功能。

腰椎后关节错缝多为急性腰扭伤而致，当腰部略前屈突然旋转，或过度前屈急剧后伸略加旋转腰脊柱时，均可使腰肌不协调的收缩，牵拉腰椎关节突，形成后关节错缝（半脱位，滑膜嵌顿），出现剧烈疼痛，疼痛可牵涉到尾骶部，检查时可有腰肌紧张，棘突偏移和棘突旁明显压痛，无下肢放射痛，棘突间隙无变化，这两点是区别腰间盘突出的重要依据，用扳旋提牵法治疗，能使脱出的后关节复位，嵌顿的滑膜复原，用之得当，能起到手到病除的良好作用。

四、急性腰扭伤的手法治疗

急性腰扭伤多为在劳动或工作时，腰部处于屈伸状态下，用力过猛或负重过大，使腰肌特别是骶棘肌强力收缩，造成肌纤维损伤而致，伤后腰痛剧烈，活动不便，坐卧翻身均困难，咳嗽、深呼吸时疼痛加重，损伤处腰肌紧张和广泛疼痛，多无明显压痛点。其治疗用揉、滚、斜搬有良好效果，其方法是：病人俯卧硬板床上，先用大鱼际在伤处用揉法治疗3分钟，再用滚法在疼痛周围治疗，逐渐移动到疼痛处，然后再沿骶棘肌方向治疗4～5遍，用力要先轻后重，肌肉紧张缓和后，让病人侧卧，下面下肢自然伸直，上面下肢屈曲。医者面对病人站立,一手按住病肩部,另一手按臀部,先作相反方向的缓慢用力搬动,使腰部被动扭曲数次,再猛力增大幅度,斜搬一次,翻转体位,同样手法,再作一次。在斜搬时,可感到有"撕拉"声,这样可使受伤的骶棘肌和韧带理顺,手法施完后,病人感到症状减轻,卧床休息3~5天,多能恢复功能。

急性腰扭伤,由于扭伤机制的不同,损伤部位有别,症状和功能恢复差异较大。如在屈曲状态下扭伤,多损伤骶棘肌,用揉滚斜搬法治之;腰后伸损伤,多韧带和小关节紊乱,用后伸搬法治之;若腰屈伸加旋转多有关节错缝,用坐位旋转法或俯卧旋转搬提牵法治之;若下腰过度扭曲致骶髂关节错位者,用侧卧提按法治之;若为腰间盘突出,可在麻醉下,重度牵引推按法治之等等,总之急性腰扭伤的治疗,要辨证施治,灵活运用,一法为主,多法配合,方能达到良好效果。

五、肩脱位合并外科颈骨折的治疗——仰卧拔伸推按法

患者仰卧硬板床上,一助手由健侧用布带固定胸胁部作对抗牵引,另一助手握持患肘及腕部,伸直前臂,在持续牵引下使臂外展,缓慢内旋前臂与肩平时,再外旋上肢到130°左右时,稳妥地加大牵引力,医者用双拇指从腋下向外上方推按肱骨头,助手在牵引下轻旋上臂,感到响声即已复位,然后医者双手移到外科颈处,用提按端挤法整复骨折,待复位后,一手固定骨折部,一手拇指顶住腋下,令助手在保持牵引力的情况下将患臂下移内收,达45°时,用超关节夹板固定骨折部,屈肘90°中立位颈腕带固定于胸前。次日拍片复查,脱位及骨折复位良好,辨证用药,三周去固定,十周后功能恢复。

肩脱位合并外科颈骨折是较严重的创伤,有些学者认为强力牵引和外展有危险性,但在外展130°左右的位置上,肱骨头与肱骨干基本在一力线上,此时用力拔伸,肱骨头复位后,骨折之成角,重叠移位亦能矫正,再施法矫正侧移位,复位后稳定骨折部,将患肢经头胸前面旋转放下,屈曲固定。

六、治伤化瘀十一法

1. 攻下逐瘀法：适用脊柱、胸腹、骨盆及下肢骨折等损伤，瘀血流滞肠胃，呈现胸腹胀满疼痛拒按，便干溲赤，烦热口渴等，治宜攻下逐瘀汤：大黄 12g，芒硝 10g，厚朴 10g，枳壳 10g，桃仁 12g，红花 10g，当归 20g，水煎服。中病而止。

2. 活血舒肝法：适用四肢骨折脱臼，胸背损伤等，方用治血舒肝汤：柴胡 12g，黄芩 10g，桃仁 12g，红花 10g，赤芍 10g，大黄 12g，枳壳 10g，大白 10g，木香 6g，水煎服。

3. 舒筋通络法：用于骨折，脱臼，损伤中期局部肿胀疼痛，关节僵硬，按之成坑等，方用橘术四物汤：橘皮 10g，炒白术 12g，当归 10g，熟地 12g，白芍 10g，川芎 6g，桃仁 10g，红花 10g，水煎服。

4. 活血解毒法：损伤合并感染，局部红肿热痛者，或开放性骨折有感染者，方用仙复汤：柴胡 12g，桃仁 10g，红花 10g，当归 10g，银花 30g，花粉 30g，山甲 10g，皂刺 10g，防风 10g，乳香 6g，没药 9g，贝母 10g，甘草 10g，水煎服。

5. 活血渗湿法：用于损伤后肿胀，起水泡者，或骨折固定不当，压迫性水泡，方用加味二妙汤：苍术 10g，红花 10g，黄柏 10g，苡仁 30g，萆薢 12g，银花 30g，当归 20g，桃仁 10g，甘草 10g，水煎服。

6. 固本化瘀法：用于老年体弱者，损伤后正气虚弱，方用加味四物汤：当归 20g，熟地 10g，白芍 10g，党参 10g，炒白术 10g，红花 10g，炙黄芪 20g，桃仁 10g，炙甘草 6g，水煎服。

7. 补肾活络法：用于骨折后迟缓愈合或骨不连接，方用补肾续骨汤：熟地 20g，山药 12g，山萸肉 12g，土元 10g，煅自然铜 15g，落得打 10g，血竭花 9g，龙骨 15g，三七粉 6g（冲服），水煎服。

8. 血府逐瘀法：用于胸胁部宿积伤，形体虚羸，肌肤燥热，身困乏力，方用血府逐瘀汤合新降旋复汤：当归 20g，生地 15g，桃仁 10g，红花 10g，赤芍 10g，枳壳 10g，柴胡 10g，川芎 9g，牛膝 10g，桔梗 6g，降香 10g，旋复花 10g，水煎服。

9. 通窍活血法：用于颅脑损伤，方用通窍活血汤：麝香 1g（包煎后下），桃仁 10g，红花 10g，菖蒲 10g，薄荷 6g，川芎 10g，生姜三片，大枣三枚，葱白三根，黄酒 100ml，水煎服。

10. 温经活血法：用于骨结核、骨髓炎等，方用加减阳和汤：熟地 10g，当归 20g，制附子 6g，鹿角胶 10g，炮姜炭 6g，桃仁 10g，红花 10g，甘草 10g，水煎服。

11. 散结化瘀法：用于骨肿瘤，方用黄药子 30g，桃仁 10g，三棱 10g，水红花子 10g，莪术 10g，陈皮 10g，半夏 10g，昆布 10g，海藻 10g，海浮石 20g，甘草 10g，水煎服。

王德泉

1930.1～，吉林省吉林市人。现任吉林省吉林市中医院骨外科主任，副主任医师，副教授。

多年来致力于用中药治疗股骨头无菌性坏死，达到了延缓其发展之效。应用中药治疗骨结核收到了良好的疗效，与抗结核西药相比，有类似功效。

在处方用药上，主张用药宜少而精，认为只要辨证正确，即可有药到病减之效。因此，用药贵在精，而不宜多，故素以小方而获效。同时在诊断上提倡中西结合，即既要按照中医的理论，辨证论治又应借助现代的先进技术和医疗仪器检查、诊断疾病，由此提高疗效。

发表有"股骨干骨折后的恢复"等论文。

骨与关节结核的治疗

骨与关节结核，祖国医学称之为"流痰"，"骨痨"好发于青少年，其病程缠绵，多留残疾。根据中医的辨证论治的原则组成的中药"抗痨净"对318例病员进行了治疗，疗效令人满意。

祖国医学认为："骨痨"、"流痰"的形成，先天不足，肾亏络空是病之本，而痰浊凝聚或有所伤，则是病之标。因为病程缠绵，肾阴不足逐渐显露，此后阴愈亏，火愈旺，所以在病之中、后期出现阴虚火旺的证候。病久脓水淋漓不断，脓是气血所化，故又可出现气血两虚的症状，治则必以扶正祛邪。抗痨净配方：以味酸、甘而微苦，性平温辛涩，气寒立方。盖血得酸即敛，得寒则止，得苦则涩。肝主筋，酸入肝而养筋，肝得所养，则骨正筋柔，机关通利而前症除矣。性涩而收，甘淡而寒，故能入肺止血，生肌治疮。苦能泻热，辛能散结，入于筋骨之中，能柔和滋养，与正气相调，则徵邪自退。入肾而不凉肾，凉肾反能益肾而生髓。肾药兼治肝，乙癸同源也。肾药兼治肺，金水相涵也。加之多种转化酶，健脾强胃。因为人以胃气为本，脾胃伤诸病由所生，脾胃是提供水谷精微的器官，脾胃强壮利于各器官组织的生殖、再生与修复。患者服药 1~2 周饮食量增进，继之症状好转，直至较短时间临床治愈。抗痨净具有灭传尸（结核菌）、除骨蒸劳热，抗人类之敌骨痨之证，洗涤干净之意。

现代医学的急性、亚急性实验结果表明：一次口服抗痨净（21g/kg），动物无任何反应及死亡；连续给药（15g/kg，7.5g/kg）28 天，也未见动物血常规、肝功能、肾功能及诸脏器病理学改变。说明其无毒副作用，因此临床用量是安全的。

典型病例

1. 郭某，女，26 岁，农民。左髋关节结核伴瘘道二年余，近期卧床不起，不进饮食，病势沉重。于 1985 年 3 月 9 日来本院就诊并收住院治疗。

查体：精神萎靡不振，面色灰白，身体消瘦，盗汗，不进饮食卧床，不能持立。体温 37.6℃。体重 32kg。右髋部一瘘口深 7kg，外口直径 2kg，流大量稀薄脓汁。X 光片右髋关节间隙变窄，股骨头及粗隆部有三处直径为 2.0cm×2.5cm 透光区，骨质明显疏松。右骶髂关节 1.5cm×1.0cm 坏死区。血沉 77mm/h，白血球总数 15500/mm^3，分叶 78%，淋巴 22%，血红蛋白 8.5g。肝功能、尿常规正常。服用抗痨净 7 天后饮食量大增。20 天能下床走路，40 天瘘道闭合，生活自理。54 天检查：症状体征消失，X 线检查无死骨。化验：白血球总数 8.100/mm^3，分叶 70%，淋巴 30%。血沉 4mm/h，红血球 400 万/mm^3，血红蛋白 12g。肝、肾功能正常。56 天临床治愈出院。

出院后 3 个月 24 天门诊复查，体重 44kg，X 光片无死骨，骨坏死区趋于钙化。血沉 4mm/h，血红蛋白 13g。恢复农村一般劳动。

2. 孔某,女,37岁,工人。确诊为胸椎结核伴冷脓肿。

查体:体重44kg,体温37.2℃,白细胞16000mm^3,分叶85%,淋巴15%,红血球320万/mm^3,血红蛋白9g,血沉35mm/h。肝、肾功能有变化。X光片所见:胸椎结核伴冷脓肿,脓肿直径8.0cm。经服抗痨净1个月后拍片,脓肿缩小2.0cm;2个月后拍片,脓肿已大部分吸收;3个月拍片,脓肿消失,无死骨。化验全部正常,体重增加到55.4kg,住院100天临床治愈出院。出院后追踪二年余,情况良好,无复发,无后遗症状,功能恢复正常,恢复一般劳动。

韦以宗

1944~,广西平南县人。现任广西中医骨伤科研究所副所长,副主任医师。

刻苦钻研传统文献知识,从浩如烟海的古籍文献中去粗取精,去伪存真,从现代骨科角度出发,探索了中医骨伤科的基本理论、诊疗技术的形成发展。三修其稿,编成《中国骨科技术史》,系统全面地整理了祖国医学骨科文献,为发掘和整理研究中医骨伤科提供了一部较为系统的工具书。

著有《中国骨科技术史》,《救伤秘旨·跌损妙方·救伤秘旨续刻校释》,《理伤续断方点校》,《韦以宗整骨术》。

现兼任中华全国中医学会骨伤科学会副秘书长,中医骨伤科函授学院执行院长兼教育长,《中国中医骨伤科杂志》社长、主编。

一、束悗疗法在骨伤科中的应用

用束悗治病,最早见于《内经》,该书《灵枢·杂病》"有痿厥,为四末束悗,乃疾解之,日二。不仁者,十日而知,无休,病已止"的记载。束悗疗法是结合现代对微循环的研究成果而创立的一种对慢性损伤性疾患的治疗手法,即医者通过手指按压患者病变部位相应的体表动脉,使血液循环改善来达到治病目的的一种方法。

[基本方法及适应证]

根据人体,损伤疾病的不同部位,可结合运用扣击法或按揉法以放松局部的肌肉组织,继而选择供给此部位的体表触摸到的动脉血管,用拇指或中指指腹按压之,直至局部或稍远端的皮肤颜色改变,然后突然放开手指,再轻按揉病变部位,如此反复2~3次。使按压时局部的血管空虚,放开后血流阻力减小,形成一种冲击波,从而使致病物质排除。

就束悗疗法的基本操作手法来讲，目前主要可用于治疗头颈部、四肢部损伤性疾病，上肢肱骨外上髁炎、腕管综合症、下肢髌骨软骨软化症及老年增生性膝关节炎和创伤性膝关节炎等疾病。

（一）束悗颞动脉

患者取坐位或仰卧位，术前施点阳白，然后用拇指指腹按于搏动的颞动脉，至患者自觉头部闷热为止（约30秒钟），即把手突然放开，反复2-3次。对头部损伤性疾病选用此法。

（二）束悗锁骨下动脉

患者取坐位，先施点百会、风池、风府、天柱、大杼或大椎、肩井、膈俞、肩贞、天宗等穴，使局部筋肉放松，然后用拇指指腹在锁骨上窝中点的锁骨下动脉向内下按于第一肋骨上，至头、肩背部胀闷热为止，持续时间约30~40秒，继而放开手指，反复2~3次。对头颈部、肩背部损伤性疾病，可选用此法。

在应用上两法时用力的大小和时间应视患者情况而定，以免引起晕厥，对脑血管疾病、高血压、糖尿病患者，应慎用或不用。

（三）束悗肱动脉、桡动脉

于腋窝部找到肱动脉，于桡骨掌旁部找到桡动脉，按压一分钟远端皮色改变即放开，隔一分钟按压一次，用于治疗上肢筋骨缝损伤及痹痿病。

（四）束悗股动脉、悗窝动脉及足背动脉：

于腹股沟及悗窝、足背分别找到动脉搏动，按压1~2分钟，使皮肤颜色改变后即放开，每隔2~3分钟按压一次，用于治疗下肢筋、骨缝损伤及痹痿病。

[病机讨论]

慢性损伤性软组织疾病的病机，祖国医学认为多由气血虚弱、脏腑经络衰虚，卫外不固，受风寒湿等外邪侵袭，或因久伤劳损，机体气血运行不畅，阻滞于经络，外加六淫邪气犯于经络所致。现代的研究表明，当机体局部受到相当于风寒湿损伤后，内环境受到干扰，发生一系列的生理生化改变。首先，局部皮肤、肌肉、神经组织出现呼吸代谢障碍，PH值下降，细胞的兴奋性减弱，抵抗力也随之下降，组织日趋酸化，肌肉组织细胞中赖以维持生化平衡的钾、钠、钙、镁等微量元素代谢失衡，钾钠比值变小，镁含量也变小，钙量积蓄，组织胺增多。另一方面，由于损伤或关节摩擦损伤后，局部出现充血水肿、渗出等一系列炎性改变，致使血液循环障碍，毛细血管开放数减少。结果组织缺血、缺氧，静脉回流受阻，大量的凝血瘀积在毛细血管和微静脉内，使病变部位的代谢废物难以排出，形成一个恶性循环，故此病是一种慢性积累性损伤性疾病。而局部组织中的这种生理和生化紊乱，造成血循环的外周阻力增大，导致了肌肉、关节软骨面水肿、疼痛或重着，酸软无力，随之也出现病变部位的肌肤不温、麻木，感觉减退等症状。

根据修瑞娟微循环规律学说："微循环的自律运动是以波浪形式进行的，而微循环对器官和组织的灌注，如海涛的最后一搏，是一种有力的跳跃和冲击。"运用束悗法，其原理就在于通过暂时阻断动脉的血流供给，人为地造成局部毛细血管缺血、缺氧，然后突然放开，使动脉血流阻力减小，加速其跳跃和冲击作用，促使这一系列的病理变化向良性方面转变，改善循环的局部内环境，加速其输送养料、氧气，排除废物和二氧化碳的新陈代谢功率，把病变局部的废物，通过急激的冲击波排出体外，从而达到"欲擒故纵"治疗疾病的目的。

二、点穴束悗法治疗肱骨外上髁炎

点穴：点穴止痛主要穴位有合谷、内关、外关、曲池。点穴的手法要轻柔，先轻后重，然后轻转，以有酸胀感为度，每穴点按约1分钟。

推扳：对前臂背侧伸肌群进行推扳，同时配合滚、揉、拿、摸等手法，反复多次，约8~10分钟，以局部发热为度，使痉挛或黏连的伸肌群得到松弛,解除黏连。

导引:病人取坐位或站立位,患臂伸直旋后屈肘,在极度旋前时迅速出拳,反复15~20次,若用力得当,可听到肘关节外侧"咔"的响声,达到牵拉伸肌群的总肌腱,起松解作用。

束悗:于患肢上臂按压肱动脉,阻断血流,1分钟后突然放松10秒钟,反复2~3次,使病人感到上肢有一股暖流从上臂流向肘部及手指。

以上四个治疗步骤,每天做1次,6次为一疗程。休息2~3天后继续第二疗程。

[机理讨论]肱骨外上髁炎是一种慢性损伤,病理改变主要是局部充血、水肿、炎症、渗出和黏连,从而造成压迫和刺激神经引起疼痛和功能障碍。由于疼痛造成运动减弱,以致局部肌群废用性萎缩、肌腱黏连,进一步加重局部病理变化的恶性循环。

祖国医学认为本病属于痹证的范畴,主要原因是由于关节长期劳损或外伤积瘀,引起气血运动阻闭,局部血气循行破坏,营卫不调,风寒湿三气乘虚而入,与血气相搏而成痹。

束悗动脉,阻断局部肢体血流,回心静脉血不变,局部血容空虚,突然放松压迫之动脉,血流突然冲擦患部,局部闭塞的毛细血管被冲开,使原有的毛细血管扩张,改善局部血运,积血、邪气得以消除。西汉时代就有导引法治疗骨痹痿病,其中有图解的《导引图》。国内现代曾有用导引法治疗"网球肘"的报道,有一定的疗效。点穴以指代针可激发经络的功能,通经脉行气血,达到通以求止痛。按、摩、推、扳法起通经活络,通气机行气血,松解瘀结、黏连,改善局部血液循环的作用。

韦贵康

1939.10～，广西宾阳县人。现任广西中医学院院长，教授。

1964年毕业于洛阳正骨学院，参加工作以来，一直从事中医骨伤科的教学、医疗、科研工作，曾先后到天津人民医院、上海第二医学院附属新华医院、北京骨关节损伤学习班进修学习。

在临床方面，从1964～1970年主要从事骨折、骨病的治疗。1971～1976年主要从事创伤骨科，善于用药物、手法、手术等治疗措施。1976～1983年主要从事手法治疗脊柱与四肢软组织损伤的工作，并对手法治疗颈椎性血压异常进行了深入的临床研究。1983年去上海进修骨科手术以后，骨科技术水平得到了进一步提高，扩大了自己的思路，使得在临床中能够在保持中医骨科特色的前提下，与现代科学技术相结合，对中西结合骨科的研究，尤其是对手法治疗软组织损伤的研究，有一定造诣。以手法整治脊柱损伤性疾病为专长，以手法治疗"脊柱相关疾病"而著称，其中手法治疗颈椎性血压异常获1983年广西科技成果奖与1986年广西卫生厅的此项成果推广奖。

参加编著有《骨伤疾病1000个为什么》，《筋骨缝损伤》，《骨伤科发展简史与医籍选》。发表有"旋转复位法对血压影响的对照"，"手法治疗产后损伤的腰痛31例观察"，"中药为主治疗伤科危重证16例疗效分析"等论文。

现兼任全国中医骨伤研究会委员，中华全国中医学会骨伤科学会委员，广西中医骨伤科学会主任委员等职。

一、软组织损伤的内治法

中药内治是软组织损伤的治疗方法之一，如运用得当，可收到显著效果，特别是局部肿胀、疼痛以及伴有全身症状者，常作为主要治疗措施。有些伤痛，如关节错缝、组织黏连等，可作为辅助治疗措施。临床应根据中医整体观念，辨证论治等理论为指导，才能收到应有效果，现根据中医理论，结合个人多年临床实践体会，将常用的分型辨证施治简介如下：

瘀滞型：多见于急性外伤的早期或久病兼有气滞血瘀之时。主症有局部肿胀、疼痛或有瘀斑，或关节活动不利，或有腹胀、便秘、尿黄、厌食，舌质暗红或有瘀斑，苔薄白或薄黄，脉弦或弦涩。治以活血祛瘀、消肿止痛，用桃红四物汤加减治疗。

寒湿型：多见于外感寒湿之邪致病或久病脾肾阳虚、内湿停留为患。症见局部酸、麻、痛、冷，遇寒痛剧，得温痛缓，肢体沉重无力，筋络拘挛，或口淡、便溏、尿清长，舌质淡，苔白腻，脉滑或缓或沉细。治宜：散寒祛湿，用宽筋散（羌活、川断、白芍、桂枝、当归、甘草）加减治疗。

湿热型：多见于感受风湿热之邪，或寒湿型日久化热或瘀滞化热之时，症见局部困重而痛、肿胀，遇湿痛剧，得寒痛缓，腹胀满，口苦干不欲饮水，舌质红、苔黄腻，脉滑数。治以清热利湿，用二妙散（苍术、黄柏）合五神汤（茯苓、车前子、银花、牛膝、地丁）治疗。

脾胃亏损型：多见于久病体虚患者。症见四肢无力，不思饮食，少气懒言，口淡，舌质淡，苔白，脉弱。用香砂六君子汤（党参、白术、茯苓、甘草、木香、砂仁、半夏、陈皮）治疗。

肝肾亏损型：多见于久病体虚患者如肝肾阴虚，症见腰膝酸痛，头晕耳鸣，五心潮热，大便干，盗汗，舌质红，苔少，脉沉细。治以滋肾养肝，用六味地黄汤（怀山药、茯苓、泽泻、丹皮、萸肉、熟地）治疗。如肝肾阳虚，症见腰膝无力，畏寒肢冷，自汗，尿清长，舌胖嫩，苔白，脉沉迟，治以温补肝肾，用金匮肾气丸治疗。

综合上述分型施治外,还要辨"证"施治、对因施治。常见的证治简介如下:

青筋(静脉)怒张,瘀血阻滞(血栓形成,外伤性血栓性静脉炎),症见局部疼痛,发凉,或有抽搐,触及到条索状物,舌有瘀斑,脉细涩或弦,治以散瘀解痉止痛,用芍药甘草汤加牛膝、丹参等治疗。

经络损伤,肢体麻多痛少(神经损伤),舌质淡,苔薄白,脉细紧,治以活血通络祛风,用四物汤加钻地风、细辛、蜈蚣、两面针、地龙等治疗。

自汗,神疲乏力,口淡,尿清,舌质淡红,苔薄白,脉细弱,此为阳气虚弱之证,治以补气益阳,用黄芪四物汤(四物汤加黄芪)加浮小麦、麻黄根治疗。若盗汗,或有潮热,口渴欲饮,尿黄,舌质红,苔黄干,脉细或细数,多为阴虚之证,治以滋补肾阴,用大补阴丸(熟地、龟板、黄柏、知母)加五味子、龙骨、牡蛎、麻黄根等治疗。

中后期肢节肿胀,困重,微热,功能受阻,舌胖苔黄,脉滑略数此为瘀邪未尽兼夹湿邪,治以散瘀祛湿,用麻杏苡甘汤(麻黄、杏仁、薏苡仁、甘草)加土元、赤芍、黄柏、茯苓等治疗。

若肢节微肿发凉,功能受限,排汗失常、舌淡、苔白、脉紧,为阳气受阻,治以通阳开泄,用桂枝麻黄各半汤(桂枝、生姜、大枣、白芍、麻黄、杏仁)加减治疗。

肢体筋肌萎缩,四肢无力,饮食不振,头晕耳鸣,便溏或秘,舌质红,苔白,脉细弱,此为肝肾脾胃虚证,治以补肝肾,健脾胃,用六味地黄汤加黄芪、党参、五加皮、怀山药等治疗。

筋膜、骨膜、软骨损伤而痛,或触及小结节,或浅触而痛,局部灼热感,或活动多则痛剧,此为宿伤瘀积为患,治以活血疗伤,用五皮汤(合欢皮、地骨皮、丹皮、五加皮、海桐皮)加乳香、没药、柴胡、茯苓、怀山药、苡仁等治疗。

损伤后期，阴雨作痛，局部发凉，遇寒痛剧，肢节拘急不利，舌质淡，苔白，脉细弱。此为伤后感受风寒湿之邪为患，治以祛风温经散寒，用独活寄生汤（独活、防风、川芎、牛膝、桑寄生、秦艽、杜仲、当归、茯苓、党参、熟地、白芍、肉桂、细辛、甘草）加减治疗。

二、脊柱损伤性疾病整治八法

（一）颈椎侧旋提推法

本法适用于颈椎损伤性疾病有轻度移位者。以颈 5 棘突偏左为例。患者取低端坐位，颈部功能位，医者站于患者后侧，左手拇指触及颈 5 棘突左侧并固定之，右手扶持下颌部，使头转向左侧 45°，并向上轻轻提牵，患者头稍向前屈曲，同时左手迅速向右用力轻推，多听到"咯"一声，拇指下有轻移动感，触之平复或改善，手法告毕。

（二）颈椎旋转复位法

本法适用于颈椎损伤性疾病有轻度移位者。以颈 1 横突偏左为例，患者取低端坐位，颈部前屈 30°，右侧偏 30°，左侧旋转 45°，医者站于患者后侧，右手拇指触及偏移横突固定之，余四指置于颞部，左手扶持右面部，在一瞬间左手向左旋转的同时，右手拇指迅速将横突轻推向右侧，多听到"咯"一声，拇指下有轻微移动感，触之平复或改善，手法告毕。

（三）胸椎掌推复位法

本法适用于胸椎损伤性疾病有轻度移位者。患者俯卧，两上肢置于身旁，自然放松。医者站于患者左侧，右手掌根按压患椎棘突，左手放于右手背上，嘱患者做深呼吸。在患者呼气末时，医者右手掌根用力往前往上（朝患者头部方向）推按。此时可闻关节复位声，手法完毕。此法宜复位中下段胸椎。

（四）胸椎膝顶复位法

本法适用于胸椎损伤性疾病有轻度移位者，以中上段胸椎疾病最适宜。患者端坐矮凳上，双手自然垂放，医者双手自患者两肩外侧环抱患者上胸，双手掌在患者胸骨上端手指交叉相握，嘱患者略向后仰背靠医者右膝，头置于医者右肩。医者上身略前俯，右膝顶住患椎棘突，在患者呼气末了时，医生双手用力往后下方压，右膝同时往前上方顶推，此时可闻关节复位响声，手法完毕。

(五) 腰椎斜搬复位法

本法适用于腰椎损伤性疾病有轻度移位者。患者侧卧床上，使位于上面的下肢的膝、髋关节屈曲80°，医者一手扶持肩部前侧，另一手扶持臀部，两手用力方向相反，力量相等，推拉侧搬（注意两个力的交叉点尽可能在患椎上）当遇到阻力推不动时，突然加上抵抗力，常听到"咯"的一声。然后患者改另一侧卧，按上述操作方法进行推拉侧搬，手法告毕。

(六) 腰椎旋转复位法

本法适用于腰椎损伤性疾病有轻度移位者。我们在采取双人旋转复位法的基础上，改用了双连椅单人旋转复位法，具体操作步骤是：患者端坐在双连椅的一椅上，医者正坐患者之后的一椅上，首先查清侧突最明显的棘突（或肌痉挛、压痛最明显的棘突旁）用一拇指固定，另一手自患者腋下伸向前，掌部压于颈肩部扶持，然后医者使患者前屈60°~90°，侧偏（同侧）45°，在拇指推挤棘突向对侧外上方的同时，另一手向后上方旋转。常听到"咯"的一声，触之平复或好转，手法告毕。必要时，在相邻的上或下一棘突定位，同样步骤作另一侧下位腰椎的旋转复位法。

(七) 单髋过屈复位法

本法适用于骶髂关节前错位。以右侧为例。患者仰卧，右下肢靠床沿，医者站立于患者右侧，右手握患者右踝，左手扶按右膝。助手按压患者伸直的左下肢膝关节处，医者先半屈曲患者的右下肢，内收外展3~5次，再过屈患者右髋膝关节，用力往对侧季肋部下压（以免引起同侧季肋部挫伤）。此时常可闻关节复位响声或手下关节复位感。最后协助患者做患肢蹬空动作，手法完毕。

(八) 单髋过屈复位法

适用于骶髂关节后错位。以右侧为例。患者俯卧，患者靠床沿。医者站立于患者左侧，右手托起患腿膝上部，左手掌根按压右骶髂关节处。先缓缓旋转患肢3~5次，医者用力上提大腿过伸患肢，同时左手用力下压，两手向相反方向搬按。此时可闻关节复位响声或手下有关节复位感。最后协助患者做患肢蹬空的动作。手法告毕。此法较适宜于体弱及肌肉欠发达者。

附：手法禁忌证：有以下情况者要慎用手法治疗。

1. 年老体弱，妇女妊娠期、月经期。
2. 有严重心、肝、肾、肺等器质性疾病者。
3. 伴有传染病急性期，恶性肿瘤及骨与关节结核者。
4. 局部有感染病灶或皮肤病者。

邓福树

1936.8~，黑龙江省绥棱县人，现任黑龙江中医学院骨伤系主任，院骨科主任，中医整骨教研室主任，副主任医师，副教授。

1963年毕业于黑龙江中医学院，在黑龙江中医学院附院任骨伤科医师。1978年晋升为主治医师，1985年晋升为副主任医师。

在治疗上，重视中西医结合，推崇以手法治疗陈旧性骨折、关节内骨折。并用中药套管或灌注治疗骨髓炎。研制"消瘀膏"、"珠红膏"外敷治疗软组织损伤。

参加编著有《实用骨伤科学》，《整骨分册》，《手外科分册》，《中医骨伤各家学说》，《北方医话》，《全国中医学院考试题解》。

现兼任中华全国中医学会骨伤学会委员，黑龙江中医学会理事，省中医骨伤学会主任委员，《中国中医骨伤科杂志》编委。

一、按压翻屈法整复踝部外翻、外旋骨折

患者进行硬膜外腔神经根阻滞麻醉。麻醉生效后，采取健侧卧位，健侧下肢髋、膝关节各屈曲90°。伤侧下肢在上位，膝关节稍屈位，小腿放在20cm高沙袋或木制支架上，使踝部及足部悬空。一名助手双手握住小腿中上段固定肢体，术者双手环握踝部，拇指和大鱼际放在外踝及跟骨外侧，双手一齐用力向下按压外踝骨折块。接着用力使距骨及跟骨（踝关节）内翻，踝关节背屈90°。患者体位改为仰卧位，术者一手维持踝关节内翻、背屈位置，另一手拇指从内踝骨折块后下方，向前上方推挤矫正旋前移位。

［按语］按压力使外踝骨折块复位过程中推距骨回原位

置，并矫正胫腓下关节的分离，由于距骨向内侧移动推内踝骨折块而归位。内翻距骨、跟骨是将外踝韧带拉紧，距骨向内挤压内踝，保持内外踝骨折块恢复原位，或矫正内踝部由于压力不足遗留的畸形。背屈是距骨前宽部位进入踝穴内，使踝穴恢复正常宽度，并矫正内踝向前的旋转畸形，同时由于拉紧踝关节后方关节囊，使后踝（胫骨后缘）骨折块下降而复位。

二、足踏法矫治伸直型桡骨远端骨折畸形愈合

伸直型桡骨远端骨折是老年人常见病，新鲜性骨折，利用手法一般均可达到解剖学对位，外固定可靠4周即可达到临床愈合。临床有时见到由于失治或治疗不恰当等，则发生畸形愈合。

足踏法矫治的适应证：骨折断端对位尚好，有向掌侧面成角，桡骨远端关节面向背侧倾斜5°~15°，或骨折远折段向桡背侧有部分（超过1/2），或完全移位。手外观畸形明显，腕关节屈伸功能障碍并有疼痛。在时间上，骨折后4~5周以内者。

手法操作：足踏法分为两步骤。一是折骨法，患者臂丛神经阻滞麻醉生效后，仰卧于诊察床上，患肢外展30°手掌向上，桡骨远端及手部伸出床边而悬空。助手蹲在床上，一足跟部踏在骨折近折段上，并双手握持前臂上段，术者双手分握患肢手大、小鱼际及腕部，扩大成角及反折、旋前、旋后转动，直至骨折断端松动为止。二是复位法，将患肢腕部移至床边内侧，在骨折远折段与床边之间用绷带卷垫隔，助手之足跟踏在近折端掌侧面上，术者双手分握患肢手大、小鱼际用力牵引3~5分钟，保持牵引的情况下，逐渐屈曲腕关节，然后向尺侧挤按远折端。

三、股骨干骨折畸形愈合的床缘折旋矫治法

（一）操作前的准备

1. 材料与工具：备诊察床1张，5cm×20cm×30cm软垫

1块；长70cm、直径3~5cm的木棍1根，并在木棍中段环形缠绕一层宽25cm，厚3cm的棉花，其外面用绷带包裹。

2. 麻醉：成年人选用硬膜外腔神经根阻滞麻醉，儿童则选用氯胺酮麻醉。

3. 体位：根据患肢外观及X线片显示骨折畸形愈合的类型而定。首先要把骨折的近折端置于诊察床的边缘，并在患肢与床缘之间放置软垫，然后，对成角畸形者取骨折断端的凸侧面贴床面、凹侧面在上的体位；对重叠畸形者取两骨折端相错开的平面与床面相互平行的体位。

（二）床缘折旋法的操作

麻醉生效后摆好体位。两名助手各握持所备木棍的一端，将木棍中段缠棉花部分压在骨折近折端的上侧面。患侧膝关节伸直位，术者双手握大腿远端，徐徐用力下压，可听到骨断裂之响声，并可出现骨折两断端之间所成角度改变，此为折法。若是重叠畸形者，则在做完折法后将膝关节屈曲90°，术者一手握住膝部，另一手握住踝部，双手同时作使骨折远折段绕着大腿长轴先顺时针，再逆时针来回旋转数次，使两骨折端之间充分折断，此为旋法。

（三）注意事项：

1. 本法适用于骨折断端骨痂强度未达到正常骨质强度之前，重叠愈合者2~3个月以内者，儿童在一个月左右者，成角愈合的骨折在4~6个月以内者。

2. 长斜形、螺旋形骨折畸形愈合者，不宜使用本法的折法。

四、骨盆移位性骨折整复手法及固定

（一）施行手法的时机选择

1. 对于新鲜移位骨折，先进行股骨髁上牵引，患侧髋、膝关节各屈曲45°，放于牵引架上，开始重量为10~16kg，牵引5~7年后，手法矫正残存的移位，牵引重量减至6~8kg。

2. 2~3周的陈旧性骨折，可在麻醉下进行手法整复，然后进行股骨髁上部牵引,加以外固定。

(二)整复手法

1. 俯卧位复位法:患者俯卧诊察床上,双手握持床的端缘。第一助手双手放患者腋部向头端牵拉,第二助手双手重叠放在健侧坐骨结节处向头端上推健侧骨盆,第三助手向足端牵拉患侧下肢。术者站在患侧,双手掌部放在患侧髂嵴后半部向前下方推压、整复时,术者、助手、患者之间动作是同步的。

2. 侧卧位复位法:患者健侧在下,侧卧在床上,第一助手固定患者肩部以防止躯体前后倾倒,第二助手一手握患肢膝部,另一手握足向头端推,第三助手向足端牵拉患侧下肢,术者双手放在患侧髂嵴的中段,用力向前下方推压复位。

3. 仰卧位复位法:适用于牵引治疗有残存移位者。第一助手站在床头双手放腋窝下向头端牵拉,第二助手将健侧下肢伸直向头端推,第三助手将髋关节屈曲45°向足端牵拉,术者在患侧,双手重叠放患侧髂嵴中段向足端用力推。

(三)外固定

1. 骨盆弹力带:利用普通的三角裤衩一条,在相当于髂嵴到股骨粗隆部之间缝上宽约为10~15cm的弹力带一圈,松紧度以维持正常骨盆环的左右横径为宜。

2. 沙袋垫挤:用直径15~20cm,长30cm沙袋两个,分别放在骨盆的左、右侧后方,两沙袋之间距离,患者平卧时骶骨部不完全接触床面为宜。

毛文贤

1914.2~，浙江省杭州市人。现任上海第二医科大学附属第九人民医院骨科主任医师，教授。

1942年毕业于上海同济大学医学院，先后在重庆中央医院、贵阳陆军医院、上海仁济医院、上海瑞金医院、上海第九人民医院工作。从1945年起先后跟随屠开元教授、叶衍庆教授学习骨科。1958年学习祖国医学的伤科、外科、推拿科、针灸科共6年，嗣后便从事中西医结合工作。1968年秋成立长皮膏科，创制中药"长皮油膏"，专治手外伤和体表各种创面，从中观察到人体创面的自然演变规律，重视创面分泌物所起的作用。废弃了旧有的换药方法，即用酒精棉球消毒创伤皮肤，用盐水棉球多次揩拭创面，用药水纱布湿敷，保持创面干燥，造成取走纱布时创面出血，伤员诉痛，最后形成疤痕，出现肢体挛缩情况。创制了新的换药方法：不用酒精消毒创伤皮肤，用石蜡油代替盐水揩去皮肤上的分泌物，少揩或不揩创面，更不可揩去创缘四周的白色新生上皮，并在缝合伤口上，植皮伤口上，药水湿敷的创面上，另外加敷"长皮油膏"，保持创面潮润，使分泌物不会被纱布所吸收。取走纱布时，创面不出血，伤员不诉痛，大大减少了疤痕的形成，更不会出现疤痕挛缩的情况。先后以伤科的检查方法，正骨经验，脱臼疗法，内伤，创面用药，骨痨的诊治，点穴推拿，擦药疗法，针灸机制为题在各中医杂志上发表了10篇学习心得。

发表有"三棱针方向导引针的新设计"，"前臂双骨折的治疗经验"，"点穴麻醉，整复脱臼"，"截肢残端神经瘤的预防和治疗"，"中医、中西医结合治疗2000例手指开放性损伤的疗效和体会"，"长皮膏的特性及其运用范围"等论文。

一、长皮膏

长皮膏是促进皮肤生长的油膏。分1号、2号两种。黄色的1号长皮，黑色的2号长肉。1号长皮膏由东丹、冰片、密陀僧等制成。2号长皮膏由紫草、轻粉、番木鳖等制成。既可由凡士林配制，也可由麻油调制。凡对凡士林过敏的，可改用麻油配制的长皮膏，所制油膏进行培养时，没有细菌生长。同时伤口敞开，引流通畅，因此消毒要求不高。

新鲜伤口清洗、止血，除去异物后，直接外敷长皮膏，新皮便可从创伤四周逐渐长出。新皮先呈白色，并转为深黄色，结成皮痂，脱痂后便呈正常皮肤的淡黄色。创面上有分泌物，是正常现象，它是结缔组织的基质，内含丰富的氨基多糖，能促进创面愈合，同时还具有润滑作用，保护创面不受破坏。即使有细菌感染变成脓液时，因创面敞开，引流通畅，不会引起上行感染，创面上先盖上一层抗生素药水纱布（如0.25%氯霉素纱布，或1：1000庆大霉素纱布），外面再加敷长皮膏后，伤口新皮可生长，长好新皮，赛似正常。1号长皮膏除有长皮作用外，还有软化疤痕的作用。

2号长皮膏有祛腐生肌作用。能剥落坏死组织，又能促进肉芽生长，还可脱落皮痂，软化疤痕。对陈旧伤口，有骨髓炎的伤口都可应用。长好皮肤，虽略有疤痕，但不会出现疤痕挛缩。

大创面，可行点状植皮后加敷1号长皮膏，使创面皮岛化，缩短愈合时间。同时还可促使浅层皮片变厚，以免日后皮肤豁裂，形成溃疡。

指尖组织若被切去一块，不论是横形或斜形，其长度不超过1cm的，外敷长皮膏后，都能长长，长粗该段缺损部分，但所需时间较长，伤口即使愈合后，指尖仍会继续生长。

二、手指外伤疗法

手指开放性损伤的传统治疗方法不外有扩创缝合、植皮、截指 3 种。由于手指解剖的特殊性，第 1 种治法常常会发生意外，因为手指上皮肤与筋膜间有纵形纤维相连，软组织缺少移动性，一经扩创，缝合伤口显得偏紧，外伤后手指又要肿胀，势必影响血行，会引起皮肤坏死，甚至整节手指坏死。移植皮片，要"挖肉补疮"，如植皮医师实践经验不足，植皮一旦失败，反而会多增加了一处创面，得不偿失。截指会造成残缺，有时还会出现其他并发症。如果采用开放疗法，清洗患指，除去异物，止血后直接敷上长皮膏，长好皮肤，基本上不留痕迹。方法简单，效果又好，深受病家欢迎。陈旧损伤，即使已有感染和有骨髓炎的伤口，长好皮肤虽略有疤痕，但不会出现疤痕挛缩，但要获得良好效果，还要懂得"换药新方法"。新的换药方法有下列一些要点：

1. 不要用酒精棉球消毒创伤皮肤。

2. 不要用盐水棉球多次揩拭创面，更不可揩去创伤四周的白色新生上皮。否则会引起疼痛，促使产生疤痕。

3. 要改用石蜡油，或花椒油揩去创伤四周皮肤上的分泌物。不揩或少揩创面，更不可揩去创伤四周的新生上皮。

4. 要改变"保持创面干燥"的观念，允许创面上有分泌物，因为它能保护创面，促使新皮生长，减少疤痕形成。

5. 不要单纯用药水纱布湿敷创面，要在单层药水纱布外加敷长皮膏，达到中西结合共起作用的效果。

6. 不要用胶布固定手指上的敷料，要改用小纱布条固定，从而减少患者的痛苦，减少疤痕的形成。

三、手指坏死的治疗

手指皮色变黑，一般就称它为坏死。一待界限明显，就要进行截指。而且截指部位还要高上一节，以至于该只手指就不能再派作用途。上述观点是不够正确的。手指皮色黑得再深，只要外形依旧饱满的，都还有医活希望，颜色发黑，外形干瘪的，才是真正的坏死。真正坏死的手指，所要截除的，也只是那干瘪部分，好的部分一点也不用拿走，截除坏死的除创面上敷上长皮膏后，不仅能长好伤口，而且还有皮下组织，从而增加了手指的长度，还可继续派用场。祖国医学称坏死为"脱疽"。坏疽会自行脱落，自行收口。所谓脱疽，就是这个意思。

医治手指坏死，先要知道促使坏死的原因，原因一除去，医活手指的可能性就增大，再加上用促进血行的方法，就可增加医活手指的可能性。用抗生素只能预防感染，而医不好坏死。引起手指坏死的最常见的原因是扩创缝合。因之缝合过的手指，每天应换药检查，一发现皮色不好，要立即拆线减压，再外敷长皮膏，祛腐生肌，增加血行的最好治疗方法是采用高压氧治疗，没有条件的，可内服元戎四物汤，或肌注丹参制剂。至于已经干瘪的部分，可保持干燥，不让感染，再外敷长皮膏，让其自行脱落，不要急于采用截指术。因为有时候坏死的仅是表层组织，外层一脱落，里面还是好的，已经变细、变短的手指，经过敷药治疗，依旧可以增粗、增长。关键在于要有耐心等待。扩张血管的措施虽好，如果病原不解除，作用还是不够理想的，因此拆线减压的措施是最为重要。

凡手指坏死的病人，千万不可以吸烟，因烟碱会促使血管痉挛，影响血液流通。

四、治疗末节手指断伤

第一、第二节手指离断，只要断面整齐，都可缝接血管，进行再植手术。而末节手指离断，因血管太细，缝接后大多不会成活，因之都采用截指术。使手指更行缩短。根据笔者的个人经验。只要处理得当，采用原位缝合法，仍可接活末节手指。但操作时一定要注意下列一些条件：第一，落下的手指不得放在药水中浸泡，以免落下手指中所含的组织液受到损失；第二，缝合前不要做扩创术，也不要去寻找血管神经；第三，为可用克氏针作固定，因为进针处的皮肤会最先坏死，因之只能用小夹板作外固定；第四，缝合伤口时，只能好好地缝合6针：前后方各一针，左右两侧各两针，不能采用短针密缝法，要采用老式的长针缝法,因为短针密缝,既影响局部的血行,同时缝合处皮肤一旦脱落,手指会跟着落下。在缝合当时要对正皮纹,不可缝歪。手指远端部分可盖上0.25%氯霉素溶液纱布,近端部分可敷上1号长皮膏,包以纱布后再一块小夹板固定每天从纱布空隙处滴入氯霉素溶液10滴,保持紧贴手指的药水纱布湿润。每隔5天换药一次,观察手指的颜色和外形。手指发黑不用担心,只要手指外形饱满,仍有医活希望。

采用高压氧治疗,增加患肢的血行,使断指近端的毛细血管进行爬行代替,使远端手指逐渐再生。如没有高压氧条件可利用的,可内服中药活血通络,肌注丹参制剂,并可以用针灸治疗。

3周后拆线观察,只要手指断端不干瘪,都有成活希望。4周后整个手指在氯霉素纱布覆盖下加用2号长皮膏脱痂,痂壳脱落后便可知道手指成活的多少。如缝上去的手指已经干瘪,拆线后它会自行脱落,伤口可敷长皮膏让其自行收口,不必再用缝合手术,从而增加了手指的长度。观察时间常需2个月左右。为了缩短愈合的时间,凡落下的手指,其长度不超过1cm的,在病人的同意下可不必进行原位缝合手术。清洗伤口后,直接外敷2号长皮膏,手指会逐渐长长一些,在伤口长好后的4个月内,仍可见到手指逐渐增长,而伤口愈合的时间大大缩短,医患双方都可节省很多时间和手续。

五、创面愈合

从临床实际观察,创面愈合的情况与书本的记载有所不同。书本上讲:凡是开放性损伤,时间不超过8小时的,都要进行扩创缝合,缝合不好的,要植皮覆盖,消灭创面,以免引起伤口感染。只有战伤是例外。不能缝合的伤口,要用药水纱布湿敷,保持创面干燥。创面没有分泌物就可减少感染的机会。换药时要用酒精棉球消毒创伤皮肤,用盐水棉球揩尽创面上的分泌物。创面上所敷的药水纱布一干,敷料会粘住创面,取走敷料时,创面出血,伤员诉痛。愈合伤口,皮肤打皱,疤痕形成,并有触痛,需要切去疤痕,另行植皮手术。20余年来根据对6000余例创面的观察，情况并不完全如此。

1. 新鲜伤口，尤其是手指上的伤口，不进行扩创缝合，直接外敷中药"长皮膏"，既不会引起皮肤坏死，而长好的皮肤平正光洁，赛似正常。同时还没有触痛。陈旧创面愈合后，虽然有疤痕，但不会出现疤痕挛缩、影响工作，因为长皮膏有软化疤痕的作用。

2. 凡有创面，总有分泌物的存在。该分泌物是细胞与纤维间的基质，含有丰富的氨基多糖，它能调节细胞外液的化学组成，有润滑保护创面，促使创面愈合的作用。所谓"煨脓长肉"，就是这个意思。创缘周围的白色组织是新生上皮，不是脏物。既不要用酒精棉球消毒，也不要用盐水棉球将它揩去，否则会延迟伤口愈合，促使疤痕形成。固定敷料也可用绷带条代替胶布，既便于取走，又可减少疼痛。

新的换药方法可参考手指外伤疗法。

六、小儿肱骨髁上骨折后肘内翻预防和治疗

根据书本记载：小儿肱骨髁上骨折后，有70%左右的病例出现肘内翻畸形。这种畸形要等小儿发育成长后才可做楔形截骨术矫正，否则手术后又会重复出现畸形。所以会出现畸形的原因，各有各的说法，由于真正原因不知道，畸形后没办法获得改正。

肘内翻畸形的出现，主要由于肱骨远骨片向内旋转所引起，行手术复位时就可看得很清楚。手法复位时如能将内旋移位的骨片用外旋复位手法进行改正，便可不会出现畸形，固定拆除后，发现有内翻畸形，刮除新骨痂重新做手术复位，畸形也能获得改正，嗣后也不会再出现畸形。

手法复位方法如下：左肱骨髁上骨折，左臂要完全伸直后旋，医生要站在患臂的内侧，右手握手腕作牵引，左手抓住左肘部作反牵引，并以左拇指抵住鹰嘴的内后方，改正骨片的内旋和缩短。然后将肘关节屈曲在70°位置，用后置石膏托固定，前臂始终要放在旋后位，以便与健侧作对比，摄片后发现前后位和侧位的位置差一些没有关系，但内旋移位一定要改

正，因为小孩骨折，缩短畸形，成角畸形都能自己形塑改正，而旋转畸形终身不能改正，就是在当时做了楔形截骨术，嗣后就会重新出现畸形的。

右侧肱骨髁上骨折，手法复位时，医生要用左手抓住手腕作牵引，用右手抓住肘部作反牵引，右手拇指抵住鹰嘴的内后方协助骨片外旋并拉长复位，复位当时前臂要放在旋后位置，使能与健侧作对比。因为手臂伸直时能够看清肘关节有无内旋畸形，在屈肘位置就不易看清，这点一定要注意。

七、骨髓炎治疗

管状骨的管壁可分外中内三层，三层管壁有两种不同的血供。外层的血供依赖骨膜上的血管，中、内层的血供则依靠营养血管，骨膜一坏死，相应部位的外层骨皮质也跟着坏死，而中层和里层则不受影响。软组织感染引起骨膜坏死后，很多医师采用骨钻孔术。如果骨的干骺部积有脓液无法排出时，用骨钻孔术将脓液排出，是完全正确的，但外层皮质坏死，采用骨钻术，就不合适。因为钻孔深浅，无法掌握，一旦钻孔太深，外间炎症会引入内层，使炎症扩散，加重病情，如果改用"井字形切痕术"，用骨刀或骨剪在死骨四周切一浅痕，剔除死骨后，新鲜肉芽上就很易长出新皮使伤口长好。

人体本身具有"排异作用"。伤口内存有死骨、线结等异物时，只要不堵塞伤口，经过一段时间，该项异物会被排泄出来，但要耐心等待，如采用手术摘除，一定要了解异物存在的部位，不要因去除异物，又多损伤了健康组织，加重病情（譬如做蝶形手术来代替做死骨摘除术等）。

有些医生不重视换药，用纱布条作引流时，因阻塞瘘管，使引流变成塞流，或将皮肤卷入伤口内层，在瘘管口长上皮肤，使瘘管长年不能收口，而中医用药线作引流，药线容易插入管底，达到引流的要求，而又不会阻塞瘘管，药线上常蘸有"九一丹"一类腐蚀药物，能剥落瘘管壁上的坏死组织，产生新创面，较用药水纱布作引流的效果好。

石印玉

1942～，江苏省无锡人。现任上海中医学院附属曙光医院院长，上海市中医药研究院骨伤科研究所所长，副教授。

1964年自上海中医学院医疗系毕业后开始在曙光医院骨伤科工作，并随父石幼山医师学习。1970年在上海第二医科大学附属瑞金医院骨科进修。1973年起先后任骨伤科副主任，主任兼骨伤科教研室主任。1988年起任院长。1986年中华全国中医学会骨伤科学会成立，任委员、秘书长。1989年上海市中医药研究院骨伤科研究所成立，兼任所长。1988年曾赴美国旧金山州立大学讲学，并被聘为该校中国医学科学研究所技术顾问。

在临床工作中，以中医理论和实践为基本点，妥善结合现代医学对疾病的认识和诊断方法，探索中医药治疗骨疾患的经验。学习整理老中医经验时注意从实践中抽象出理论，依此再指导实践和开展研究。

发表"伤科内伤辨"，"理伤从痰初探"等论文十余篇，主持整理编写《石筱山、石幼山治伤经验及验方选》，参加《中医骨伤科学》、《中医骨伤科基础》、《中国医药百科全书·中医骨伤科学》、《中国中医秘方大全·骨伤科分卷》等著作的编写。

一、畸形性骨炎的中药治疗

畸形性骨炎又称帕哲氏病（Paget氏病），是发生在中年以后的骨骼系统慢性进行性疾病。其主要临床表现是疼痛和畸形，有时疼痛很剧烈。该病在中国虽不多见，但是，除了对症治疗外，目前尚无有效疗法。

该病的病理改变是破骨和成骨同时进行。罹病骨骼不断增厚变粗，增殖的骨小梁粗糙，排列紊乱，而正常的骨质又有部分吸收。祖国医学认为肾主骨生髓，肾精充养则骨骼强劲有力。今有骨质吸收当从益肾为治，而其病又有骨质增殖，但增殖的骨质异于正常，当属肾之邪火旺盛，治宜清泄。两者相合得填补肾精，清泄相火法。病例的临床表现多有头晕胀痛，目糊耳鸣等症（病变骨骼为颅骨）或肢体骨痛烘热（病变骨骼为躯体骨骼），结合苔脉，前者多为阴虚于下，阳亢于上，后者系阴虚内热之象，治从滋阴降火法也甚合度。处方以知柏八味丸为基础，随症有所增删。

某病例以头晕胀痛，头颅逐年增大为主症，此病颇有特异性的实验室检查血碱性磷酸酶高达152金氏单位，按上述方药治疗后症状缓解，血碱性磷酸酶在一个半月后下降为75金氏单位，四个月后为36金氏单位。未持续用药，症情及实验室检查二度反复，再服原方仍然有效。又一病例以两臀大腿痛为主，痛剧每以止痛针剂才得片刻缓解。服药一周后不再注射止痛针，两周后仅夜间服止痛片，三周后不再服止痛片，五周后诸症悉减。

药物的作用似在于降低骨骼的异常代谢，值得进一步研究。

二、胸腰椎骨折的发病新特点与治疗

胸腰椎压缩性骨折的发病特点在文献上一直认为是青壮年由较大暴力引起的骨折，以练功疗法为主的治疗有较满意的疗效。

近年，患者的年龄有明显的上升趋势。据上海两所医院按急诊登记顺序收集100个病例，其发病年龄为：20~29岁6例，30~39岁10例，40~49岁4例，50~59岁25例，60~69岁34例，70~79岁13例，80岁以上8例。即50岁以上占80%，60岁以上占55%，因此，至少在城市，由于人们的平均寿命增长，中老年患骨质疏松的比例增加，胸腰椎骨折的发病年龄以中老年为主。

这些病例的致伤原因多为坠跌或滑跌，但是，有相当数量的中老年病例仅是极轻微的平时易被忽视的外伤,如乘车时突遭颠簸,持竹杆晒被子稍用力,端一盆水等。这些病例毫无例外的早期即有腰痛及便秘,或有腹胀。与《素问·缪刺论》所说的"人有所堕坠,恶血留内,腹中满胀,不得前后"相符。对这些中老年病例难以采用五点支撑、三点支撑或飞燕点水等练功疗法。用中药内服治疗效果亦佳,早期予化瘀理气,较早参入强腰益肾之品,瘀既去即以益气血,补肝肾为主。一般宜卧床一月左右,约两月余诸症均瘥,其证得痊。

三、疲劳骨折的诊断

疲劳骨折系积累性损伤导致的骨折,通常以长途行军所致的第二或第三跖骨颈骨折为例,又称行军骨折。目前临床已发现疲劳骨折的骨折部位几乎遍及全身骨骼,且有时积累损伤的病史易被忽略,由此,易造成漏诊或误诊。

某中年妇女因足背痛就诊,局部似可及高起的块物,按一般治疗得效不显。询其工作为城市机关文职人员,似无外伤史可觅。细问之,因工作单位更换,每日赶乘公共车辆以较快速度步行 15 分钟,而以往较少步行。因此疑为跖骨疲劳骨折,嘱其休息,同时用药,症状明显改善,一月后复查 X 线片,见第三跖骨颈部呈典型的疲劳骨折征象。

某少女膝病,呈跛行。X 线片在胫骨上部见骨质密度增高影,疑为骨恶性病变,但症状又不甚符合,入夜休息时疼痛并不加重。追问病史则病痛症状发生前参加早晨长跑锻炼,而以往较少参加体育活动,乃疑为疲劳骨折,随访中证实。类似情况亦见于少男股骨下端并伴局部稍肿,皮肤稍热者。

因此,凡易于发生疲劳骨折的部位见诸有关症状,当于考虑该诊断。疲劳骨折在下肢的发病部位有股骨颈,股骨下三分之一,胫骨上端距关节面 8~10cm 处,胫骨中段偏前侧,腓骨下三分之一,第二或第三跖骨颈等处。下腰椎峡部不连的多数病例亦为疲劳骨折所致。

四、胸胁伤痛的诊治

胸胁损伤的早期多按伤气，伤血以何为主辨证设治，取效多佳。以伤血积瘀为主的病证以复元活血汤，嶙峒丸合导赤散得效颇著。复元活血汤以柴胡引药入胸又升清降浊，甲片、川军、花粉及其他活血化瘀药驱逐瘀血，推陈致新，以瘀去血活而复其元。嶙峒丸，逐瘀之佳品，但单用此药，往往效果并不理想，合于汤剂，颇能应手。瘀热内蕴以凉血清心利水通淋的导赤散佐入，则可除因瘀痛所致的心火偏亢，引瘀热自小溲而出。配伍得当，其效自佳。

胸胁陈伤以往多见于挑担、扛重的工农劳动者，每于春日，病发胸宇闷痛。治以益气化瘀，极易得痊，方用三棱和伤汤或四磨饮合破气逐瘀药，用药既取党参，当归扶益气血，又选三棱，莪术，青皮，槟榔等破气散积逐瘀剔络，沉香用沉香曲缓其性为使药又兼降气通顺之效。目前，由于劳动条件改善，这类病例已极少见，但是，随着运动的广泛开展，特别是年青人喜好锻炼体格又不得其法，过于单一地作俯卧撑或屏气举重者，仍可见其证。胸骨部或肋软骨部有或无压痛。以上方设治每能很快缓解疼痛。

石幼山

1910～1981。原名瑞旬，字熙伯。江苏省无锡人。曾任上海中医学院附属岳阳医院顾问，教授。

学医奠基于上海中医专门学校，后随父石晓山学习伤科及针灸、外科而得专长。临诊后，又受教于善治外感热病及内科杂病，以用药轻灵见长的儒医张杏荪。于1929年起临诊，与兄石筱山共设诊所。

1952年起任上海市公费医疗第五门诊部特约医师。以后任上海中医学院伤科教研室顾问，附属岳阳医院顾问，中华医学会理事，中华全国中医学会上海分会理事兼伤科学会顾问。1978年上海中医学院首批评定中医教学职称时定为教授。

诊治骨折脱位，强调仔细以手揣摸而悉知其情，复位时施以巧劲，夹缚固定讲究妥贴牢靠，治疗前臂双骨折，肱骨髁上骨折等均有满意的疗效。对颞颌关节脱位，髋关节脱位有独到的整复手法。内服方药以藏象学说及经络理论为指导，注意脾胃为后天之本，遣方用药决不戕伐脾胃，又顾及体质及有否兼邪。50年代以后，临诊病例慢性劳损杂病渐见增多，乃既补虚损，又豁痰浊，认为慢性伤损气血失畅，停津成痰，痰浊瘀滞交杂则病情顽笃难已。针刺也常应用，作为药物，手法之辅佐，可使得效更速。对外治药物的炮炙和调制亦有心得，曾拟订伤湿止痛膏、香桂活血膏等处方。

著有"石氏理伤经验简介"、"伤科的辨证论治"、"椎弓崩裂治验"及《石幼山医案》等。任《中国医学百科全书·中医骨伤科学》编委，并主持编写伤科内伤及损伤内证的有关条目。

一、消散膏（附：黑虎丹）

[组成] 生麻黄180g，生大戟240g，生甘遂180g，生半

夏120g，生南星120g，白僵蚕240g，白芥子240g，新鲜泽漆2500g，藤黄90g，火硝30g，炒黄铅粉适量，菜油5000g。

［用法］前七味浸菜油中六到七日后捞起，油中入泽漆煎熬至枯，去渣。再入七味煎熬，至枯后去渣。熬至滴水成珠，入藤黄、火硝，溶化滤清，再入铅粉，搅和收膏，贮存备用。应用时将膏药烊化，摊于韧性纸张或土布上，加掺药，一般多用黑虎丹，贴患处。

［特点与体会］此方原名阳和痰核膏，为外科李瑞林先生所用。功效为消癥瘕，破积聚，化痰核，消肿痛。李无传人，而与石氏交往甚密，平素学术交流中将此方传于石氏。石氏则扩展其用途，配合掺药黑虎丹治瘀血或痰浊凝聚形成的肿胀结块，肿体损伤后其远端的肿胀，流痰流注及一切痰核之证，包括目前诊断的损伤血肿及血肿机化块，肱骨外上髁炎，跟痛证，关节积液肿胀等。

唐容川说："血既积之，亦能化为痰水。"损伤积瘀，瘀凝气滞易成痰聚湿。伤后肿胀难消是瘀与痰交凝。损伤起因，病情慢性的肿胀肿块，关节活动欠利亦属气血失谐，痰湿互阻。其外治除了活血逐瘀外，化痰而利水湿是另一个有效的方法，本方多为峻利的逐水消痰药，用于外治无内服伤正之虑。历来用以外消积滞结块之方亦多，如泽漆善行水消疾，近年用治瘰疬，慢性支气管炎等，《植物名实图考》中已载："煎熬为膏敷无名肿毒。"南星化痰消肿散结，《圣济总录》用以外治"头面及皮肤生瘤，大者如拳，小者如栗，或软或硬，不痛不痒。"近年亦外敷治腮腺炎。以此合逐水助运药及辛温而能"破癥坚积聚"（《本经》）的麻黄，共得消肿胀散结块的效果。掺上黑虎丹更助消散软坚之功。

附：黑虎丹：羊脑炉甘石30g，用三黄汤制煅九次再用童便煅七次，水飞，五倍子15g，炙山甲15g，乳香15g，没药15g，轻粉15g，儿茶15g，梅片8g，腰黄39g，全蝎20g，当门子8g，蜘蛛40个，金头蜈蚣20条。共研细末，收贮备用。

二、肱骨髁上骨折的整复和固定

肱骨髁上骨折是儿童的常见骨折，占上肢骨折的第三位，肘部骨折的60%。其常见的类型伸直型骨折局部肿胀明显，早期有并发缺血性肌挛缩之虞，后期又易呈现肘内翻畸形。及时、准确、有力而不温和的整复是减少并发症的最重要措施。复位方法是助手固定患肢上臂的断端近侧，术者一手握患肢腕上部以把握患肢，另手以拇食指为主捏住移位的远侧骨块两髁向下牵引，同时纠正旋转移位，而后握腕上部的手将患肢渐渐伸直，在此过程中握远侧断端骨块的手作纠正侧向移位和前后移位的手法。最后，在两手配合下屈曲肘部，使患手对准并触及肩头，在此过程中使对位进一步完善并暂时稳定了断端以利于包扎固定，在这一整复过程中有效地牵引纠正重叠移位，患肢在肘部伸而屈的过程客观上纠正了上肢轴线，这就基本上达到功能复位的要求，依手法熟练程度可达到尽可能符合解剖复位的要求。

固定方法为肘部上下均匀敷着药膏并衬上薄棉垫，用三块木夹板，通常用三夹板的一夹板即可（患者为儿童，用此类夹板固定力量已可达到要求），分别置于骨折的两侧及后侧，另用一块硬纸板（用胶布筒剪裁）置于肘上部的屈侧。以压住骨折后向前移位的近侧断端，用绷带逐层包扎，患肘置于屈肘位。其外侧再用维持患肘屈肘位的硬纸板制作的夹板包扎固定。

同时，应处方服用活血消肿，续骨止痛的中药汤剂。初诊后次日或隔日必须复诊，了解肿胀情况，有否水泡。更换敷料时相应处理，其时只要术者把握好患部，不至再发生移位，以后复诊的间隔日期渐增加到隔二日或列长一些，儿童患者在一周后断端已较为稳定。

三、小儿桡骨头半脱位的整复手法

小儿桡骨头半脱位是临床常见的病证。小儿患者除了哭闹外不会表述病状，也不会述说症状是否消除。因此，手法除了要使整复成功外，还应该使术者明确了解整复手法的效果，以免不必要的多余操作。

　　手法为一手握患儿肘部，包括其外侧部，肱桡关节部恰有一个手指按着。另手握患肢手掌，不是患肢腕部或腕上，而宜把握患肢手掌。使患肘伸直后将其手掌连同前臂充分旋后，缓慢而必须是充分地旋后，往往在旋后的最后几度才能得到整复。其时，握患肘的手指能获得复位的弹响感。如未成功则需在旋后位充分屈肘。极少数患儿则要采用充分旋前或在此基础上再充分屈肘的手法。

　　这一病证的病理是部分关节囊嵌顿于肱桡关节间隙内。手法的目的是把嵌顿的关节通过旋转的方法由牵伸而脱出间隙。造成此证并不是所谓的"牵拉肘"，单纯的牵拉不可能产生此证，而一定在牵拉时，甚或并无明确牵拉时有一个旋转因素。中医的传统病名称此证是"曲筋"，就很巧妙地说明此证系骨节筋络扭曲旋转所致。所以整复要用反其道而行之的旋转扭曲手法。单纯的牵引并无必要，也难以得效。一手把握患肢手掌而施手法是因为有部分患儿其病证不在肘部而在腕部，只是诊断时难以把这极少部分病例予以鉴别。复位时把握患肢手掌则施术时使其腕部及肘部的关节囊均由牵拽而得充分伸展，因此，无论其病证在肘抑或腕部，都能得到满意的效果。

四、髋关节脱位的整复手法

　　髋关节脱位的常见类型是后脱位。由于髋臀部肌肉丰厚，复位施术时难以把握移位的股骨头，因此较为困难。用俯卧翻身复位法则易于有效地施力，使整复较为容易。

　　具体方法为患者俯卧。一助手两手置患者腋下向上牵引，另一助手向下牵引患肢，第三助手固定骨盆。术者一手按于患者腰骶部，以此为支点，另一手扪准后上移位的股骨头向下推按。俟股骨头向下移及髋臼时，在牵引下将患者翻身为仰卧位，仍在牵引下屈患髋即能复位。

　　此法的特点是术者能清楚地扪准移位的股骨头，并在改变其移位时易于发力。因此，以往在无麻醉的条件下，即使是陈旧性脱位（30天以内），也能在不作其他准备的条件下一次复位成功。另外，由于复位的着力点正在移位的股骨头，相对来说，手法较为温和，对已有破坏的髋关节关节囊及其周围组织很少再增加损伤，或者说，由于复位施力对骨、关节、周围软组织的损伤减低到了最低程度，预后出现股骨头缺血坏死的可能极少（复位后药物外敷内服也有作用）。复位时的注意点是助手要很好配合并妥善掌握翻身时机，一般以股骨头稍已入臼并与髋臼顶住时为宜。否则在翻身过程中已下移趋于复位的股骨头会再度上移，虽然可再度手法获得成功，毕竟增加了组织损伤和患者的痛苦，当于避免。

五、针刺在骨伤科临床的应用

针刺是骨伤科临床很有用的治疗手段。以阿是穴为主，配合患部附近的穴位针刺有很好疗效，常见的针刺方法和病种有以下几种：

1. 急性腰扭伤：又称闪腰岔气，针刺能宣通气滞，舒筋解痉而取效。患者取坐位或卧位，多取肾俞穴及椎旁压痛处为穴。针与体表成60°角，进针后徐徐提插捻转多次后疾出针，并在针刺处加以按揉。多数病例能症减大半，即能屈伸活动。再配合外敷内服药物。

2. 落枕：取风池及肩中俞，手法同上。针刺后在该穴及颈项部稍加按揉，同时内外用药。

3. 四肢劳损风寒：就近取穴。肩部常取肩三针及肩胛部压痛点；肘部取曲池、手三里及压痛点；膝部取膝眼、鹤顶、足三里或阳陵泉；髋部取环跳及委中等。方法或按穴施针，多次提插捻转后，出针，再针下一穴，或一穴针刺提插捻转后留针，再施第二穴。各穴针刺后，第一穴再作提插捻转后出针，依次再施手法出针。多当即能觉宽松并酸痛见减。膏药敷贴及内服药物仍属必须。

4. 腱鞘囊肿：局部针刺后按掀加压，囊肿更易消失。

（石印玉整理）

石仰山

1931～，名锡煜。江苏省无锡人。现任上海市黄浦区中医医院院长，主任医师。

1950年高中毕业后，继承父业，从父筱山学习中医伤科及针灸、外科。并师从黄文东医师攻读医学经典著作。1955年开业行医。1968年参加上海市黄浦区崂山地段医院工作。1980年调至黄浦区中心医院，后任副院长兼伤科主任。

在继承祖传，发扬石氏伤科特色时，对内服外用药的剂型作了改革，临证用药也随症变化有所发展，著有"关于筋骨和肝肾关系的理论探索"、"骨质增生"，发表"石筱山对骨折延缓连续的治疗经验"、"骨折论治"、"牛蒡子汤在伤科中的应用"、"石氏理伤手法谈屑"、"消散膏治疗网球肘50例"、"网球肘的防治——石氏活血镇痛膏治疗网球肘、腱鞘炎336例"、"论损伤血瘀"、"伤科用药举要"等论文。

现兼任中国中医研究院骨伤科研究所客籍研究员，中华全国中医学会骨伤科学会会员和上海分会常务理事兼伤科学会主任委员。

一、柴胡治疗损伤内证

《正体类要》序言："肢体损于外，则气血伤于内，营卫有所不贯，脏腑由之不和。"古人又云："故跌扑闪挫，俗谓之内伤，其言内而不言外者，明乎伤在外而病必及内，其治之法，亦必于经络脏腑间求之。"因此，肌体外部损伤一证，究其病理，总不离乎脏腑气血功能的紊乱。石氏宗昔贤之旨，颇重内伤关于脏腑气血的调治，其中应用中药柴胡治疗内伤尤有独特之好。

石氏先祖尝云："柴胡能升能降，因而得着一个'和'字，只要善于用，不论病在上、中、下哪一部，都很适宜，其是治伤科内伤的一味有效良药。"

柴胡味苦，性微寒而质轻，为厥少二经的引经药，按足少阳经的循行是由上至下，足厥阴经则由下至上，故可随经气上下，能升能降，具升清阳，降浊阴之功。盖伤科内伤初成皆由卒然身受，其部位都在头、胸、腹及少腹、会阴等处，属于瘀阻或气滞，其症状除疼痛胀滞者外，更是诸变百出，但总由阴气不舒（气滞）、阳气不达（气郁）所为。应用柴胡疏泄肝胆气血之郁滞最为适宜。柴胡之用，在脏主血，在经主气，故以之治脏是血中之气药；以之治经，是气分之药。只要配伍得宜，自能开郁，散滞而通达上下，用治伤科内伤瘀阻气滞诸证，确有良效。

石氏伤科善用柴胡，但并不单味独用，每多佐他药合用之。如对头部内伤（脑气震伤）初期，症见昏厥、恶心、呕吐、眩晕者，常用柴胡细辛汤以化瘀通窍，升清降浊。方中柴胡引清阳之气上达髓海，辅细辛以治头痛脑动，半夏为使降逆止呕，薄荷则辛散助之，再酌配苏合香丸等化瘀通闭开窍之品，此可谓"化瘀升清法"。若少腹部或会阴部内伤，浊瘀内阻，气化失司，窍隧不通而见癃闭、口渴、烦躁者，法当通调上下，散其瘀而气化能行，方用柴胡桔梗汤。方中配桔梗、升麻以辅助柴胡宣气升清，梗通草、血珀通利阴窍，消散瘀热，合诸化瘀通络之品，是欲其降也，必先升之，是谓"提壶揭盖法"，合清气升浊瘀降而得化。若胸胁、腹部内伤，柴胡则多与复元活血汤、金铃子散、失笑散诸方合用之。

可见，不论损伤内证病之位于上、中、下何处部位，皆可以柴胡为君药，辨证变通，灵活配伍，用之每多合辙。

二、牛蒡子汤在伤科临床的应用

石氏伤科的治伤特点之一，是擅长对损伤客邪的兼治，选方用药尤重脏腑气血。常谓：伤科疾病，无论病位在经络、皮肉、筋骨，其发病机理以及辨证施治的理论基础总离不开气血。牛蒡子汤基于十三科一贯之理，结合长期临床经验，发展而为石氏伤科内治的代表方剂之一。

"兼邪"之症虽多由损伤起因,临床尤见于骨骱筋膜之劳损,其实乃积劳致伤。气血已先亏于内,此时如风寒湿邪乘隙入络,则气血浊逆不畅,以致津液凝聚成痰,其症可谓百态变出。诚如《本草纲目》所言:"痰涎之为物随气升降,无处不到……入于经络则麻酸痛,入于筋骨则头项胸背掣痛,手足牵制隐痛。"牛蒡子汤治疗此类疾病可谓独树一帜。

方药组成:牛蒡子、白僵蚕、白蒺藜、独活、秦艽、半夏、白芷、桑枝。牛蒡子辛寒滑利,豁痰除风,消肿化毒,通十二经;白僵蚕辛平宣化,化痰散结,而和气血,为厥阴肝经之药,二味合用,宣滞破结,善搜筋络顽痰浊邪,是为主药。助以秦艽之辛寒,独活之辛温,舒筋和血,通达周事,透阳明之湿热,理少阴之伏风,更伍用白芷之辛温,芳香通窍,活血破瘀,化湿排脓而生新;半夏之辛温,燥湿化痰,消痞散肿而和胃。复使白蒺藜之辛温,疏肝风,引气血且散瘀结。桑枝功能养筋透络,祛风湿而利关节。全方以辛取胜,宣达气血,开破痰结,疏肝宣肺,导其壅滞;寒温兼用,温而不燥,寒而不凝,泄风逐湿之力尤捷。证见周身四肢、颈肩腰骶麻痹酸痛,牵强掣痛或早期筋膜损伤,筋结筋块或骨骱宿伤,关节不利,或兼身热或见形寒,苔白而腻者,均可加减用之,每多取验。

牛蒡子汤在临床应用中的配伍特点为:(1)视风寒湿邪之偏胜,加减取舍。寒湿盛者,则合麻桂温经汤增减,或加制草乌以散寒宣络。风湿盛者,当以羌活、防风、煨天麻以泄风燥湿;若渐见热象,除去半夏、白芷,加忍冬藤、焦山栀以清泄;若痰瘀互阻,则宜选丹皮、赤芍、红花、甲片等散瘀通络;若脘腹痞满,可入木香、蔻仁、瓜蒌、建曲等和胃消痞。(2)从阴阳气血辨证,视其偏衰,酌合相应方药。若见筋脉拘挛,肝少血养而不能濡筋,当入四物等养血柔肝,荣筋和络;若脾不化湿,聚湿生痰者,又当配四君等益气化湿;若肾阳不足,火不化气者,则取鹿角、仙灵脾、石楠叶等以助阳温经；若病已损及元阳，当宗调中保元汤出入施治。

三、颞颌关节脱位的口外复位法

手法为伤科外治的一个重要环节，《医宗金鉴》谓："手法者，诚正骨之首务哉。"其重要性可知。

手法的运用，应熟悉生理解剖知识，同时详察损伤的部位和不同情况，在临证时则更可心灵手巧。《医宗金鉴》有"故必素知其体相，识其部位，一旦临证，机触于外，巧生于内，手随心转，法从手出。"所谓"法使骤然人不觉，患如知也骨已拢。"说明前人对手法运用的心得和熟练程度。

石氏理伤手法，一般常以"拔伸捺正"（整骨手法）、"拽端提"（上骱手法）、"按揉摇转"（理筋手法）十二字为用。按患部及损伤的情况，选择使用，各有所宜。然在具体应用时，尚须随遇而变，往往诸法互参而复合用之。必要时更应配合各种小手法以辅之，方得应手。现举颞颌关节脱位口外复位法为例。

唐代《千金方》曰："治失颊车……人以手指牵耳颐，以渐推之，则复入矣。推者当疾出指，恐误啮伤人指也。"此所载乃下颌关节脱位的口内整复法。此法一直沿用至今，因其有效也。但也有不足之处，其弊有三：医者手指伸于患者口中，又每以纱布裹其指，患者易有恶心而碍于手法之实施，此其一；易使患者情绪紧张，面部肌肉痉挛，更难以手法，此其二；医生二指纳于患者口中，一旦复位成功，患者急猛闭口，很容易导致医者二指受伤。而石氏口外复位法则可免上述诸弊。

口外复位法方法是：医者立于患者正前方，患者坐位应略低，医者双手的食、拇指按住患者双侧下颌骨，拇指按于后臼齿之位置处，轻轻按揉，令其肌筋松弛，"以渐推之，则复入矣"。肥人面颊丰厚，施术稍有困难，颞颌关节脱位多为年老或体弱患者，且以习惯脱位居多，只要手法操之熟练，拇指位置准确，向下推按用力施之，一般多无所难。有谓以余指同时端托下颌,其实不必,往往同时用力推按及端托则顾此失彼,致拇指用力不均而为难成功。

四、骨折延缓连接的治疗

骨折逾期不能连接,又称骨折延迟愈合,多见于骨折部位供血受损和严重骨折,以及屡经粗暴或不正确的复位手法,加之固定不善;或为年老禀赋素弱的患者。一般而言,此病当责之肝肾精血虚衰,不能充养筋骨而致断端修复无力。石氏先辈在理伤过程中素重内外同治的治疗原则,依审虚实、辨气血而立法遣方,积累了丰富的经验。认为骨折逾期不能连续主要是由于:"精虚不能灌溉,血虚不能营养,气虚不能充达,无以生髓养骨"所致。故强调此证当从虚损论治,其处方用药总不离乎益肝肾,填精髓,养气血以调充其本,使断端得以濡养,在调益内治的同时,对断端局部的外治常采用外敷石氏祖传之敷药、丹剂,取其活血通络,生新续骨之效。并利用敷药特有的黏附固定作用,加以夹缚固定,必要时尚需辅以手法纠其错位,使断端紧密吻合,方可加速愈合。石氏伤科对骨折延缓连接的治疗特点有:

(1)要耐守。本证酷似内科虚损证,其愈合尚久时日,故不能操之过急,保持相对长时间的稳定固定尤为重要。若因其治疗时间持续较长而随意改变原治疗及固定方法,则反欲速而不达。在外敷石氏三色敷药加接骨丹作局部固定时,应在敷药表层涂以薄层的红玉膏,可防止肌肤过敏,且可减少换药次数。同时切忌经常探摸摇转患处,以保持断端的相对稳定。

(2)采用刚柔相济的双层固定,即内柔而外刚。内层固定是在敷药的外层,用脱脂棉均匀围裹,再以杉木片(一夹板或二夹板)用绷带作不超过关节的缠绕,并予三点扎缚,然后再在外层用硬质的筒形纸板或硬木夹板(垫以棉花或毡垫)固定。根据需要亦可作超关节固定。

(3)手法复位切忌粗暴,强行凑合而再伤筋骨。应轻柔有力,顺其势而行之。亦可在相对牵引下,挤或轻叩患处,以使断端或碎骨片尽可能得以紧密接触，在不影响日后功能活动的前提下，可不必绝对强调解剖对位。

（4）内治以调补为主，而侧重于益助元阳，以取阳生阴长之效，以达培补肾水之功。每以景岳之右归丸方加减化裁之。石氏先辈在方中多增用鹿筋（烘脆）、虎骨（酥炙）二味研末吞服。盖因鹿为阳兽，其筋坚韧，虎乃猛兽，其骨健壮，皆为血肉有情之品，合用之以形补形，取其同类相似之意。现虎骨以猴骨代之，也获良效。在温补培本的基础上，常佐活血通络之品，以散余瘀，改善断端之血运，而使标本兼顾。辛温补剂和活血峻品，每易伤胃滞脾，故在方中还常使木香、佛手、陈皮、楂曲等以醒脾悦胃。故在骨折迟缓连接的长时间治疗过程中，虽药服百余剂而胃气不败，化源得充。

总之，在骨折延缓连接的治疗过程中，石氏强调内外同治的原则。在外采用稳定妥贴的敷药固定，在内则以益气养血，调补肝肾之品服之，坚持长期不间断的治疗巩固，最终可收全功也。

五、头皮血肿的治疗

石氏祖传消散膏，又名"痰核膏"，有消肿散结，止痛之功效。本方由大都化痰散结，逐水消肿之药物为伍，与黑虎丹均为用治瘰疬痰核及无名肿毒之外用药。先祖因视其有软坚化痰、散结消肿之功而用于损伤后痰湿入络，患处结块坚硬或关节肿胀积液等症。以后又用治伤后瘀疼，关节僵硬，及至我辈更扩展用于头皮血肿及腱鞘炎等均获良效。

头皮血肿或轻或重，甚者血肿可遍及头颅。应用本药时，宜告使患处剃去头发，代以消散膏贴之，范围大者，以数张连接而贴满肿处。同时内服化痰活血，升清降浊之汤药。四五日一换，旬日至三周许，则血肿消而病去矣。

消散膏方取生麻黄之辛散功效；用生半夏、生南星起散结，消肿定痛作用；加入白芥子搜皮里膜外或筋骨间的痰湿；僵蚕化痰散结消炎；甘遂、大戟消肿破结；新鲜五代豆草清热解毒，诸药相合，即起消肿、散结、止痛作用。

　　消散膏制成后，可贮放阴凉处，用时按量多少，使其烊化至糊状，视其患处部位大小，摊在布或牛皮纸上敷贴患处。亦可先按大小不同摊成后，待用时的炭炉上稍加温热，使其柔软，再敷贴患处。一般每隔3~5天更换。

石筱山

1904～1964。原名瑞昌,字熙侯。江苏省无锡人。年少时,曾就读于神州中医专门学校,后从家学,侍诊于父石晓山先生案侧。约1924年临诊,事伤科,兼针灸、外科。1929年起与弟石幼山共设诊所。

1952年起担任上海市公费医疗第五门诊部特约医师。上海中医学院成立后任伤科教研组主任,兼附属龙华医院伤科主任。此外,任上海市卫生局伤科顾问,上海第一医学院伤科顾问,华东医院伤科顾问,中华医学会理事,上海市中医学会副主任委员兼伤科学会主任委员等。

石氏理伤,内外兼顾。既善于手法理筋整骨,又化裁应用外、针科的外治法于伤科临床,丰富了综合治疗的内涵。而且擅长内治整体调理,推崇明·薛己在《薛立斋医案》中所体现的"十三科一理贯之一"的指导思想,从祖国医学的经典著作和各科专著中,寻求中医学一贯之理用之于伤科,提出伤科疾病内治的理论。认为调治损伤宜气血兼顾,以气为主,以血为先;治伤当注意风寒,痰湿,劳役等兼邪;伤科临床每多杂病,不能只是以其为伤而治等。对伤科的史略,病因学说,证治规律等都有研讨。

著有"从医史中认识祖国伤科的成果"等一组伤科发展史的论文及"病因及伤科病因的探讨","筋骨损伤治略","祖国伤科内伤的研究","伤科论治一斑","脑震伤的理论探讨","石氏伤科经验介绍"及《伤科讲义》(上海市第一届西医学习中医研究班教材)、《石筱山医案》等。

一、三色敷药

[组成] 紫荆皮(炒黑)240g,黄金子(去衣、炒黑)240g,全当归60g,赤芍60g,丹参60g,牛膝60g,片姜黄

60g，五加皮60g，木瓜60g，羌活60g，独活60g，白芷60g，威灵仙60g，防风60g，防己60g，天花粉60g，川芎30g，秦艽30g，连翘24g，甘草18g，番木鳖60g。

[用法] 上药研细末，和匀，用饴糖或蜂蜜调和如厚糊状，置缸内备用。使用时摊于韧性纸张或纱布垫上，约0.3～0.4cm厚，上盖桑皮纸一层，敷于患处。隔三到五日更换。需要时可在桑皮纸上局部或全部加其他药膏如凉血清热的金黄膏，护肤生肌的红玉膏等或桂麝丹、接骨丹等，掺药。

[特点与体会] 此药膏活血祛瘀、消肿止痛、续筋骨、利关节。主治一切伤筋骨折，青紫肿胀，疼痛难忍，亦治陈伤及寒湿痹痛。方中的主药是紫荆皮和黄金子，用量明显重于其他药物。紫荆皮苦平，善于活血消肿，又能解毒。《仙传外科集验方》有一胜膏，仅以紫荆皮合白芷治初生痈肿。又有冲和仙膏治痈疽、发背、流注等，亦以紫荆皮为主药。此类痈疽等病患是气血不从，逆于内里为病，治以活血消散，凉血解毒为先。《本草述》说紫荆皮"活血、解毒，功能并奏"，《本草纲目》为它立的别名就叫"内消"，今用治损伤，活血消肿又解瘀毒，颇为得当。黄金子辛苦温，能温经散瘀，行气除痰，祛风止痛。《仙授理伤续断秘方》除痕方中用之。《本草纲目拾遗》说："杖疮起疔甲，（黄金子）焙乾为末，搽之即开，不用刀刮。"杖疮为古代杖刑后皮破，其下积瘀为患。"起疔甲"似属肌肤溃而表皮结血痂、脓痂的痂盖，它会导致其深层瘀血郁积，化热腐肉，所以要用刀刮以去之，黄金子能行气活血散瘀除结，故为末外用可化散疔甲，促进杖疮得愈而少痕。今以二味合用为君，消散瘀结而得肿退痛止之功。余则为活血化瘀或祛风通络的药物，互为辅佐以增药效，并使本方能用于损伤后的各个时期。番木鳖一味是40年代后期增入的，意在增添止痛的功效。

损伤后的外用敷药多偏于凉性，而三色敷药偏温。血本喜温而恶寒，温能运化散瘀。所以本方可用于损伤后各个时期，也可治陈伤及寒湿痹痛。损伤初起积瘀易于化热，则方中有紫荆皮、天花粉、连翘能凉血清热，前述紫荆皮可治痈肿，自能预防瘀血化热成毒。诚然，全方总体上偏温，须增其凉血清热功效可在桑皮纸上局部加用一薄层金黄膏。加一层桑皮纸于敷药上便于其上加药以增加敷药的功效又不妨碍敷药渗透而仍然发挥作用，而且在更换敷药时易于取下，对骨折断端可能导致的位置上的影响亦大为减少。

药名以三色为原由药铺加工时，黄金子捣去衣膜，炒成黑色，研末为一包，紫荆皮微炒为紫色，研末后作另一包，其他药物研末后合为三包。即药铺加工后的原料是三包不同颜色的药末，因此原名三色末药，自行混合均匀并用饴糖调制后成药膏，仍称三色敷药。

二、麒麟散

[组成] 血竭60g，乳香30g，没药30g，制锦纹30g，地鳖虫30g，杜红花60g，当归尾120g，黄麻炭45g，参三七15g，煅自然铜30g，雄黄24g，辰砂6g，冰片3g。

[用法] 共为细末、和匀。每日服1.5g～3g，开水或黄酒送服。伤在上肢饭后服，伤在下肢饭前服，尤以晚饭前后服为宜。

[功用主治] 散瘀生新，理伤续断。可用于一切损伤，诸凡骨折、脱臼、伤筋等。既可在使用汤药时同时嘱服，也可单独使用。

[特点与体会] 血竭又名麒麟竭，为散瘀血，生新血要药，主治"内伤血聚，金疮折"等（《本草备要》），为本方君药。由此，本方定名为麒麟散。但血竭专主血分，佐"虽主血病，而兼入气分"（《本草纲目》）的乳香、没药，则散瘀活血又能推陈致新。地鳖、三七、红花、归尾亦佐逐瘀理伤，破积通络之功。大黄用制锦纹，说明本方并非峻攻，而属缓行，因为伤损瘀血难以药后即祛，宜渐除方得清彻。自然铜散瘀血，续筋骨。雄黄解瘀毒，消肿散积，又能化积血为水以得消

散，辰砂能通血脉安神定志。冰片则走窜，引药入达伤处，黄麻炭甚少应用，《本草纲目》说："破血，通小便。"并引《王仲勉经验方》的"跌仆折伤疼痛接骨方：黄麻烧炭、头发炭各一两，乳香五钱为末，每服三钱，温酒下，立效。"苏颂则说："根及叶捣汁服，治挝打瘀血，心腹满气短及折骨痛不可忍者皆效。"可见前贤多举黄麻为治伤良药。惜乎！时遇缺药，用麻根代，以其亦有凉血止痛之功。

本方与《伤科补要》的夺命丹及通常应用的七厘散组成相近，但无桃仁、儿茶、麝香、骨碎补，而增入黄麻、三七、雄黄三味。桃仁含油性黏，入散剂不甚合适，儿茶则以往真伪杂出难以辨别，故去之。骨碎补与方中其他活血续骨止痛药相比，其功效稍逊，毋需再入。麝香则因药中已有冰片也能走窜，又能入骨治骨痛，故亦不用。添入的雄黄能解瘀毒，使配伍更为全面。总观全方，则药力较雄而药性平和，历年用来，为有效的验方。

服法上饭前饭后的区分，为承前贤用药法，《袖珍方》治折伤接骨用地鳖、自然铜二味为末，"病在上，食后服，病在下，食前服。"

三、筋出窠的诊断和治疗

伤筋是伤科临床极为常见的病证。有的但觉酸痛麻木，外无青紫肿胀，有的无显著的青肿，但患处旋转失常，而若有强力支撑等受伤史，则有显著的临床症象，或青紫肿胀，或虽无青紫瘀斑，但有明显而局限的肿胀，如筋络离位而突出，后者称为筋出窠。部位多见于膝前或肘后。每由跌扑损伤，肢体支撑而致。在膝前者，于髌骨上方见卧蚕状突起呈八字形，疼痛屈伸不得，患膝维持在半屈半伸的位置。若仅以活血舒筋消肿止痛的药物外敷内服则突起部位难以平复，恢复屈伸亦属不易，甚至过相当长的时间，终有一定程度的限制。诊断明确后即施以手法，则突起部位顿时平复，屈伸活动亦即恢复，手法为用拇、食指按于突起部，另手握足踝，趁病人未介意时将半屈半伸位的膝关节急骤曲转，曲转须极充分，继之，又立即将其伸直。先于伸直而后屈曲亦可，手法过程中病人有明显的酸痛感，故施术当急骤，令病人不觉，如清·胡延光所说的"患若知也骨已拢"。否则，患者因痛致痉，乃致抵抗，手法难以实施，因此，令病人于卧位，或坐位而其后由壮实助手扶持。手法后再外敷内服，数日后即得康复。位于肘后者，肿见于肘尖两侧，多为年青女性，覆车跌撑而致损伤，诊断必须明确，否则误施手法将复加损伤，不利于病患康复。鉴别要点是肿胀局限而非弥漫，由此才如筋络离位而名之筋出窠，X线摄片除外骨或关节损伤更为妥当（按：近年称为髌上滑囊血肿或肘后血肿，其实，称为髌上滑囊积血或肘关节损伤积血更合乎其病证实际情况，手法为使积血挤入股四头肌或肱三头肌而易于吸收，关节囊的小破口易于修复。不作手法则关节内积血难以完全吸收，终致影响关节活动）。

四、益肾固腰治损腰

损腰，亦称闪腰，岔气，急性腰扭伤。通常以气滞为病设治，针刺宣通滞积之气，或手法扳动骨节，俾气机顺畅，内服亦以理气通络止痛为主，佐活血之品。然而正如《证治准绳·腰痛》篇所述，腰痛有诸多原因，风寒痰湿，瘀血滞气，皆标也，"肾虚其本也"。所以当益肾固腰以图其本，内服药物在治疗早期即宜增入川断，狗脊，杜仲等，症情缓解后更当以这类药为主以得巩固。而某些病例或年高肝肾不足，或体弱气血亦亏，或稍有不慎，转动间即易病发损腰，更当注重益肾为治。今以一病例作具体说明。某，55岁，损腰已经多次，昨站立活动之际，骤然挫伤左腰骶关节，酸痛不能俯仰转侧，经脉气血阴滞，大便亦然干结。夫腰为肾之府，拟以理气活血固腰补肾。针刺阿是穴并作按揉手法，外敷三色敷药，内服：当归须9g，炒杜仲15g，川楝子9g，制香附12g，延胡索5g，炙乳香（去油）5g，盐水炒补骨脂9g，川断肉12g，巴戟天9g，青皮5g，陈皮5g，甜苁蓉12g，路路通6g。三日后症情大为改观，转侧间尚有酸痛，原方稍予增删再进二剂，并处调治脾肝肾（平素脾运欠健）之丸药，缓图取效。

五、伤科痹痛治则

前人曰："医道最可怪而又可笑者，莫如内外分科。不知始于何时何人？试人身不能外经络、躯壳、筋骨、脏腑以成人。凡病亦不外六淫、七情以为病。试问外科之证，何一非经络、脏腑所发，原无谓内外也。跌打损伤，可属外科似也。然跌打刀伤之顷，尚属外证，以后血溃气散，或血瘀气滞，仍属内科，盖人身只气血两端，终不能分内外也。唯望分内外科者，仍合内外为一贯，而精深以求之。"鉴此，可知从事伤科者，焉得弃内科而不讲乎，惟"精深以求之"一语，当三复斯言。余平日诊治，每多杂病来就，一种似伤非伤，似损非损。病者，果疑于似伤而来，医者，岂能混以为伤而治，审视之后，多痹证之属也，故略说如下：凡周身体痛，骨楚，畏寒，当于痹证中求诸。如体寒者，《素问·逆调论》曰："阳气少，阴气多，故体寒。"此阳气不通故耳，当扶阳通卫。骨痛者，《灵枢·五邪》曰："邪在肾则骨痛阴痹。"此肾真虚寒也，宜固益肾气。若皮顽不知痛痹者，《素问·痹论》曰："皮肤不荣，故不仁。"此气血失养也，宜益上和营。若风与湿并，发为热痹者，《素问·痹论》曰："其热者，阳气多，阴气少，病气胜，阳遭阴，故为痹热。"当以清化为主，倘项、肩、胸、背、胁、腰、四肢等，筋骨疼楚，骨节欠强，须知肩背痛则兼肺经，腰背痛则兼肾经，胸背互换痛，须辨若气若痰，项连背而牵痛则兼督脉与膀胱之经。四肢之痛，先哲虽有以上肢痛，系足六经之病；下肢痛，系手六经之病，若不究病根所在，穿凿附会，反失之于泥。故有当别何经何络，亦有不必分经络而治，要在知其致病之因。《诸病源候论》曰："由体虚受于风邪，风邪随气而行，气虚之时，邪气则胜，与正气交争相击，病随虚而生。"而治法当辨虚实之异，内外之殊。气虚血亏乃其病本，挟风，挟寒，挟湿，挟痰是感邪之由。或补，或通，或祛风，或散寒，或化湿，或消痰，或清络，孰先孰后，各随其所需而施治。

（石印玉整理）

包金山

1939.7~，内蒙古自治区哲里木盟科尔沁左翼后旗浩坦苏木人。现任内蒙古哲盟旗蒙医正骨医院副院长。

从小就跟着叔父包玛沙学习祖传蒙医整骨临床技术达十余年，1963年7月大专毕业后继续从事蒙医整骨医疗工作。曾系统地学习了蒙医的《四部医典》、中医的《伤科诊疗》等三十多种共六百多万字的医学书籍，吸取了其精华部分，对蒙医整骨术进行了剖析研究，创新了蒙医整骨的"三诊""六则""八要"，形成了一套独特的"手法复位，夹板固定，沙袋挟挤，白酒按摩，对症下药，饮食疗法，功能锻炼"等带有民族特色，科学性较强的理论体系和治疗方法。结合临床实践用蒙汉文字编写出版了具有蒙医特色的论著一百多万字。即《整骨知识》、《祖传整骨》、《古今名医医德集锦》、《中国医学百科全书·蒙医骨伤科》和《高等医药院校蒙医药统编教材骨伤科学》等五部著作，并被聘任《中国医学百科全书·蒙医分卷》和《高等医药院校蒙医药统编教材》编委委员。此外，还编写了《蒙医整骨医院院志》、《长寿之道》等书籍。撰写有关论文40余篇。

现兼任内蒙古医学院骨科名誉主任。

一、珊瑚接骨丹

[组成] 珊瑚10g，石决明30g，降香20g，乳香20g，代赭石20g，炉甘石20g，没药20g，西红花5g，寒水石20g，杜仲20g，银珠10g，麝香1g，三七10g，黄瓜子20g，自然铜20g，石膏20g。

[用法] 以上十六味除麝香另研。其余粉碎成细粉，过筛，混匀；再兑入麝香细粉，混匀，制成黄豆大小丸。银珠挂衣，晾干，备用，一次9~13丸，1日2次，白开水送服。

[功用主治] 各种类型的新旧骨折、脱位、骨痂不易形成、废用性脱钙、肌肉、肌筋、韧带损伤、半月板损伤等。

[特点与体会] 珊瑚接骨丹是祖传验方。当地老百姓称其为"万能丹"。

近年来，根据该验方的功能、现代人们的身体素质、自然环境的变化、骨折原因的增多、当地药材资源和条件的局限性等情况，我与蒙药剂师乌仁共同研究，在医疗临床实践中对其组成进行了革新。如：自然铜代替青铜钱，石决明代替珍珠等。革新后进一步观察了该验方的药力效果，经二千多名骨伤病人的临床观察，该验方对骨折、脱位、软组织损伤的疗效显著，起骨痂形成快，损伤恢复好等作用，缩短了疗程。

典型病例：

崔某，男，37岁，汉族，火车司机，满洲里市人。因摩托车撞击而左侧内、外踝骨粉碎性骨折合并踝关节脱位。当地医院决定手术治疗，患者没同意，11月6日转到我院，经手法复位，小夹板外固定后，服用珊瑚接骨丹，三周双拐下地，治疗后的第28天就不用拐棍行走。

二、股骨颈骨折的药物疗法

对股骨颈骨折病人用药必须从整体观念出发，以辨证施治为基础。调理气血为主，重点在治血和"协日乌素"（黄色液体）以达到增加抗病能力和治愈骨折的目的。用药分三期进行。骨折初期，大便秘结，肠道积滞，肿胀疼痛，实热内结等症状，可用巴布。敦角（七味草乌芽丸）等活血散瘀，消肿止痛的药，特别用西吉德。如克巴（六味土木香散）泻下药加速新陈代谢，促进局部分解、吸收。泻下后疼痛迅速缓解，血肿随泻随消，能大大缩短病程。骨折中期，肾气不达，精髓未充，肝阴不足等症状，要用萨日冲阿（十七味草乌丸）、古日估木-13（十三味红花丸），尼古沙额木-9（九味寒水石散）等补益肝肾，接骨续筋的蒙药。骨折后期，气血亏损，体质虚弱，肌黏连等症状，要用汤沁·尼日阿（二十五味西红花散)、参布拉·敖日布（二十九味珍珠丸）等补气益血，舒筋活络。除《协日乌素》等蒙药。另外，关节僵硬时，用盐热水熏洗或绵羊粪热酒敷罨僵硬的关节。还有奶油抹毡子加热灸在患处等外治法都有显著的效果。

三、蒙医整脑术

蒙医整脑术是根据"以震治震、震静结合、先震后静"的蒙医整骨医疗原理，用人工震动来治疗脑震荡的传统方法。蒙医整脑术有多种，如咬筷整脑术，用杵杵滑整脑术，木棒敲击整脑术等。

木棒敲击法：脑震荡病人坐在凳子上后，一名助手抱住病人头部托稳，术者用布带在病人耳上部抱紧头部牵拉，然后用直径1cm，长40cm左右的木棒从离头部10cm处布带上敲击三次，同样的方法击其余三侧，从头部疼痛侧开始敲击，头部四面敲击完后，头部喷白酒。用双手围绕头部向里按压，再向头顶往下震颤按压，并用黄铜制作的五个手指从额上部向后梳21次。又从枕骨处顺颈椎用白酒推拿按摩7次，然后用黄油中煮过的羊羔绒毛包在较粗白布包扎头部2周，若不能忍受敲击法的脑震荡病人或血压较高的脑震荡病人，则用咬筷整脑术法。

脑震荡后遗症病人，用青盐温水热敷头脚一周，头部用白酒按、嵌等手法按摩2周。然后用4cm左右宽的狼的胸部皮，反毛包扎头部三周就会治愈。

对脑震荡病人，木棒敲击头部包扎后适当按摩，调节饮食，口服义德新、敖日布等蒙药。

四、小儿肱骨髁上骨折的复位法

又称为肱骨髁上骨折四步复位法。在操作时，这四步不能分开，必须连成一起。

1. 牵拉：患肘呈半屈位。A助手握患肢上臂近端，向后、向上（屈曲型骨折向前、向上；髁间型骨折向上），B助手握患肢前臂下端，向前、向下（屈曲型骨折向后、向下；髁间骨折向下）。在保持肘关节原屈度下，行持续对牵拉，解决重叠移位。

2. 旋转：A助手原握不动。B助手牵拉情况下换手。一手握患肢拇指，另一手握患肢手的余四指，根据前臂的旋转方向，向反方向旋转牵拉患肘伸直位。术者双手握住远端骨折片区域协助B助手的旋前或旋后，以纠正远端骨折片的旋转。

3. 端挤：在A、B两个助手的牵拉和B助手的内、外摇摆下术者双手在患肘侧方，一个手掌顶推远端骨折片的内侧（即尺侧），另一个手顶推近端骨折片的外侧（即桡侧）。两手向相反方向往内挤压的方法，矫正尺桡偏畸形，以防形成肘内、外翻。

4. 按屈：术者和患者对面，双手握抱患肘，双拇指从肘前顶推近端骨折片，余四指从肘后牵拉尺骨鹰嘴与远端骨折片。B助手同时屈曲患肘（屈曲时术者双指从肘牵拉近端前顶推远端骨折片，余双四指从肘后牵拉近端骨折片，B助手同时半伸患肘）使完成前后移位，这种手法容易对位，骨折愈合好，功能恢复快。

五、半月板损伤的练功法

蒙医整骨术治疗半月板损伤在练功方面实行动静结合、动中有静、静中有动的练功原则，使练功贯穿于整个治疗过程之始终，解除外固定后的功能锻炼尤其重要。转膝炼法，促进伤肢的血运，加强局部新陈代谢，防止伤肢肌肉萎缩和膝关节黏连。防止风湿性关节炎和外伤性关节炎，迅速恢复膝关节功能。此法是：

预备式：患者闭目仰卧位，两腿左右分开，两足约与肩同宽，下肢关节自然放松，不要僵直，双臂分开置于身体两侧，手心向下。

1. 转动两小腿，两足一合一展为一次，连续60次，约1分钟，休息3分钟后重复以上动作3遍，每遍间隔时间半分钟，转动的幅度由小到大，做完以上动作，即可感到膝关节周围温热舒适，疼痛缓解。

2. 膝关节先向上屈起约 10cm 高度，随即有意识地运动膝关节向下敲击，反复敲击 60 次，两腿膝交替进行，先左腿后右腿，继而两腿同时进行。

3. 两足外展，同时双膝向外侧稍屈，当两足向里合时，膝关节分别向外、向上、向里、向下各划一个直径约 10cm 的小圆圈敲击落下，随即向外滚转，并借惯性力的作用重复前面的动作，一展即合，一合即滚，连续 60 次。

4. 坐势：下肢位置同前，双手抱患侧膝关节，搓 60 次，然后敲打足三里穴及环跳部位各 60 次。

锻炼要求：运动时须周身放松，呼吸自然，精神集中，默数次数，运动前先用热水泡脚，并不能受凉。运动时间，每次 10 分钟，每日一到两次。

六、脊柱骨折的按摩疗法

脊柱骨折初期，由于骨折端软组织小血管损伤出血与组织液反应性渗出和肢体被制动等因素，静脉和淋巴液回流受到不同程度的影响，以致恶血留滞，阻塞络脉。此期采用行瘀活血生新法，放在骨折处上的毡压垫上用压、按；在四肢用拿、摸；骨折的上下处用擦、抚；在各关节处用捏、揪手法。以起活血散瘀、消肿止痛、舒经活络的作用，为骨折修复创造良好的条件。

脊柱骨折中期，经初期的治疗，筋已理顺，瘀肿渐缓解，并且趋消散，疼痛也逐渐缓解，根据肾主藏精，精生髓，髓养骨，使骨骼完整健壮和肝化血，养肌筋，肝的精气注输于筋膜柔韧有力的生理特征，此期采用补益肝肾接骨法，在骨折处用压、按、擦；肝俞穴，肾俞穴深部用揉、捏、嵌、掐等手法，以起舒筋活络，改善血液循环，加速骨折的愈合。

脊柱骨折后期，经初中期治疗，纤维性骨痂逐渐钙化，骨愈已达一定程序，但因内伤气血，外伤筋骨，长期卧床，日久必虚。所以出现各种气血亏损，气血凝滞，寒湿入络，据气行则血行和脾是储血，供养脂肪，坚壮肌肉的生理特征，此期采用强筋壮骨复原法，在脊柱各关节处用压、摇、撑；在骨折用滚、揉、捏；在四肢用颠搓；在脾俞穴，三焦穴部深用捏、颠、嵌手法，以起补气血温经通络，强筋壮骨，软坚散结，促进恢复功能。

按摩时用白酒和青铜镜，灵活运用蒙医14种按摩手法，"轻、细、准、柔、稳"的原则，要行之有据，操之有理。

叶 海

1940.8~，浙江省温州市人。现任宁波市中医医院副院长，副主任医师。

1965年毕业于浙江中医学院中医医疗系。毕业后在浙江省卫生厅从事省名老中医学术经验继承和总结工作，同年底调入宁波市中医门诊所（后改建为宁波市中医医院），师从伤科陆银华先生，嗣后分别至浙江医科大学附属第二医院、上海第二医科大学附属瑞金医院进修学习，并参加在保定市举办的首届全国生物力学学习班。

对于伤科疾病的治疗，重视动静结合，熔伤、内二科于一炉，强调脾胃为接骨续筋之机，主张随时顾护脾胃。对于内伤的治疗，在师传的基础上，把头部内伤早期的治疗归纳为镇心安神、平肝潜阳、升清降浊、活血化瘀、利水开闭五大治则，进行辨证用药。运用内服及手法治疗颈、肩、腰、腿痛证。针对风、寒、气、血、虚自拟治腰诸方，均能获显著疗效。认为急性闪腰多系风邪乘虚客腰为先，凡诸用力为后，两邪相搏、气机骤然受阻，旋即致伤致痛，故当以风论治，颇为得心应手。先后撰写伤科论文10余篇，并和沈郭道副教授、陆海善医师合作，整理编撰《陆银华治伤经验》。

现兼任浙江省伤科学会理事，宁波市医学会理事，《中医临床与保健》杂志编委。

一、通利止血方

[组成] 西琥珀（分冲）6g，金钱草30g，仙鹤草20g，车前子（包煎）10g，石苇20g，海金沙（包煎）10g，大蓟15g，小蓟15g。

[功用主治] 利水通淋，凉血化瘀。用于肾挫伤，肾区疼痛、叩痛、肿胀，尿血色红或镜下血尿，尿道涩痛或小便淋漓

不尽，小腹胀痛。

[辨证加减] 如尿血不止，小便不利，淋漓涩痛者，可加瞿麦、萹蓄、制军、甘草梢等利瘀通淋，甚者加白茅根、藕节、地榆、三七；如小腹胀满，加小青皮、橘核、小茴香、荔枝核、枳壳、乌药等理气散结，或红花、桃仁、赤芍、蒲黄等活血化瘀；如瘀血湿浊，积而化热，症见身热口渴、心烦不安、小便短赤灼热，可加生地、知母、黄柏、丹皮等清热凉血，益阴化瘀。

[特点与体会] 肾为水脏，主调节水液之代谢。水液通过肾的气化，使其清者上升，以灌溉脏腑百骸；其浊者下降，经膀胱排于体外，一旦肾脏变外力损伤，则肾之气化失常，主水无力，肾之脉络受损，血不循经。经曰：其下者，引而竭之。方用琥珀淡渗，行肾气以利水、通窍隧以消瘀主药；以利水通淋之金钱草、甘寒滑利之车前子为辅；用凉血止血，化瘀利尿之仙鹤草、大小蓟，入血分之海金沙，入气分之石苇为佐使，以增强利水通淋、凉血化瘀之功效。综观全方，以降为顺，以通为用，顺其通降之势，达止血消瘀之目的。

二、附子半阳和汤

[组成] 大熟地30g，淡附片（先煎）15g，鹿角胶（另烊冲）15g，炙麻黄10g，川桂枝10g，炙甘草5g。

[功用主治] 补肾益精，温阳通络。用于一切肾阳虚亏、寒凝络阻之骨关节痹证。

[辨证加减] 气虚者，可加生黄芪、党参；腰背疼痛者，加杜仲、锁阳、巴戟天、仙茅、仙灵脾、怀牛膝；发于上肢者，加羌活、片姜黄、桑梁枝、威灵仙；发于下肢者，加独活、木瓜、川牛膝；风胜者，加羌独活、海风藤、木瓜、防风、细辛；湿胜者，加防己、苍术、木瓜、五加皮。

[特点与体会] 风寒湿三气杂至，合而为痹，迁延不愈，日久耗正，内舍于肾，内外合邪，筋骨失却温养，以致骨关节疼痛，屈伸失如，昼轻夜重，遇寒则剧，得温则舒，甚至关节

肿大变形，肢体废用，舌质淡、苔白，脉沉涩。本方从阳和汤加减化裁而来，方中用熟地滋阴精而养血，鹿角胶以补阴中之阳，附子、麻桂开通温散筋骨、经络、血脉痹结，甘草调和诸药。麻桂得熟地而不表，熟地配附麻而不腻，温而不燥，通而不耗，相得而益彰，起到补阴血、益肾精，温阳逐寒，通络止痛之作用。

三、舒筋止痛方

[组成] 大熟地30g，荆芥10g，细辛5g，全蝎（研吞）2g，蜈蚣（研吞）2g，露蜂房5g，制川草乌（各，先煎）10g。

[功用主治] 养血搜风，解痉镇痛。用于风湿顽痹深袭经络，以致头面、颈、肩、臂、腰、腿部牵痛，状如刀割针刺，不得屈伸，或肢体拘急偏废，肌肤麻木不仁、日久不瘥。

[辨证加减] 兼见气虚者，加党参、黄芪、白术健脾补中；兼血虚者，加当归、白芍、鸡血藤养血敛阴；顽痰闭阻经络者，加白附子、制南星燥湿化痰，解痉止痛；甚者，可加乌梢蛇、蕲蛇、金钱白花蛇搜风解痉。

[特点与体会] 本证多数是由于外感风寒，或久留潮湿之地；或行于雨露之中；或汗出当风；或贪欢取凉；或侵寒而寝，以致风寒湿三气乘虚而袭入体内，痹阻于筋脉，气机闭塞，日久内耗阴血，顽痹深袭。师曰：治风先治血，血行风自灭。故方用熟地滋肾养肝，补血生精为主；配以荆芥散全身之风邪，下瘀除痹，细辛、川草乌温经散寒，祛风止痛，露蜂房、全蝎、蜈蚣搜风解痉止痛。诸药合用，补阴精而不腻，辛温散而不燥，用以搜剔风寒湿邪于肝肾而致有筋骨痹痛。特别是对各种顽固性神经痛有较好的疗效。

四、治腰第一方

[组成] 川独活10g，防风10g，细辛3g，川断15g，桑寄生15g，小茴香5g，降香10g，枳壳10g，怀牛膝15g，元

胡 10g。

[功用主治] 祛风理气，通络止痛。用于腰痛骤发，痛苦难忍，挺不起腰，俯仰屈伸则患部疼痛如钻似割，咳嗽喷嚏不敢放大声，动则双手撑托腰部，微屈腰膝方能艰难慢行，或卧床不得转侧。

[辨证加减] 如腰部拘急，痛不可抑者，加制川乌、制草乌、小活络丹；腰冷如坐水中，得温则静，遇寒加剧者，加炙麻黄、川桂枝（或肉桂）、淡附片；兼见湿邪客于腰部，腰部胀，重困不适者，加川草薢、海风藤、木瓜、生米仁；腰痛及背，板滞不利者，加威灵仙、乌药。

[特点与体会] 腰为肾府，系足太阳膀胱经，带、督二脉之枢纽，主一身之表，易受风邪所客，痹阻于经脉。其时，腰部用力过猛或失当，或腰部屈伸动作不相协调，姿势不正，或咳嗽喷嚏，卒然进闪，而致疼痛。因岁邪致病快速，势如电闪，名之为"闪腰"，故当以风论治，方用独活入太阳少阴之气分以搜风，细辛入肝肾二经之血分以治风，配以防风以加强祛风湿，通经络之功效。降香理气兼入血分，元胡索理血兼行气，小茴香行气，以治浅近之新寒，枳壳理气，以宽下焦之郁结。经曰：邪之所凑，其气必虚。故又用续断、寄生入督脉以补肝肾、通血脉、利骨节、除风湿，更以牛膝强壮筋骨，取其下行之力，直捣病所。全方具有祛风除湿，理气通滞，补虚镇痛之作用。

五、手法治疗梨状肌综合征

（一）患者俯卧在诊察床上，两下肢外旋、略外展，使两跟之间的宽度平肩，两臂伸直，呈自然靠于体旁。

（二）梨状肌的体表投影：医者立于患者患侧，摸清患者的股骨大转子尖部，坐骨结节及髂后上棘。取髂后上棘以下2~3cm与股骨大转子的连线（甲线），即梨状肌上缘的体表投影；髂后上棘和坐骨结节连线中上1/3交界点与股骨大转子尖的连线（乙线），即梨状肌下缘的体表投影。坐骨神经一般是从乙线的内侧 1/3 处的梨状肌下缘穿出骨盆进入下肢。

（三）手法步骤：

1. 医者用双拇指深压梨状肌下缘内侧 1/3 处，当触及明显压痛点后，双后拇指沿与梨状肌走向相垂直的方向上下反复拨动梨状肌肌腹，经多次拨动后，指下可逐渐感觉到病变的梨状肌趋向松软、疼痛减轻。

2. 用与梨状肌纤维行走相一致的方向，徐徐将梨状肌理顺、复平，再用拇指深压病变部位约 10~15 秒，并以一手手掌按压手法点、轻轻揉按数次。

3. 用两手拇指分别沿患腿髂胫束与股二头肌，股四头肌与半膜肌、半腱肌之间间隙；股薄肌后侧缘；腓骨长肌与腓肠肌外侧头，腓肠肌内侧头与胫骨以及腓肠肌内、外侧头之间隙、由上而下揉捏按压数次。

4. 两拇指及其他四指由上而下按捏腓肠肌肌腹到跟腱、分别按摩腓骨小头下 2cm 处以及昆仑、太溪等穴。

5. 令患者仰卧，医者用一手手掌握住患肢踝部、另一手手掌按压患膝，使患侧膝、髋关节屈曲，并尽量向患者腹部方向按压，然后伸直膝、髋关节，如此反复多次。再将患肢膝、髋关节屈曲、内收，然后外展、内旋、伸直、反复多次。每当伸直时，医者按压于膝关节的手向下滑至小腿下 1/3 并握紧，作一次伸直或伸直外展内收的蹬拉牵引。最后反复轻微旋转患肢并牵抖数次。

6. 手法完毕后，检查患肢直腿抬举试验，梨状肌紧张试验及内收髋试验以了解手法的效果，并观察患肢的步履姿势变化。

曲克服

1933.2~，山东省烟台市人。现任上海第二医科大学附属瑞金医院伤科副主任，伤科研究室副主任，副主任医师。

1962年毕业于上海中医学院，分配至上海伤骨科研究所工作，1960年春末由市卫生局主持拜伤科石幼山教授为师，学习石家治伤经验，同时又在瑞金医院伤科进修。

重视对生物力学的研究，提出了腓骨是一个负重骨，不可轻易切除。并进一步作了完整胫腓骨和腓骨部分切除后的生物力学测定，从理论上阐明了腓骨部分切除后产生踝外翻的机理。

著有《骨折复位固定疗法》，《骨外固定器及其临床应用》。

现兼任全国骨折外固定学会副理事长，中西医结合研究会骨伤科上海分会理事，上海中医伤科学会副主任，上海市卫生局药物评审委员，上海市中医医院伤科顾问。

一、术后出汗方

[组成] 黄芪30g，党参15g，白芍30g，桂枝6g，白术20g，甘草6g。

[功用主治] 益气敛汗。用于术后气虚汗出者。

二、雷芪方

[组成] 雷公藤30g，黄芪20g，丹参20g，地龙9g，党参20g。

[功用主治] 益气活血，祛风通络。用于类风湿性关节炎者。

三、跟骨上部骨折复位法

患者俯卧位，麻醉后，屈膝90°，医者两手指交叉扣紧，用两手掌根沿跟骨内外侧，一面挤压跟骨，一面向后牵引摇晃，使移位或嵌插的骨片松动复位，即牵引、摇晃和挤压三个动作同时进行。采用此手法对大多数跟骨骨折可获良好复位。复位后夹板固定的关键是踝跖屈跟骨，内、外侧保持一定的压力，防止肿胀消散后固定松动而致骨折再移位。

朱长庚

1938.7~，河南省孟津人。现任陕西中医学院骨伤科教研室主任，副主任医师，副教授。

1964年毕业于陕西中医学院，在外科教研室任教。在最初的6年间，先后担任了中医骨伤科和中医外科的皮肤病、肛肠病的教学、临床工作。1970年后专门进行骨伤科的教学、临床及研究。

在骨伤的诊疗上，重视患病局部的治疗、整复、固定、更重视患者机体全身的治疗、调理、恢复。强调辨证，也重视某些急重病的对症处理。精于手法技巧，也善于遣方用药。先后发表了20余篇学术论文。并参与编写了《中医骨伤科》，《手法整骨图解》，《中医外科学》，《中国医学百科全书·中医骨伤科学》等。

一、六洗剂

[组成] 赤芍9g，桃仁9g，红花9g，桂枝12g，防己6g，艾叶30g。

[功用主治] 活血，通络，祛风，散寒。用于全身各部软组织损伤及骨折、关节脱位复位后的善后处理及关节活动受限或强直者。

[用法] 将以上诸药用水煎煮后，热敷或熏洗患处。每剂药连续用6~8次，每日2次，每次30分钟。

[特点与体会] 该方治疗各类软组织损伤已20余年，取得了良好的效果，尤以肩周炎，各关节劳损及骨折整复后关节活动受限或关节被动活动的术前准备，效果尤佳。

二、抗炎洗剂

[组成] 苦参30g，黄柏30g，蚤休30g，艾叶30g，花

椒 9g。

[功用主治] 清热解毒，消肿止痛。治疗化脓性疾患，无论肿疡，溃疡均可使用。

[用法] 将上药煎汤，外洗，无论是肿疡或是溃疡均可将病变部位浸泡药液中，每剂药可用 8～10 次，每日泡 2 次，每次 30 分钟。

[特点与体会] 本方用于化脓性感染的任何时期，外伤缝合后的伤口感染效果尤佳。脓水越多，浸泡效果越好，用后使脓液减少，肉芽生长旺盛，可促进伤面早日愈合。

三、跟骨骨刺的治疗方法

骨刺，是一种退行性改变，多见于老年人。但临床上发病最高，症状最明显者，多见于 40 岁～50 岁之间的女性，患者多因疼痛而惧怕走路，或走路时将足跟提起、呈跛行。X 片示跟骨基底部有明显的骨赘形成。我治疗该病的主导思想是从补肾着手，使用温阳补肾和活血止痛之类的药物内服，取得了较好的效果。

常用方为：熟地 9g，鹿角胶 6g，狗脊 9g，牛膝 9g，赤芍 9g，丝瓜络 15g，威灵仙 9g，每日一剂，水煎服。通过 35 例患者的疗效观察，均取得了不同程度的效果。用后 X 片示，虽然跟骨骨刺仍然存在，但疼痛均有显著的减轻。

四、轻手法按摩治疗急性腰肌扭伤

急性腰肌扭伤的治疗方法颇多，最多见者为局部应用普鲁卡因封闭，按摩，外涂止痛药水，外贴膏药，理疗或熏洗。我在治疗本病中体会到，按摩治疗本病是非常可靠的一种疗法，但在急性期，施行手法绝对不能重而主张采用轻手法按摩，具体按摩步骤为：在患者两侧腰部行摸、揉、捋、捶即可。不主张侧搬，按搬等较重的手法。因其腰肌扭伤后，在急性期局部组织是经受了一次外伤，组织可出现水肿，瘀血，甚至肌纤维部分撕裂，轻手法可顺其自然属性，是一种机械的良性刺激，而重手法只能加重损伤，不利病情恢复，故不宜使用。

五、手法弹拨治疗肱二头肌长腱黏连

肱二头肌长腱黏连临床非常多见，常造成局部疼痛，活动受限，给患者生活和劳动带来很大痛苦。以往多采用理疗，熏洗，外贴膏药等方法治疗，多能止痛或缓解症状，但要使黏连的二头肌长腱松解，患肢恢复活动功能有一定困难。我应用手法弹拨可使黏连松解，患肢恢复功能。通过近10年来的临床观察，病历齐全者约300余例，绝大多数效果满意。

具体方法：术者与患者相对而坐，以左肩为例，术者右手握住患者左上肢前臂，使其屈曲90°功能位，术时左手拇指嵌于患肩二头肌腱内缘反复向上方叩捏，使其二头肌腱席位，每次叩捏10多下，一般通过10~20次后症状即可消失，患肢恢复活动，个别患者叩捏1~2次即可。

六、肱骨内上髁Ⅲ度骨折的手法治疗

对肱骨内上髁Ⅲ度骨折，骨折块嵌于肘关节者，应用手法复位时，我体会到最好不要使用全麻或臂丛麻醉、因为应用以上麻醉施术时患者虽然没有痛苦，但相应的肌肉已失去了收缩能力，复位很不易成功。而不用麻醉或应用血肿内麻醉，局麻，这样在复位时患者虽有疼痛，但因附着在骨块上的肌肉仍有收缩能力，故在手法复位时，该肌肉可将嵌插于肘关节内的骨折块从关节内拉出，骨折很容易复位成功。

朱惠芳

1934.8~，山东省蓬莱县人，现任山东省文登整骨医院院长，副主任医师。

早年自学医理，1958年供职于文登医院，拜山东中医孙竹庭为师，学医三年。

在治疗上，将传统整骨八法发展为十法，突出外固定技术，充分发挥小夹板及固定牵引器的优点。对各种骨折的治疗，重视人体的整体性和局部解剖的机能性，提出从整体辨证立法，从局部施术整复，强调动静结合，动作整体能运行气血，静养局部，能复原解剖，尤特长于关节内骨折的整复，闭式内固定。治学衷中参西，重视把现代医学及边缘学科有机地渗入整骨的整个过程，有所创新。

著有《整骨手册》。

现兼任全国第二届中西医结合骨伤学会委员，中华全国中医学会骨伤科学会委员，《中医整骨》杂志编委，威海市中医学会副理事长，骨科分会主任委员。

一、伸筋丹

[组成] 地龙（炒）500g，马钱子（制）350g，汉防己150g，乳香（醋炒）150g，没药（醋炒）150g，骨碎补（制）150g，红花350g，五加皮150g。

[用法] 马钱子用砂烫至外表呈棕黄色并鼓起，去毛屑，骨碎补用砂烫去毛，将上述药物粉碎成末混匀，装入胶囊，每丸含0.15g。

[功用主治] 对骨折后遗疼痛不适，骨性关节炎，坐骨神经痛，肩周炎疼痛有较好的治疗作用。每日3次，每次5丸，15天为一疗程，停药5天，再服15天。

[特点与体会] 山东医科院药理室对此方进行药理分析，

结果表明有明显的消炎消肿作用,其镇痛作用不属于中枢性镇痛,而是通过消炎消肿以达局部消除疼痛症状。我院应用临床30多年,治疗10万人次,临床验证确有明显疗效,安全性强的特点。

二、闭式内固定治疗关节内骨折

对关节内骨折手法整复外固定后不稳定的病例,采用闭式钢针内固定425例。其中旋转移位肱骨外髁骨折185例;肱骨内上髁骨骺分离52例;低位肱骨髁上骨折125例;踝部骨折155例;尺骨鹰嘴骨折8例,获得良好的效果。

操作技术:直径1.5~2.5mm骨圆针2枚,骨锤和骨钻各1个,咬丝钳1把。术前清洁皮肤,神经阻滞和局部麻醉下,骨折复位后,助手保持患肢复位后位置,患肢消毒铺无菌巾,全骨端骨折钢针进入点在远折端侧方的中心,骨端的一侧骨折在骨折片的中心,定位时以骨折附近的骨突(如肱骨内上髁,桡骨小头或骨折端过缘)为标志判断进入点。钢针进入点选定后,左手固定复位的骨折远段或骨折片,右手握针与肢体纵轴呈30°角,经皮肤直刺入骨面,刺入骨面后,改换左手握针,右手持锤使钢针斜面进入骨折另一端的骨皮质内。骨折处因系松质骨或软骨,进针容易,无明显阻力感。逾越骨折线后进入皮质骨时,阻力则明显增加,锤击声调高而实,此时应注意保持钢针与骨干的角度。若角度变小,进针阻力不大,可能系钢针越过骨折线后,未进入对侧皮质骨内,而是沿着髓腔骨壁向前滑移。应将钢针缓慢退至折线,调整钢针与骨干角度后,再继续进针,钢针穿入深度不能过短或过长,以穿透对侧骨皮质为宜。过短则固定不牢,过长则易损伤对侧组织,针尾屈成弯度后埋于皮下,不可将针尾原样埋于皮下,以免钢针向骨内移动,造成拨取困难或损伤对侧重要组织。皮肤钢针戳创处,无菌纱布覆盖。同时,给以小夹板和铁丝托架外固定。操作时不要在X线透视下直接操作,这样不但不能增加固定操作时的准确性,反而容易造成感染的机会和放射损害。要依靠体表的标志,手的感触进针的阻力,锤音等进针的方位是否准确或进针深度是否适宜。

三、骨干骨折畸形愈合

手法折骨术,适于骨折临床愈合时间较短或时间虽较长X线显示骨痂呈低密度簇状,虽有越过骨折线的连续骨痂(一般成角畸形凹侧骨痂密度密、量多、凸侧骨痂少),但折线清楚。折骨前若有附近关节功能活动很差,以中药熏洗,同时进行主动与被动活动,待关节活动范围增加后,再行折骨术。麻醉要充分,以使肌肉松弛,患者仰卧,一助手握近折段,另一助手握远折段,在不影响术者折骨操作的情况下,两助手握肢体的部位应尽量靠近折断端,这样在三点折骨时,折力能集中在折处的薄弱部分,并能避免两折端的远近段疏松正常部位发生骨折。先沿肢体纵轴用力对抗牵引,持续3~4分钟后,术者在成角的凸侧,以手掌根部向凹侧由轻而重的反复用力推动,若一手掌推力不足,则再以另一手掌重叠一起,在推动过程中,要稳住臂力。若单纯成角畸形,以能恰到矫正角度为宜,不要用力过大,以免将骨痂全部推断,出现侧向移位。在术者由凸侧向凹侧推的时候,助手除了保持纵向对抗牵引力外,并向术者推动的相反方向用力,以有效发挥杠杆力的作用。如单纯重叠移位,助手行纵向牵引后,术者以两手分别紧握折端两侧,行内外前后推挤按压,至骨折处闻有响声松动为止。此时,握住远折段的助手,将远折段旋转活动,以使连结的骨痂全部断开。手法折断后,股骨干骨折以胫骨结节牵引、牵引重量、以骨折重叠的程度而定,一般为6~8kg,争取在一周内将重叠移位矫正,如系横形和短斜形骨折、有侧向完全移位,应尽量予以复位,如系短斜形背靠背移位,施以旋手法。两折端的邻近缘皮质上若有团块状骨痂附着而影响复位,应两手分别握两折段,将有骨痂附着一端,向另一折端皮质部横触,企以将附着的骨痂碰掉以利复位。复位后,根据骨折移位的情况加垫小夹板固定。

四、外伤性肩关节后脱位

外伤性肩关节后脱位较少见,据统计,占全部肩脱位2%左右,临床上容易发生误诊,其原因是由于缺乏像肩前方脱位所具有的严重疼痛、弹性交锁、肩下空虚等症状,肩关节前后位X线摄片检查往往无显著的脱位症象。接诊10例病人中,其中8例于伤后18~72天来院检查确诊为肩关节后脱位,之前都曾被诊断为肩部软组织损伤。临床症状:典型的肩关节后脱位,臂呈高度内旋、前屈、外展畸形,肩肱关节活动丧失,喙突和肩向前凸出,肩峰距鹰嘴距离缩短,重要的体征是肩关节后方饱满,能摸到肱骨头。X线检查,肩关节前后位X线摄片显示肱骨内旋,大结节消失,肩关节间隙增宽,肱骨头提升,肩胛颈与肱骨头下方连线中断,肱骨头内侧部分与关节盂形成半月形重叠消失。腋位像肱骨头在关节盂后方。穿胸位像显示肩胛骨腋缘和肱骨干弧形线呈锐角。治疗新鲜的肩关节脱位并不困难。将上臂顺畸形位置纵轴牵引,术者以手掌抵位肩后方肱骨头处用力向前推,待感觉肱骨头向前移动时,内收上臂,即可复位。陈旧性(伤后三周),入院后患者以中药熏洗、赤术、防风、伸筋草、牛膝、桂枝,煮开后先以热气熏蒸局部,待温度降低皮肤能以忍受时局部热约20分钟,继则施用、拿、揉、按舒筋手法,按摩患肩,度外展内收前后屈后伸旋牵伸活动肩关节半小时,手法由轻渐重,活动范围由小渐大,以不明显增加局部损伤为度,共7天。行手法复位,在经颈臂丛神经阻滞麻醉下,坐位,一助手握患侧上臂作牵引,另一助手以宽布带绕过患侧腋下作反牵引,先沿畸形方向牵引,逐渐外展约70°,持续5分钟,术者在病人后侧以手掌抵住肩后方肱骨头处用力向前推,有肱骨头向前移动感觉并有摩擦声,复位成功后将患肩固定于外展50°、后伸30°、外旋10°的支架上,3周后解除固定,进行功能锻炼。

五、手法扳动治疗肩关节周围炎

臂丛麻醉下,病人坐位,术者立于患者病侧,在肩部周围及上臂各部用揉搓理筋法活动5~6分钟，然后术者右手握患者肘关节处，左手拇指于腋下，余四指置于肩上，缓慢的伸举肩至正常限度，再继作外展后旋及内收至正常范围的活动。在活动过程中，可听到黏连组织的撕裂声，且忌用力过猛，以免造成肱骨外科颈骨折，此后，反复前举外展后旋及内收活动数次，并在肩部按摩约十分钟，嘱病人术后每日自动作肩部活动练习（双手掌相对，自前胸尽量上举过头，外展至肩平，后旋及内收至对侧）。内服活血理气，祛风益气血中药，常用方为舒筋散风蠲痹汤。经治320例痊愈，显著进步92%。

六、肱骨外髁骨折旋转移位

闭合复位方法，臂丛或血肿内麻醉。以左侧肱骨外髁骨折为例，一助手握上臂中下段，术者位于患侧，以左手握前臂下段，屈肘135°左右，前臂旋后位，右手先摸清骨片位置及折面边缘。单纯沿横轴错位者，以食指抵住向外旋转错位的内侧部分，拇指抵住向下旋转移位的外侧缘，而食指用力向内下按压，以使其下移及折面上转。在此手法的同时，左手内收患侧前臂，加大付关节外侧间隙，以减少骨片向内回转时其内侧部分与近折断端的交锁，待指下有滑动陷进感、骨片无游动、边缘触不清时，肘伸170°位一般即已复位。对骨片同时有前后移位或沿纵轴旋转者，则要先以相反方向按挤转动，矫正前后移位及沿纵轴的旋转。对沿横轴旋转超过90°的病例，应先往向外下转位的内侧缘，向上翻转完90°以后，再按上法复位。X线片证实复位满意后由另一助手给予小夹板固定。于外髁处置平垫，胶布固定，纱布衬。肘呈170°前臂旋后位内外前后各置小夹板一块，四条布带捆绑，超过固定3周解除，逐渐练习肘关节伸屈。或闭合插针内固定，由断离的外髁中心，斜向内上贯穿一直径0.8~1.5mm克氏针，固定于肱骨上，针尾埋于皮下，无菌纱布包扎。

庄元明

1919.11~，上海市人。现任上海市黄浦区东昌路地段医院中医推拿科副主任医师。

1945年起跟随上海王子平老先生学习王氏伤科医术和武术。攻读《伤科补要》，《医宗金鉴》等著作，擅长跌打损伤之证，对防治腰腿痛的病证采用练功疗法收到良好疗效。

编著《练功十八法》并多次获奖。1989年2月出席日本东京的"第二届音乐体育国际学术交流会"。1989年12月在上海负责举办"89上海练功十八法国际交流会"。

现兼任全国软组织疼痛研究会理事，中国中西医结合研究会上海分会会员，上海市中医伤科学会委员，上海市练功十八法协会会长。

一、练功十八法

练功十八法为防治颈肩腰腿痛而专门设计的。根据颈肩腰腿部的解剖位置和生理特点，从整体功能调节出发，以局部病变着眼，针对不同发病部位和病情，创编成前后十八法共三十六节锻炼动作，每节动作都有其特定的锻炼要求和适应证，它不同于广播操、太极拳等一般的保健强身体育锻炼方法，而是一种符合颈肩腰腿痛的特种病情自身锻炼的防治方法，病人可以根据发病部位和病情轻重进行全套锻炼，也可以选择若干动作进行锻炼。

颈肩腰腿痛病常因感受风寒湿或劳损外伤引起，但其共同病理机制主要为"气滞血瘀"所致，故造成肌肉、筋膜、肌腱等软组织发生痉挛、僵硬或黏连等病理现象，练功十八法锻炼时，强调"内劲"，要求以意领气，以气生劲，以劲达四肢，就是发挥人体内的真气运用功能，以推动病变部位，"气行则血行"，改变已形成的"气滞血瘀"的病理状态，在练功时，局部有否得气感（即酸、胀、重等感觉）乃是衡量练功者是否发挥"内劲"作用的标志，如果每节动作都以做到"得气"，就是锻炼成功的表现，也是取得疗效的关键，中医说的："气至效至"即是此理，所以，强调"内劲""得气"为要，是练功十八法中十分重要的一环。

中医治病十分重视"正气"，采用推拿，药物等治疗颈肩腰腿痛病，同时指导患者做练功十八法，就是充分调动病人体内的"正气"，加快肢体、关节和内脏的功能恢复，提高抵抗疾病的能力，达到增强体质，提高疗效，缩短疗程，巩固疗效，防止复发的作用，这样医疗措施和练功十八法相结合的方法，打破了病人单纯接受医生被动治疗的观点，乃是医疗工作上的一项改革，它既有利于病人早日恢复健康，又有利于减轻医院门诊拥挤和医生的过重医疗负担，所以，两者相结合是相得益彰的。

古人云："上工治未病，下工治已病"，继承前人的经验，在实践中创编练功十八法就是从这个指导思想出发的。十几年来的实践证明，患有颈肩腰腿痛的工人、农民、知识分子，通过练功十八法锻炼，一般都收到很好的疗效，特别是长期固定姿势操作工种的人员以及长期坐着固定位置办公的机关干部每天坚持1～2次练功十八法锻炼，可以使过度疲劳的肌肉得到调节休整。使相对静止的肌肉得到活动，保持正常功能，达到动静结合，平衡协调，预防颈肩腰腿痛病的发生。老年人体力衰退，肢体内脏功能减弱，能坚持练功十八法锻炼，可恢复生理活动功能，推迟衰老现象。

二、颈、肩、腰腿痛的练功方法

1. 练功十八法中的"颈项争力"和"左右开弓"二节动作是针对颈部劳损性疼痛而设计，它能消除肌肉痉挛，松懈软组织黏连，改善活动功能，提高肌力。

"颈项争力"动作的作用是锻炼颈项部的肌肉和头颈关节，因此，头在旋左、旋右、抬头、低头时，要尽可能加大动作幅度，使活动力主要做在颈后部斜方肌上，一般的标准是在左右旋转达正常生理活动功能，前屈时下颌触及胸骨柄，后伸时约45°，容易做错的动作是头旋左、旋右时上体也跟着转动，抬头、低头时，挺腹或弯腰。

"左右开弓"动作主要是锻炼颈、肩和上背部的肌肉及肩带关节的活动功能，特别是增强菱形肌的收缩作用，其动作要求是前臂与地面垂直，肩带用力后缩，背部两侧肩胛骨尽可能接近，容易做错的动作是在做肩带关节后缩动作时，两肘部向后顶或抬起过高以及两臂伸直，此外，肩带用力后缩时要防止挺腹。

2. 肩周炎患者可选择做练功十八法中的"开阔胸怀"、"展翅飞翔"二节动作，它能加强肩关节的活动，滑利肩关节，增强肩带肌肉的活动能力，恢复肩部的活动功能。

"开阔胸怀"动作是通过两臂上举及外展外旋来加大肩关节的活动幅度，主要是锻炼颈、肩部大、小圆肌，肩胛下肌，喙肱肌等的活动功能，其动作要求是两臂向上及外展时，要充分运用内劲，才能使肩关节活动达到预期的效果，此外，要注意不能屈臂，挺腹，眼要光看手臂。

"展翅飞翔"动作是针对肩关节的环转活动而设计，它是从推拿中的摇法演变而来，变被动活动为自动锻炼的动作。它首先要求上臂后伸，两肘后顶，由肘关节及前臂沿体后侧上升，再由上臂外展前屈至体前。这时两肘在体前要高于两肩平于眉梢，最后双臂内收，两手由屈腕转为伸腕立掌，在体前下按，还原成预备姿势，另外还需要注意眼睛先视肘部，两手下放时，目视前方，其次动作时还要防止耸肩，或两上臂后伸上提时两手贴腰背部。

3. 腰肌劳损可先用练功十八法中的"叉腰旋转"和"展臂弯腰"二节动作，通过加强腰部病变部位功能锻炼，来减轻症状，消除骶棘肌、腰大肌的痉挛，松解腰肌黏连，恢复腰部肌肉活动功能，增强肌力，达到防治腰痛的目的，并矫正脊椎侧弯，恢复腰椎生理弧度。

"叉腰旋转"动作主要是滑利4、5腰椎关节,特别是使腰椎过伸,增强骶棘肌肌力,有利于保持或矫正腰椎生理弧度,其动作要求是腰部过伸转动的幅度要尽可能大,骨盆与腰椎转动时,头部及上身的活动幅度尽量要小,要做到腰椎活动连贯协调,不能断断续续,并注意两腿伸直,不能屈膝,或做成"摇头摆尾"的姿态,在动作做到第四、第八拍时,肩部及腰部肌肉均应放松,使整个这一节动作做到有张有弛,以便达到松紧结合。

"展臂弯腰"动作主要是加大锻炼腰背部棘上,棘间韧带,后纵韧带,骶棘肌,背阔肌以及腰椎关节活动功能,其关键是弯腰时要保持两侧上臂及肩部平行和放松,并与上体同时前弯及注意抬头,手臂缓慢放下,交叉,再由两臂上提至耳侧,然后与上体同时向上挺直,还需要两腿伸直,上体前屈,两臂体前交叉时,两侧手臂尽量触及地面,容易做错的动作是上臂紧张、低头,手臂上举时不与上体平行。

4. 练功十八法中的"仆步转体"和"俯蹲伸腿"二节动作是臀腿痛患者而设计的,通过锻炼一般都能起到减轻症状,改善活动功能的效果,对腰椎间盘突出症也有减轻症状的作用。

"仆步转体"动作主要是锻炼内收肌和股四头肌肌力,加强下肢的外展内收功能,提高髋关节稳定性,其动作要求是仆步开大,膝盖与足尖垂直,上体尽量向下压腿,两足平行,足尖向前,容易做错的动作是两足开步小,下蹲不够低,上体倾斜,两足成八字形等。

"俯蹲伸腿"动作是从推拿拔伸手法中演变出来,其主要作用是锻炼臀大肌、股二头肌,半膜肌,半腱肌以及腓肠肌的肌力,因此这节动作对坐骨神经痛有良好疗效,其动作要求是两腿并拢,下蹲时臀腿部肌肉尽量放松,目视前方;伸腿时,两腿伸直,两手尽可能按住脚背,容易做错的动作是两足分开,下蹲时臀部及足跟抬起,低头或体位不正。

安义贤

1935年~，彝族，贵州省大方县普底乡人，现任贵阳中医学院骨伤系主任，教授。

1961年毕业于贵阳医学院医疗系祖国医学专业，留校任教。1965年转贵阳中医学院任外伤科教研室主任。曾先后到广州中医学院、天津医院、北京积水潭医院进修。

对于陈旧性骨折的治疗，提出用电离子导入中草药治疗延迟愈合的骨折；用草药制剂灌注治疗慢性骨髓炎；灭活再植术后内服抗癌中草药治疗恶性骨肿瘤。并改进了骨盆截骨术治疗幼儿先天性髋关节脱位及滑膜切除术治疗儿童股骨头缺血性坏死的手术方法以及术后使用中药治疗。

参加编著的有《中医伤科学》，《中医骨病学》，《骨关节手术图解》。

现兼任贵州省中学会常务理事。

一、舒筋止痛散

[组成] 艾叶15g，当归15g，海桐皮20g，乳香15g，没药15g，川椒15g，海风藤15g，姜黄15g，白芷15g，泽兰20g，苍术15g，生南星15g，生川乌10g，生草乌10g。

[功用主治] 活血祛瘀，舒筋通络，消肿止痛。

适用于软组织损伤后，筋肉拘挛，关节不利，酸痛麻木；骨折后期或手术后解除外固定，关节功能障碍，疼痛不适，筋肉萎缩，或开始功能锻炼者；外感风寒；风湿引起颈、肩、腰腿疼痛，慢性劳损或骨关节退变引起疼痛；局部遇冷则痛增，得温则适的痹证。

[用法] 以上诸药打成粗末，棉布或纱布包，蒸热，洒少许白酒于包上，热敷患处。或将药煎水后加少许白酒熏洗患处。每日至少3次以上，治愈为止。

二、栀龙消肿膏

[组成] 黄栀子 2 份，泽兰 2 份，白芷 2 份，地龙 1 份，姜黄 1 份，冰片少许。

[用法] 以上诸药及冰片分别研细粉，分装封存。用时先将熟猪油或凡士林或蜂蜜加热，放入诸药粉调成糊状，掺少许冰片粉调匀。摊于纱布上，敷患处，布绷带包扎。若有骨折，外加夹板或石膏固定。2～3 日换药一次。

[功用主治] 活血消瘀，消肿止痛。适用一切跌打损伤引起的软组织肿胀疼痛，功能受限者；骨折早期，局部瘀肿，甚则出现张力性水泡者（有张力性水泡或皮肤擦伤者必须用蜂蜜调）。

三、仙灵接骨丸

[组成] 仙灵脾、土鳖虫、骨碎补、川断各等份。

[用法] 以上诸药共研细粉，蜂蜜为丸，每丸重 9g。每日 3 次，每次 1 丸，温盐开水吞服，儿童用量酌减。

[功用主治] 补肾接骨，活血散瘀，促进骨痂的生长。适用于各种、各型新鲜骨折以及陈旧性骨折对位对线良好者。

四、陈旧性骨折的分类

陈旧性骨折，过去多用手术治疗，因此对这课题探讨不深。近年来，陈旧性骨折已逐渐采用中西医结合治疗，所以对它的概念提出了新的要求。国内一些学者认为骨折后 2～3 周就诊者称陈旧性骨折，我们认为，对儿童骨折尚适用，对成人就太短。另一些学者提出，骨折后 2～3 月就诊者，称为陈旧性骨折，我们认为，时间又太长。因为不同年龄、不同部位的骨折，生长速度和临床愈合的时间是各不相同的，所以，陈旧性骨折时间的计算应根据不同年龄、不同部位骨折后就诊时间长短分为三类，才能指导临床实践工作。

1. 早期陈旧性骨折：就诊时间为此种骨折临床愈合时间的 1/2 者，此类骨折采用闭合折骨，手法整复，夹板固定，内服接骨药的方法治疗（下肢可配合牵引）。

2. 中期陈旧性骨折：就诊时已达到此种骨折临床愈合的时间或超过临床愈合时间 1~2 倍者。前者仍以闭合折骨，手法整复为主；后者则采用手法折骨牵引或切开折骨牵引，夹板固定，内服接骨药。

3. 晚期陈旧性骨折：指就诊时间已超过此种骨折临床愈合时间 2~3 倍以上者，此类骨折则以手术复位，髓内、外植骨，坚强内外固定为主，若对位对线尚可者则可加强功能锻炼，或加强外固定，电离子导入中草药等治疗。

体会：

1. 正确掌握陈旧性骨折的分类，争取在早期陈旧性骨折阶段就进行治疗，大多数陈旧性骨折可按新鲜骨折处理，而且临床愈合时间快，功能恢复满意。

2. 在治疗中，充分发挥病人主观能动性，恰当地运用"动"、"静"结合原理，发挥肢体活动时，肌肉收缩沿着骨干纵轴在骨折断端产生对向挤压的生物应力，使骨折端紧密接触，持续嵌插，促进骨折早日愈合。

3. 内服接骨中草药，或电离子导入接骨药，对骨折的愈合，确是具有促进作用。

五、中西医结合治疗恶性骨肿瘤

恶性骨肿瘤的治疗，国内、外学者均认为应早期诊断，早期治疗。方法以手术为主，配合化疗、放疗、免疫等综合治疗。近来化疗发展很快，药物种类及用药方案繁多，疗效有所提高，但价格昂贵，副作用大；放疗对许多骨肿瘤无效，副作用亦大；免疫疗法近十年来有较大发展，疗效大有提高。

《内经》中已有关于骨肿瘤记载，后世医家按辨证论治理论，采用扶正固本，攻补兼施，治标与治本相结合的方法，以达到增强体质，提高机体抗病力，调动机体全身因素，增加病人的免疫能力，抑制肿瘤细胞生长，控制肿瘤的发展。实践证明，抗肿瘤的中药，大多数具有非特异性刺激免疫机能，少数则有特异性免疫功能。动物实验证明，免疫疗法可以消除肿瘤的小病灶。因此当原发肿瘤切除后，利用中药特有的免疫作用，来控制残留瘤细胞的生长，以减少肿瘤的复发、转移，从而延长病人的生命或获得治愈。我采用肿瘤切除、截肢、灭活再植术后，内服中药治疗恶性骨肿瘤，多数病人生命获得延长，少数病例达到治愈。

1. 手术前用药：人参、黄芪、丹参、大黄、大水蛭、䗪虫、仙灵脾，水煎服。

2. 手术后半月，以攻为主，佐以扶正，力争消灭残留的肿瘤细胞。人参、黄芪、丹参、虻虫、蜈蚣、全蝎、黄药子、洋金花、猪苓、仙灵脾、水蛭、铁树叶（女性加益母草），水煎服。

3. 手术后半月至半年，攻补兼施，以达延长生命或争取治愈。蟾酥、轻粉、人参、厚朴、黄精、砂仁、神曲、洋金花、铁树叶、猪苓、大枣、黄芪、白术、仙灵脾（女性加益母草），研细粉，蜂蜜为丸，每丸重2g，每日2次，每次1丸，蜜水吞服。

许书亮

1939年11月~，福建省厦门市人。现任福建中医学院正骨学教研室主任，骨伤系副主任，骨伤科研究所副所长，副教授。

自幼酷爱中医，初中时拜陈文世老中医习国术学骨伤，承师传秘、验方百余。1963年毕业于福建中医学院，工作于福建省龙溪地区中医院，任骨伤科住院医师十余年，其间蒙骨伤科老中医章宝春主任指教，获益颇多。1984年调福建中医学院骨针系任教，1986年晋为副教授。

特长中医骨伤科，尤擅内伤及传统点穴疗法，注重研究骨伤疑难之证。

编著有《中医骨伤科方剂学》，《骨与关节痹证学》。

现兼任福建中医学院学术委员会委员，阿根廷共和国中华针灸学会顾问，全国中医骨伤科函授学院福建分院教育长，《中国中医骨伤科杂志》编委。

一、骨髓炎方

[组成] 马钱子4g，皂角刺9g，蒲公英12g，紫地丁12g，净连翘10g，金银花10g，生地黄10g，炙全蝎3g，穿山甲10g，京赤芍9g，粉甘草3g。

[用法] 加水500ml，浓煎成150ml，早晚二次煎服。每天一剂，7天为一疗程。

[辨证加减] 本方专治化脓性及非化脓性骨髓炎。化脓性早、晚期体虚者应加黄芪20g、当归尾6g，非化脓性宜去皂刺、山甲。小儿用马钱子应酌减。

[特点与体会] 本方具有凉血解毒，托里排脓之功。若加归、芪则托里排脓之力更大，且有收敛疮口之功。经多年临床应用有良效。

骨髓炎按中医辨证论治，其病因多种，但以风邪寒湿之毒深入筋骨所致者为多。如病久则正气多虚，而邪毒羁留，症多见疮口难以愈合，周围肌肉呈淡灰色，流淡黄色脓水，或微作痛。若专事用清里托毒之法，则气血更虚，邪毒虽辙而疮口势必难以愈合；若从扶正补其气血着手，则邪毒无从清托而仍羁留为患。故治宜以攻为主，以补为佐。方中诸药具有凉血解毒，托里排脓之功。加归、芪以补气养血，且有托里排脓之能。人或恐马钱子性苦寒大毒，有伤戕正气贻误病机之弊。然马钱子却有散热消肿之功效，专治痈疽、肿毒。故取其以毒攻毒，盖诸药具有凉血解毒之功，不致伤戕正气而贻误病机之虑。

二、腰龙汤

[组成] 穿山龙10g，入骨丹8g，煅龙骨10g，川续断15g，牛入石10g，败龟板10g，桑寄生10g，全当归6g，留行子10g，熟地黄10g，骨碎补10g，川杜仲10g。

[用法] 加水500ml，浓煎成15ml。每天一剂，早晚二次煎服，5天为一疗程。

[辨证加减] 治腰部陈伤则去入骨丹，加无名异15g；若治风湿为主则去龙骨、牛入石，加防风8g；治慢性腰肌劳损，药后数剂症见日趋转愈，则原方去山甲、入骨丹、牛入石，续服几剂以为养后。

[特点与体会] 本方专治腰肌劳损，亦治腰部陈伤及风湿。以补为主，以攻为辅，全方具有补肾壮腰，通经活络，祛风胜湿，舒筋活血之功。

腰肌劳损亦称"功能性腰痛"、"腰背肌筋膜炎"等，其主要病变在腰背肌纤维、筋膜等软组织。本病起病缓慢，病程冗长。揣其因无非责在腰肌扭伤后，失治或治之不当；有因腰肌的慢性积累性损伤或因腰骶椎先天性畸形等。中医认为"腰为肾之府"，故肾气不足，气血虚衰，风湿邪侵，劳逸失宜为其主因。是方经临床多年应用，确有良效，然临床多夹杂，故使用时，须随症加减，庶不贻误病机，而冀戈获。

三、抗骨质增生汤

[组成] 川续断 15g，怀牛膝 10g，全当归 3g，巴戟天 10g，炒山甲 10g，无名异 15g，光桃仁 10g，软防风 8g，宣木瓜 10g，葫芦巴 10g，泔苍术 8g，元胡索 8g。

[用法] 加水 450ml，浓煎成 150ml。每天一剂，早晚二次煎服。

[辨证加减] 若患者夙有烟或酒嗜好而见舌苔黄腻或黄厚，则加茵陈 10g；大便干结或下而不爽加瓜蒌 15g；若治疗颈椎增生则去木瓜，加威灵仙 10g。

[特点与体会] 本方专治增生性脊柱炎。全方具有补肾壮阳，舒筋胜湿，活血祛瘀之功效。

增生性脊柱炎亦称之"肥大性脊柱炎"，"腰椎骨刺"，"老年性脊柱炎"等，是一种慢性骨关节炎，其病因尚不甚明了。但从临床观察，本病多见于中老年及肥胖之人，悟其"肥人多湿"，老年之人肾气多虚，且病变在腰脊柱，此为督脉之经。故自拟是以补肾壮阳，舒筋胜湿，活血祛瘀为主法，颇得应手。亦治腰椎间盘突出症中后期。但须视症情适当加减为宜。投药其间必嘱患者勿食生豆腐、白菜、白萝卜以及生冷之物。若病久挟瘀，酌加京三棱、蓬莪术各 10g，此为气血两入之药，故中病即止，以防气血两伤。

四、正骨七吊散

[组成] 白芥子 300g，五加皮 350g，生大黄 300g，自然铜 300g，香白芷 300g，楠香末 300g，山栀子 200g，姜黄末 200g，煅乳香 150g，没药 150g。

[用法] 诸药依法共研为细末，烘干备用。

按伤患处范围大小，酌情用药。使用时以冷茶叶水加金霉素眼膏半支，共搅拌成浓糊状，涂抹伤患处，后用不易吸水之纸或塑料薄膜包盖，再用绷带包扎。若治疗陈旧性挫伤则加入少量白酒搅拌。一天换药一次。

[特点与体会] 本方系外用药,专治软组织挫伤及伤筋,骨折早期。全方具有活血祛瘀,消肿止痛之功。

上方为师传验方,经二十多年临床应用,屡建奇效。临床应用时切勿专用酒搅拌,否则易致皮肤过敏瘙痒。应用本方治疗停药后,局部皮肤会遗留浅黄及浅紫黑相兼之色,此系栀子与自然铜之色所致,几天后自然逐之消失。皮肤破损或开放性骨折须待创口愈合后方可使用。本方一般无副作用,若偶有皮肤过敏,可用肤轻松软膏擦抹患处,则可痊愈。

五、珠碧沉香散

[组成] 珍珠5g,琥珀25g,梅片5g,沉香50g,桔皮50g,京墨50g,秋石丹50g,柿霜粉50g。

[用法] 诸药依法共研为极细末,密封备用。

重证每用2~3g,日3~4次;轻证1.5~2g,日2~3次。温开水送下。

[特点与体会] 本方主治跌打损伤所致之吐血、咳血、痰喘症重者。全方具有凉血止血、降气定喘、止咳化痰之功效。

胸胁、腰腹部等较重跌打损伤,常致吐血、咳血、咳嗽、痰喘等证。用于临床二十多载,使用方便,确有奇效。如若陈伤之咳、吐血,病人体虚,且治之难以收功者,以此药散20g,麦芽糖(膏)250g,调均后隔水炖。共分10次服。每天2~3次,温开水下。

六、色风妙方

[组成] 方一,白花椒2g。

方二,乙条根8g,马蹄金7g,菜豆壳6g,鸡内金10g,龙蝉蜕8g,车前子8g,川通叶5g,花槟榔6g,软防风6g,春砂仁3g,广木香4g。

[用法] 方一,研为细末,以白酒适量调服,1~2次后,再服方二,加水400ml,浓煎成150ml,分2次煎服。

[特点与体会] 本方专治色风肚腹疼痛。全方有温经散寒、消积祛风之功。

余之所以介绍此方，是因青年医者对"色风"识证者不多，治无从着手，误治或失治致命者有之，故特介绍与同道共识以活人。盖"色风"者类属中医之"直中少阴"。"色风"又分为"下马风"与"上马风"，所谓"下马风"又称"隐风"，是男女性交之后因热或流汗，此时腠理开泄，而以冷水冲浴或用电扇吹风，致风寒侵着而直入少阴，遂成隐患。亦有男青年在冷水淋浴中行手淫而致是证。行此证 1～2 天后发病，主症为肚腹疼痛难忍（须与急腹症鉴别），每于患者饮喝冷水或食冰冷之品后而诱发。诊断方法，以生姜切片擦眼皮，若患者无流泪，并结合询问患者 1～2 天前有行房或手淫之史，则可作出诊断。药后必矢气不已，此为药中病所。跌打损伤之人，常自饮酒疗伤，而不戒房室，汗出当风或沐浴受寒，罹病者不少，应予告诫伤病者。

七、急性腰部扭伤的点穴疗法

取穴，腰点（肩胛骨内侧缘中下 1/3 交点）。手法：取健侧穴。往内下方点按法或点刮法。连排点（第七颈椎至第五腰椎脊柱两侧旁开约两横指），手法：散点法。肾筋（骶髂关节稍上方），手法：向内上方点刮法。脊点（第十二肋骨末端下缘），手法：垂直点按。

点按法，用食指指尖直接点按在穴位上，适当用力。点刮法，用食指指尖点按在穴位上，并朝一定的方向刮。散点法，用食、中二指在穴位上作间隔性的点按。

例如腰左侧扭伤，则先取主穴腰点（右侧），右侧扭伤取左侧穴。行手法时，点按穴位并向内下方点刮，连续 5～8 下。然后用食、中二指分开从第七颈椎脊柱旁往下散点，椎旁各侧共 18 个穴位。反复操作 3～5 遍。若遗留腰骶部痛则加点肾筋穴；腰胁侧酸痛则加点脊点。

传统点穴疗法其穴位不同于针灸穴位，余多年来运用点穴疗法治疗急性腰部扭伤数百人，操作简便，且有立竿见影之奇效。

急性腰部扭伤临床上较常见，以往治疗方法多以推拿、按摩、针灸（针人中穴），拨伸按压法、药物疗法等，但轻度扭伤者也要几个小时或 1~2 天，重度扭伤则要 1~5 天。应用传统点穴疗法轻者只需 5 分钟，重者只需 10~20 分钟则可行动自如。

许鸿照

1940~，河南省太康人。现任江西中医学院附属中医院骨伤科教研室主任，副主任医师，副教授。

1965年毕业于平乐正骨学院，1974~1976年在上海市第六医院进修，1983年在北京大学进修生物力学。

擅长于各种骨折、脱位、骨病等证的中医、中西医结合治疗，曾用髌骨复位加压固定器治疗髌骨骨折获得良好疗效。

参加编著有《中医骨伤科护理学》，《中医学讲义》以及论文30余篇。

现兼任江西省伤科学会主任委员，中华全国中医学会骨伤科学会委员，骨伤科外固定学会常务理事等。

一、损伤后期肿胀的辨证施治

肿胀是损伤性疾病的常见症状。损伤后期肢体遗留肿胀亦屡见不鲜。其部位多发生在上肢的肘关节周围、下肢的小腿和足踝部。若治疗不当，或延误治疗，往往影响肢体功能恢复。

分型与诊断要点：

（一）气虚夹瘀型：其诊断要点是肢体肿胀，朝轻暮重，休息轻，活动久则加重，卧床时肿胀逐渐减轻，行立时逐渐肿甚，甚则肤色苍白，下垂久则肤色稍有青黄色，肤温偏低，按压肿胀处，有海绵样弹性感。舌质较淡，舌苔薄白，脉象多细弱。

（二）寒湿夹瘀型：其诊断要点是肢体肿胀，患者自觉有沉重感，患肢末梢畏寒，遇寒则症状加重，肤温偏低，按压肿胀处，陷而不起。舌苔厚腻，脉象多滑或濡。

（三）瘀滞型：其诊断要点是肢体肿胀发硬，皮厚色暗，严重时，肌肤甲错，患肢常有鳞片状白皮脱落，肿胀处按之不陷。舌苔薄白，脉象缓或见涩脉。长期石膏固定或牵引，引起的关节僵硬、肿胀,大多亦属此型。

治疗方法:对损伤后期肿胀的治疗,既要重视局部的临床体征,也要树立整体观念,综合分析,辨证施治,才能取得好的疗效。概括起来有以下几种治疗方法。

1. 病因疗法:骨折对位不良者,应重新整复,并不能固定过紧。

2. 练功疗法:调动病人的积极性,尽量早期进行主动肢体功能锻炼。活动量由小到大,逐渐增加。下肢骨折,进行功能锻炼时,开始下床活动,每次时间不宜过长,活动停止后,立即上床休息,抬高患肢。功能锻炼,应以自动锻炼为主,被动活动为辅。配合手法按摩。

3. 中药熏洗:各型均可用。其方用苏木煎加减:苏木(或大活血)30g,陈艾15g,伸筋草15g,透骨草15g,川断30g,威灵仙(或五加皮)15g。用法:每日一剂,水煎熏洗2~4次。熏洗范围要大。熏洗后,立即加强肢体功能锻炼。

4. 内服中药:①气虚夹瘀型:治宜益气健脾养血,方用补中益气汤加减:黄芪15g,党参12g,山药15g,升麻3g,丹参(或当归)15g,木瓜10g,独活(或羌活)10g,川牛膝10g,甘草3g。②寒湿夹瘀型:治宜温经散寒祛湿,活血通经活络,方用麻桂温经汤加减:麻黄6g,桂枝6g,白芍12g,通草10g,冬瓜皮10g,黄芪15g,丹参15g,忍冬藤15g,木瓜10g,大腹皮15g,甘草3g。③瘀滞型:治宜活血祛瘀,通经活络,软坚散结,药用:丹参15g,鳖甲15g,三棱10g,莪术10g,桂枝6g,木瓜10g,独活(或羌活)10g,黄芪15g,广木香10g,甘草3g。

损伤后期肿胀的病理变化规律是:损伤后期瘀血残留;气虚血滞,瘀血形成;寒主收缩,湿性黏腻,阻碍血流,继发瘀血。故对损伤后期肿胀的治疗,既要选用活血祛瘀药,但也不可单用活血祛瘀药,对气虚夹瘀型,应在补气血的基础上,佐以化瘀通经,才能更好发挥活血祛瘀药的作用。寒湿夹瘀型,选用温通除湿药，寒散湿除，气血通畅无阻，瘀血则成无源之水。

中药熏洗，有活血祛瘀，温通经络，通利关节，消肿止痛作用。

积极加强患肢功能锻炼，对损伤后期肿胀的治疗，有以下优点：①使黏连的组织撕裂，松懈，有利于肌肉和皮肤弹性的恢复。②损伤组织的肌力能较快的恢复。

二、下法在伤科中应用

下法是祖国医学治病的一大法则。程国彭《医学心悟》把它列为八法之一。下者攻也，攻其邪也，用于一切里实之证。下法包括三个内容：一是通泻大便，荡涤瘀血；二是活血祛瘀，通利小便；三是攻下逐瘀，祛瘀生新。

伤科应用下法的理论根据：

《素问·缪刺论》上说："有所坠堕，恶血留内，腹中胀满，不得前后，先饮利药。"凡跌打损伤，多有恶血内留，瘀血停滞，经脉不通，或运行不畅。利者下也。下法能使血活瘀去，经脉通顺。祛瘀血乃是损伤内治中的治本之法。

何谓瘀血？祖国医学认为，离经之血，循行失常之血，不能排出体外，凝滞于体内，或组织器官之间，或在血管之内，大都称为瘀血。伤科疾病，损伤是直接病因，因瘀血留滞而引起诸症丛生，因此瘀血也可称为"第二病因"。

瘀血在体内的转化、去向，大致有二：一是被组织吸收，变成体液，其中一部分被机体利用，另一部分变成废物，通过二便排出体外；二是治疗不当，尚有少数病例，瘀血不能完全被吸收，变成永久性包块，影响肢体功能。攻下逐瘀法，有利于损伤组织的康复，所以笔者认为攻下逐瘀，通泻二便，是加速瘀血走散，祛瘀生新，减少并发症，提高疗效的有效法则。

病案举例

（一）通泻大便，荡涤瘀血

万某，男，48岁，搬运工人。因搬扛200多斤的重物，扭伤腰部。当时听到腰部"叭"的响声，随后腰痛，不能坚持工作。检查：痛苦面容，左侧骶棘肌紧张，腰椎2、3左侧旁开2cm处压痛明显，无肿胀，腰部活动受限，转身困难，直腿抬高左侧50°则腰痛加剧，但左下肢不痛。诊断：急性腰扭伤。处理：①推拿，手法略。②内服姜黄合剂，即大黄15g，槟榔10g，生姜15g，土鳖虫10g，田三七3g，水煎服，日服2次。

二诊：4月6日患者步行就诊，药后便溏泻3次，腰痛减轻，以酸胀为主。处理：①推拿。②内服：当归10g，川续断15g，金毛狗脊15g，小茴香15g，台乌药10g，田三七3g，地龙10g 3剂。

三诊：4月9日患者腰痛消失，但仍有轻度酸胀感，上方继服3剂痊愈。

姜黄合剂重用大黄，取其通泻大便，荡涤瘀血，加强祛瘀生新之功。用生姜温胃，防大黄苦寒伤胃为佐。大黄用量虽大，泻下之力并不峻猛。此方中病即止，不可久服。

(二) 活血祛瘀，通利小便

刘某，男，14岁，学生。被汽车撞伤2小时入院。痛苦面容，腹部稍膨隆，叩击鼓音，轻度压痛，肠鸣音减弱，左臀部肿胀，左骶髂关节处压痛（＋＋），骨盆分离和挤压试验均（＋＋）。经摄片诊断：①左髋臼底骨折；②左骶髂关节错位。处理：①左下肢骨牵引；②内服活血理气中药。全身症状反而逐渐加重。于2月21是体温38.6℃，腹胀痛难忍，持续性加重，腹部膨隆，叩诊实音，未见移动性浊音，压痛（＋＋），腹肌稍有抵抗，肠鸣音减弱，4天未大便，小便急胀，量少，舌苔黄燥，脉象弦数。内服：生地15g，当归15g，赤芍12g，制乳香15g，防己15g，滑石30g，白茅根30g，田三七3g，降香20g，大黄12g，水煎，日服2次。服1剂后大便通，小便畅，量多，继服2剂，体温正常，腹部症状消失，精神好转，继续骨盆骨折常规治疗。

按：机体被暴力撞击损伤，尿路受损，胃肠功能紊乱，气血循环失常，瘀血蓄积，积瘀化热，热伤津液，肠失濡润，大便燥结不通，小便不畅，肠中秽浊不泻。治宜活血祛瘀，通利小便。服药1剂见效，继服2剂，全身症状消失，骶部疼痛减轻。

（三）攻下逐瘀，祛瘀生新

陈某，男，23岁，工人。不慎由10米多高的窗台上跌下，致伤腰部4天，体检：患者面容痛苦，腹部疼痛，拒按，稍有膨隆，脐腹压痛（+），肠鸣音减弱。腰以下知觉迟钝，痛觉减弱，肌肉松弛，肌力差，提睾反射和膝腱反射减弱。舌苔黄干中心灰黑，脉象弦数有力。经X线摄片诊为：胸椎12、腰椎1压缩性骨折脱位合并不全瘫。处理：①睡硬板床；②腰部垫枕练功；⑨内服：大黄15g，枳壳10g，桃仁10g，芒硝10g，川厚朴10g，田三七3g，土鳖虫6g，1剂，水煎分2次服。服第一次大便通，但量少而硬，腹痛稍减，但腹仍胀甚，继服2次，大便泻下3次，每次量多，腹胀消失，但仍有隐痛。继续骨折脱位治疗。

按：脊椎骨折脱位继发腹膜后血肿。恶血留滞，壅塞经道，腹胀疼痛，大便不通者，屡见不鲜。瘀血不祛，新血不生，治宜攻下逐瘀，通泻大便。服用大承气汤加味，大便通畅，瘀血走散，症状悉减。

伤科疾病早期应用下法的目的，一是祛瘀，二是通泻二便，故下法与活血祛瘀法应同时并用。下法能荡涤肠胃，通调水道，驱逐瘀血，可加速瘀血走散，祛瘀生新。脊椎骨折脱位和骨盆骨折多伴有腹胀疼痛，大便不通的急症，急者治其标。应速投承气汤加减。合并尿路损伤，小便不畅者，宜兼用通利小便方能奏效。泻下剂多用苦寒的大黄等药。胃为火府，喜温恶寒。用苦寒泻下剂，需以温胃药为佐，以防苦寒败胃，影响胃纳食消谷之功。峻下剂，药力峻猛，用之不当则流弊甚多。故中病即止，不可过量，以免损伤正气。应严格掌握使用原则。若需减轻峻下之力，可用酒军（即酒制大黄）。孕妇损伤者，不宜用峻下逐瘀药，以防药伤胎儿之弊。年老、体弱和儿童，重病之后，或素体有严重慢性病者，不宜用峻下法。如王好古曰："虚人不宜下者，宜四物汤加山甲。"

三、推肘尖复位法治疗肘关节后脱位

肘关节脱位是常见的关节脱位之一，分为前脱位和后脱位两个类型，其中以后脱位发病率较高。新鲜性肘关节后脱位多采用闭合手法复位。

操作方法：①患者取坐或仰卧位。②第一助手，双手握患侧上臂下段。第二助手，双手握患部腕部，先顺畸形方向作对抗牵引。③术者立于病人患侧，双手拇指置于鹰嘴尖部，其余手指环抱前臂上段。在持续牵引2~3分钟后，术者首先拉前臂上段向背侧，而后令第二助手在保持牵引力上，逐渐使肘关节屈曲。④术者两拇指由后上方向前下方用力推鹰嘴，迫使鹰嘴还纳鹰嘴窝，即可复位成功。然后肘关节"8"字绷带固定。

体会：1. 推肘尖复位法，手法稳健有力而安全，适用范围广。既适用于肌力强壮的青壮年，也适用于老年患者。新鲜脱位运用此法，只要能掌握手法操作要点，复位是不困难的，单纯性陈旧性肘关节后脱位也可试用该手法。

2. 手法操作要点：在助手对抗牵引下，术者首先拉前臂上段向背侧，先使尺骨的冠状突与肱骨的鹰嘴窝分离，是该手法复位成功的关键。切忌在冠状突未离开鹰嘴窝之前，就用力推鹰嘴向前下方，以防造成鹰嘴骨折。

3. 在复位过程中，必须在助手对抗牵引下逐渐屈肘关节，往往肘关节屈曲60°至70°时，即可听到复位成功的弹响声。

4. 肘关节后脱位并发侧方脱位者，即肘关节后外上方脱位，或后内上方脱位，必须先矫正侧方脱位，而后矫正前后脱位。矫正侧方脱位的方法是在助手对抗牵引下，术者以双手掌置于肘关节的尺桡两侧，向中间挤压，侧方脱位即可矫正。

四、髌骨翻转移位骨折的手法复位

髌骨骨折比较常见，有横断、粉碎、纵形、翻转等类型，其中远侧骨块翻转移位较为少见，采用髌骨复位加压固定器治疗，疗效满意。

治疗方法

1. 徒手复位法：患者仰卧位，患肢膝关节后侧垫枕，伸至150°~160°，使髌骨显露清楚。按无菌技术操作，局麻下，首先在近侧骨折块横行穿入钢针，然后，去除枕垫，令膝关节处于过伸位。术者用拇、食指由下向上，用力由轻到重，反复推远侧骨折块，先使皮肤、股四头肌扩张部等软组织与骨折断面分离，再由下向前、上、后推远侧骨折块，利用圆弧形的力矫正翻转移位，术者再以拇、食指固定远侧骨折块，由助手持钢针两端向下推，迫使骨折复位，安装固定器。

2. 撬拨复位法：在无菌操作局麻下，用3mm骨圆针由膝关节外侧或内侧刺入，先用钢针分离骨折断面与股四头肌扩张部等组织的嵌压，然后将钢针尖部置于远侧骨折块的断端后侧边缘处，向后按压，同时，另一手拇、食指由前向上、后圆滑的推远侧骨折块，即可矫正远侧骨折块的翻转移位。翻转矫正后，抽出骨圆针，术者用一手拇、食指固定远侧骨块，助手持钢针两端推近侧骨折块向下，当远近骨折块靠近时，术者用另一手拇指由前向后按压远近侧骨折块使之复位。

3. 固定方法：骨折复位成功后，有髌骨复位加压固定器固定。固定座置于小腿上段，用绷带缠绕固定，加压弧的顶端与胫骨上端相平，用加压杆连接加压弧和骨圆针，拧紧螺帽即可，4~7天后带固定器行走，4~9周去固定。

刘百科

1935.10~，河南省陕县人。现任西安市红十字医院骨伤科主任，副主任医师。

1962年至今一直从事中医骨伤科工作，擅长于骨折的闭合复位和软组织损伤的治疗。

发表有"推顶手法治疗跟骨骨刺53例"、"骨折复位施法要领"、"支架固定治胫腓骨骨折118例"等论文。

现兼任中华全国中医学会骨伤科学会委员，陕西省中医骨伤科学会副主任委员。

一、推顶手法治疗跟骨骨刺

患者俯卧位，膝关节屈曲至90°，足底向上。术者拇指在跟底部纵向1/2处找到敏感的压痛点就是增生部位。随用拇指掌侧末端用力推顶至病人可忍受的疼痛程度。如果病人疼痛难忍，可改用推顶手法为旋转推顶手法，以缓其疼痛后再行推顶手法。也可先行在内外踝和跟骨结节连线中点的两侧作对向推顶——旋转——推顶手法。可捏、弹、提、拉腓肠肌和跟腱，还可点按踝前阿是穴、涌泉穴、行间穴等缓其疼痛后，再行正式手法治疗。此手法的推顶方向，应先向前下，后向反方向推顶。

二、骨折复位法要领浅析

现今对骨折复位的要求就是患者不知其苦，不增加或少增加骨折局部软组织的再损伤，将骨折一次复位成功。所以要注意以下几点：

1. 暴力致伤，快速复位：暴力致伤，快速复位，本意就是暴力致伤，暴力复位，有以暴还暴之称。其特点是复位时间短，速度快。决非增加局部软组织的再损伤。人体任何部位的骨折，不论是由那种暴力造成的，都是发生在很短的一瞬间，人们来不及防御而造成骨折，根据骨折后欲合先离，先离后合的复位原则，在骨折复位的关键时刻，必须要在和暴力致伤一瞬间差不多的时间内，将骨折一次复位成功。采取的手段和方法就是以暴还暴，以力抗力，以体外手法的杠杆作用力去对应肢体内部骨折端移位的杠杆作用力，所以速度越快，作用在移位骨折处的杠杆作用力就越大，骨折复位的速度就越大。如徐徐加大成角，骤然折回归位之折顶手法，骤然指的就是速度，所以暴力致伤，快速复位，必须要有速度概念。不然骨折要达到先离后合的目的，必然要多次复位，反复进行。

暴力致伤，快速复位的手法，和开放复位不一样，开放复位，无论其复位的难度有多大，都能在术者的直视下，将骨折满意的对位。手法复位则不能人人都能达到对同一骨折对位的要求。因此，手法复位既有它的普遍性，也有它的特殊性，既有它的科学性，也有它的技巧性。掌握者则十有八九可一次复位成功，不掌握则势如其反。正如墙上钉钉，不用手按，却用锤击。脚踏折柴，却用猛力，不用缓力之理一样。这就是以暴还暴的道理。

2. 手拿时部位要正确，用力方向要清楚：手法复位就是沿着骨折移位方向的反方向去矫正骨折移位的畸形。手法复位和手术开刀一样，它是一个集体的操作过程，复位前术者不但要有周密的复位方案，而且骨折复位的全过程要理论联系实际，不能识不清体相，弄不懂骨折移位的方向，就盲目行事的错误做法。

当牵引达到矫正骨折端的重叠畸形时，施行复位手法术者的手拿部位要直达病所。其双手拇指及食中环指在骨折远近端，要形成对向挤压的四个力点，将骨折端控制在它移位的位置上。手法要达到控制骨折近端，推挤提按远端，不能违背远端对近端的复位原则。用力方向和骨折移位的方向相反，骨折就会顺利的复位。骨折是否已复位好，可用摇摆触碰的手法鉴定或结合 X 线透视证实。骨折的固定必须是力量相等方向相反的一个作用力，作用在骨折端。骨折复位后，支架作用已恢复，内在力达到平衡，骨折才能稳定在它复位后的位置上。骨折复位固定的过程，时刻要想到手拿部位及用力方向是否正确，这样做就能达到"知其体相，识其部位，机触于外，巧生于内，手随心转，法从手出"的效果。

捏拿部位要正确，用力方向要清楚，采用以暴还暴，以力抗力的方法。就要正确地区别骨折端的内因是变化的根据，手触于外的外因是变化的条件，外因必须通过内因才能起作用。如果外因不能随着内因的变化而变化，外因的杠杆作用力就不能对应肢体内部骨折端移位的杠杆作用力，就是说：忘了条件便没有根据，失掉了根据，条件就是一句空话，骨折非但不能复位，反而越捏折端分离越远，必然要造成软组织的再损伤，骨折复位还要反复进行。

3. 作用在骨折端的力要以点接触，禁用以面接触手法之施，使患者不知其苦，用巧妙的手法将骨折在很短的时间内一次复位成功。既不增加软组织的再损伤，又能减轻病人疼痛的痛苦。所以作用在骨折端的力要以点接触，禁用以面接触。就是要避免以掌代指，盲目地在患者伤肢上乱捏、拿、推、挤。不但刺激了皮肤，还达不到预期的效果，必然要延长复位时间，增加了病人的痛苦，违反了"以手扪之，自悉其情"的复位要求。

根据物理学上压强的定义：作用在单位面积上的压力，作用力和接触成反比例，假若作用力不变，接触面积越小，作用在单位面积上的压力就越大，反则压力就越小。因此要求术者在捏拿骨折端时，要用拇指及食中环指的指腹末端接触患者的皮肤。一方面在施术中使其回旋余地大，灵活性强。另一方面术者容易按照手摸心会得知骨折端的具体情况，且在大脑中形成一个具体概念，机动灵活地指挥手指，实现施法要领。以点接触，术者用力小，作用在骨折端的力就大，骨折归位的速度就快。对保护皮肤及其软组织不受损伤或少受损伤，起了积极的作用。反则骨折归位的速度就慢，不正确掌握这个方法，就会造成多次复位，反复进行。

4. 有的放矢地寻找骨折复位的最好机会：通过正确的复位方案的建立，和手摸心会过程中，靠术者的手感或借用X线的透视，可以得知骨折经过牵引，其重叠畸形得到矫正后，就要积极寻找骨折的复位机会。但骨折的重叠畸形得不到矫正，就是用再巧妙的手法，骨折复位仍然是一句空话。但也要严格控制，不能因为牵引力大，牵引时间长所造成的骨折端过牵，复位时远近端没有互相阻挡的力量，则骨折容易复位，但极易再错位，特别是经过麻醉的病人，肌肉松弛，骨折端嵌插不紧密，稍改变体位或搬动病人，骨折就要错位。那么什么是骨折复位的最好机会？应该说骨折端既不过牵又不重叠，但对临床医生来说，不可能掌握到恰如其分的地步。往往不是矫正过分就是矫正不足。所以笔者认为，特别对那些横断或小斜面骨折，要根据年龄大小，身体强弱，时间长短，肌肉抗力，畸形大小等，在施行3~5分钟的牵引后，术者利用手摸心会及摇摆之法，去得知骨折远近端重叠部分不超过0.5cm的摩擦信号后，就是骨折复位的最好机会。只要得到这个信号，应不失时机地采取骨折复位手法。如徐徐加大骨折端的成角，待两端抵住时，骤然折回归位，将骨折一次复位成功。在外固定的保护下，骨折端嵌插的比较紧密，稳定性强，就是搬动病人，骨折也不易再移位。

骨折的复位、固定、功能活动必将以暴还暴，以力抗力，以动制动，以角矫角贯穿于这三个方法的始终。以暴还暴是骨折复位的手法，以力抗力是骨折的外固安装置，以动制动是骨折肢体的练功活动，以角矫角是骨折的对位。它们之间有相互矛盾而斗争，又有彼此联系而依存。

刘寿山

1904~1980，字泉，北京市人。曾任北京中医学院附属医院骨伤科主任。

19岁起拜文佩亭为师，深得文老先生的正骨经验，专事骨伤科，学识颇深。学术上，对于伤筋与折骨，皆为有形之疾患，最急切之图，莫如及时恢复其伤损，而后以药力促其痊可，精于此道者，无不重视手法的运用。刘老尝持"七分手法三分药"之论。折骨以推、拿、续、整、接、掐、把、托八法治之；上骱以提、端、捺、正、屈、挺、扣、捏之法，治筋以戳、拔、捻、捋、归、合、顺、散治之。手法之运用，稳准敏捷，用力均匀，刚柔相济，动作连贯。强调气意相合，气于手法之中，力动于骨筋之间，行之经络气血之内，由表达里，击病所而不伤具体也。"治筋，筋喜柔而不喜刚"，"肝主筋，以疏通条达为顺"，筋以柔韧为常，治筋以理顺为法，另加运动肢体，使肢体关节在运动中加以手法恢复其常。对于脱臼，具意在于一个"摘"字，脱位后，由于筋挛使移位的关节端固定于关节盂（臼）缘影响复位，"摘"就解除关节两端的重叠交锁，便于复位。在骨折治疗中以"拔不开则按不上"为指导思想，即"欲合先离，离而复合"的原则，依据骨折的受伤机制，骨折的畸形（即移位的方向），先以顺势牵引，再以回旋屈伸、折顶、端按而治，使其复位。二十四法每法各有其理，运用时，要各法配合融同，蕴于方术之中，学习刘老的手法，既要明其法之术势，更要领会法之神意。如此才能"手随心转，法从手出"。

刘老既操之筋骨之伤，还注重人之整体观，又有辩证法，外科不离于内科，心法尤优于手法，著作有《简明中医伤科学》、《刘寿山正骨经验》以及多篇学术论文。

外伤性环枢椎半脱位的手法治疗

环椎单向半脱位复位法：复位手法分两步骤。

（一）首先沿畸形方向对抗牵引 3 分钟左右，然后将倾斜之头颈捺正至中立位。以拇指轻轻弹拨胸锁乳突肌，尤其副神经的所过处，继而进行捻捋。两手分别替换拿掐斜方肌处，施镇痛解痉之法。

（二）将倾斜头颈捺正后，在维持牵引力量后，慢慢地使头部向倾斜之对侧旋转，一般旋至 45°或稍过 45°位时即可感觉复位声，此时停止旋转，在牵引下将颈部回旋至中立位即可在术者维持牵引及保护下，将患者扶坐，若头颈畸形消失，颈功能正常或基本正常即可进行固定。

亦有回旋至中立位后，在牵引的情况下，向对侧以同样的方法，进行一次旋转复位者，对于解除颈部肌肉的痉挛有意义。

环椎双向半脱位复位法：复位手法分三步骤。前两步骤同前，待将患者颈部回旋至头颈中立位后，沿躯干纵轴方向牵引，然后使头颈背伸至最大限度，如听到有复位的声音或有弹动感，说明已复位，再将头颈复正至中立位或偏后伸位即可进行固定。

固定方法：取长 25cm，宽约 5cm 的硬纸壳一条，用时，将其浸湿，既可变形又不会折断，干燥后即塑形，具有固定作用。纸壳内垫有棉花，用大方巾一块，折成三角形，裹于中间，固定垫的中心部对于下颌，向颈部缠绕住，松紧适当，以能限制颈部的活动为可。固定后，患者即可自如，但要避免头颈部的前屈及突然旋转运动，固定 7～10 天，年龄大，病程长者，可适当延长 2 周，一般不超过 3 周。也有用石膏进行固定者。

（按语）1. 本方法治疗青少年外伤性环枢椎半脱位安全可靠，容易掌握。经我们多年来的临床观察，尚未发现不良反应者，但在治疗中，要求术者和助手都必须对本损伤有系统的了解，对此手法要熟悉，做到心中有数，施术恰到好处，切不可施力过猛或大幅度强行旋转头颈部。一般施术固定后，不须用药，如伤前确有外感或咽喉肿痛或水肿者，可适当投以消炎药或清热解毒利咽消肿之品，以助其效。

2. 从患者的受伤体位、临床体征，参阅 X 光片，我们将本病分为二个类型：①双向半脱位：是头颈在屈曲位突然发生颈部强烈旋转运动而致伤，出现头颈部前倾和侧倾旋转畸形，颜面和下颌部转向健侧，此类病例在 X 光片侧位相上，可见环枕线与齿状突轴线的夹角小于70°。X 线的检查对本病临床诊断有重要意义。②单向半脱位：头颈部处于中立位，突然遭受暴力，颈部强烈的旋转和/或颈部后伸运动而致伤，颈部侧倾，旋转畸形，颜面及下颌转向健侧，颈部前倾畸形不明显。

本手法仅限于环枢椎半脱位（或错缝）。而环枢椎骨折，或齿状突缺如，或环椎发育性病变，或颈椎其他椎体合并病理性破坏者，均不是本法治疗范围。本手法避免了屈曲位或过伸位的强力旋转和按第 2 颈椎棘突的手法，是一种无创疗法。

刘洪涛

1921～，天津市人。现任天津中医学院一附院骨伤科主任，主任医师。

幼随祖父学医，弱冠之年悬壶行医。1957 年入天津中医学院学习，后任职于天津中医学院。

在学术和治疗上，重视对中医经典及伤科专著的研究，强调理论实际相结合，排除门户之见，赞同相互学习，博采众长，主张学习掌握现代医学知识及方法，用以整理、提高中医伤科学，治疗提倡重整体、辨证施治、内外兼治、筋骨并重、术药同举、养练结合的原则。

曾编写《中医骨伤科教学讲义》、《中医晋升考核问答》、《中医学解难骨科分册》、《北方医话》、《叶希贤正骨经验荟萃》和"腰椎间盘突出症100例简化手法"、"叶希贤肩凝手法介绍"、"伤科手法的应用"、"指法按摩"、"接骨丹临床应用体会"等 20 余篇论文。

现兼任中华全国中医学会骨伤科学会委员，全国中医学院骨伤研究会委员。

一、接骨丹Ⅰ号

[组成] 真降香 10g，白及 10g，土鳖虫 12g，归尾 12g，三七 12g，补骨脂 6g，甜瓜子 12g，血竭 12g，大黄 12g，乳香 15g，没药 18g。

[功用主治] 活血止痛、消肿散瘀、长骨，适用于骨折早期，治跌打损伤、骨折、骨裂、脱臼等症。

[用法] 共为细末，炼蜜为丸，每丸 3g，日服 1～2 次，每次一丸，白开水或黄酒送下。

[特点与体会] 本方为骨折早期用方，骨折初期经脉受损，气滞血瘀，阻遏经脉，肿胀疼痛。故活血化瘀，攻散之法

为治疗之要。方中乳香、没药活血行气，消肿止痛，配伍使用；血竭、归尾活血祛瘀，生新；降香、三七活血散瘀以助活血药活血通络；白及、甜瓜子、破骨纸补肾助阳有接骨续筋之功；大黄攻积导滞，燥火凉血，润肠通便，活血祛瘀；诸药合用以奏活血祛瘀，消肿止痛，接骨续筋之效。本方经期及孕妇忌服。

二、接骨丹Ⅱ号

[组成] 马钱子12g，香瓜子30g，蟅虫30g，麻黄15g，生姜30g，自然铜30g，川断30g，乳香30g，没药30g，麝香3g。

[功用主治] 通络活血，散瘀止痛，接骨续筋。治跌打损伤，筋伤骨断，适用于骨折中期。

[用法] 共为细末，炼蜜为丸，每丸1.5g，日服1次，每次一丸，白开水送下。

[特点与体会] 骨折中期瘀肿渐趋消散，断端初步连接未坚，血气如将恢复。但筋骨软弱，时有作痛，此为瘀血未尽，经脉尚未通畅，气血仍欠旺盛，自当活和兼施，散瘀、生新、合骨，养血通络，调理气机，续筋接骨。方中乳香、没药配伍使用，活血祛瘀行气，通络止痛；马前子散结通络止痛；川断、香瓜子补肝益精，接骨续筋；加之蟅虫、自然铜以增强活血，接骨止痛之功效。走窜通络之麝香可助活血药、活血通络，麻黄散寒邪。诸药合成增强血运，促进代谢，增补肝肾气血，利于骨折愈合。

三、补益坚骨丸

[组成] 生地18g，白芍12g，川芎10g，黄芪30g，当归30g，杜仲18g，五加皮10g，川断18g，丹参15g，泽兰10g，元胡10g，没药15g，陈皮9g。

[功用主治] 舒筋活血，填精补髓，增筋壮骨，治筋骨软弱，气血亏损，肝肾不足，适用于骨折损伤后期。

[用法]共为细末,炼蜜为丸,每丸3g,日服1次,每次一丸,白开水送下。

[特点与体会]本方适用于骨折后期、年老体弱、气血亏损,肝肾不足,骨折愈合迟缓。由于肝肾不足、气血衰弱,无以充养筋骨,故骨折愈合迟缓,补肾养髓以促骨之生长,调补肝脾,以养气血,理气活血,以促筋肉之修复。方中杜仲、川断以补肝益精,增筋壮骨;黄芪补气潜阳,当归补血养肝、和血调经,合以补养气血;佐以川芎、没药、丹参、泽兰、元胡活血行气之品,以活血行气舒筋;生地清热凉血,配以白芍共奏补血、调经、止痛之功;陈皮温中理气和胃,使滑而不腻,补而不滞;诸药合用益肝肾,养气血,壮筋骨,加速骨折愈合。

四、接骨膏

[组成]五倍子100g,五加皮100g,骨碎补100g,乳香150g,没药150g,血竭150g,儿茶100g,川断100g,红花250g,自然铜100g,生川乌100g,生草乌150g,透骨草500g,血余炭100g,银花200g,地丁草200g,牛膝250g,西瓜子100g,威灵仙100g,地龙100g,生鹿角150g,檀香50g,冰片15g。

[功用主治]活血散瘀,消肿止痛,通经活络,续筋接骨,治跌打损伤、骨折、骨裂、骨膜损伤及挫扭伤筋等症。

[用法]共为细末,凡士林或蜂蜜调均,外敷伤处。

[特点与体会]跌打损伤后由于血脉受损,瘀血留滞,阻滞经络,局部肿胀,疼痛或骨已接正,筋已理顺,瘀血未净,合而不坚。损伤后期筋骨软弱,筋肉挛缩,关节不利,兼有外邪。故方用乳香、没药、红花、牛膝活血散瘀,行气通经;川断、西瓜子、自然铜、骨碎补补肝肾、壮筋骨;五加皮、透骨草祛风湿,止痹痛,强筋壮骨;威灵仙、川草乌祛风除湿,通经止痛;生鹿角清营凉血;地丁、银花清心解毒,消散瘀肿;檀香、冰片走窜之品开窍醒神;儿茶清热止血,诸药协力,活

血散瘀，消肿止痛，接骨续筋，风邪得去，标本同治，诸症可愈。

五、腰椎间盘突出症治疗手法

腰椎间盘突出症又称腰椎间盘纤维环破裂症，属于祖国医学腰腿病和痹证范畴。手法治疗此症，可松解肌肉，解除痉挛，还纳间盘，矫正畸形，恢复功能。治疗手法介绍如下：

（一）揉背

患者俯卧位，全身舒直，医者立于患者左侧，以右手掌心根部，自右侧骶棘肌上端始，顺序揉至腰骶部，同时施于左侧，反复2~3次，后自上而下按压各关节棘突，施术时旋转揉按、力量轻稳平均，作用理筋缓解肌肉紧张。

（二）封腰

患者取俯卧位，术者站于患侧，在腰三角肌处相当于4~5椎间隙即大肠俞穴位，两拇指和中指指端徐徐用力压按深处，多数椎间盘突出患者均感酸痛舒适。往往于脊柱侧弯凸侧三角处摸到梭形结节压之锐痛，须用拇指或中指顺结节边缘向核中部下轻缓按揉之。此手法可使侧凸，后凸畸形减轻，并有促使突出间盘部分还纳之效力。

（三）放通

患者取俯卧位：术者自腰骶部起，按揉背法衔接而下，先至臀沟，相当于坐骨结节处反复3次，后自臀沟沿坐骨神经走行方向至足跟后部顺揉而下，亦反复3~4次。在臀沟中线、腘窝正中部、小腿后部相当腓肠肌肌腹与腱交界处，以两拇指交替按压少顷，然后顺下按压至跟腿外侧，在外踝后窝部按压少顷。此法可松弛神经紧张、减少疼痛。

（四）搬按

1. 患者取俯卧位，术者右手托住患者右膝上部，左手按住腰骶关节斜形板按。有时可听到下腰椎关节作响，同法施于左腿。

2. 患者取俯卧位，术者左手扳住患者右肩前上部，右手按住患者腰骶关节斜形扳按。同时下腰椎部关节作响，同法施于左肩。此法可加宽前部之椎间隙，为整复突出间盘还纳准备条件。

（五）牵抖

患者取俯卧位，以双手攀扣床头，术者以两手握住两足踝上部（足腕）拉直患者躯干向下牵引，然后放松。此时松松握住两足上部，横摇摆动，使两膝左右旋转，待患者周身肌肉松弛，持紧足踝，突然颤抖，然后术者用两手向下牵引，此法可拉紧后纵韧带，迫使突出椎间盘还纳。

（六）斜搬

患者取侧卧位、左下肢伸直、右下肢屈曲放于左下肢上部，术者立于患者之背侧，右手掌推住患者右髂骨之后外缘，左手拉住患者肩前部，两手向相反方向用力，稳脆地按旋，可听到下腰椎关节作响，同法施于对侧，此法可拉紧后纵韧带，使突出物得以整复，以缓解神经根的压迫。

（七）滚叠

患者取仰卧位，自大腿根部向下顺揉其大腿至踝部，反复3次，然后自上而下滚揉，沿胫骨内缘后侧寸许，自上而下以两拇指叠压至内踝后窝，同法施于对侧下肢。此法放松下肢肌肉，有轻松感。

（八）渲泄

患者取仰卧位，屈曲两侧髋、膝，术者左手扶住患者右膝，右手扶住患者左膝，左右旋转摇动多次。后术者右手推按患者双膝之左侧，向右侧极度斜倒，左手按住患者左肩前部，用斜形横扯力，双手同时用力压按之。相反方向再做一次。而后双膝强度屈曲，接近腹壁，术者用力压按，再以双手握住其踝上部，用力向下抻拉。此法可使椎间隙加宽扩张，容纳还原突出椎间盘。

六、按摩治疗肩凝症

肩凝症又称冻结肩，为一种顽固性疾病。多见于中老年人，常因感受风寒或外伤，动作失调，损伤筋肉所致，初感患肩不适、沉滞、动作疼痛，继而逐渐加重，肩部活动严重受限，痛苦难忍，甚至局部肌肉隆起或萎缩。肩凝症治疗手法巧妙纯熟，得心应手，可收舒筋活血，通经止痛，剥离黏连，开展活动，恢复功能之功效，具体手法如下：

（一）摇臂

患者坐位，术者站于病侧，若以左肩为例，则左手扶其病肩，右手执患者手腕用旋转划圈活动，由小到大，重复多次。

（二）扣揉

术者站于患侧呈斜位，右足蹬于患者坐凳外缘，将患者肩前臂置于术者大腿上，以两手掌上下扣揉上臂肌肉，自肩前顺揉至肘2～3次。后术者立于患侧后边外侧换左足蹬凳，取位手法同前，自后肩胛窝顺揉至肘2～3次。

（三）捏拿

术者和患者坐姿同前。

1. 体前操作法：术者以两手从肩头起交替捏拿（两拇指在上余指在下）顺序而下至肘2～3次。

2. 体后操作法：术者先以左手拇指旋转按肩胛窝数次，每次右手拇指点压肩胛骨内侧缘多半周，然后以两手垂指式从肩头交替捏拿至肘。

3. 术者放下左腿，从肘部以两手横着交互捏拿前进至腕，作反复旋转，左手托扶患侧手腕，以右手伸展，从大指开始，依次类推至小指。

（四）大旋

术者站于患者之前外方，以右手托住患腕，术者在原位上向患侧进身一步，左手握患者拇指，两手同时用力，呈垂直式将患肢上提过顶。术者将右手绕过患者前臂紧握腕部，则术者与患者前臂对位紧贴，环形转动2～3次，每次终时，术者以右手托住前臂下1/3尺侧，左手放于肩上部颤压一次。

（五）运肩

术者右手擎握患肩，左手从项侧穿过后方，然后双手交叉合握，扣住肩头部，作运行旋转活动，反复2～3次。而后术者屈折患者前臂向后，托肘持腕、作提肘下伸动作。

（六）舒筋

1. 术者将患者前臂牵引到前方屈肘，左手扶肘右手持腕，同时左手掌向内挤按患肘，右手向外推动2～3次。

2. 术者以左膝顶住患者腋窝下，两手执患者前臂用力牵拉2～3次。顺势将患臂伸开轻轻颤抖数下。

（七）双牵或单牵

1. 将患者单臂或双臂同时牵引至外方，向上向下伸颈2～3次。

2. 术者立于患者身后，使患者的前臂作交叉形，术者双手握住患者双手腕向左右牵拉2～3次。如作单牵则患臂内收，向一侧牵拉即可。然后反复1～2次。

[体会]

肩凝症的病理变化，分轻重两个阶段，主要以形成黏连与否作为鉴别。故手法运用、药物、主动锻炼都各有不同，否则难以奏效。

早期：发病不超过3个月，肩关节功能轻度障碍。采用摇臂、揉臂、捏拿等手法可放松肌肉，缓解痉挛，利于肿胀消退，松解和防止黏连。

后期：肩关节活动明显受限，在采用松解手法同时，主要用以大旋、活肘、舒筋、双牵等牵拉手法，松解黏连，开展活动，恢复肩关节之功能。

肩关节功能明显改善，疼痛减轻或消失则用辅助手法，如和络等，以解除牵引时造成的痛苦和紧张。

此外手法操作要稳妥，徐徐渐进，切忌粗暴或过分开展活动幅度造成或再损伤。

内治之法，颇有研究，亦有独到之处。谓伤虽自外，痛已及于内，伤虽在筋骨，痛已及于气血，故治外伤，当明内损，治筋骨，当虑气血。治伤须整体出发，辨证施治，内外合一，术药同举。如骨折治疗在注重手法整复，夹板固定，功能锻炼的同时，辨证地施以内外方药十分重要。遵循分期施治原则，提倡活、和、补三法，早期宜活血祛瘀，以通血脉，中期和营顺气，调理气机，后期益补肝肾，养气血，强筋壮骨以促其康复。用药以灵活调补为主，主张平淡之法，获起神效之功。切忌妄施苦寒克伐之剂，以损内脏，影响筋骨生长和机能的复原。切中病机灵活通变，选药制方反复推详。在家传内服接骨丹、外敷接骨膏的基础上，集思广益，博采众长，经不断地探讨总结，研制出多种内服接骨丹，外敷接骨膏，用于治疗各种骨折损伤等，临床应用，效果明显，广泛流传，久用不衰。

刘柏龄

1927~，吉林省扶余县人。现任长春中医学院附属医院骨伤科主任，主任医师，教授。

出身于三代世医家庭，随叔父刘秉衡学习中医，弱冠之年即悬壶行医，事伤科兼外科。1955年任教于吉林省中医进修学校，1958年长春中医学院建立，继任教师工作。先后担任过中国医学史教研室、外伤科教研室主任。讲授中国医学史、中医外科学和中医伤科学课程。1978年晋升为副教授，并于1985年晋升为主任医师、教授。强调局部与整体并重，内治与外治兼顾，尤其注重手法的应用与研究。荟萃隋、唐以来伤科手法精华，进行整理研究、实践，自成体系。把整骨手法归纳为牵伸、屈转、端挤、提按、拿捏、分顶、拉抖、推拿八法，并创立了治疗腰椎间盘突出症的二步十法（即第一步的按、压、揉、推、滚和第二步的摇、抖、搬、盘、运法）和治疗急性腰扭伤的三搬一牵一针法以及旋转牵拉治疗肩关节周围炎等手法，并运用"肾主骨"的理论提出了"治肾亦即治骨"学术思想，研制了治疗骨质增生病的有效新药——"骨质增生丸"，在临床实践经验中提出"接骨灵"的处方，经临床与实验研究结果表明：该药具有优良的接骨续筋作用，能促进骨痂生长，加速骨折愈合，缩短骨折疗程，1988年获吉林省科技进步奖。此外，还研制了治疗软组织损伤的"中药怀炉"等。

多年来，在各类杂志上发表专业论文30余篇。参加编著有《中国医学史》、《外伤科学》、《中医伤科学》、《中国医学百科全书·中医骨伤科学》、《实用骨伤科学》、《中国骨伤科学·治疗学》、《中医骨伤科学》、《中医骨伤科基础》、《中医骨伤科各家学说》、《腰痛诊疗》、《中国骨科临床手册》。

现兼任中华全国中医学会骨伤科学会副主任委员,全国骨伤科外固定学会副理事长,吉林省中医学会副理事长,吉林省长春市中医学会副理事长,吉林省骨伤科外固定学会理事长,吉林省暨长春市中医骨伤科学会主任委员,《中国中医骨伤科杂志》编委会副主任,《中医正骨》编委会副主任兼副总编辑,《吉林中医药》副总编等职。并被聘任中国中医研究院骨伤科研究所客籍教授,张仲景国医大学名誉教授,长春中医学院学术委员会委员等。

一、骨质增生丸

[组成] 熟地黄300g,鹿衔草200g,骨碎补200g,肉苁蓉200g,淫羊藿200g,鸡血藤200g,莱菔子100g。

[功用主治] 补肾生髓壮骨,活血舒筋止痛,理气和中。治疗增生性脊椎炎、颈椎病(指颈椎肥大性脊椎病)、跟骨刺、大骨节病以及创伤性关节炎等。

[用法] 先将熟地黄、肉苁蓉干燥研细面备用,次取鹿衔草、骨碎补、淫羊藿、鸡血藤、莱菔子水煎煮后滤液缩成流浸膏加适量蜂蜜(炼),再加入地黄、肉苁蓉细面调匀做成药丸,重2.5g。每次服用2丸(5g),每日服3次。

[特点与体会] 本方是补肾、强筋健骨、活血利气止痛剂,方中以熟地为主,取其补肾中之阴(填充物质基础)、淫羊藿补肾中之阳(生化功能动力),合肉苁蓉的入肾充髓,骨碎补、鹿衔草的补骨镇痛,再加入鸡血藤等诸药,在补肾益精填髓的基础上,进一步通畅经络,行气活血,不仅能增强健骨舒筋通络的作用,而且可收到"通则不痛"的功效,更佐以莱菔子之健胃消食理气,以防补而滋腻之弊。

本方药治疗各种骨质增生病三万多例,总有效率为90%以上。其中以增生性脊椎炎疗效显著,次为颈椎病、跟骨刺以及创伤性关节炎等。对地方性大骨节病亦有效。

二、骨髓炎丸

[组成] 蛇退(炒黄)500g,露蜂房(炒黑)500g,血余

炭500g，炙象皮250g，土鳖虫250g，蜈蚣50条，守宫50条，穿心莲100g。

[功用主治] 解毒消肿，散结生肌。治疗急、慢性骨髓炎及一切疮疡肿痛。

[用法] 共为极细面，水泛小丸，百草霜为衣，每次服2.5g～5g，每日服3次。儿童酌减。

三、解毒消炎汤

[组成] 金银花50g，玄参50g，当归50g，白花蛇舌草25g，赤芍药25g，甘草15g，守宫2条。

[功用主治] 清热解毒，消肿止痛。治疗急慢性骨髓炎及化脓性关节炎等。

[用法] 水煎300ml，分3次温服，每日服2～3次。

[辨证加减] 热不退，一般为火毒炽盛，病机在进，宜加穿心莲、栀子以利三焦清热解毒；肿胀不消，乃湿热内蕴，经络阻隔，可加薏米仁、土鳖虫以利湿热，通经祛瘀；排脓不畅，为经络郁遏，滞而不宣，可加穿山甲（炮）、皂角刺以通络化滞，促其溃穿；窦道较深，疮口经久不敛，乃属气血两虚，不能脱腐生新，宜加黄芪、党参、白术等，以收"虚则补之"、"损则益之"之功。

四、提毒散

[组成] 乳香（炙）25g，没药（炙）25g，血竭20g，轻粉5g，蜈蚣10条，蟾酥2g，冰片1g，麝香0.5g。

[功用主治] 祛腐生肌。治疗慢性骨髓炎，骨关节结核，窦道形成经久不敛者。

[用法] 其为极细面，用时撒疮口，上盖玉红膏或贴膏药。如窦道较深，用此药粉5g加枯矾面2.5g，再将黄蜡15g，溶化后与该药调匀，就热搓成药条（即成蜡矾提毒条），凉透后插瘘管内，上贴膏药，隔日换药一次。

[特点与体会] 用上述方法治疗亚急性和慢性骨髓炎50

余例,总有效率为87.5%。虽不够理想,但却避免了开刀手术。这组病例的选择,大部分有较小死骨,或少数无明显死骨者,而对窦道深,有小块死骨的病例,经服中药和局部换药(提毒条),绝大部分都能随脓液将死骨排出,从而窦道闭合也较快。对于有大块死骨不能吸收与自行排出的,主张手术摘除死骨,术后用中药治疗,收效较好。

五、消肿止痛膏

[组成] 五灵脂500g,甲珠150g,大黄150g,栀子150g,乳香100g,没药100g,桃仁100g,红花100g,合欢皮100g。

[功用主治] 活血化瘀,消肿止痛,舒筋散结。治疗跌打损伤,红肿热痛等症。

[用法] 共为极细面,炼蜂蜜调膏,临用涂布贴患处。

[特点与体会] 用本方药治疗跌打损伤,肿胀疼痛,瘀血凝聚,青紫瘀斑难消者,疗效迅速,每于敷药后45分钟左右,疼痛渐减,肿胀渐消。

六、腰椎间盘突出症治疗手法

1. 手法的适应证:单侧或中心型突出者均适宜。

2. 手法的禁忌证:凡患有严重的脏器疾病,高血压、出血性疾患、发烧及其他脊柱病变,妇女妊娠、月经期均禁忌手法。

3. 手法和步骤(二步十法)

第一步:运用按、压、揉、推、滚五个轻手法。

(1) 按法:患者俯卧按摩床上,术者立其身旁,以双手的拇指掌面侧自患者的上背部沿脊柱两旁足太阳膀胱经之第二条经线,自上而下地按摩至腰骶部,连续3次。

(2) 压法:术者两手交叉,右手在上,左手在下,以手掌自第一胸推开始,沿棘突(即督脉)向下按压至腰骶部,左手于按压中稍向足侧用力,连续3次。

(3) 揉法:术者单手张开虎口,拇指与中指分别置于两侧肾俞穴。轻轻颤动，逐渐用力。

（4）推法：术者以两手大鱼际自腰部中线向左右两侧分推。

（5）滚法：术者用手背掌指关节的突出部，着于皮肤上，于背部足太阳膀胱经两条经线及督脉，自上而下地滚动（腰部着力，直至患侧下肢足跟部），反复3次。

第二步：运用摇、抖、搬、盘、运五个重手法。

（6）摇法：术者将双手掌置于患者腰臀部，推摇患者身躯，使之左右摆动，连续数次。

（7）抖法：术者立于患者足侧，以双手握住患者双踝，用力牵伸与上下抖动，将患者身躯抖起呈波浪形动作，连续3次。

（8）搬法：分俯卧搬与侧卧搬。

①俯卧搬腿法：术者以一手按住患者第3、4腰椎，另手托患者对侧膝关节部，使关节后伸至一定程序，双手同时相对交错用力，恰当时可听得弹响声，左右各作一次。

②俯卧搬肩法：术者一手按压患者第4、5腰椎，另手搬起对侧肩部，双手同时交错用力，左右各作一次。

③侧卧搬法：患者健肢在下伸直，患肢在上屈曲，术者立于患者腹侧，屈双肘，一肘放于髂骨后外缘，一肘放于患者肩前与肩平，两肘在躯体上相互交错用力，然后换体位，另侧再做一次。

（9）盘法：分仰卧盘腰与侧卧盘腿。

①盘腰：患者仰卧屈膝、屈髋，术者双手握其双膝，并过屈贴近胸前，先左右旋转摇动，然后推动双膝，使腰及髋、膝过度屈曲，反复做数次。继之以左手固定患者右肩，右手向对侧下压双膝，扭转腰部，然后换右手压其左肩，左手相反方向下压双膝，重复一次。

②盘腿：患者侧卧，健腿在下伸直，患肢在上屈曲，术者站在患者腹侧，一手从患肢下方绕过按着臀部，此时前臂部即

托拢患者患肢小腿,术者腹部在患者膝关节前方,同时另手握住膝部上方,这时术者前后移动自己躯干,使患者骨盆产生前后推拉动作,带动腰椎的活动。然后屈髋,使膝部贴胸,术者一手向下方推屈膝部,另手拢住臀部,以前臂托高患肢小腿,并将内旋的动作下,使患肢伸直,然后换体位,另侧再做一次。

(10) 运法:术者以左手握住患者膝部,右手握其踝部,运用徐缓加提的运动手法,使患肢作屈伸逐渐升高和略行拔伸的动作,运展的时间稍持久为好。

4、术后处理:

(1) 术后卧床休息30分钟后再活动。

(2) 每天可有规律的做腰背肌锻炼。

(3) 避免在腿伸直姿势下搬重物,以防突然扭闪腰部,引起病情加重或复发。

(4) 注意预防感冒,汗后避风冷。

按:本病应用手法治疗,可使经络气血得以宣通,骨正筋柔其痛自止。又据本病乃椎间盘突出物压迫脊髓神经根为其主要因素,只行一推一拿之法,对本病之治尚恐有所不及,因而用摇、抖等重手法可以改变间盘的位置,加宽椎间隙,利用纤维环外层及后纵韧带的张力,逼使突出的椎间盘还纳。再通过搬、盘等手法,对分离黏连及受压的神经根是有其重要作用的,特别是侧扳手法,笔者认为可使上下两椎体相互旋转扭错,可将突出物带回原位或变小,是治其根本之法。笔者采用上述手法治疗本病500多例,治愈率74.3%,好转率16.5%,总有效率为90.8%。

七、急性腰扭伤治疗手法

急性腰扭伤比较常见,俗称"闪腰"、"岔气",是腰痛中最多见的疾病。笔者运用一针、一牵、三搬法治疗本病疗效显著,兹介绍如下。

1. 适应证:急性腰部扭伤,骤然发病,腰痛剧烈,或有向下肢放射呈坐骨神经痛症状，不敢活动，深呼吸、咳嗽、翻身时疼痛加重，腰部肌肉痉挛呈条索状僵硬者。

2. 治疗方法：

（1）一针法：先用三棱针将唇系带之粟粒大小的硬结刺破，然后将上唇捏起，用毫针刺人中穴（针尖斜向上 45°），重刺激，留针 30 分钟，每 10 分钟捻转 1 次；针刺后嘱患者深呼吸，活动腰部。往往针后立见功效。

（2）一牵法：患者俯卧位。术者立于患者足侧，以双手握住患者双踝上，把双腿提起，使腰部后伸，缓缓用力牵伸（与助手行对抗牵伸），重复 3 次。

（3）三搬法：

一搬：俯卧位。①搬肩压腰法：术者一手以掌根按压患者第 4、5 腰椎，一手将肩搬起，与压腰的手交错用力，对侧再做一次。②搬腿压腰法：术者一手以掌根按压患者第 3、4 腰椎，一手将一侧大腿外展抬起，与压腰的手上下交错用力，对侧再做一次。③双髋引伸压腰法：术者一手以掌根按压患者和 3、4 腰椎，一手与前臂同时将双腿抬高，先后左右摇摆数圈，然后上抬双腿，下压腰部，双手交错用力。

二搬：侧卧位。①腰部推搬法：患肢在上屈曲，健肢在下伸直，术者立其背后，双手扶持患者臀部，助手在前，双手扶持胸背部，二人协同向相反方向推和搬，使患者腰部获得充分的旋转活动。此法重复 3 次。②单髋引伸压腰法：术者一手用力按压腰部，一手握持患者大腿下端，并外展 40° 向后方位，使腰髋过伸 30° 左右，然后再做屈膝、屈髋动作，如此交替进行，重复 3 次。

三搬：仰卧位。患者屈髋屈膝。术者双手握其双膝，过屈贴近胸前，先做左右旋转摇动，然后推动双膝，使腰及髋、膝过度屈曲，反复数次。

术后让患者卧床休息 30 分钟再活动。

笔者用上法治疗急性腰扭伤近千例，疗效满意，往往一次即可治愈。

八、肩关节周围炎治疗手法

肩关节周围炎，又称"老年肩"、"偏肩风"、"肩凝症"等。好发于50岁左右的中老年人，故临床上又称"五十肩"。

对本病的治疗，笔者采用按摩理筋法和按摩松解术等手法，疗效满意，兹介绍如下。

1. 按摩理筋法

（1）适应证：轻型肩周炎。

（2）治疗手法：先在肩部进行拿捏推按，滚揉等手法，以理顺筋络，并以叉开的虎口对患臂自肩髃穴附近起，向下揉捏，使痉挛的肌肉减轻后，将上臂极度外展、内收及后伸，然后将肩关节再作一环行运动，先低摇，然后根据病情逐步提高，应前摇一周，后摇一周，相向而行，可由5~7遍开始，逐步增加，使三角肌各部的肌纤维都受到牵拉，再将患臂提起作抖动运展活动。如此运动，使肩关节的每个肌肉都被照顾到，以患者感到症减轻为度。

2. 按摩松解术

（1）适应证：重型肩周炎（关节黏连，冻结者）。

（2）治疗手法（治疗八法）：患者仰卧于治疗台上，先以硫苯妥钠0.5g注射用水20ml稀释后，缓慢注入肘窝静脉内，候其肌肉完全松弛时，先用拿捏滚揉等手法在局部按摩，为施行具体手法操作做好准备。具体操作手法如下：①拔伸。②内旋。③外展，主要松解冈下肌，肩胛下肌，大圆肌，小圆肌和三角肌之挛缩与黏连。④内收。⑤外旋。主要松解三角肌、冈上肌、胸大肌、背阔肌和大圆肌等肌之挛缩与黏连。⑥前屈。⑦后伸。⑧上举。主要松解三角肌、胸大肌、喙肱肌和肱二头肌等之挛缩与黏连。从而彻底达到完全松解之目的。手法松解后被动活动患肢，以肩关节各方向活动无限制为度，然后将患肢置于前屈过顶位3~4小时，每日可用轻柔手法按摩患肩，内服中药以促进血液循环、消肿止痛。并嘱患者逐步做肩关节功能锻炼,如上举爬墙、屈肱后伸、外展、内收等方法。

3. 注意事项:术前必须做好充分准备,首先拍摄肩部X线片,以除外肩部其他疾病,如有严重骨质疏松、高血压病、心脏病、妇女妊娠期等应慎用或禁用本法。手法要求轻柔稳健,切忌粗暴,以防造成骨折。

孙成榆

1936.1~，贵州省贵阳市人。现任贵阳中医学院二附院院长，骨伤系主任。主任医师。

1953年2月贵州省卫校毕业后在基层卫生机构工作，1956年入贵阳医学院医疗系学习，后毕业于该院中医系。1960年参加全国中医骨伤师资进修班学习。其后，一直在贵阳医学院中医系、贵阳中医学院中医系、骨伤系担任中医骨伤科学教学和附属医院骨伤科的临床工作，并参加有关科研工作，其中《中药接骨Ⅱ号促进骨折愈合的研究》曾获全国科学大会奖，《脉冲电磁场治疗骨折不连接的研究》及《张智铨伤筋药水治疗软组织损伤研究》获贵州省政府科技成果四等奖。

参加编著有《贵州省接骨中草药验方选》、《创伤急救学》，并发表"掌背倒夹板固定治疗前臂双骨折"、"骨折兼证的辨证论治"等20余篇论文。

现兼任中国中西结合研究会贵州省分会副理事长。

一、骨折兼证的辨证施治

骨折兼证，亦即伴随损伤而出现的合并症，临床上并不少见，如伤后发热，胁痛纳呆，出血等。这些兼证若处理不及时或方法不当，不仅会影响骨折的正常治疗，而且对骨折愈合亦极为不利。

（一）发热：骨折患者大部分于伤后一周左右均有低热或中等度发热，多因脉络损伤，离经之血壅滞于脉道之间，阻塞经络，气血受阻，营卫失调，郁而化热所致。其临床表现为发热，作渴，汗出，便秘，身痛，脉来洪大而数。应用活血化瘀法，常用方如复元活血汤，和营止痛汤（赤芍、归尾、川芎、苏木、陈皮、乳香、桃红、川断、乌药、没药、木通、甘草）等。

骨折日久仍有发热，日晡益甚，作渴便结，烦闷头晕，胃纳不佳，此为素体阴虚，骨折又伤阴血，或瘀去未能及时调理所致的阴虚内热证，应用六味地黄汤合增液汤等方治疗。

（二）胁痛：即胸胁痛，多为胀痛或掣痛，是因骨折之后，恶血内留所致。肝藏血，司疏泄，体内败血凝滞，不分何经均与肝藏血和其疏泄功能失调有关。足厥阴肝经的经络过小腹而布胁肋，恶血内留，肝经瘀滞而致胁痛，按之痛甚，胀满，自汗，肝脉洪大等症。若患者体壮，则以桃仁承气汤下之，症不重或体质较差者，以复元活血汤治之。总之，清除厥阴肝经瘀滞，使经脉气血得以宣通，诸症自平。

（三）出血：这里所指的出血，并非开放性骨折的伤口出血，而是咳血、衄血、便血等诸窍出血症。此因伤损之后，肝火炽盛，迫血妄行。此证宜用丹栀逍遥散加生地、白茅根、藕节、侧柏叶等以清热凉血。轻者亦可自愈。

（四）身痛：骨折患者常觉周身酸胀疼痛，且痛无定处，外观皮色不变，不红不肿，并且有时尚见头昏闷、咳嗽、气急、胸胁饱胀、饮食减少等症。此系伤后营卫气滞，气机不畅，清窍失灵所致。宜用复元通气散（木香、茴香、青皮、穿山甲、陈皮、白芷、甘草、漏芦、贝母）以调理气机，气机条达，营卫运行，则疼痛自愈。

二、火针消除激痛点治疗肌筋膜综合征

用普通针灸毫针每个激痛点使用二根（因一根过细，温度不足），经反复触摸找准激痛点后刺入，依据激痛范围适当控制二根针的针距。针刺达痛点后可引起病人有酸、胀、麻、痛感觉，个别病人尚可出现反射痛等反应。此时却可用火焰直接烧灼毫针的手柄及其下部，距皮肤约3～5mm。皮肤上覆以厚纸，以免烧毁伤，针柄可烧至发红，待病人到有热感涤达患处组织，继续燃烧持续5分钟。待冷却可即可拔针，针孔以酒精涂擦即可，一般隔日一次，3次为一疗程。

一般进行2~3次治疗，个别病人治疗5~6次，其治疗结果为：有效共21例（87%），其中显效及痊愈9例（38%）。

"火针疗法"实际是将中医的针刺法与艾灸法结合为一体的方法，其中既有针刺的机械性刺激，也有热能效应。它可引起局部充血，改善血循环，促进炎症消散和黏连软化，降低神经系统的兴奋性，解除肌肉痉挛的作用，以达到镇痛的目的。究其对激痛点的治疗作用来说，可以认为：激痛点是由于"致痛物质"在一定条件下对周围组织作用而产生的疼痛反应。平时这种物质均被黏连组织形成的"筋结"所包裹，此种筋结较大者可以扪及，较小者不易察觉。筋结为致密结缔组织，血循甚差，其中"致痛物质"不易被清除，针刺准确，可以直入"筋结"中，破坏其完整性，则其中的"致痛物质"可以扩散于"筋结"以外。热的效应可以促进局部充血，血循环旺盛，将这种"致痛物质"吸收、清除，则激痛点消除。

三、中西医结合治疗小儿股骨干骨折

根据具体情况，如受伤时间不久，肿胀、疼痛尚不显著，肌肉比较松弛，则即时给予手法复位，小夹板固定，配合皮肤牵引，若痛孩入院时距受伤时间已较长，局部肿胀明显，肌肉痉挛，对此则进行皮肤牵引，待1~2日后，以床旁X光机观察。有部分斜形骨折或螺旋形骨折在牵引过程中已自行复位，此时仅再加小夹板外固定即可。但对横形骨折，虽经牵引，往往尚不能复位，则在基础或患侧腰麻下，给予手法复位，小夹板外固定，持续皮肤牵引。在骨折整复后，一周内每日或隔日均需术旁透视，以检查骨折端对位情况，如发现移位则需适当加以纠正。一周后则可隔日透视一次，一般再移位可能性不大，在整复初期发现对位好，但出现成角畸形者，一般根据年龄大小，在7~10天内先不忙于纠正，待7~10天后断端已有纤维连接，此时再以三点加压垫或手法纠正。

小儿股骨干骨折治疗较之成人股骨干骨折治疗简单，而且要求也有所不同，根据文献记载，一般均能愈合，而且治疗效

果亦为满意。由于小儿生理特点，对于骨折愈合及塑形能力均较强。因此，只要能在骨折初期抓紧时间予以正确处理，即能得到较为满意的治疗结果。我们体会有些长斜形或螺旋形骨折，虽然骨折端移位严重，但经过纠正轴线和 1~2 日的皮肤牵引后即能满意的自行复位，此时为了保持正确的对位，及增加断端的紧密接触，我们一般再使用小夹板外固定及压垫的两点正对挤压，但对于具有重叠移位的横形或短斜形骨折，虽经 1~2 日的皮肤牵引，仍难以自行复位，则需在适当的麻醉下，给予闭合手法整复，然后使用小夹板固定及压垫的两点错对挤压，方能维持整复后的效果。

孙绍良

1919.12~，陕西省南郑县人。现任陕西中医学院伤科主任，主任医师，教授。

1948年7月毕业于陕西医专，在重庆第三空军医院任内科医师。1950年至1965年在南郑县人民卫生院任内科医师、主治医师。1959年4月毕业于成都中医学院中医研究班，同年4月至今，在陕西中医学院任教。

在治疗骨折与关节脱位方面，强调手法复位，夹缚固定，内外用药和及时功能锻炼，但遇切开复位指征而手法复位效果不好者，也不杜绝手术切开的可能性。常采用中西医各自之长，弃各自不足。在应用手法复位时，强调以功能为主，避免为解剖对位而复位之弊；一旦复位之后，又强调功能锻炼为主，药物治疗为辅；在运用药物治疗时，强调扶正以祛邪，目的是调动患者自身的抗病能力；在选用药方面，以中药为主，忌中西药物齐上，并力求精练，也不迷信珍贵昂价稀有之品，只求价廉有效。

参加编著有《中医骨伤科学》、《简明中医辞典》、《中医大辞典》、《中国医学百科全书·中医骨伤科学》、《中医骨伤科学》、《陕西验方》。发表论文30余篇，如"骨伤治疗的关键在于气血筋骨"、"活血化瘀在伤科上的应用"、"五步手法治疗腰腿痛"、"矫枉过正手法治疗肱骨髁上骨折，防止肘内翻畸形"等。

现兼任中华全国中医学会骨伤科学会顾问，《中医骨伤科杂志》顾问。

一、外洗方

[组成] 艾叶15g，桑枝12g，赤芍12g，当归10g，桃仁12g，红花12g，桂枝10g，花椒9g，干姜9g，五加皮12g。

［功用主治］活血化瘀。用于一切跌打损伤及骨折脱位后期。

［用法］将上药水煎成 2000ml 药液，温洗泡患处，每日 2 次，每次半小时，每剂药用 3 天。

二、热敷散

［组成］刘寄奴 12g，独活 12g，秦艽 12g，川乌 9g，草乌 9g，艾叶 21g，花粉 9g，透骨草 12g，红花 9g，桂枝 10g，麻黄 9g，干姜 9g，伸筋草 12g，桑枝 30g，木瓜 30g，牛膝 15g，狼毒 9g，五加皮 12g，硫黄 6g，轻粉 6g，黄丹 6g，地骨皮 12g，大皂角 60g，料江石 4 个（煅），白藓皮 12g，共为粗末，500g 一袋。

［功用］活血散瘀，消肿止痛，驱风散寒，舒筋活络。主治风湿性关节炎，腰腿痛，扭伤等。

［用法］每袋药用时加葱 4 根，醋半斤，分装两布袋（宽10cm，长 20mm），缝其口蒸 1 小时，再用一温水毛巾，扭干双层放于患部，上放一蒸后药袋一个敷之，每 15~30 分钟与蒸锅内药袋交换，共敷 1.5~2 小时停。日一次，四天后如前法另换新药再敷，8 次为一疗程。

三、栀乳散

［组成］栀子、乳香、大黄等量研为细末。

［功用主治］清热解毒，活血化瘀，消肿止痛。用于急慢性扭挫伤及无破口的红肿痛热之症。

［用法］用温开水调药末外敷于伤部，每日 1 次。

四、消疽散

［组成］土豆、白矾等量药研为细末。

［功用主治］清热解毒，消肿止痛。可用于急慢性化脓性骨髓炎及疔疱痈疽之症，还可用于皮肤病如湿疹、毛囊炎、乳腺炎、神经性皮炎、带状疱疹等。

［用法］以蜂蜜水（蜂蜜 1 份，开水 2 份）调药为膏，外

敷于患部，每日一换。（本药已通过鉴定，投入生产。对600例患骨髓炎患者，治愈率为93%）。

五、复元活血汤加减

[组成] 柴胡9g，当归12g，山甲9g，桃仁10g，红花9g，大黄3g。

[功用主治] 活血化瘀，消肿止痛。主治跌打损伤，肿痛剧烈。

[辨证加减] 肿如石，色红者加赤芍9g，乳香9g，三七粉3g；如肿软者，皮色正常，加青皮9g，香附9g，木香9g；如伤外肿不剧，加茴香6g，乳香9g，三七粉3g。

六、活血止痛丸

[组成] 党参9g，当归10g，骨碎补9g，破故纸9g，海马3g，川芎9g，自然铜10g（醋煅），杜仲12g，栀子9g，乳香9g，没药9g，黄瓜子10g，红花9g，三七3g，枳壳9g。

[功用主治] 活血化瘀，消肿止痛，健脾固肾，清热及接骨。用于外伤肿痛、骨折脱位及关节扭挫伤的中、后期，尤其对骨折延迟愈合有效。

七、五步手法治疗腰腿痛

具体操作如下：

1. 放通：患者俯卧于床，医生立患者左侧，双手拇指沿患者脊柱两侧自上而下按摩，并经双下肢后侧直至承山穴3~5次，并重压痛点，再以指代针点压肾俞、环跳、承扶、殷门、委中、承山穴3~5次。再以掌根自上而下按摩3~5次。

2. 按搬：患者原卧位不动，医生以左手掌置于患者腰部。右肘微屈，将患者右下肢膝关节，放于医生肘部，手掌按于患者大腿前区，并向上抬起患者右下肢，配合左掌下压患者腰3~5次，有时可听到腰部响声；医生再改立患者右侧，如前法搬3~5次。

3. 侧搬：令患者背向医生侧卧，若取左侧卧位，左下肢伸直，右下肢屈置于左下肢上，医生左手拿患者右肩，右手拿患者右髂前上棘处，左右手前后相对推拉，连续3~5次；再令患者右侧卧位，同前法侧搬3~5次停。

4. 牵抖：令患者俯卧位同时双手紧握床头。一助手面对立于患者头部，双手固定患者腋后部，医生立患者脚下，双手紧握患者双踝上部，并拔伸抬起患者双下肢及腰部1~2分钟后，猛拉快抖3~5次。

5. 闪压：患者仍保持原位，另一助手立患者脚部床上，双手紧握患者踝上部并抬起患者双下肢及腰部离床面25°~45°，医生改立于患者右侧，左手屈肘抬起患者双大腿，右手有节奏的闪压患者腰部3~5次（闪压手法仅用陈旧性腰椎间盘脱出症，故不常用）。

孙树椿

1937.7~，现任中国中医研究院骨伤科研究所副所长，副主任医师。

1958 年～1964 年北京中医学院中医系本科毕业。1964 年～1985 年在北京中医学院附属医院任骨科医师。1985 年～至今在中国中医研究院骨伤科研究所任副主任医师。其中在 1983 年～1984 年在日本"中国健康中心"工作。1984 年 9 月赴美国印弟安大学工作。

主要的著作有《刘寿山正骨经验》、《实用推拿彩色图谱》、《中国医疗保健推拿图谱》、《筋、骨缝损伤学》、《筋伤学》、《健身妙法——自我按摩》，以及"手法治疗颈椎病 114 例"、"刘寿山先生学术思想及正骨经验"、"腰痛手法治疗"、"颈椎病的手法治疗"、"足病的手法治疗"等论文。

现兼任中华全国中医学会骨伤科学会副主任委员，国家科委国家发明奖医药卫生组委员，卫生部药品审评委员会委员，《中国中医骨伤科杂志》副主编。

颈椎病手法治疗

1. 预备手法：此手法包括捻法和滚法，其目的在于松解痉挛僵硬的颈肩肌群，促进局部血液循环，使之收到舒筋通络、宣通气血、解痉镇痛的效果，同时也为下一步手法的运用打好基础。

（1）揉捻法：患者正坐，术者位于患者身后，用双手拇指指腹交替在两侧颈部（肌肉处），自上而下做回旋揉捻，用力要均匀，力量要深达病所，以患者可能忍受为度，不要在皮肤上来回搓动。手法的速度不宜过快，在压痛点（处）可做重点揉捻，时间应稍长一些。一般每侧施同样手法 4～5 遍。

（2）滚动法：患者姿势不变，术者手呈半握拳状，第五掌骨头为支点，做腕部运动，来完成滚动的动作。此手法用于头颈根部及双肩部，着力点要深，不可在皮肤上搓动，以防搓伤皮肤。一般2~3分钟即可。

2. 治疗手法：包括旋转复位和提端摇晃法，这是治疗颈椎病的重点手法。其目的在于分解颈椎小关节的黏连，纠正颈椎关节的错缝，并且可以加宽狭窄的椎间隙，扩大狭窄椎间孔，使颈椎恢复正常的生理曲度，从而缓解由于颈椎病变对神经根、血管及周围软组织的压迫和刺激而引起的症状。

（1）旋转复位法：患者正坐位，术者立于患者身后，稍微侧身。下以右旋为例：用右手或右前臂置于患者颌下，左手托住枕部，轻提并且做颈部旋转运动2~3次。目的在于使患者颈部肌肉放松，然后上提，牵引颈部，并使其后伸，牵引的同时将患者头颈右旋至有固定感时，右臂再稍加用力右旋颈部，此时即可听到一连串的弹响声，一般响声清脆者疗效为佳。立即以同样手法向左侧（对侧）旋转一次，此手法的要点在于手法的全过程都是在轻度牵引下进行，在应用本手法时，要稳、准、轻柔，不可粗暴。旋转要适度，力量不宜过大。

（2）提端摇晃法：适用于颈部肌肉痉挛，尤其是胸锁乳突肌痉挛的患者。患者取正坐位，术者立于患者正背后，双手虎口分开，拇指顶住枕部，其余双手四指托住下颌部，双前臂压患者的肩部，双手向上提端。同时手腕立起，使患者颈部肌肉放松，后将患者头部在屈曲时旋转至左（右）侧，下步手法以左侧为例，用右手扶住下颌，同时术者用右肩部、枕部顶住患者头部，在持续牵引下，用左手拇指指腹沿左侧痉挛之颈肌走向，自上而下揉捻至肩部，同时向右侧旋转至颈部。以相同手法于对侧再做一遍。此手法比较稳妥、安全，不易产生不良反应。

3. 善后手法：包括劈法、散法、拿法及归合法等。其目的为放松颈肩部肌群，进一步解除肌肉痉挛，改善血运，增加局部血液循环,消除软组织的炎性反应。本手法具有疏风通络、消炎止痛、调和气血之效。

(1) 劈法:患者正坐位,术者立于患者身后。双手五指分开放松,以手掌尺侧,劈打双肩部及背部1分钟。

(2) 散法:用双手掌指桡侧在两侧颈部(肌肉处)交错散之,用力按压后,散法效果才好。再从上至下到肩部时,改用掌侧散之,对两侧肩背部肌肉也要散到,做2~3遍。

(3) 拿法:用拇指和掌与其余四指的指腹相对用力,在肩部拿捏,拇指做环行运动。此法行1~2分钟。

(4) 归合法:双手交叉,以两手掌大小鱼际至患者颈部及肩部相对归挤,自上而下,做好2~3遍。

根据患者的不同情况,可在上述手法基础上,加用叩法、抖肩法及捋法等,以颈肩部自觉发热为好,从而完成整个手法。

大多数颈椎病患者的颈椎生理曲度都发生变化,而以其变直为最多,其次为反张,前凸仅占少数。病变多以中下颈段的椎体(颈4~7)为多,并且多数为多个椎体同时病变。所以,根据这种特殊表现,在应用旋转复位法时,首先保持患者习惯姿势或中立位姿势,使颈部肌肉得以充分放松,将颈部微后伸,并行持续牵引,于这种位置行旋转复位法,恰能恢复颈椎的生理曲度,所以,所采用的旋转复位法,其力是作用于多个病变椎体上,临床观察表明,疗效显著。另外,对于颈椎生理曲度前凸改变者,应用旋转复位法时,当使患者头颈部稍微前屈,牵引下行旋转复位,同样可纠正其过度前凸,而恢复其生理曲度。其作用力亦有多个病体的椎体上,与前者相同,对于生理曲度正常或改变不明显者,则在中立位牵引下行旋转复位为佳。只要旋转复位法应用得当,其作用力不是在上颈段椎体,而是在中下颈段多个病变椎体上。

曾有人提出用旋转复位法在旋颈时,其旋转作用部位主要在上颈段,而对颈椎病的好发部位下颈段,影响甚小(上海中医药杂志，1980年，第2期）。在应用时，特别注意了颈椎响声发出的部位，其发出响声的部位大多在颈 4～颈 7。我们应用旋转复位法时，是将颈部后伸，而且颈部旋转的度数，最多也只在 60°～70°，从力学角度看，当颈椎上、下段被固定，并有稍微后伸时，做旋转复位的力作用在多个椎体上，而且主要在颈椎的中、下段，这是符合力学原理的。

关于对棘突偏歪的认识。从以往的报道来看，旋转复位法主要应用于有棘突偏歪的患者，通过纠正偏歪的棘突，来调整小关节错缝，从而达到治疗之目的。大多数颈椎病患者，病变部位不仅是单个椎体，而是多个椎体，且多数病变位于颈 4～颈 7。触诊时，病变压痛点也位于几个棘突或棘旁，况且颈椎棘突的生理变异也比较多见。因此，单纯根据颈椎棘突偏歪来选用旋转复位法，就限制了本法的临床应用范围。我们在临床上对旋转复位法进行了改变，不用拇指按压偏歪的棘突，而是使旋转复位手法产生的力作用在多个椎体上。这样，既可以调整椎体间的关节错缝，又可以松解小关节之间的黏连，增宽和扩大狭窄的椎间隙和椎间孔，从而解除了对神经、血管及周围软组织的刺激和压迫。因此，对于没有棘突偏歪的患者，同样适用。

4. 关于旋转复位法的副作用，只在手法使用恰当，一般不会出现不良反应。为避免不良反应的发生，临床操作时，应注意以下几点：

（1）揉捻、滚动要做得充分，使痉挛的肌肉最大限度地松弛下来。对于颈肩部肌肉痉挛严重者，不能使用旋转复位法，否则，容易导致颈部肌肉的再损伤，使病情加重。

（2）行旋转复位时，可以听到一连串的弹响声，但由于患者的病情轻重不一，故弹响声也不同。病重时，可只有一声响，而且声音低钝、浑浊。随着疗程的延长，可逐渐出现一连串的响声，最好出现一连串清脆的弹响声。

（3）旋转复位方向的先后次序与不良反应的出现可能有

关。我们认为行旋转复位时应先向健侧旋转，后向患侧旋转，可减少不良反应的出现。

（4）要在牵引状态下进行旋转复位，如果不牵引而强行旋转，则可能造成骨质的损伤和加重软组织的损伤。

（5）旋转复位法后出现头晕，甚至虚脱的患者，应仔细检查三步手法中是否皆应用得当。如果不属手法应有的问题，可改用提端摇晃法。

（6）整个手法的运用一定要连贯，一气呵成。同时，应根据患者病程长短、病情的轻重、体质的强弱及个体耐受程序的差异等，在治疗时，因人而异，辨证论治，手法轻重缓急运用要得当，以增强疗效，防止给患者带来不必要的痛苦。

麦少卿

1931.2~，福建省厦门市人。现任漳州中医院骨伤科主任，副主任医师。

1955年毕业于福建医学院医疗系，1961年结业于福建中医学院，1961年起从事中西医结合骨伤科工作。

著有《点穴疗法》、《多层小夹板固定法》、《章宝春伤科临床经验》。先后发表"胫腓骨开放成染性骨折的临床观察"、"闭合手法治疗陈旧性骨干骨畸折形愈合"等论文。

一、瓜蒌枳壳二陈汤加味

[组成] 瓜蒌12g，枳壳10g，茯苓10g，半夏10g，陈皮6g，甘草3g，青皮6g，桔梗6g。

[辨证加减] 痰多咳甚加蜜冬花10g，蜜枇杷叶10g；咳痰血加白及6g，藕节炭10g；痛甚加元胡6g，郁金10g；合并血胸者，加桃仁10g，红花6g，丹参15g，葶苈子10g。

[特点与体会] 胸部内伤的治疗应以宣肺理气为主，因肺居胸中，肺主气为贮痰之器，胸部损伤致内伤气滞血瘀，肺气失宣，痰浊停留，气为痰阻，胸阳痹阻，致胸部疼痛，咳嗽痰喘。瓜蒌、枳壳二陈汤中以二陈汤行气化痰，治疗肺损伤后所致的湿痰，加瓜蒌以助润肺化痰，瓜蒌能"泻肺火"、"止一切血"，可制止肺损伤之出血。以青陈皮合用，加强行气止痛之功。枳壳、桔梗合用，升降结合，流畅胸中气滞，便气行则血行，加强痰湿的排净，有利于肺中分泌物之排泄，防止肺的并发症，因肺宣气行血，有助于气胸的吸收，枳壳破气又有泻除胸腔中不利之气，血胸的治疗因瘀血偏重应加桃仁、红花、丹参，以活血化瘀，降低毛细血管通透性，减少炎性渗出。因本方的行气化痰宣肺为主，使胸部内伤（伤气、伤血、伤经络、伤脏腑）均获治愈（心脏内伤除外）。

二、琥珀祛瘀活血汤

[组成] 琥珀3g（冲服），蒲黄6g，乳香6g，没药6g，当归9g，生地9g，赤芍9g，水煎服。

[特点与体会] 琥珀、蒲黄活血化瘀，通经利水，琥珀更有镇惊安神作用。蒲黄、生地、赤芍，清热、凉血、止血，二者协同达到"止血不留瘀"，"血行水则消"。乳香、没药活血通络，消肿止痛，可缓解外伤性疼痛。方中加当归以活血养血，达到化瘀而不伤正，更加木香以行气活血，气行则血行，有助于畅通气机促其液化，本方组成对新的头部外伤性血肿均有效。

血肿的治疗，祖国医学有血无止法的论点，主张活血化瘀方法，达到血活止血去消肿。外伤血肿早期多伴有血热肿痛，治疗宜以活血清热凉血，消肿止痛。血肿中晚期宜以活血化瘀，通经利水。本方以活血祛瘀，行气利水为主，达到改善微循环，抗渗出及利尿。本方的琥珀为君药，具有活血化瘀，通经利水外，对头部外伤有镇静作用。治疗头皮帽状腱膜下血肿，可不经穿刺治疗，对颅脑内伤也有所获益。笔者也曾以本方治疗阴囊外伤性血肿取得同样效果。

三、解毒化瘀汤

[组成] 三桠苦10g，两面针10g，狭叶萝摩（别名武靴藤）10g，鲫鱼胆10g，柘树（别名大丁癀）15g，一枝黄花10g，人中白10g，黄柏10g。

[功效主治] 清热解毒，活血化瘀，消肿止痛。

[用法] 水煎服，每日1剂，分2次服用。

[特点与体会] 本方以大丁癀、黄柏清热利湿；武靴藤清热凉血解毒；三桠苦、两面针、一枝黄花活血化瘀，消肿止痛。鲫鱼胆、人中白降火散瘀，鲫鱼胆更有破积软坚之功，诸药合用共奏清湿热化火毒，祛瘀血消肿毒功效。

创伤是因外力作用导致皮肉或筋骨破裂，外邪易入而化脓、热邪入骨易导致骨髓炎、骨坏死、骨不愈合，若伤及关节易发生滑膜炎，炎性渗出积液肿痛，久之可继发滑膜下纤维化，使关节屈伸功能难以完善恢复，创伤后无论有无创口，均可因气血阻滞、血肿不化，经气不利久可发热。解毒化瘀汤有活血化瘀及清热解毒的双重作用，对开放骨折感染有解热消肿、化瘀生新的作用，可促进创口及骨折愈合，防止骨髓炎发生；对创伤性滑膜炎，可改善血循环，消除炎性渗出，减轻肿痛，防止黏连，加速滑膜反应的恢复；对慢性创伤性滑膜多肥厚，因本方有破积软坚之功，间断久服也有所获益，若配合外治法松解黏连，疗效尤著。

四、生肌散软膏

[组成] 熟石膏4500g，炉甘石2500g，生石膏1000g，甘草250g，冰片100g，各研成细末。凡士林10000g。

[功用主治] 新旧创伤感染，腐肉已尽的溃疡创面，或皮肤张力性水泡，新鲜刀剑伤或手术后创口裂开。急性炎症期腐肉未尽忌用。

[用法] 配制时先将甘草加水1000ml，煎煮浓缩成300ml，加入生石膏混合后晒干研末，再以熟石膏、炉甘石及冰片一起加入凡士林（火上溶解）均匀搅拌，调成软膏备用。

[特点与体会] 本药对创面具有控制感染，收敛生肌作用，长期使用安全可靠。对新的创伤的创面及外科疮疡后期，只要无急性炎症及腐肉存在均可应用，换药对创面脓性分泌增多，并非坏现象，并不影响创面的生肌收口，即祖国医学煨脓长肉。当创面之分泌物逐渐减少时，可改2~3天换药一次，以减少创面的刺激，有益于创面的愈合。

五、点穴治疗闪腰

点穴是术者食指或中指指尖，对准某穴位，并朝一定方向迅速用力冲击15~30下。进行垂直按压者称"点接法"。点穴同时行推动者称"点推法"。闪腰患者最好取坐位，其背部朝向术者，术者在"连排点"（脊柱两侧旁开的二横指相当于膀胱经穴位）行"碎点法"，即指力对准每一点用力冲击，由下而上连续垂直点按 10～15 次，再转点按"肾筋穴"（骶髂关节上方）约半分钟，然后点按"反点"（髂前上棘后方凹陷处），指力稍向外上方冲击，点"反点"时嘱病人行前屈后仰腰部活动，连续 15 次，若遗留腰骶部酸痛可再点接"棘点"（第五腰椎棘突），指力需向下点扣。

点穴疗法的特点是指力很少向痛处点按，患者容易接受，穴位大多属经外奇穴，有些穴位名称与针灸穴位类似，其治病机理仍离不开经络。"连排点"有类似足太阳膀胱穴位，膀胱经内联肾脏，有五行肾为水、肝为木，水能生木，肝主筋，点"连排点"及"肾筋"能缓解腰背肌痉挛，点"反点"时患者需配合腰部前屈后仰活动，屈仰活动幅度可由小到大，是取得疗效的关键，一般以上述三个穴位均可治愈，若遗留腰骶部酸痛再取"棘点"，属督脉，督脉贯脊属肾，需往下点扣治腰椎酸痛，往上点扣治骶髂部酸痛。

六、点穴治疗急性颈部扭伤

术者站在患者背后，用指力垂直点按"椎点"（第七颈椎两侧缘各一点，相当于"华佗颈夹脊"穴），此穴对颈部的前俯后仰活动有特效，再点推"天窗"穴（在耳垂与枕骨粗隆连线中点相当于"风池"穴），指力需往外上方点推，每个穴位约点半分钟左右，再点按"肩上"穴（肩锁关节上方凹陷处相当于"巨骨"穴），点此穴时嘱患者头部左右摆动，此穴对颈部的左右活动有特效。若未愈时可往上点推"天窗"穴，再以拇食二指提拔"三义筋"（第七颈椎与肩胛骨内角缘连成线中点之一脊筋称"三义筋"），此法可缓解颈肩部酸痛，上述几个穴位可反复操作，配合患者的自我颈部活动，至患者颈部能左右上下活动为止。

点穴治疗急性颈肌扭伤有显著疗效，与经络有关，"椎点"属"华佗颈夹脊"穴，主要治颈肩部疾患。"天窗"穴位于少阳胆经的"风池"穴,此穴可缓解颈肌痉挛。"肩上"穴位于手阳明大肠经的"巨骨"穴,与督脉"大椎"穴相联络,可治头颈部酸痛。点按"椎点"及"肩上"穴,患者需配合颈椎前俯后仰及左右转动,是取得疗效的关键。"三义筋"为膀胱经所经之路线,可缓解颈肩腰酸痛。

七、杆面棍折骨术治疗股骨干骨折畸形愈合

折骨时,折50cm长杆面棍一根,助手双手握紧杆面棍两端,置于骨折近端上方(在大腿皮肤与杆面棍之间需铺一层棉花保护),用力下压由上而下缓慢用力滚动达骨折远端,术者双手握紧骨折远端,在滚动时逐渐向上提高,使之与滚动的杆面棍成相反方向的杠杆作用。杆面棍可来回滚动,术者缓慢掌握提高患肢的角度,直到完全折断,折骨后按新鲜骨折处理,整复固定。单纯成角畸形的手法纠正后小夹板固定,重叠短缩者多伴肌挛缩,最好行皮牵引纠正重叠。治疗中仍注意药物治疗及动静结合以促进功能恢复。

杆面棍折骨术操作简便,轻巧省力,因推算其作用力比徒手大5倍多,折骨成功率高,对近关节端骨痂较多的畸形愈合,肌肉较丰富的股骨畸形愈合更有甚优越性。本疗法损伤性小,未见神经血管损伤,安合可靠,疗效好。骨折畸形愈合时间短可使大部分骨折重新愈合,免于开放手术痛苦,可在家庭病床开展。

时光达

1922.2~，山东省枣庄市人。现任贵阳中医学院伤科研究所所长，教授。

1949年毕业于贵阳医学院，1950年~1952年于浙江大学医学院附院任总住院医师，1954年~1974年在贵州省人民医院任骨科主治医师、主任。1974年以后从事于中医骨伤科专业。历任贵阳中医学院一附院外科、骨科主任，学院骨伤科教研室主任，骨伤科研究所所长。

对骨伤科基础理论，特别是对骨折愈合及中草药对骨折愈合促进作用，通过多次的动物实验有一定的深入见解，近几年来从实验研究中对骨伤科最基本的"肾主骨"的理论，以最先进的骨组织形态学的手段进行了探索，取得了初步成果，从实验研究中，揭示了补肾中药与骨质改变的关系，为"肾主骨"理论提供了骨组织形态计量学的科学根据。

参加编著有《骨与关节手术入路图解》、《中医骨伤科学》、《中国骨伤科学》、《实验骨伤科学》，并发表"骨折愈合过程中红细胞沉降速率的改变"、"中药接骨Ⅱ号对促进骨折愈合作用观察"、"皮质骨在实验性骨折愈合过程中形态学观察"、"局部外固定和超关节石膏固定对实验性骨折愈合的影响"、"仙灵脾制剂对维生素A诱导大鼠骨关节软骨改变的影响"、"九节茶对实验性骨折骨痂中氨基酸影响的初步报告"等论文。

现兼任中华医学会骨科分会基础理论研究组委员，中华全国中医学会骨伤科学会顾问。

一、三杰膏

[组成] 炉甘石4.5g，乳香3g，没药3g，麻油100ml。

[功用] 促进慢性溃疡的上皮快速生长。将麻油加热至

沸,入炉甘石煎熬搅拌半小时后起锅,将乳没粉末加入油内搅半小时,以四层细纱布滤过后,加黄蜡(冬季10g,夏季15g)。将此膏摊于纱布上敷于创面,每3天更换一次。

二、加味接骨Ⅱ号方

[组成] 自然铜6g,土鳖6g,川断12g,骨碎补12g,九节茶(肿节风)15g,连钱草15g,仙灵脾12g,甘草9g。

[功用] 促进骨折愈合。

[用法] 以上药物煎服,每2日一剂;或制成蜜丸,每重9g,每日2次,每次一丸。骨折后连续内服8~10周。

三、老年肾虚骨萎的辨证辨病治则

老年肾虚骨萎相当于现代医学的原发性骨质疏松症,是老年肾虚骨骼的退行性变表现。现代医学以激素代替疗法治之,但副作用多且不经济。中医补肾法确可预防及治疗本病。

(一)治则:

本"壮水之主以制阳光,益火之源以消阴翳"的治则,在阳非有余,阴常不足的现实下,辨证及辨病论治,可取得预期的效果。

(二)辨证与辨病:

辨证:根据中西医结合杂志1986,6(8):598,中医虚证辨证参考标准,辨肾虚证型。

必要时还应检查:①24小时尿17-羟(REDDY),S修正法,以检测阳虚程度。

②放免检查E_2、T及E_2/T比值以检测肾虚程度。

辨病:从X线照片鉴别病种及程度:

(1)更年后期骨质疏松症:脊椎胸7-腰4照片检测米氏指数。此多发生在女性,男性亦有之,系原发性骨质疏松症。

(2)髋部骨质疏松症(包括股骨颈、粗隆间骨折),双髋照检测其单氏级数。

(3)指部骨质疏松指数,常作为全身骨质疏松指标。

（4）跟骨骨质疏松级数，照跟骨侧位片。亦常作为全身骨质疏松指标。

骨密度检测，利用单光子骨密度计检测桡骨中下 1/3 骨矿物质含量，以决定骨质疏松程度。

（三）方剂及药物组成：

1. 六味地黄丸。
2. 二仙汤：仙茅、仙灵脾、巴戟、知母、黄柏、当归。
3. 金刚煨肾丸：杜仲、苁蓉、萆薢，菟丝子，防风、牛膝、桂心、葫芦巴、破故纸。
4. 加味接骨Ⅱ号方加仙茅、知母。

（四）辨证辨病论治，或称二辨论治：

1. 无肾虚或肾虚见证不足但有无移位的上肢桡骨远端、股骨颈、粗隆间或脊椎骨折米氏指数在 11~13 者，用六味地黄丸，连服 6~8 周。

2. 肾阳或肾阴虚，骨折无移位或移位不显，不需复位及内固定，单氏级数在 3~5 之间，用金刚煨肾丸配合加味接骨Ⅱ号方。

3. 肾阳或肾阴虚见证明确，骨折有明显移位，且需要复位及内或外固定，脊椎米氏指数 14 以上，单氏级数 4 以下者，用二仙汤配合金刚煨肾丸和加味Ⅱ号接骨方交替使用。

苏宝恒

1923～，天津市人。现任天津医院创伤骨科主任医师。

为天津苏氏整骨第六代传人，自幼习熟祖传中医整骨医术，1924年在"中医传习所"专修中医理论二年，并取得中医师资格，从事中医整骨科工作。此后曾在天津体育学院、天津市人民医院骨科工作，任中医正骨科医师。

擅长骨伤的手法治疗，强调"按骨折的规律来处理骨折"，即认真地研究骨折的病史，揭示它的发生和发展的规律，然后施以巧妙的整复手法，反其道而行之，使移位的骨折端顺利地归还原位。

对一些治疗比较困难的骨折进行了深刻的研究，在其发病机理和治疗方面提出了新的观点，得到骨伤科界的普遍重视，其中"中西医结合治疗成人孟氏骨折的研究"一题已通过部级优秀科研成果鉴定。

现兼任中华全国中医学会骨伤科学会学术部部长，天津中医学会常务理事暨骨伤科学会主任委员。

一、锁骨骨折

一般多认为锁骨骨折后，由于胸锁乳突肌的牵拉近折端向上移位，远折端因重力而向下移位。通过临床X线透视观察发现骨折端尚伴有旋转移位，即骨折远端向下向前旋转移位，骨折近端向上向后旋转移位，当纵肩或收肩活动时，上述骨折移位程度加重，所以在整复和固定锁骨骨折时，应双肩水平位背伸牵拉，缓缓进行复位，才能获得满意的对位，勿使有纵肩或提肩的动作出现。在固定方面，仍以双圈定法为佳，但应注意在系紧双圈后侧低位的系绳时应较为用力，这样使双圈所形成的脊伸力偏于低位，能有效地对抗上提肩胛的力量。在锁骨骨折对位问题上提出若骨折断端上下移位位相接，愈合后会改变该侧的胸锁关节和肩锁关节的解剖位置，日后将造成该二关节的端创性损害。而骨折断端前后移位位相接，因其长轴与锁骨生理的"S"形态相一致，所以不会改变胸锁关节和肩锁关节的解剖位置，被认为是功能性对位。上下移位相接应认为是非功能性对位，不被允许。

二、肱骨外科颈骨折

在该骨折的诊断方面认为嵌插型肱骨外科颈骨折比较少见，许多在临床上诊为所谓的"嵌插型"肱骨外科骨折由于肩关节侧位片难以拍摄，所以仅以正位X线相片诊为"嵌插型"。自从应用了穿胸位投照法摄取肩关节侧位片后，证实了肩关节正位X线片所显示的骨折端"嵌插"实际上是骨折断端的前成角畸形，必须予以矫正，否则会影响肩关节前屈功能。穿胸位投照法摄取肩关节侧位片能清楚地看到骨折远端上移，肱骨头旋前，骨折端前成角的病理变化。其拍摄方法为：健侧上肢上举，二肩倾斜，使健侧高于患侧，此时患侧肱骨头下降至肺区，X线管球置于健侧肱下中线位，紧贴胸侧壁，X线片暗盒紧贴患肩外侧与管球垂直，即可拍摄。同时认为肱骨外科颈骨折合并肩关节脱位亦为少见，其脱位多属于假性脱位，理由为骨折后腋神经受到牵位损伤，致三角肌和小圆肌发生暂时性瘫痪。所以，肩关节间隙增大，误为骨折合并脱位，高龄患者，因肌力减弱，骨折后也可出现假性脱位。其鉴别方法为拍片时将患肢肘部兜起（"兜肘"）增大的肩关节间隙即可消失，否则为真性肩关节脱位。曾复诊了一组16例的初诊为肱骨外科颈骨折合并肩关节脱位的病人，经"兜肘"后拍摄X线相片，最后确诊仅3例为肩关节真性脱位。典型病例：周某，女性，50岁，X线号110551，右肩跌伤2月余，诊断为右肱骨外科颈骨折合并肩关节脱位，经3个医院门诊均诊断如上，建议手术治疗，后应用"兜肘"法拍片，排除肩关节脱位的误诊。

在肱骨外科颈骨折整复方面改进了纠正骨折前成角的过顶

整复法，根据当肩关节前举90°时，肩袖和关节囊能将肱骨头相对地固定于喙肩弓的位置上的特点，提出俯卧位复位法。具体步骤：患者俯卧于复位床上，患肢自然于床边下垂，与躯干成90°角，术者半蹲于患侧，以两拇指顶住近折端，其余四指环抱骨折远段，助手在牵引下继续将骨折远段前举，此时术者用力将肱骨头向后推，即可听到复位的骨擦音，然后患肢内旋将骨折断端叩紧，用超关节夹板常规固定，此法比"过顶法"节省人力，容易掌握。

三、前臂骨折

前臂桡尺骨双骨折的整复十分困难，在国内外众所公认，尤以桡骨上1/3骨折更为困难。多主张手术治疗。经多年的临床摸索，根据桡骨上1/3骨折以旋转移位为主的特点，提出了巧妙的桡骨上1/3骨折复位法，获得成功。即前于中立位下牵引，术者用两拇指按住牵桡骨近折端的桡背侧，其余四指置于桡骨远折端的掌尺侧，拇指与四指对抗挤压，使桡骨两骨折端逐渐靠拢，此时牵远折端的助手于牵引下反复旋转前臂远端，旋转幅度在旋前30°～旋后60°位之间，使骨折端在牵引和旋转活动中逐渐对合，一旦骨折端牵开就会自动复位，听到"入槽"的复位声，骨折端就会出现整体感，证明复位成功。桡骨上1/3骨折旋转复位法设计合理，符合前臂骨折旋转移位的规律，方法简便，损伤较少，易于掌握，实为巧妙的整复之法。

在尺骨骨折的处理上，认为尺骨中下1/3骨折复位困难的原因是下桡尺关节同时受损，使尺骨远折段发生旋转移位造成的。故复位时应先叩挤下桡尺关节，迫使尺骨远端环状关节面与桡骨切迹相对合，旋转移位即能自行纠正。

在前臂骨折的固定问题上，提出分骨垫的分骨作用必须在前臂骨折的旋转移位完全纠正以后才能奏效。一般来说在X线相片上所显示的桡骨骨折远端向掌移位，尺骨骨折远端向背移位不是单纯的掌背侧移位，而是桡尺二骨骨折远近断端旋转移位所造成图像。在正位 X 线相片上所显示的桡尺骨折远侧断端的相互靠拢，也并非是单纯的侧方移位，而是旋转移位的结果，可谓之"假性靠拢"，采用前臂中立位牵引，施以旋转复位手法，即能迎刃而解。然而再应用分骨垫才能起到分骨作用，使骨折对位得到维持。

旋转活动是前臂的唯一活动，这个活动十分重要，它辅佐着双手完成多向的精巧动作，所以前臂旋转功能恢复如何是前臂骨折治疗结果的重要标志，对此提出，当肩关节前伸 90°，肘关节 0°位时，前臂的旋转范围发生变化，与肩关节中立位，肘关节屈曲 90°紧贴胸侧壁时旋转范围不一样。我们知道后者是前臂旋转运动的常规检查法，旋前为 60°~80°，旋后为 100°~120°，而前者的旋前为 180°，旋后仅为 90°。此外，前臂的旋前功能尚可被肩关节的外展内旋所增加或代偿，而旋后功能则无。所以，在前臂骨折的治疗中应强调旋后的功能的恢复。为此提出前臂骨折施以固定之后，应将前臂放置于旋后 20°位，即低头见掌心位，将有利于前臂旋后功能的恢复。

四、孟太奇氏骨折

简称为孟氏骨折，即尺骨上 1/3 骨折合并上桡尺关节分离，近年来对此骨折进行了深刻的研究，复习了 400 份孟氏骨折病例，总结出从受伤机制、诊断、分型、复位和固定等一系列的新观点和新方法，1987 年通过部级优秀科研成果鉴定。首先提出工型孟氏骨折的受伤机制是患者跌仆时上肢触地，身体前冲和旋转力使该上肢的尺骨先发生骨折，外力继续进行，使环状韧带撕脱，桡骨头脱出，上桡尺关节分离。在桡骨头脱位的诊断问题上提出"划点法"代替"划线法"。认为"划线法"要求前臂在旋后位拍摄正侧位 X 线相片，然后据片，判断桡骨头是否脱位。而患者伤后伤肢疼痛和骨折移位畸形不能按上述标准位拍摄 X 线相片，因此非旋后位的前臂 X 线片用来判断桡骨头是否脱位就会失误。而"划点法"避免了上述的缺点，它不受前臂旋转位置的影响，其标志为：肱骨小头关节面的最突出的一点正在中外 1/3 交接之处，该点所引出的垂线必通过桡骨头关节面的中点，不通过者即为桡骨头脱位。此好似比喻为办公桌上的立式笔筒，任其多向旋转或摆动，均以其基底的固定轴为基点。

在孟氏骨折的分型方面提出无论桡骨头脱位的方向如何，都依尺骨骨折近折端移位的方向来判断属于伸直或屈曲型，即尺骨骨折近折端向前移位者为伸直型，治疗可按屈曲位固定，向后移位者为屈曲型，可按伸直位固定。在骨折整复方面，桡骨头脱位的整复一般比较容易，偶见整复困难者，有两个处理方法：（1）若遇桡骨头复还后还极易脱出者，如漂浮状，为关节腔内血肿过多，压力较高所致。可用空针先抽出血肿，再复位即易成功。（2）如抽出血肿后，桡骨头仍不能复还，或易再脱位者，多为环状韧带或关节滑膜嵌顿所致，应采取"钻顶复位法"，即在牵引下，术者用拇指挤压桡骨头，使之呈复还趋向，同时旋转前臂，并屈伸肘关节，再进一步推挤桡骨头即可使之复还。在小儿内收型孟氏骨折的整复手法上，他提出应用"拳击复位手法"，即合小儿伤肘关节屈曲 90°位，前臂于旋后 90°位，肩关节前上伸 90°，内旋 90°，平放在方桌上，助手固定上臂，术者一手握住伤肢腕部略做牵引，另一手以拳击桡骨头外侧，使脱位的桡骨头瞬间复还，此刻位于同水平的尺骨喙突处骨折的桡成角畸形由于复还的桡骨头的挤压也随之矫正。

孟氏骨折复位后很不稳定，不仅要求固定措旋必须合理可靠，而且前臂放置的位置也十分重要，直接影响骨折脱位的固定效果。通过 77 例孟氏骨折的复查，认为前臂中立位不仅利于尺骨骨折的整复，而且也利于维持骨折的良好对位。当尺骨上 1/3 骨折后，若前臂固定在旋前位，则桡骨于尺骨之掌侧跨越其骨折部，易使骨折发生背成角畸形；而前臂固定在旋后位时，则由于骨间膜的牵拉和远端的重力作用，使尺骨近折端向掌向桡侧移位，且骨折掌成角畸形出现，这一点通过 X 线透视观察得到证实，发现当前臂旋后时，尺骨近折端向掌侧撬起，中立位时，尺骨近折端又自动归位。这一发现有利地支持了孟氏骨折中立位固定的观点，改变了传统的旋后位固定法。桡骨头前脱位整复后很不稳定，极易再次脱位，此为孟氏骨折治疗难点之一，高度屈肘位以桡动脉搏动可能为度的固定方法，能有效地控制桡骨前脱位的趋向，亦采前臂中立位固定，理由同上，此因小夹板难以捆绑，故暂用石膏托固定，2~3周后改用小夹板固定，前臂置于中立位，此时尺骨骨折已完成纤维骨痂连接，上桡尺关节也有所修复，再移位的可能性减小，故此时可逐渐地进行肘关节功能锻炼，使之早日恢复功能。

五、科雷氏骨折

此骨折在临床上极为多见，在全身骨折发病率上占第一位，对传统的"掌屈尺偏复位法"提出异议，认为复位手法中的掌屈动作，在骨折断端的侧方移位未纠正之前，率先纠正掌背移位是不合理的，如同肱骨髁上骨折在未纠正桡尺侧的偏斜移位时，先纠正前后移位亦是不合理一样。其次为尺偏手法，由于下桡尺关节的阻挡亦不能完全将骨折远段的桡偏畸形纠正，所以提出首先是在持续的牵引中，加以摇摆远侧骨折段的动作，听到骨擦音，并感到骨折端松解时，即表示骨折端已牵开，此时先施以纠正桡偏移位手法，侧方挤压，避开下桡尺关节，然后再纠正前后移位，下压骨折远段，最后掌屈纠正掌成角畸形，无不获效。其理由为科雷氏骨折的病理变化过程是先掌成角，然后远侧骨折段背移桡偏，复位是骨折移位的逆过程，所以其复位手法应为牵引下，先纠正桡偏，然后是背移位，最后是掌成角畸形。

六、成人股骨干上1/3骨折

股骨干上1/3骨折由于骨折近侧段受臀中肌和髂腰肌的痉挛拉力使之处于外展屈曲位畸形，在传统的牵引对位法，均采取高度外展屈髋位牵引，使远折段与近段对合，但适得其反，因受内收肌张力的影响，骨折远端反向内向上移位，骨折近端仍为外展外旋屈曲畸形，此点我们在放射线下整复时施予高度外展位牵引亦得到上述同样的结果，而给予中立位牵引复位时，发现骨折近端由外展屈曲位自动到中立位，若加大牵引力时骨折端反向内成角，骨折近端横于远端之上，这是为什么呢？因为传统的外展位牵引法忽视了内收肌张力对骨折断段的影响，亦为造成骨折端外成角的重要因素，所以高度外展重力牵引，内收肌张力增加如同弓弦一样使骨折端外成角增加，所以对展位牵引是一个不稳定的体位。而中立位牵引使骨折远近断段的肌肉拉力恢复平衡，为骨折端的牵引复位准备了有利的条件，在牵引力的作用下，骨折近折段受腹内、外侧和中间肌的张力影响，使之归回中立位，加之肌肉对伤性痉挛的缓解，更有利于骨折断端的自动对位。一周后予小夹板压垫的固定。该牵引法称之为"股骨髁上中立位水平牵引法"，在具体操作上要求髁上牵引针在冠状面上与股骨长轴垂直。在牵引力线上要求水平位即牵引力线与股骨长轴保持一致。在牵引重量上，横断骨折予以100kg，粉碎骨折予以8kg，一旦骨折端重叠移位牵开，即改为4~6kg的维持重量。在骨折内成角问题上，认为内成角还可以自行纠正，即在下地负重行走时逐渐纠正，其掌握限度为股骨头负重的重线不能超过股骨干的轴线之外侧，其内成角即能自行纠正。在夹板形状上，提出内侧板上端应呈"凹"形缺损以免压迫内收肌腱，下端不宜超过内髁；外侧板应在大粗隆之下，外髁之上，后侧板就应为"S"状，上端兜起坐骨结节，下端向后弯曲以防压迫腘窝神经血管束。

苏宝铭

苏宝铭，天津市人。著名苏氏伤科传人，曾任北京医学院附属医院骨伤科教授，中华全国中医学会骨伤科学会名誉主任委员。1988年病逝。

桡骨远端伸展型骨折治疗经验

桡骨远端伸展型骨折，又叫colles骨折，是临床上最常见的骨折，老年人尤为多见，一般发生于距关节面上2.5cm部位，此处是桡骨之皮质骨与松质骨相接处，又是传达暴力的集中点，所以容易骨折。

一般资料及诊断这种骨折绝大多数由跌伤所致，由于外力的影响，骨折部桡骨远端向腕关节的背侧和桡侧移位，并向近端嵌入，形成所谓的枪刺畸形或餐叉畸形。骨折因是嵌入，故有短缩和旋转，而尺骨基本上无变化，这样就出现下尺桡关节的正常关系被破坏，腕部变宽，尺骨小头下陷，其外形类似腕部脱位，腕部疼痛、肿胀，功能受限，桡骨骨折的局限性的压痛是诊断无明显移位骨折的重要依据。

治疗这种骨折首先要把桡骨骨折互相嵌插的部分牵拉出来，在牵拉时要稍向尺侧位拉，直到把桡骨远端拉到比尺骨长约一横指时，这时桡骨的尺倾角才恢复，枪刺样畸形已矫正，如在整复时发现骨折两端嵌插过紧时，先要把骨折部上下（向掌侧和背侧）稍晃动，使嵌插部松动再牵拉，否则不容易整复好。至此再用拇指把桡骨向掌侧突起部向背侧推，同时用示指把桡骨近端向背侧推到凹陷（也就是恢复脉窝），这时掌倾角即已恢复，餐叉样畸形已矫正，然后把向掌侧下陷的尺骨小头向背侧推起到半横指，这时下尺桡关节已复位，腕关节也不宽了。

骨折整复后由于肌肉的收缩力和骨折端相连的不够稳定等

原因，骨折端仍可再移位，因此必须加以稳固而又轻便的外固定方能保持住。我们的外固定方法是在腕关节的上部背侧和掌侧，各放一块硬纸做成的弧形夹板，或用四块木质夹板，但放在背侧的夹板尺骨小头部要剪辑一块，以防把整复后尚不稳定的尺骨小头受压而再下陷。然后用绷带或布带扎住。在包扎后要在三四天或一周内复查一次，尤其错位明显的骨折。复查检查夹板固定情况，检查局部桡尺骨符合固定后应嘱病人经常练习伤侧手关节伸屈活动，这样能使气血流畅，消肿较快，根据"痛则不通，通则不痛"的理论，还有止痛的作用。待肿胀大部分已消失后，使病人练习腕关节活动，尤其是骨折线通过关节面的，这样可以避免腕关节发生创伤性关节炎和肌肉黏连等后遗症。还能促进骨折愈合，特别是在骨折后第二三周时，尤其是粉碎性骨折，由于骨折端的瘀血和其他组织被吸收，很可能引起骨折端的不稳定和缩短等现象，所以在复查时一定要桡骨远端及手指关节向前轴线牵拉（俗称理筋），这样病人感到松快，舒适，手指活动更灵活。

（康瑞庭整理）

杜自明

1877年~1961年，四川省成都人。曾任四川医学院特级医师。

1902年起行医，专治跌打损伤。1949年任成渝铁路工程局特级医师，后又聘为四川医学院特级医师，1956年应中国中医研究院聘请赴北京广安门医院骨伤科任职。

杜自明的治伤手法和伤科秘方，均得自家传，强调中医整骨医师首先应练功，并把"达摩洗髓易筋经"作为常练功法。治疗上擅长手法治病，认为跌打损伤应以手法治疗为主，辅以药物，配合适当的练功。因此主张"多能生熟，熟能生巧，巧能生智"一旦临证，手触于外，巧生于内，心随手转结以手出，对骨的横断、斜断、碎断，筋的松弛、痉挛，虽在肉里，以手扪之，自悉其情，法之所施，使患者不知其苦。曾对各种关节急性扭伤，慢性劳损，退行性骨关节炎，先天性肌性斜颈，马蹄内翻，各种骨折等治疗均获得了良好的疗效。

其治伤手法，可分为治骨和治筋两大类，治骨用牵接挤靠，牵者使骨折断端分离，接者使断口复位，挤者应用分骨垫挤压，使复位的骨折断端不易移位，靠者用夹板固定也。治筋用点穴按摩，弹筋拨络，前者用于解痉镇痛，活血散瘀，后者用于松弛软组织。然后再滚摇升降，活动关节，排除黏连，松解嵌顿，理顺经脉，畅通血运，促进代谢，恢复功能。

重视预防是杜自明治疗的又一特点，他认为剧烈运动后，汗湿未干，用凉水冲澡易致病。此时，肌肤不密，毛孔正开，寒湿之邪易入侵。同时在大运动量训练后，不应立即休息，而应缓缓行动，待气匀身干之后，再坐下休息，使体气逐渐平静，以防内伤，由他口传身教留下的医学经验，现已整理编成《杜自明整骨经验概括》。

一、接骨散

[组成] 当归，白芷，续断，川乌，草乌，乳香，蜣螂，土鳖，广七，虎骨，苏木，碎蛇，海马，木瓜，青皮，五加皮，台乌，甲珠，伸筋草，血竭，自然铜，小茴香，柴胡，羌活，泽兰，大黄，桂尖，杜仲，茯神，明雄黄，桃仁，木通，甘草，麝香，鸡血藤。

[功用主治] 续骨生新，活血散瘀，消肿止痛。用于各种骨折。

[用法] 共研成末，用开水冲调成糊状敷于患处即可。

二、活血散

[组成] 乳香，没药，血竭，贝母，羌活，南木香，厚朴，川乌，白芷，麝香，紫荆皮，生香附，炒小茴，甲珠，煅自然铜，独活，续断，虎骨，川芎，木瓜，上安桂，当归。

[功用主治] 止血舒筋，活血散瘀，理气镇痛。用于久伤不愈，经血不和，创伤出血，伤后肿胀，疼痛瘀血。

[用法] 共研成末，开水冲调成糊状外敷。

三、玉真散

[组成] 明天麻，羌活，防风，南星，白附子，白芷。

[功用主治] 预防破伤风，伤后破溃者。

[用法] 共研成末，以 50g 玉真散加 200g 基础膏调和而成。基础膏组成：香油、川蜡、白蜡熬成。

四、内伤丸

[组成] 广七，桃仁，泽兰，大黄，明雄黄。

[功用主治] 清热明心去内瘀。用于伤后吐血，咳血，三焦瘀血及咳嗽，呼吸引起收胸痛。

[用法] 研末，以蜜作丸。内服。

五、除湿酒

[组成] 虎胫骨，防己，独活，云苓，杜仲，草乌，晚蚕

砂、松节、茄根、木瓜、苍耳子、枸杞子、秦艽、桑枝、牛膝、狗脊、续断、伸筋草、豨莶草、白酒。

［功用主治］除湿通经，用于风寒湿痹。

［用法］研末浸酒服用。

六、活血酒

［组成］活血散，白酒。

［功用主治］通经活血。用于陈旧性扭挫伤，寒湿腰痛。

［用法］用浸酒，内服。

七、体功疗法

1. 打躬势：两足平立，相距一拳，两手抱头，掌心紧贴耳门，躬身直接俯首，尽量使头接近两膝，数二十至三十字数。最后提身直立，手仍抱头。适用于防治腰痛。

2. 躬尾势：两手上移至头顶，十指相嵌，抱头，继而手心翻转向上，两臂尽力伸直，旋即手心由向前转而向下，贴胸前缓缓滑下，挺膝弯腰，掌心尽量使之贴附脚尖，昂头前视，足不起踵，数三十字数。若不能贴附地面者，须相配足跟起落动作，随后挺起直立，两臂前平举，掌心向前，指仍相嵌。可强壮腰肌。

3. 大运转：取骑马桩，微倾其腰，右手随上体摇动，自左下左上，右上右下运转，左手跟随运转，两手交替一前一后，上身向左前倾时，右臂在前，上身向前倾时，左臂在前，两手随上身翻被大圈，各十至二十次为一遍。或两臂平行运转划圈，左右同姿同数。适于治疗腰部伤患。

4. 荡腿：站立，患侧手扶台，患腿提起，作前后游荡，渐次增大幅度，劲力不可太大及过猛，每遍作二十至三十次。用于髋部疾患。

5. 起落自降：两脚分开与肩同宽，脚尖内关，两手扶台，蹲下即起立，亦可不扶台，蹲下时两手平举呈前伸。二十起数，支持力尚够者可逐渐增加其次数。用于膝胯踝部疾患。

6. 阴阳磨势：两足开立比肩略宽，两手撑腰，拇指点压患侧痛点，上体左右旋而转动，宜稳缓，每次十转，左右同姿同数。用于腰部疾患。

7. 大园手：骑马桩，全臂灌力，上身不动，两手自胸前向内上外下翻转，左起右落，相继运行，次数不限。用于肩肘腕部疾患。

8. 旱地拔葱：

（1）双手拔葱势：骑马桩，躬腰俯头，两臂入胯时过膝后，直臂握拳，拳心相对，状如拔葱。挺腰抬头，两臂灌力，抬呈前平举时开拳，掌心朝上，如托千斤重物，徐徐收至胸前，握拳放置腰间，重复数次为一遍。用于腰膝部损伤。

（2）单手拔葱势：右手为例，两足开立，与肩同宽，两手握拳提至两胁，右手开拳，自右乳部斜向左脚尖外侧，徐徐插下，并自左脚外侧，移至右脚外侧，与此同时，作深呼气，继之擒拿如拔葱，右脚用力下蹲，右臂灌劲上提，收至腰间，作深吸气，重复数遍，用于右膝腰部疾患。

（3）双合势：单手拔葱式作一遍，再按双手拔葱式作一遍，如此二势结合施引。用于腰部、胯腿部的疾患。

9. 一指鞭法：呈骑马桩势，肩及两肘放松，两手握拳，食指直伸，屈肘交臂于胸前，旋即两臂灌力，迅速向两翼弹出，再迅速收回，交于胸前，反复行三十至五十次。用于肩肘疾患。

10. 九鬼拔马刀势：取左弓箭步，开拳，左手灌劲上举，向侧方下降，放于背后，如摘星换斗左臂姿势，然后右手上举过头，绕至头后，掌心抱头，头随向左转，四指紧贴对侧耳门，颈用力使头向后倾，而右手又用力压头使之向前，二力互相对抗，右肘则尽力后张。二目向左平视，数三十字数。随即头向前转正，同时右手滑至头部右侧，伸右臂呈侧平举，钩掌面时，继作上述左臂姿势，数三十字数。最后左臂外展呈侧平举，钩掌，收至胸前，与此同时右臂也自背部收至胸前。用于颈项部疾患。

11. 翘掌：两臂前平举，尽量翘掌，静心平思，默数一百至二百字数，尽力保持平举，翘掌姿势。用于腕部疾患。

12. 豹掌：呈骑马桩势，肩肘放松，至指微屈，取豹掌式，掌心向前，用力迅速推出，劲力不松，旋即掌心向上，迅速收回，反复作三十至五十次。用于腕掌疾患。

13. 青龙摆尾：两臂前平举，掌心朝下，两手向内外徐徐摆动，各数十次。用于腕关节疾患。

14. 荡臂：

（1）一式：站立，健手扶立，患臂用力，于身侧前后摆荡，幅度逐渐增大，二十起数。

（2）二式：弓箭步，两臂垂于身侧，一手在前，一手在后，作协调摆荡，幅度也由小增大。用于肩关节疾患。

15. 跟子腿：右腿为例，右手扶登，左手撑左膝，身微向左侧前倾，右腿屈髋膝迅速向后蹬收回，二数落地。如右腿能单独支持站立，则可左右同姿。用于胯膝疾患。

16. 风拳：两足并立，迅速蹲下，勿需起踵，同时握拳屈肘，并肘并拳挟于胸股之间，以两膝反弹之力起立同时两拳翻转，拳心向下，向两侧弹出，再迅速蹲下如初，反复行之，作三十至五十次。用于腰膝肩肘部疾患。

17. 转膝：两脚并立，上身前倾，微躬其腰，双手分撑膝上，沿身体之纵轴，旋转活动膝关节，左右同数。用于膝部疾患。

18. 金龙戏水势：两足站立，足尖内关，挺腰、膝、两臂伸直灌力，贴于大腿前，渐次顺腿滑下，躬腰，手至足尖时翘掌，臂直线上升，呈前平举位，目视指尖，然后掌心向面收至耳侧，再顺鬓旁下压，臂复原位为一遍。用于腰部疾患。

19. 阴阳反掌：坐或站立，两臂前平举。取阳掌或阴势掌，迅速翻掌，反复行之若干遍。用于尺桡骨折后遗症及腕部疾患。

20. 白马分鬃势：骑马桩、躬腰，两手相抱方向交叉于膝前，挺腰两臂随之上升，于头前方两腕适成交叉，旋即掌心朝外，翘掌向两翼分开为一遍，可连续数遍。用于肩关节伤患。

21. 万字车轮功：取骑马桩势，左手钩掌，左臂后伸，右臂灌力，掌心向上伸向左前方，上身微向左转，继之右臂自左前方施向右前方，掌心朝外，随即够掌右臂后伸，左臂随之，掌心朝上，伸向右前方，上身微向右转，顺势躬腰左手下压并拉回，左侧钩掌后伸，右手自身后升至左前方，掌心朝上，回复初势，如此作数遍，继改右手取左手姿势，左手取右手姿势，并恰同前式相反的方向施转左右同数，掌心朝外，随即钩掌后伸，酌情增加。用于腰、肩、肘、腕关节损伤。

22. 原地踏步：两手叉腰或一手扶台，交替提腿，作踏步运动，提腿愈高愈好。用于膝、踝关节损伤。

23. 白鹤展翅：弓箭步，两肩放松，两臂侧平举，屈肘，一手搁于对侧肩上，另一手搁平对侧腋下，旋即复至侧平举位，两手一上一下，交替行之。二十起数，日行 3 次，成为常课。用于肩关节疾患。

（谢可永整理）

杨天鹏

1902.5~，四川成都市人。现任成都骨科医院名誉院长，主任医师。

1922年和1926年先后拜师周云武和刘元福，学习中医骨科及武术。1930年正式开始行医。1940年在自贡设立"天无堂"诊所。1943年在成都设"天无堂"诊所。1956年参加成都市东城区正骨科联合诊所。1964年诊所扩大为成都市东城区骨科医院。1982年晋升为副主任医师，1989年晋升为主任医师。

在治疗方面，不拘泥于骨折的三期治疗常规大法，更强调"整体观念、辨证施治"的原则。认为内外兼治是加速患者生理机能得到迅速改善和调节生长的必要手段，是促进骨折愈合的重要条件，所以极其重视补肝肾与培补脾土。在具体施用手法时，强调要辨位施法，因人而异。采用医患协作，借力发挥之法来巧治筋伤与骨折。在手法的应用上，则要求手法熟练、刚柔相济。他独创特色的理筋手法，如"八字分拍法"、"近节牵抖法"、"四指拨络法"等。在骨折的整复方面，主张一次性整复成功，这样既可减少病人的痛苦，又可防止反复性整复造成愈合后的障碍或畸形等。施用手法时，不主张施用暴力，力求借力发挥的巧法。比如在复位时，为防止病人因精神紧张而将肌肉收缩得很紧，这样就不利于复位。他则采用要病员先将口张开哈气，医生则要机触于外，巧生于内，手随心转，骤然间法从手出，一气合成。这正是"法使骤然人不觉，患者知痛骨已合"。

发表论文十余篇，有"理筋手法临床应用心得"、"治疗胸部伤筋经验介绍"、"治疗肩周炎经验介绍"等。

一、滋调固肾法浅析

滋调固肾是采用固肾为主，调养肝脾为辅的治法。杨氏认为骨折、脱位或筋伤后，除了早期给予一定的活血化瘀药外，重点应放在滋调固肾上。男子以精为贵，女子以血为主是治伤的大法。《内经》说："诸筋者，皆属于节"，说明人体的筋都附着于骨上。骨为奇恒之府，骨为干，性刚强，既可支持形体，又能护卫内脏，是人体之支架，为筋起止之所。筋束骨，骨张筋，互相协作进行着人体正常的功能运动。但骨为肾所主，肾藏精，精生髓，髓养骨。肾精的充盈与否，直接影响着骨的生长、发育、壮健与损伤的修复和再生。筋是主司运动的主要组织，筋之所以能舒缩有力，则依赖肝血的濡养。肝藏血，肾藏精，精血同源。损伤后，势必造成耗血消髓，筋骨失养。加上长期的卧床及运动量减少等，将导致脾的运化机能下降，容易出现胃纳呆滞，不能"饮入于胃，游溢精气，上输于脾……散精于肝，淫气于筋"。筋骨相连，只有脾气的散精，才能使肝血充盈，筋壮方能"束骨而利机关"，此即《内经》所说的"谨和五味，骨正筋柔。"

因此，在治则上，主张外伤筋骨，则应内治于肝脾肾。应用滋调固肾法拟制成了"加味虎潜丸"（熟地、怀牛膝、龟板、当归、白芍、枸杞、黄芪、红参、砂仁、陈皮、茯苓、锁阳、杜仲、补骨脂、河车、菟丝子、怀山、知母、黄柏、猴骨。本方以炼蜜为丸较佳，每丸重量为10g，方中的红参宜单独煮水吞服此丸，日服2次，每次一丸）。本方是以《丹溪心法》的虎潜丸为基本方加减而成，方中用龟板、熟地、杜仲、枸杞、怀牛膝以滋阴补肾、填精补髓；当归、白芍、红参、黄芪补血益气，调肝养筋；猴骨强筋健骨（原方中虎骨改用猴骨以维持原强筋健骨之力）；锁阳、补骨脂、菟丝子、河车补肾壮阳；陈皮、茯苓、怀山、砂仁以调脾益气；黄柏、知母作为反佐，以防温燥太过。全方共成调肝益脾，固肾补髓之法。

由此可见，当人体受到外力或病理性损伤而引起的筋骨损伤，除了应采用正确的手法、固定和练功外，尚应着重调节肝脾肾的机能，以促进损伤组织的尽早修复。即使无肝脾肾内虚的青壮年，为了促进损伤的愈合，也有必要调养。对老年体虚之人或先天之精不足者，用之更是恰到好处，尤其对病势较急迫，病期较长而虚欲绝者，"法当大补，得全疏敛之功，切忌寒凉，致取变生之局"（《外科正宗》）。如若患者有外感风寒时，应暂时停用。

滋调固肾法系数十年来在实践中总结出的内治法中的最常用治法，以该法用于骨伤疾患各期、各型，大多能收到较为满意的效果，尤其用于慢性疾患，如腰腿痛、颈肩痛、损伤后遗症等，收效更为突出。除以上所提到的内服药外，还应当在生活、起居上，切戒七情妄动，饮食无度。

二、理筋手法的应用

（一）辨位施法，因人而异

人的差异很大，既有禀赋、营养、性别、年龄、职业、习性、脏腑功能差别，又有皮肉肥瘦、坚嫩以及疾病新旧之分。故对外力的承受能力各有不同，切不可千篇一律。至于手法的轻重应用，病有表里内外之分，理筋则有深浅、轻重之别。一般说来，轻手法为补法，重手法为泻法；皮肉肥坚者宜以重手法，瘦嫩者则宜用轻手法。禀赋不足、营养不良、脏腑未充、气血未旺，易虚易实，宜以轻手法。以部位来说，头颈部宜轻手法，四肢、臀部等宜重手法。重手法后，在收尾阶段宜以轻手法，此法杨氏又谓之"回手法"。

（二）医患协作，借力发挥

既要详察病情，又要调动病人的主观能动性，做到医患协作，借病人身体的重力及内力作手法的辅助。这就是杨氏创立的"内牵拉力"与"外牵拉力"学说，所谓"内牵拉力"是指在施行某些手法时，须先与患者讲明治疗中的协助要领。比如在治脊柱后关节突凹陷症时，要求病人先鼓气增加腹内压力，然后再施以手法。所谓"外牵拉力"，是指患者本身肢体重力的牵拉力。比如在施行椎间盘突出症等脊柱病变所引起的腰腿痛时，不是采用在床上先作骨盆牵引麻醉下施行人工牵拉，而是让患者以腹部俯卧在凳上，人体上下两端垂吊，嘴张开，这样会使病变部位椎间隙松弛，得到拔伸牵引作用，然后再施以手法。

（三）手法熟练，刚柔相济

不仅要有熟练的技巧，而且要求达到"知其体相，识其部位，手随心转，法从手出"。针对病人的具体情况，要刚柔适中，这样方能取效。这就要求医生平素多练功，尤其是手指功、手掌功及手腕功。手法与术后练功要相结合，能收到事半功倍之效果。

（四）常用手法介绍

1. 拍击法：拍击法是指用手掌或掌根在一定部位击打的一种手法，根据病变的差异，通常又分为以下两种：

（1）空心掌拍法：本法是指术者双手掌指关节微屈曲，五指均微弯；大小鱼际稍内收，使手心成为一个窝状。术时着力点主要在大小鱼际，其余五指稍辅助着力。此法主要适用于腰部疼痛中的诸证，如腰肌劳损，腰椎间盘病变等。体征表现以病变部位前突增大者为宜。

此法的步骤为：患者俯卧，鼓气增加腹内压，形成内掌开力（或叫内牵拉力）。术者双手在病变部位旁开2cm，向左右两个不同方向分拍，犹如八字形，所以杨氏亦谓之"八字分拍法"。动作要领为：双手动作要协调，刚柔相济，快慢适中。

（2）掌根拍击法：亦称之为实掌拍击法。此法是术者五指稍向上撬，掌根突出，用掌根突出部在病变处拍击。此法适用于脊柱因某种病变致软组织产生微向后突畸形者为宜。此法步骤为：患者俯卧，四肢伸展，背部放松，用掌根在病变部位猛击3-4次。动作要领为：要求着力点准确，用力时刚中略带柔。

2. 推旋法：此法是指推法与旋转法的合并使用。操作时，左手（或右手）推抵局部，另手抱握患者躯体作往返的旋动。此法多用于颈部伤筋及腰背部的侧弯畸形等。动作要领为推指要有力，旋转动作要协调。本法有解除痉挛、交锁作用，并对软组织的黏连有松解之功。

3. 牵抖法：牵抖法是牵法与抖法的合用。牵是指将病变关节向相反方向牵拉；抖是指抖动肢体。又常将其分为近节抖法与离节牵抖法两类。

（1）近节牵抖法：术者把握牵拉之手要紧靠病变关节，然后牵而抖之。此法多用于各个关节的急性扭伤。此法要领为：牵拉要有力、要稳；抖时动作要与牵位相协调。

（2）离节牵抖法：此法在操作时，术者把握之后要远离病变关节，在牵拉下颤抖3－4次。此法多用于四肢陈旧性扭挫伤、劳损等。动作要领同近节牵抖法。

牵抖法有行气通窍、舒筋活络、通利关节作用，从而得到"骨正筋柔"、"筋主动以协调为顺"的生理特点。

4. 托点法：托是指术者用力将患者某端向上托起，使其上下两端形成一个反牵拉力。点是指点穴位。此步骤为：患者端坐，躯干伸直，术者用一手肘部与肩前侧部将患者头部夹往向上提托，另一手在穴位上点穴。亦可适当配合推旋法使用。此法有通经活络、开通闭塞、解除黏连与祛寒止痛作用。主要用于颈椎病、颈部伤筋、颈椎半脱位等。

5. 拨络法：拨络法是用手指在一定部位和穴位拨动的一种治法。它有解除黏连、流通气血的作用。常又分为以下两种：

（1）单指拨络法：单指拨络法即术者用一手的拇指在局部往返来回拨动。以拨至肌肉有酸麻胀感为宜。

（2）四指拨络法：所谓四指，即指除拇指以外的其余四指。手形为四指掌指关节指间关节均呈半屈曲状。然后在一定部位往返拨动。此法用力较深透、重而不滞，力达病所在处。

主要用于肩胛下肌劳损、陈伤及腰腿痛、肩凝症等。亦可用于胸部伤筋。

6. 揉法：本法是用手指或手掌在人体表面作一定范围的揉动。杨氏以之用于整个理筋手法的准备和收功手法，所以又称之为备回手法。此法操作时揉动的指或掌不移开接触的皮肤，仅使该处的皮下组织随指掌的揉动而滑行。一般都用单手操作，用力较轻。操作上又分为指揉法与掌揉法，指揉法是用指腹紧贴皮肤，作回旋的揉动，主要适用于狭小部位与穴位。掌揉法的手掌紧贴皮肤，沿顺时针方向或逆时针方向的回旋揉动，此法适用于较大部位者，如背部、臀部等。揉法有消肿止痛、平衡阴阳作用。

7. 按压法：按压法是用双手重叠，用力往下压的手法，此法主要用于腰背部损伤。它的特点是接触面准确、固定，力大而集中。按压法有镇静止痛、舒筋通络作用，它可增强肌肉的收缩力（肌力），抑制神经兴奋而达到止痛效果。

8. 摇转法：摇转法是术者一手托住被动关节的近端，另一手握住被动关节的远端，作伸屈及环形转动。转动时须按关节的生理活动范围进行，转的范围由小到大，力量由轻到重，转动速度由慢而快，但不可过速。此法多用于关节病变后的功能活动受限，比如"肩周炎"、"关节骨折或脱位后的黏连"等。此法有通腠理、开关窍、除黏连之功用。

三、肩周炎的治疗

肩周炎，谓之肩凝症。其外因是睡时肩部外露泄风，致使风寒湿邪侵袭为患，但它的发生与人体的气血不充、肝肾亏虚有关，此乃为内因。它们交合的结果，便导致经脉阻滞，气血凝结。本病临床特点是肩部疼痛但不发红，活动度受限而不完全丧失功能，气候变化可导致疼痛加重，夜晚常因疼痛而不敢侧卧压迫患肩，肩关节活动度常被冻结于某种缩小范围，如活动度超过此限度时，则引起难以忍受的疼痛。

对本病的治疗，主张以按摩手法与局部敷温通散凝的中药并重,较重者尚可配合滋补肝肾之中药内服,为的是使其相互协同,奏效更捷。

手法治疗

1. 体位:患者端坐于方凳上。

2. 预备:医生坐(或站)患侧,一手握拿患侧手腕部,为做手法时配合做前屈、内收、外展及牵抖等辅助动作。另手作手法。

3. 手法步骤:

(1)先用轻手法有节奏地拿肩周 5~6 次。

(2)继用分筋手法在肩周顺势拨筋 2~3 遍。

(3)再用拇指点肩三针穴。

(4)重复用轻手法拿摩 2~3 遍。

(5)最后术者用一手固定肩峰,另一手握住患者手作牵抖法 5~6 次。术毕,嘱其回去后的练功方法及有关注意事项。

局部敷药

处方:生半夏、生南星、白芷、生川乌、生草乌、细辛、红花、没药、乳香等。

制法:将上药物共研极细末。

用法:将所需药再加生姜、生葱捣烂,兑适量白酒,一齐入锅内炒热敷于患肩部,隔日换药一次;如有皮肤对药物过敏者,可用清油沾纱布隔在皮肤上,再在上敷药。

病案举例

例一:刘某,女,50 岁。患者右肩不明原因疼痛一年,加重疼痛伴活动严重受限五月。疼痛尤以上举与背伸为甚。曾采用多种疗法无效。采用杨氏按摩手法与外敷帖。只留 1 月症状大减。继用上法治疗半月疼痛消失,功能也基本恢复正常。

例二:患者李某,男,49 岁。病者左肩曾有外伤史。三月来疼痛加重,夜间睡卧时转侧都感困难,查其左上肢外展与背伸都明显受限,用上法治疗 24 次疼痛完全消失,患肢功能基本恢复正常。

按：

1. 本病是内外两个因素为患。内因是筋脉失养，是本病的根本，外因以风寒湿为主的阴邪，由于经脉阻滞（寒凝则气滞），阴邪收引而产生拘挛，从而影响了肩部正常的活动功能。所以治疗本病时要内外两个因素都要考虑到，才能收效满意。

2. 根据"热则行、寒则凝"，"筋喜温而恶寒"的特点，采用动则生阳之原理，主张按摩手法以被动活动与主动练功相结合，从而得到筋主动，以协调为顺的生理功能，局部的黏连与肌萎缩才能逐渐得以修复。

3. 在做完按摩手法后，主张再在局部敷上温阳通滞之品，因外敷药直接作用于局部，再加内服调补肝肾的中药，这样内外结合，能起到相得益彰的效果。

4. 对本病的按摩还有一个特点是，要求手法由轻到重，再由重手法转为轻手法，以牵抖手法收尾之功。它可使筋舒展而不致术后产生疼痛反应。而不主张施用暴力的板举手法，认为那样将会导致局部反复性牵拉伤，以致黏连难以修复。

（曾一林整理）

杨文水

1943年~，山西省稷山县人。现任稷山县骨髓炎医院院长，主任医师。

1962年~1964年，在家自学中医。1964年~1970年，在村卫生所从医。1970年~1978年，研究用中医治疗慢性化脓性骨髓炎取得突破，并着手创建稷山县骨髓炎医院。治疗上提出："局部与全身兼顾，治标与治本结合，外治与内治并举、祛邪与扶正兼施"的观点。

著有《骨髓炎诊疗学》、《杨文水治疗骨髓炎经验》。发表有"论慢性骨髓炎防治"、"祛腐托里生肌法"等论文。

现兼任中国农村卫生协会常务理事，《中国农村医学》编委，《中医药研究》编委，山西省中医外科分会副主任等。

急性血源性骨髓炎的治疗

（一）辨证分型与内治法：

1. 非化脓期内治法：

（1）余毒湿热型：病机特点为湿热蕴结，血脉壅遏，郁久成毒，深陷入里，伤于筋骨，阻于经络，气血不和，骨疽乃生。本型起病急骤，患部红肿热痛，骨干骺端压痛最为明显，肢体活动障碍，伴寒战、高热，体温可达39℃以上，口渴烦躁，小便赤黄，大便干燥，舌质红，苔白厚或黄腻，脉洪数或弦滑等症。治以清热解毒燥湿，活血消肿止痛，护顾真阴，方用五味消毒饮加减：金银花30g，蒲公英12g，紫花地丁12g，连翘9g，野菊花10g，赤芍9g，丹皮6g，天花粉15g，生甘草6g，水煎一日一剂，早晚分服。体弱者加当归9g，川芎9g，黄芪15g；热重渴甚者加黄柏10g，麦冬20g；肿甚者加穿山甲10g，皂角刺9g；恶寒发热者加荆芥9g，防风9g；热甚神昏谵语者吞服安宫牛黄丸或紫雪丹。

(2) 风寒湿毒型：病机特点为卫阳不固，风寒湿邪乘虚而入，邪客肌肉，营卫失调，经脉痹阻，邪从热化，内攻着骨，症见初起发热恶寒，局部隐隐酸痛，肿胀不明显，继则痛剧不可按或痛如锥刺，皮肤隐红，肢体活动障碍，苔薄白或薄白而滑，脉浮紧或弦紧。治以解表，祛邪，透邪外出，方用荆防败毒散加减：川芎6g，羌活6g，独活6g，荆芥9g，防风9g，柴胡9g，前胡9g，赤茯苓9g，桔梗9g，党参9g，枳壳5g，甘草5g，水煎一日一剂，早晚分服。

(3) 气血瘀滞型：病机特点为血脉受损，瘀阻化热，瘀毒相搏，伤筋腐骨。本型初起常有外伤史（扭打、跌打损伤）等，伴有高烧，局部红紫，肿硬剧烈疼痛，受伤部位及其附近骨干骺端压痛明显，肢体活动受限，舌质紫暗，脉涩或洪数。治以活血祛瘀、清热解毒，方用活血祛瘀汤：当归9g，丹参9g，生乳香6g，生没药6g，透骨草15g，金银花30g，黄芪15g，甘草6g。水煎一日一剂，早晚分服。同时口服七厘散。

2. 化脓期内治法：

化脓期可分为酿脓阶段和溃脓阶段。病机特点：邪毒内盛、毒聚成脓，脓毒则酿、腐肉伤血，灼筋伤骨，脓溃脓泄，正气受伤。酿脓阶段表现发烧寒战，局部肿胀明显，阵痛或刺痛，皮肤红光亮，按之肿硬中有软陷。轻按刺痛，舌苔黄厚，脉洪数。溃脓阶段表现为全身症状较酿脓期轻，局部溃破流脓，脓汁稠厚色黄或稀薄，色白有血，周围红肿或不红肿，疼痛亦减轻，舌苔黄或白，脉洪数或较弱。脓成未溃者，治宜活血透脓，方用活血透脓散加减：当归15g，生黄芪12g，穿山甲、川芎、皂角刺各3g。脓成已溃而正气旺者，宜托里排脓，方用托里排脓散加减：当归12g，生黄芪12g，穿山甲、川芎、皂角刺各3g，白芷10g，金银花12g，甘草6g；若脓溃正气已衰者，宜托里补虚，方用八珍桔芷皂刺汤：熟地12g，党参12g，白术9g，茯苓9g，当归9g，川芎9g，桔梗9g，皂角刺9g，甘草9g，白芷9g，白芍9g。水煎一日一剂，早晚分服。

3. 自制丸药内服：急性血源性骨髓炎各个不同时期均服用我们研制的特效药"神效骨炎丸"，具有扶正祛邪，清热解毒，护顾真阴的作用。如 X 片显示有骨质破坏者为毒邪内蕴，深入伤骨，除外敷骨康膏外，可口服自制中成药骨灵丸，药物：生地 30g，红花 20g，煅自然铜 15g，汉三七 20g，儿茶 10g，虎骨 30g，甜瓜籽 20g，炼蜜为丸，每丸 9g，日服 2 丸，以消肿止痛，续筋接骨。

（二）外治法：

1. 患部肿疼的处理：一旦确诊为急性骨髓炎，患部肿胀疼痛均可用解毒消肿止痛的消核膏外贴。药物及制法：大戟、芫花、甘遂、海藻、甘草各 30g，香油 500g，黄丹 250g，上药除黄丹外入香油中浸泡 5~7 天，入锅慢火煎熬，至药枯浮起为度，离火去渣，然后将黄丹逐渐加入，边加边搅，至乌黑漆亮，滴水成珠为度，摊于纸上可用。同时外敷骨康膏以解毒定痛，控制感染减少渗出，吸收急性炎症及小块死骨，修复及预防骨质破坏。药物及制法：活雄鸡一只，乳香、没药各 15g，血竭 4g，骨碎补 12g，五加皮 20g。将雄鸡拧死（忌铁器）去除毛及腹腔脏器，剥下整个鸡皮备用，用石臼将肉血等捣烂如泥，将上述药共研细末与鸡肉混均摊于鸡皮上，直接敷病变局部，如局部有伤口可直接敷伤口上，绑带包扎，24 小时去除，隔 5~7 天敷一次。

2. 脓已成而未溃者，可根据脓液的深浅、病灶的大小，常规消毒皮肤在局部麻醉下切开引流，使脓液排出。或脓成而溃破后排脓不畅者，均可在伤口外撒新三仙丹，外贴消核膏，以祛腐排脓，拔毒生新，消肿止疼。隔日换药一次。

3. 肉芽生长不良及敛口缓慢：急性骨髓炎脓液排泄后患者机体功能衰退或腐肉未净，可见肉芽生长不良，除采用内服药物扶正外，应选用祛腐生肌散外撒伤口上，药物：轻粉、冰片、血竭各 6g，煅石膏、皮胶珠（即牛皮胶土砂成珠）各 9g，共研细末外用促其伤面及窦道肉芽组织生长。选用祛腐生肌收口散，药物：儿茶、血竭、三七、制乳香、制没药各 9g，冰片、麝香各 3g，象皮炭 15g。共研细末，外撒使其伤口窦道逐渐愈合。

4. 手术治疗是祖国医学治疗外科疾病的一种基本方法，对急性血源性骨髓炎疾病为主要治疗措施之一，局部病变情况是影响全身的一个重要因素，根据病情，必要时可早期局部切开引流或骨髓腔开窗引流，或及时解除骨髓腔脓液的压力，避免脓液漫延扩散，有效地阻止骨膜剥离，防止减少骨质破坏及坏死。

5. 患肢制动及加强全身抵抗力，急性骨髓炎均应卧床休息，患肢置功能位，制动可采用石膏托外固定，略抬高患肢，预防病理性脱位，骨骺滑脱及病理性骨折。必要时可给高热量、高蛋白的半流饮食，补液调整水电质紊乱，根据病情变化可少量（50~100ml）多次输血，增强病人抗病能力。

李广海

1896年~1972年。字澄波。广东省佛山市人。曾任佛山中医院院长。

年甫十六,便随父侍诊,同时习武。19岁起行医于佛山市郊。1953年参加佛山健康联合诊所,1956年在佛山中医院工作。

李氏认为,手法与固定同样重要,两者不能偏废,应并行不悖。近人由于对手法的重视,手法有所发展,技巧不断提高,对关节内骨折,邻近关节骨折的闭合疗法有较大突破,然夹板固定,仍多各承家技,墨守常规,沿用旧法,一直停滞不前,认为传统的固定方法,虽能发挥动静结合的优点,但未能克服影响骨折愈合的不利因素,存在固定范围不足之虞,但也反对广泛固定、绝对静止、影响肢体功能活动的片面做法,股骨干上1/3骨折、蒙氏骨折,成角往往发生在骨折的中、后期,如何改进固定方法,对抗肌肉的收缩,克服成角,仍然是一个值得探讨的问题。提倡察部位,审病情,制动一或两个关节的夹板固定方法。

至于外固定材料,五花八门,南北各异,就是同一地区,也各有别,莫衷一是,应结合当地的气候环境,因地制宜,认为南方气候卑湿,广植杉树,而杉的性味辛而微温,无毒。有祛风、消肿、散湿的功效。实践证明,杉树皮具有夹板固定应有的性能,且保温性能好,又不闭气,适合骨伤科患者忌寒忌湿的要求,更适合南方卑湿的气候环境。认为南方用杉树皮为材料的夹板,是固定骨折的理想材料。功能锻炼,祖国医学记述甚多,认为可促进血运,加快消肿,防止肌筋挛缩,利于关节功能恢复。近又认为关节内骨折通过早期练功活动,可以将关节面模造。在夹板固定下的练功活动通过垫压的外在持续压力及肌肉舒缩活动时产生的内在动力，能逐渐矫正骨折的残余移位。更证实了动静结合对骨折治疗的重要性。功能锻炼还能克服骨折的分离移位，并对某些延缓愈合的骨折，能促进骨折的愈合。肱骨干横断型骨折易致分离，而分离移位是引起骨不连接的主要原因，根据肱骨干骨折分离移位的病因病理，提出了加强肌力锻炼，并通过纵轴挤压，使骨折端互相靠拢，为骨折的愈合创造了条件，减少了手术治疗。胫腓骨中下1/3骨折，由于解剖特殊的原因，容易引起延缓愈合，甚至骨不愈合，认为，在夹板有效的固定下，下地负重活动，通过顺生理力线的纵轴挤压，能刺激骨折的愈合。这种练功疗法，在李氏的临床诊疗中屡见不鲜，而且收到了预期的治疗效果。把手法复位，夹板固定，功能锻炼三者有机地统一起来，变不利因素为有利因素。

重视内、外药物的应用，确定"治伤从瘀"的治疗法则。以田七、归尾、红花、桃仁、木香、赤芍为组方的主要药物，方中重用红花，收到了较好的疗效，如瘀肿严重，皮肤发亮，张力增大，或有张力性水泡者，则酌情选用生地、栀子、丹皮、泽兰、银花、黄柏等苦寒清热之品泄热行下，以防瘀热内生，变生它证。还根据损伤的轻重，体质的强弱，不同的证候，应用攻下逐瘀，活血化瘀，和营止痛，调补气血等治疗方法。对损伤后期的治疗，善用温补和血。四物、十全大补、当归补血汤为其常用方剂。对损伤后期的治疗还依循了"肝主筋"、"肾主骨"的理论，在补益气血剂中加入补益肝肾之品，促进筋骨的修复。此外，李氏认为，早期伤瘀，必用攻伐，攻伐太过，则易伤脾胃。又因卒然受伤，生活失其常度，均影响脾胃之受纳与生化功能，以致虚者益虚，滞者益滞，故又立补脾健胃之法，恢复生化气血功能。治疗损伤，从气血、肝肾、脾胃入手，但注重调治气血。伤科外用药能通过皮肤直达病所，与内服药相辅相成，同奏异曲同工之效。指出传统外用药种类繁多，应去其糟粕，取其精华，利用现代科学技术加以研究提高。外用药的剂型改革，对提高伤科的临床疗效，是有广阔前景的。

一、白药膏

[组成] 煅石膏粉500g，凡士林60g，麻（生）油60g。

[功用主治] 凉血祛瘀，止痛生肌，用于新伤积瘀，或积瘀化热红肿痛者。

[用法] 用麻（生）油将凡士林并入溶化，放入煅石膏粉，调匀成膏，备用。

将白药膏涂在油纸或纱布上，敷患处，每天换药1次。

二、驳骨散

[组成] 田七粉30g，制自然铜30g，白术30g，黄栀子15g，红花15g，白及15g，大黄15g，龙骨18g，乳香21g，没药21g。

[功用主治] 活血散瘀，消肿止痛，接骨续筋。用于骨折中后期。

[用法] 将上药共为细末，用蜜糖、开水调敷患处，三天换药一次。

三、生肌玉红膏

[组成] 当归60g，甘草60g，白芷15g，红条紫草6g，血竭12g，轻粉12g，麻油500g，白蜡120g。

[功用主治] 止痛生肌。用于创伤或感染者。

[用法] 用麻油将上药煎取汁，入白蜡成膏。将药膏涂在纱布上敷伤口，每天换药1次。

四、跌打膏药

[组成] 田七240g，闹洋花180g，蓖麻子300g，羌活105g，升麻105g，北芪90g，红花90g，高良姜90g，生南星90g，皂角90g，细辛90g，麻黄90g，川芎90g，北紫草90g，毛麝香90g，石菖蒲90g，防风90g，当归90g，藁本90g，丹皮90g，生半夏90g，桃仁90g，荜茇90g，没药90g，麻油

（生油）20kg，黄丹7.5kg，樟脑1kg，冰片120g。

［功用主治］祛风活血，舒筋活络，坚骨强筋，用于跌打肿痛，后期痹痛诸症。

［用法］先将上述中药研成细粉末，用文武火将麻（生）油加温至270℃左右，离火投黄丹，搅匀，搅拌30分钟左右，在药膏呈滴水成珠状后，仍须继续搅拌，使药膏的温度下降，在降到80℃时投入药粉，继续搅拌，待药膏温度下降至50°左右，加入樟脑，冰片调匀成膏，备用。

李尔年

1937.6~，天津宁河县人，现任天津卫生职工医学院中医骨外科副主任医师。

1962年毕业于河北省中医学院中医本科，1962年~1965年从事中医内科临床工作，1965年~1974年从事中医外科临床工作，1975年从事中医骨伤科专业，1982年在河南洛阳正骨研究所进修中医骨伤科一年，后赴天津卫生职工医学院骨外科任教。参加编著的有《中国骨伤科学》、《医论选读》、《中医骨伤科讲义》。

现兼任《中国中医骨伤科杂志》编委，天津市中医医院骨伤科顾问，天津市中医学会骨伤科学会副主任委员。

一、腰椎间盘突出症的中医药治疗

腰椎间盘突出症是腰腿痛常见的原因，为骨科多发病，治疗难以得心应手。中医古籍无此病名记载，结合临床表现，本病应属于"腰痛"、"痹痛"、"肾亏"的范畴。在临床文献中常有"肾亏腰痛"、"气滞腰痛"、"血瘀腰痛"、"寒湿腰痛"以及"闪腰"、"岔气"、"虚劳"等不同病名。临床可分为三种类型。

（一）急性闪挫，气血瘀滞型

此型多见，实证，急性发作，患者体质壮实，多在20-40岁之间，多可问及外伤史，突感腰间疼痛，继而加剧，定位不移，转侧艰难，伸屈不能，痛向下肢放射，可至下腿、足趾，麻痛相间，夜卧尤甚，咳嗽，喷嚏，行走，站立以及起坐，二便用力均可加剧疼痛，脉多涩滞或弦，舌质多有紫暗。

此为经络损伤，气血瘀滞，其痛如锥，发有定处。气血阻于腰间，不能输达下肢，而见下肢麻痛相间，日久筋失所养，见肢软无力，肉萎不仁等象。损伤是造成本病的主要原因，而经络阻塞,气血凝结是主要病机。

治疗当以活血散瘀,舒通经络为主,日久佐以补肾壮腰,拟方"活血壮腰汤"临证加减。

活血壮腰汤:

方药组成:当归、红花、穿山甲、大黄、桃仁、土鳖虫、杜仲、牛膝、羌活、柴胡、青皮、甘草。

本方为《医学发明》"复元活血汤"加减而来,方中加青皮配柴胡以加强理气舒肝之效;土鳖虫配穿山甲以增走窜之功,助行气破瘀;加杜仲,牛膝,羌活意在引经固肾;当归,红花,大黄,桃仁为原方意之主药,重在活血祛瘀,舒肝通络。主治跌打损伤,瘀血停滞腰间肾府,气血瘀滞型之腰椎间盘突出症。

(二)外感风寒湿邪,经络痹塞型

《灵枢·百病始生》指出:"是故虚邪之中人也……留而不去,则传舍于输,在输之时,六经不能,四肢则肢节痛,腰背乃强";《素问·气交变大论》指出"岁火不及,寒乃大行……民病……腰背相引而痛,甚则屈不能伸,髋髀如别";《素问·六元正纪大论》指出"感于寒,则病人关节禁固,腰椎痛,寒湿推于气交而为疾也"。由此可以看出风寒湿之邪是引起腰腿痛的一个重要原因,主要病机则是气血凝滞不通,从症状的描述上看,包括了本病。

此型临床较少见,诊断除典型的下腰痛及坐骨神经痛以外,特点为:无明显的外伤史,可问及夜露寒湿外侵之因,病程多较缓慢,秋冬多见,夏多轻缓,或因外感风寒湿邪而加重,轻则自感腰痛隐隐,沉重板强;重则痛剧,生活难以自理。

重于寒者,疼痛较剧,腰膝冷痛有如风吹感,活动迟涩,得温则缓,肢倦恶寒,便溏,溲清长,苔薄白而滑,脉多沉紧;重于湿者,多见腰部滞涩沉重,体倦头沉,下肢重着,肌肤麻木,痛著腰膝或伴有下肢肿胀,肤胀纳呆,胸满便溏而黏臭，苔腻而厚，脉多濡缓而滑。偏于风者，多见下肢走窜麻痛，发无定处，临床列为"行痹"范畴，不在此论述。

治疗当以驱邪通络，温燥散风之法，拟方"驱邪壮腰汤"。结合临床加减化裁，偏于寒者以温经散寒通络为主，重用肉桂、干姜、麻黄等品；偏于湿者，温阳化湿通络之法，上方重用薏米、防己、苍术、白术等品；偏于风者可加入虫类祛风药。

驱邪壮腰汤：

方药组成：独活、寄生、牛膝、细辛、秦艽、肉桂、防风、防己、薏米、附子、干姜、麻黄、云苓、甘草。

本方由《备急千金要方》中"独活寄生汤"加减而来，保留原方中寄生、牛膝、细辛、秦艽、云苓、防风等品以祛风湿，止痹痛，益肝肾之功，加麻黄配细辛辛散走窜；发散阴经之风寒湿邪，原方桂尖改肉桂，加附子、干姜大热之品，借以驱散寒凝在里之邪，透达表里，温通血脉，加用防己，薏米意在健脾燥湿，用于风寒湿凝滞经络之腰椎间盘突出症。

（三）久病劳损，肾虚型

《素问·脉要精微论》讲到"腰者肾之府，转摇不能，肾将惫矣"，又提到"肾为精血之海，五脏之本，……五脏之伤，穷必及肾"。《素问·上古天真论》提到女子三七肾气平均，男子三八肾气平均，筋骨劲强，五八肾气衰。《素问·阴阳应象大论》也提到"年四十，而阴气自半也，起居衰矣"。这些都说明年岁的增长，劳损及久病均可致使肾气亏损，发病腰腿痛。《诸病源候论》中提到"役用伤肾是以腰痛"，张景岳曾总结为"腰痛之虚症十居八九"。腰椎间盘突出症虽不尽全是虚证，但久卧病床而不愈者，多表现为肾虚型。

此型腰椎间盘突出症，临床症状不甚典型，依据病史，其特点多具有年龄较高，病程较久，体质较差，素有腰痛板硬不灵，或酸痛绵绵，久坐、久立、久卧尤甚，轻则终年不愈，重则卧床难起，或见下肢萎瘦松软无力，每因劳累或罹风寒而加重，临床多以肾阳虚者为主，并见形寒体缩，脊背腰膝畏冷，肢冷便溏，面色㿠白，乏力头昏，小溲清长而频，余漓不尽，或兼有久咳，气喘，苔多薄白或无苔，质瘦小，脉细而弱。本病肾虚型者临床少见，多为久有宿疾，兼证腰痛，治疗当以整体辨证，此不述。

肾虚型腰椎间盘突出症的治疗，当以大剂温补肾阳之法，佐以舒通经络，拟方"补肾壮腰汤"临证加减。

补肾壮腰汤：

方药组成：熟地、怀山药、枸杞子、萸肉、菟丝子、杜仲、鹿角胶、当归、附子、肉桂、鸡血藤、地龙、土鳖虫、乳香、没药、甘草。

本方从《景岳全书》之"右归丸"加减而来，重在温补肾阳，佐以养血活络止痛。方以补为重点，通络佐之。附子，肉桂温补命门之火；杜仲，菟丝子，鹿角胶，山药，枸杞子，萸肉以肾固脾；加用鸡血藤、地龙、土鳖虫、乳香、没药意在增强当归、熟地补血活络，通行上下，止痛之功。本方用于久病真阳耗损或劳伤过度，元阳不足而腰膝软冷痛肾虚型之腰椎间盘突出症。

二、科雷氏骨折的整复手法

科雷氏骨折现大多采用闭合复位法，目前常用的操作为牵引——掌屈——尺偏三大步骤，但有时不尽人意，故仍有进一步研究之必要。

（一）骨折规律及治疗手法原则

科雷氏骨折的发生，多见于间接暴力损伤，来自掌侧缘的冲击力集中在桡骨远端松坚质骨的交界部位（即近桡腕关节面2~3cm处）发生骨折，骨折多为横断或斜面（由掌侧远端斜向背上）。其骨折过程可分解为：在暴力的作用下，首先使骨折部位掌成角，继而断裂骨折，远端向背侧移位或骨折嵌插重叠，最后可发生桡偏移位及相对外旋发生。而传统的常用整复手法是：牵引3~5分钟后，强力掌屈腕，并在屈腕情况下给予尺偏——称掌屈尺偏法，快速进行时又称"牵抖法"。这是按骨折在X线下显示的特点而定的，认为掌屈可以纠正掌背侧移位及掌成角，尺偏的目的是纠正桡偏，而临床实践证明屈腕不能纠正骨折远端的掌背侧移位，在没有解决掌背侧移位前给予强力屈腕手法，这是不合理手法，也不能纠正掌成角，若牵引不充分反而造成骨折端错位嵌插，以及骨折近端掌侧缘劈裂。在屈腕的情况下，也不可能纠正桡偏移位，反使骨折远端发生旋转，所以常导致各种意外情况发生。如骨折近端掌侧缘劈裂，骨折片翘起，骨折远端掌侧缘插入近端骨髓腔内，远端掌缘被挤以及骨折远端相对旋前等问题发生。之所以这样，其主要原因是这种手法不符合骨折移位整复规律。"牵抖法"是一种快速复法，一般讲适用于复位手法利落者，但很难掌握适当，常有不及或过正发生，笔者亦不主张。

（二）治疗手法的改进

按照骨折规律处理骨折，这是治疗一切骨折的指导思想，整复是重演骨折移位的逆过程，根据上述机理，整复科雷氏骨折的正确手法步骤应是：牵引——纠正桡偏移位（推挤法）——纠正掌背侧移位（提按法）纠正掌成角（三点挤压法）——叩挤下尺桡关节（合骨法）——理筋——固定。此为"纠桡偏端提法"，并主张稳妥细心扎实手法，不主张快速哗众或无必要的手法操作。

1. 牵引："欲合先离"，这是解决任何形式骨折移位的最先采用的基本手法，科雷氏骨折有移位，有嵌插，严重者也可出现重叠或粉碎，但由于骨折远端近关节，对远端的牵引力很难充分发挥，故不能只用单纯的拔伸法，应采用摇摆牵引法，如同拔钉子一样，边拔牵，边摇摆，这样有利于嵌插的解脱，有利于牵引力的发挥，对克服桡骨的短缩有重要的作用。在牵引时间上，以往书中写到"牵引"3~5分钟，这是不够科学的提法，有没有牵开，心中根本没有底，客观的标准当以感到（或听到）有骨擦音响声时，说明骨折重叠，嵌插已牵开，即可进行下一步手法。

还应说明一点，做对抗牵引的二助手不要握在患肢的前臂上，应握肘上的两髁部位及腕下的大小鱼际处，防止尺桡骨的并拢，影响桡骨远端的复位。

2. 纠正侧方移位：对任何重叠移位的骨折在断端无特殊阻挡的情况下，均应首先纠正侧方移位，因为这是无阻力的复位。在科雷氏骨折中，桡骨远端是自身侧移位，尺骨远端是完好的，整复中应排除尺骨给予的阻力，采用推挤的手法时，复位的力点近端应放在桡骨的尺侧，远端应放在桡侧，这样才有利于复位的成功。

3. 纠正掌背侧移位：侧移位纠正后，用提按手法按压骨折远端，端提骨折近端，迫使骨折断端背侧皮质相对。若背侧骨折端无凹凸不平感时，说明已复位成功。应注意，不要将桡骨背侧的Lister结节误为骨折对位不良，妄加按压，造成意外发生。

4. 纠正掌成角：上述各手法完成后，残余部分是骨折端的掌成角，这是骨折最先发生的病理改变，对腕的正常解剖和生理功能有重要意义（关系到腕掌倾角的整复）是衡量治疗水平的重要标志。旧法常犯的错误是暴力屈腕，这只能加大腕部损伤，是意外发生的主要原因，新法是采用端提法纠正，手法力点应放在骨折远近端的掌侧和骨折远端的背侧（即桡腕关节面的背侧缘），根本不需要掌屈。若因骨折远近端掌侧缘的骨茬支卡而不能完全复位时，可残留有掌倾角不良的可能，此时可借助屈腕来纠正（相当于叩触手法）。

5. 最后在保持中立位牵引下，叩挤下尺桡关节并观察桡骨远端关节面的尺偏角是否良好，均无问题即可以给予舒捋掌、背侧软组织，使之筋归"槽"，最后外用伸直型克雷氏夹板固定。三角巾悬吊胸前（体位多以中立位或稍旋后位）。

6. 对于粉碎型骨折的处理：骨折粉碎程序及骨折移位情

况比较复杂，复位要求难度大，因此不能强求上述手法套路，更不应采用快速的牵抖手法（属危险手法），应结合临床特点，因症施法，总的目的要力争达到三点要求：（1）尽量做到桡腕关节面的平整；（2）尽量做到两个角度的完好；（3）尽量做到桡腕关节面无明显短缩，若能达到上述一点或二点即可满足，不必强求高标准而反复施以手法，反而无益。

总之，对科雷氏骨折复位手法一般不难，主张手法按骨折规律进行，手法正确，步骤稳妥，不主张快速为巧的观点。

三、颈型颈椎病的治疗

颈椎病是多发病，临床可分做多种类型。应用古方"杨氏蠲痹汤"和"复元活血汤"加减治疗颈型颈椎病收到了满意的效果。

结合中医辨证施治的特点，颈型颈椎病可归纳为"气血凝型"和"风寒湿痹型"两种。

（一）气血凝滞型：多因颈部疲劳成损伤所致，临床以颈肩背强疼酸板，甚者僵斜不能俯仰转侧，活动受限，痛多局限于某一侧或某一肌群，多表现在晨起、久坐、久奕、看书、写文章、看电视等头项部长时间不动而加重，致气血凝滞，经络隔阻，不通则痛，脉多滞涩。治疗以行滞化瘀，通行经络，佐以解痉止痛。以复元活血汤加白芍，木瓜，僵蚕，青皮，细辛，葛根为主方。用此方治疗此型颈椎病12例，5剂达治愈标准者6例，10剂达治愈标准者5例，10剂后未达治愈标准者1例，后改用固肾法20剂治愈。

（二）风寒湿痹型：多为夜卧当风或寒湿雨淋等外感风寒湿邪所致，临床表现以颈项肩背定位性疼痛如锥，颈项僵直，难于转侧，俯仰功能明显受限，常有强迫斜颈位，或伴有头痛头沉，恶寒拘急等症。此为风寒湿邪凝滞经络，气血瘀滞不得行所致，脉多浮缓或弦或紧，治以调合营卫，通达腠理，佐以解痉止痛之法，以"杨氏蠲痹汤"加葛根、木瓜、细辛、青皮为主方。以此方治疗风寒湿痹型颈性颈椎病 13 例。五剂达治愈标准者 8 例，10 剂达治愈标准者 5 例，均有效。

李同生

1929.2~，山东省曲阜人。现任湖北省中医研究院院长，研究员，教授。

1946年17岁时经武汉市卫生局考试合格，领取中医师开业执照，独立应诊。1950年毕业于市卫生局举办的中医正骨学习班，1951年通过市卫生局主持中医师考试，进入中医进修学校学习，1952年以优异成绩毕业。1953年参与起组织武汉市第一家骨伤科联合诊所，并任副所长。1954年任武汉市正骨进修班副班主任，1955年调武汉体院运动系担任主治医师，1958年调武医一院任主治医师，并创办骨伤科诊室，1960年中医骨伤科和西医骨科合并为中西医结合科室，开展中西医结合工作。1978年夏，定为副教授，1985年调至湖北省中医药研究院任院长，1987年被聘为研究员、教授。

注重辨证论治，审证求因，用药轻灵机巧，不夸矜奇夸异，注意培本扶正，每以小方轻剂屡起沉疴大疾。认为新伤责之于瘀，旧伤重在通络，临证之际，尤应按四诊八纲辨证施治，主张以药符病，反对千篇一律，以病符药，认为诸伤之内治法在于疏通气血，活血祛瘀，行气理滞，舒通经络，调理脏腑，续筋接骨。用药切中病机则四两拨千钧，如药证不符则变证丛生，病由医误，然调理气血之法在于分别脏腑，经络部位，施以温清补泻，灵活变通。著有《实用骨伤科学》、《中医急诊手册》、《整骨手法学》以及多篇论文。

现兼任中华全国中医学会骨伤科学会副主任委员，湖北省武汉市骨伤科学会主任委员。

一、一盘珠汤

[组成] 当归9g，芍药6g，木香6g，生地9g，红花6g，赤芍9g，续断12g，桃仁6g，川芎6g，泽兰9g，苏木6g，乳

香6g，没药6g，甘草6g，大黄6g。

［特点及体会］一盘珠汤方为祖传验方，是治疗急性软组织损伤及骨折脱位早期的通用方。功能活血化瘀，行气止痛，消炎镇痛。本方配伍法度严谨，散收相兼，祛邪不伤正，扶正不留邪，变通灵活，加减化裁适应证广泛，应用于临床150余年，治疗过数以十万计的骨伤科病人，疗效卓著。1987年至1988年，经系统地基础理论及临床与同类作用药物作双盲法对比观察，证明其具有良好的祛瘀、镇痛、活血、消炎的作用，并无副作用及毒性作用。

二、紫金酒

［组成］血竭30g，樟脑30g，红花60g，细辛60g，白芥子60g，冰片30g，生乳香45g，生没药45g，鹅不食草90g，荜茇90g，良姜120g，白酒5000ml。

［用法］将上列药物炮制合格，称量配齐，共碾成粗粉，加白酒5000ml，浸泡十天，过滤分装密封即得。

上药用100或200ml瓶装，密封外用适量，涂搽患处，摩擦数次，使患处先凉后热，亦可配合按摩使用。

［特点与体会］紫金酒是治疗急性软组织损伤外用配剂，具有良好的祛瘀、活血、舒筋、解凝作用，携带、使用方便。

李国衡

1924.7~，江苏省扬州人。现任上海市伤骨科研究所副所长，主任医师，教授。

1938年从师魏指薪学医，1943年毕业后和业师一起私人开业；1956年参加上海第二医学院附属仁济医院工作，先后任主治医师、中医教研组副主任；1962年调上海第二医学院附属瑞金医院任伤科、中医教研组副主任；1984年任伤科主任；1979年任上海市伤骨科研究所副所长。

重视手法应用：跌打损伤后人体组织往往发生不同程度的紊乱，必先运用手法以正骨理筋，而后辅以其他疗法。手法不能墨守成规，要善于吸取各家之长，不断丰富完善，提高疗效。重视古代文献经验并选用于临床实践，对历代骨折复位方法，腰痛的分类和方药以及人体各个部位疼痛的理法方药均作了比较系统的整理，对魏氏伤科固有的方药予以补充。

着重中西结合：学习和运用现代医学与现代科学方法，并和中医学有机结合起来，对疾病的诊治力求更加准确和有效。应用综合治疗：手法的同时，采用药物以及导引锻炼方法；不仅外治，还有内治。内服方药大多是头、二汁内服，药渣捣烂后局部蒸敷或煎水外洗，因而疗效显著。

著有《伤科常见疾病治疗法》、《魏指薪治伤手法及导引》。

现兼任中华全国中医学会骨伤科学会副主任委员。

一、和血壮筋汤

［组成］生地12g，党参12g，楮实子9g，白芍9g，首乌12g，五加皮9g，当归9g，川断9g，川牛膝9g，千年健15g。

［功效主治］活血养血、健脾壮筋。用于各种损伤后期，下肢肌肉萎缩，关节不利，酸楚无力，步履困难等症。

[特点与体会] 本方根据常用理血方剂"四物汤"加减而成，既有补血又有活血的作用，由于用以治疗下肢故去川芎。又从脾主肉、脾主四肢的理论指导，方中加用党参以健脾益气，加强和血，有利于肌力的恢复，首乌滋补肝肾可治腰膝痿软。川断、楮实子、五加皮、千年健等具有坚强筋骨的作用，对于腰膝疼痛，下肢痿弱有较佳的功效。牛膝引药下行，同时亦可强筋壮骨。

本方为临床上常用的经验方剂，下肢严重创伤或其他部位损伤，由于长期固定或长期卧床休息，未能及时进行适当的导引锻炼，以致肌肉萎缩，关节黏连，发生酸痛痿弱无力，行动不利。或者中年以上，下肢关节发生退行性病变，肌肉萎缩，以及其他不明原因的肌肉痿弱无力等症，服用此方均有一定的效果。

二、外用蒸敷散

[组成] 当归30g，扦扦活30g，络石藤30g，桂枝30g，虎杖根30g，路路通30g，红花30g，五加皮30g，川羌活3g。

[功效主治] 活血、祛风、通络、止痛。用于跌打损伤后期，局部疼痛，风寒湿痹而引起骨与关节疼痛，颈椎、腰椎退行性病变疼痛酸麻，软组织损伤或劳损等症。

[用法] 上药共研成细末，盛入小布袋内将袋口缝合，而后放在蒸笼内（或锅内隔水蒸）蒸热，热敷患处。蒸敷时如太烫，下面可垫毛巾，待药温度降低时再将毛巾抽去，将药直接敷在皮肤上面。蒸敷散药袋外面须盖上毯子或被絮，以防散热过快。每次蒸敷时间约一小时左右，每天1~2次，每一剂药可用5~7天。即每次用后将药放好，用时再蒸透即可再用。如有寒邪，局部怕冷，可在散中加入老姜一两（切碎）一同蒸敷。

[特点与体会] 当归、红花活血化瘀，扦扦活、路路通既有活血止痛的功效，又能消除水肿，络石藤、虎杖根能祛风通络。桂枝、羌活温通经络以通痹，五加皮则有解除肌肉痉挛的

作用。

本方为临床上治疗腰腿痛，肩痛等常用药，疗效甚佳，一般用于秋冬或早春天气较寒冷的季节。

三、股骨粗隆间骨折的治疗

股骨粗隆间骨折为老年人常见的骨折，临床上分为稳定型与不稳定型两大类型。在治疗上大多采用皮肤或骨骼牵引方法，或切开内固定或经皮外固定，均具有较好疗效和一定的优越性。采用中医，中西医结合方法治疗本病，疗效较佳，并有独特之处。

股骨粗隆间骨折，是指股骨颈基底部以下及小转子水平之间的骨折。患肢缩短，足踝外旋，是其临床上两大特征。复位时，一助手固定骨盆，一助手紧握患者足踝，用力向后拔伸，同时将患肢外展20°～30°。术者先用棉垫三块，置放于股骨大粗隆外侧，而后在拔伸下使用手掌叩击大粗隆部位，由外向内，连续叩击5～10次，骨折即可得到满意的复位。严重病例，可在局部或静脉麻醉下进行。

是否复位？有两条检查标准，一是两下肢是否等长；二是足踝放在床面上是否仍有外旋。如果患肢仍有缩短，或足踝仍有外旋，则提示断端尚未达到良好复位，可再重复拔伸、叩击，以求良好复位。在较厚的棉垫下叩击，不致造成新的损伤。由于叩击的震荡，使肌肉产生活动，可促使断端恢复原位。

复位后，可用长沙袋两条，如菜碗粗细。一条上至腰部下至足跟，置于患肢外侧；一条上至腹股沟处下至足跟，置于患肢内侧。沙袋不用塞得过紧，有利于塑形。另用短沙袋两只（或小枕头），一只横置于腘窝部使膝关节保持微屈位，以防日后关节强直。一只横置于足跟上部跟腱处，使足跟稍离开床面，以防久卧后发生足跟部褥疮。固定时间一般为六周至八周。早期外贴膏药，必须特制大号，遍布及损伤范围，后期外用洗方。内服药早期活血化瘀，待全身和局部症状稳定后，再和血生新,直至骨折的临床愈合。严重的不稳定骨折,除用沙袋固定外,可考虑加用大腿皮肤牵引,以防断端再度移位。

病程中护理极为重要,大小便时健侧膝关节尽量屈曲,足部用力踩在床面上,家属双手伸到尾骶部缓缓将患者臀部抬起,这样便盆就容易放入。大小便后须用热水洗擦干净搽爽身粉,以防止发生褥疮。同时要注意肺部感染,可经常将患者扶至半卧位,轻拍背部,使其积痰能够咳出。对于患肢,须要经常测量,并与健侧对比,有否再缩短,如有缩短,随时加以拔伸;二要使患肢保持外展20°~30°的体位,以防断端移位以致髋内翻畸形。个别病例可能发生内收肌痉挛,尤其是在咳嗽时常易发生。可能导致腓总神经瘫痪,这时可用3~5斤小沙袋压在内收肌部位,痉挛即可消失。

四、髋关节脱位复位法

髋关节中医称为"髀枢"、"臀骱",是人体最大的关节。由于髋臼窝深,周围肌肉丰厚,一般情况下不易脱位,只有在强大暴力外伤下,才能造成脱位。外力作用不同,股骨头脱出的方向亦不同,临床上分为后脱位、前脱位、中心脱位三大类。中心脱位伴有骨折本文不予叙述,现将后脱位、前脱位"魏氏伤科"复位法介绍如下:

软垫一条使患者平卧于地面上,进行手法复位。

(一) 后脱位:

1. 一般需有助手三人,第一助手双手揪住髂前上棘固定骨盆,勿使患者臀部抬起;第二助手固定健侧下肢,防止患者因疼痛而收缩;第三助手控制股骨活动方向。

2. 术者两手兜住患肢膝后,两足夹住患者小腿,臀部置于患者踝部。当术者和助手位置站定以后,再协调地进行复位操作。

3. 术者双手提起患膝,将患肢由内收位提向正中位,并使膝关节与髋关节保持屈曲位置。

4. 紧接前步,术者双手尽力向前下方牵引患肢,第三助手同时推股骨头，当股骨头移至髋臼边缘时，术者使患肢上屈（即屈髋），而后再使大腿外展，即可听到入穴响声。如股骨头牵引不动，可轻轻晃动后即可牵出。

（二）前脱位：

复位方法，术者与助手的位置基本相同，只是操作时术者双手用力向上提拔，同时轻轻左右晃动，第三助手从内向外，钩托股骨头，当股骨头移向髋臼时，先使患肢大腿上屈，后再内收，股骨头即可滑入髋臼复位。

复位后患肢即可伸直放平，并检查两下肢是否等长，屈膝90°时两膝有否高低，足部能否作外旋外展，如无异常，则证明已完全复位。

在复位手法上后脱位是上屈大腿、外展，前脱位是上屈大腿、内收，这是髋关节脱位复位手法的关键。

复位后须卧床休养，用长形沙袋两条从两侧固定患肢，以后视症状轻重，逐渐开始活动。内服活血化瘀止痛方剂，外用敷药，后期用洗方。一般两周后，可以考虑负重，我们在同一时期治疗八例病人，经过2年以后随访，并无一例发生股骨头缺血性坏死。这些病例均在无麻醉下复位。

五、肘后血肿的手法治疗

肘后血肿系一种肘部急性损伤性疾病，是由于损伤后表现为肘后区域的"直线形"肿胀而得名，实际上它只是临床上一种特殊体征。国内外现代医学书刊上尚未见到这一疾病的论述，在临床上亦未普遍地引起人们所重视。

损伤后表现为患肘剧烈疼痛，伸屈活动障碍。

临床体征及X线表现：鹰嘴外侧沟，即肱骨外上髁前下方2.5cm处的凹隐处肿胀，呈纵向梭形，也有呈弥漫性肿胀，触及肿胀处有波动感，患肢呈屈曲位，伸屈活动障碍。鹰嘴外侧沟压痛，患肢活动范围（上肢自然下垂伸直时的体位为180°，以下均同）。我们临床共23例统计，伸135°±18°（均数±标准差，下同），屈94°±15°。当被动活动超出此范围时,或患肢被牵拉,振动时均可产生剧烈疼痛。X线平片多数病例显示脂肪垫移位。

治疗方法:

采用伤科手法治疗,一般分为二步进行。

1. 拔伸牵引:患者可取坐位或卧位。术者一手托住患肢的肘部,另一手握住患肢的桡骨茎突处,作拔直牵引,只要将肘关节拔直达180°即可。拔伸牵引的目的是为下一步屈曲挤压作准备。

2. 屈曲挤压:当患肘拔直后迅速再作屈曲挤压,一般当被动屈曲至60°左右时,术者托住患者肘部的手可有明显的血肿被挤散的感觉。此时应继续将患肘屈曲达25°左右,也就是手指能碰到肩头。

以上两步在实际操作时是一个迅速而连贯的动作,一般在一分钟内即告完成,这样可以减少病人的痛苦。外敷消肿药,颈腕吊带固定24~48小时,鼓励患肢活动,以加速积血的吸收与减少黏连的可能。手法后疼痛立即缓解同时即可作幅度较小的伸屈活动。

肘后血肿曾作血肿区造影研究,证明血肿的确切部位是位于肘关节内,只是由于肘后外侧有一解剖学的薄弱之处,其皮下组织松弛,距离关节囊最近,除肘肌呈扇形覆盖外,再无其他肌肉通过,所以关节内积血或积液首先就表现为肱骨外上髁前下方处的凹陷消失。

六、痉挛性平足的手法

痉挛性平足是扁平足的一种,多见于青壮年,起因多由踝足部韧带劳损后所致,腓骨肌痉挛,被动内翻时疼痛受限。也有因为先天性跟距、跟舟关节骨桥所引起。足明显外翻、疼痛、跛行。

治疗方法:

首先外用活血化瘀洗方局部熏洗,早晚两次,一般需要2~4周,使骨节、肌肉、韧带得到一定程序的松弛,而后下列手法矫正：

1. 一助手紧握患者踝上协助固定体位。
2. 术者一手托住患者足跟，一手握住患者足背，先使踝关节作顺时针方向和反时针方向环形转动。而后托足跟之手的拇指向外顶推舟骨内侧，握足背之手用力将患者踝部，足部转向内翻位置，此时可感到"格格"黏连松解的声音，足部痉挛即明显改善或松弛。而后在内翻位上用夹板固定。

固定前局部外敷活血消肿止痛的软膏，作内翻位绷带包扎。然后用两块夹板（长26cm，宽6~8cm，厚0.5cm或稍厚一些），一块夹板横平置于踝足部内侧，前至蹦趾内侧，后至跟部内侧，后部夹板边缘放在内踝以下，以防夹伤内踝。夹板内侧加较厚棉垫，尤其是距舟关节内侧更须加厚；另一块夹板竖置于小腿、内踝处，上至小腿内侧中下部，下至跟下，小腿处须垫极厚棉垫，以防引起压迫性溃疡。夹板外面绷带包紧，先扎踝部，次扎小腿及足部。

包扎妥善后，每隔1~3天换药一次，同时继续手法作内翻矫正（因一次很难完全纠正痉挛畸形），换药时须注意有否因夹板而引起的压迫性损伤，这点很为重要，必要时可加厚棉垫，如舟骨内侧有压伤现象，可加"环形压垫"使舟骨内侧置环形之内。

夹板固定时间一般2~4周，如痉挛仍未完全松弛，固定时间可适当延长，夹板去除后，外用洗方，并用足弓托或定制平足鞋，再下地锻炼行走。

翻足导引锻炼，患者取坐位，两足并拢，两下肢同时用力，使两足作内翻活动，幅度由小到大。一般内翻10~20次，每天锻炼2~3次。可祛瘀通络，松解黏连。

对于青壮年患者疗效较佳，如年龄较大，X线摄片有明显骨质增生者效果较差。

曾对13例患者经治疗后进行随访，疗程最短者1个月，最长者4个月，平均2.5月。其中5例，痉挛消失，行走无疼痛，恢复原来工作，完全恢复正常；3例多行走后有疼痛感，基本恢复正常；2例痉挛基本消失，须穿平足鞋，调轻便工作。上述患者年龄均在30岁以下。一例年龄39岁，有骨质增生变，效果较差。随访时间平均3个月左右。

李祖谟

1930～，北京市人。现任中国中医研究院广安门医院骨科主任，主任医师，研究员。

1955年山东大学医学院本科毕业，1955年至1956年任河北医学院附属医院大外科助教，1956年至1958年中医研究院全国中医研究班毕业。1957年拜葛云彬为师，以后曾先后向杜自明先生、刘道信先生、萨仁山先生、刘寿山先生、叶希贤先生、李墨林先生、高云峰先生、郑怀贤先生、魏指薪先生、丁伯玉先生等多次学习。

在治疗上，重视骨折、脱臼、骨错缝的整复手法，对肩周炎的病因和中医分型作了详细的探讨，应用中药治疗骨关节炎、慢性骨髓炎等，并对中药治疗骨癌化疗后的证候，作了探讨。此外，对3岁～6岁儿童的先天性髋脱位应用闭合复位手法进行复位也获得了成功，随访观察，其股骨头坏死率较低。

参加编著有《简明中医外科学》、《中医学讲义》、《筋骨检查法》、《推拿按摩正筋及各部位治疗的基本操作方法》、《常见典型骨折、关节脱位及正骨的基本整复手法和步骤》。发表有论文38篇。

现兼任中国传统医学手法研究会理事长，东南亚手法医学协会理事长，北京中医学会理事，北京中医学会骨伤专业委员会副主任。

一、膝关节积液的治疗

膝关节积液是现代医学中比较难解决的问题之一，尤其是陈旧性积液，长期不消，久治不效，其原因甚多。按中医理论，本证可分六型，即瘀血型、脾虚型、肾虚型、气虚型、风湿型及湿热型。

（一）瘀血型：有膝部外伤史，伤后患膝肿胀，疼痛，皮色青紫、有瘀斑，或伤后膝中疼痛积液，久治不愈，活动不利，脉滑或结，苔白质暗红或青紫，此乃外伤瘀血也，新伤宜活血化瘀，旧伤宜破瘀通络，可收效也。

方药：当归尾、莪术、乳香、没药、赤芍、牛膝、鸡血藤、桃仁、陈皮、茯苓、木通、黄芪、黄芩，煎水服。

（二）脾虚型：平素胃肠虚弱，纳差，周身乏力，腹部经常不适，喜暖恶寒，大便经常溏稀或排便1～3次/日，膝部无伤史，经常肿胀，无痛或微痛，脉滑细，苔白。此乃脾虚，脾阳不足，运化失职，肠鸣便溏，脾不沉湿，湿痰下注留滞膝中而成积液，故当健脾燥湿，即可收效。

方药：白术、白芍、山药、茯苓、扁豆、砂仁、大枣、米仁、泽泻。

（三）肾虚型：无外伤史，平素喜暖恶寒，腰膝酸软无力，小便清长，初起膝部胀痛不适，逐渐加重，屈伸不利，跛行甚至下蹲困难，遇凉加重，晨起及静止后均痛重，稍活动后可略减轻，脉见沉细，苔白或无，此乃肾经虚寒，腰为肾之府而软，膝为肾之路而无力，故而膝部肿胀软，当固本培元，积液自消矣。

方药：当归、熟地、杜仲、续断、巴戟天、肉苁蓉、桑寄生、怀牛膝、丝瓜络、车前子、黄柏、萆薢、萹蓄、乌药。

（四）气虚型：患者无外伤史，平素如常人，无腰膝软，无溏便，与天气变化无关，与冷暖无关，自觉有疲劳感，休息后则舒服，劳累后下肢沉胀，膝部明显但疼痛不重，多走路则肿胀加重，轻微劳动则气喘，脉细，舌苔薄白或无，此乃气虚所致，故当益气养生，和营通络。

方药：太子参、黄芪、白术、当归、茯苓、赤芍、白芍、乳香、没药、熟地、桂枝、牛膝、黄柏、甘草、车前草。

（五）风寒型：曾受风寒或气候潮湿或双足浸入凉水中，双膝肿痛，恶寒凉，每遇天气变化则膝部肿痛加剧、沉重，走路困难，脉弦紧、苔白，此乃风寒湿痹，当以散寒燥湿祛风活络。

方药：羌活、独活、荆芥、当归、熟地、山药、穿山龙、桑寄生、怀牛膝、土茯苓、萆薢、车前草。

（六）湿热型：患者无外伤史，但曾因受风寒湿三气杂至而成为痹证，风湿化火，形成湿热，湿热下注，流结膝部积液而成疾，局部皮温高，色红，漫肿，按之如水囊，有时恶寒发热周身疼痛，膝肿明显，脉浮滑，苔白腻或中心略黄，当清热散风除湿活络。

方药：荆芥穗炭、防风、当归、熟地、陈皮、怀牛膝、丹皮、茵陈、水牛角、粉萆薢、穿山甲、茯苓、蝉衣、木通。

二、小儿先天性髋关节脱位的闭合复位手法

操作方法（以左侧脱位为例）无需麻醉，患儿仰卧在治疗床上，术者立于左侧，先轻轻揉髋关节周围之软组织，重点是股内收肌，使其尽量达到松弛，一助手固定骨盆及右下肢，术者右手握住患肢膝关节前面，使患肢屈髋120°，屈膝90°（零度法），以左手食、中、环三指自股后方板拉股骨大粗隆部，拇指自前方按在耻骨上，然后使髋外旋至80°，外展到120°位时，握股关节之右手，将股骨内旋，使股骨头向前翻转，离开髋臼后缘，同时左手拇指与其他指相对用力，髋关节即可复位，如为双侧髋脱位，则令助手固定已复位之左髋，术者再从右侧以同样的手法使其复位。复位后用自制可变角外展固定架固定。

三、肱骨髁上伸展型骨折的手法复位

操作方法（以右侧骨折为例）：新鲜者无需麻醉，一天以上者最好予以麻醉，患者仰卧位。

1. 拔伸法：第一助手双手握住患肢手腕，使前臂呈旋后位作拔伸手法，然后第二助手固定肱骨近端与第一助手对抗，使骨折端分离。

2. 捺正法：术者站在患者右侧用右手拇指按住骨折近端，

以其他四指自肘后方绕至肘内侧，按于骨折远端之内侧，即内髁部，并向外侧捺正，使骨折之远端移向外方，以矫正侧方移位，（过度矫正）此时骨折断端尚未接触。

3. 旋转法：在整复骨折前，就应认清骨折远端是旋前还是旋后位，此时再令第一助手向相反方向旋转，第二助手固定近端不动。

4. 拔伸屈肘法：在旋转后的位置上，由第一助手再拔伸，术者立即用左手自肘前方向后压肘，使肘关节屈伸，再令第一助手在拔伸基础上拔伸上提屈肘，屈肘至70°（时钟法）。

5. 推送法：在维持上述位置基础上，术者双手自肘后方环拖双拇指按于鹰嘴处，用力向前方推送，使肱骨远端后方推平。通过上述手法可达到解剖复位。

四、定点推板法整复腰椎错缝

操作方法：选择好手法适应证，令患者右侧卧位（为例）右肩拉向前方，左肩尽量偏后，脸朝向天，腰部略屈曲，右腿伸直，左腿略屈髋屈膝放在右腿之前方，术者站于患者的前方（腹侧）用手指摸清腰椎右侧隆凸肥厚有压痛之棘突，以左中指自右侧（下方）顶向左侧（上方），术者以左肘抵住患者左侧肩胸部（肘抵指顶），术者右肘内侧按于患者左臀后方，右手指按在术者自己的左中指上，帮助用力，然后术者右肘突然发力，使患者左臀向床面翻转，此时必须达到术者中指下有弹动感及响声为宜，另一侧以同样手法操作。

适应证务必选择好，所摸到之隆凸肥厚棘突必须是患者的痛点，其疗效显著，但也必须注意，不可暴力造成损伤，要使用巧力。

李家达

1924.12~，广东省佛山市人。现任佛山市中医院名誉院长，主任医师。

出生于中医世家，14岁随父学医，几十年来致力于骨伤科的医疗工作，擅长于各种筋骨断折的中医治疗法。并对各种开放性损伤的治疗也有独到之处。在实践中，既注意手法，又重视药物，并做到局部与整体兼顾，外治与内治相结合。

对四肢骨干和关节内骨折的复位可谓手灵心巧，变化无穷。反对手法粗暴，认为"法之所施，使患者不知其苦，方为手法也。"在复位前要根据骨折类型不同，年龄差异来确定复位手法。对年老体弱者，手法要轻巧，不要强求解剖对位，只要恢复外形及力线便可。对小儿骨折复位，强调要"必求敏捷和力的轻重得宜"，这样复位才能成功。

1975年，与陈渭良一起总结出：摸触辨认、擒拿扶正、拔伸牵引、提按升降、内外推端、屈伸展收、扣挤分骨、抱迫靠拢、扩折反拔、接合碰撞、旋转回绕、摇摆转动、顶压折断、对抗旋转等正骨十四法。尤其强调"摸触辨认"的重要性，认为"摸触辨认"应贯穿于复位过程的始终。"摸触辨认"，除了对骨折移位，复位情况的检查外，还有对肌筋的柔正、肿硬，肌肤冷热的辨认，以了解伤患的新旧、瘀留及肌筋损伤情况，分辨寒热虚实，作为药物治疗及对肌筋治疗的部分依据。强调骨折的复位是极少仅用一种手法成功的，每每是二三种手法结合运用，同时亦有从多法中取其中的一部分结合起来运用的。若能在复位前通过X线显示与摸触辨认手法所得的情况结合起来，加以发病机理的分析，心中有一套复位手法的计划，便会更好地达到"机触于外，巧生于内，手随心转，法从手出"，顺利地进行复位。

著有《中医正骨学》、《骨折与脱位的治疗》，发表有"闭合复位治疗陈旧性关节脱臼50例"、"肱骨骨折早期活动的疗效"、"中医对儿童肱骨髁上骨折的疗效"、"治疗肋骨骨折及并发症27例"、"治疗脑震伤42例"等论文。

一、脑震伤的中医治疗

脑震伤为伤科重症之一，死亡率颇高。清代《医宗金鉴》谓："如顶骨塌陷，惊动脑髓，七窍出血，身挺僵厥，昏闷无知者不治"。又谓："若伤及脑髓，身软手屈，筋强气息无声，则危难治。"脑为人体一切思想、意识和生命活动主宰，这些活动都是神的体现。盖神生于肾中之精液而上归于心，但也要通过脑髓，然后起到神的作用。今脑受震伤，血溢于脉外，瘀血闭塞，灵机受障，故出现了意识障碍和种种危重证候。在治疗上首要祛瘀开窍，使心窍宣通，灵机畅达，诸症自除，同时亦防止了瘀热迷心的危险。

据此把脑震伤分为虚脱期、昏迷期、清醒期等三期论治。虚脱期病者伤后面色苍白，汗出，脉沉细，治以固气为主兼以祛瘀，处方：人参、田七、琥珀。昏迷期病者不醒人事，治以祛瘀开窍为主兼为安神，处方：田七、蒲黄、琥珀、龙齿、牛黄、茯神、钩藤，昏迷重者加麝香。若症状偏于风，出现喉有鼾声，痰涎上涌者加入天麻、姜蚕、南星等祛风除痰；如偏于瘀热，面赤发热者加入丹皮、栀子、黄芩等清热凉血；若呕吐频作，方用藿香、龙齿、法夏、竹茹（姜汁炒）、姜蚕、蝉蜕、钩藤等以息风止呕并配合针灸治疗；如高热不退昏迷加重者，加服至宝丹清心开窍安神。清醒期治以养心安神为主，处方：柏子仁、远志、茯神、蝉蜕、龙齿、枣仁。若头晕目眩双目觉重者，方用当归、川芎、天麻、蕲艾、白芷、茯神等养血祛风；头痛不止而拒按者，方用桃仁、红花、羌活、赤芍、田七、归尾等散瘀止痛祛风；若头部刺痛，时轻时重，午后加剧者，方用石决明、白菊、蒺藜、天麻、蝉蜕、钩藤等镇肝息风；若视物双重，不清，则用四物汤和六味地黄丸以补血滋肾。

二、陈旧性关节脱臼的手法复位

对陈旧性肩关节脱臼,在手法复位前,用舒筋活络药物煎水温洗关节周围,然后进行指掌揉按关节,继用摇、伸肩等准备手法。复位时令患者坐于凳上,两助手固定患肢在外展位徐徐用力拔伸牵引。术者站于伤侧,用两大拇指按压肩峰,余指摸准脱出之肱骨头,用力拔抻及提托送入复位。或用一前臂穿过患侧腋窝,手搭另一前臂,另手又搭紧患侧肩峰,然后用劲向上端提肱骨头,使之复位。

岑泽波

1936.1～，广东省南海县人，现任广州中医学院教务处长，教授。

出生于六代中医家庭，从1944年起随父亲岑达传学习中医著名著作和书法篆刻，从1946年起，随父在南海县九江镇从事临床医疗。1956年高中毕业考入广州中医学院医疗系本科，1962年毕业留校，在骨伤科教研室从事教学、医疗、科研工作。历任讲师、副教授、教授、教研室主任、系主任、广州中医学院附属广东省中医院院长，教务处处长等职。

著有《中医伤科学》、《中医正骨学》、《中国医学百科全书·中医骨伤科学》，以及"论夹板固定的几个力学问题"等15篇论文。

现兼任中华全国中医学会理事，骨伤科学会副主任委员，广东分会理事长。

一、裹帘的应用

裹帘是用棉布、纱布、丝绸或人造纤维等材料根据身体不同部位剪成不同形状的包扎器具，其最早见于唐代的《仙授理伤续断秘方》"凡脑骨伤碎，轻轻用手撙令平正，若皮不破，用黑龙散敷贴，若破用风流散填疮口，绢片包之……"。《外台秘要》卷二十九也有："疗腕折，四肢骨破碎，及筋伤蹉跌……取生栝蒌根捣之，以涂损上，以重布裹之，热除痛止"的记载。清代，吴谦等编《医宗金鉴》更有详细的记载，并将该种正骨器具定名"裹帘"："裹帘，以白布为之，因患处不宜他器，只宜布缠，始为得法，故名裹帘。其长短阔狭。量病势用之。"

裹帘作用是为创伤急救时伤口的临时包扎和骨折的临时固定器具，以达到保护伤口，减少感染，减轻疼痛，压迫止血，固定骨折之目的，某些特殊部位的损伤，也可采用裹帘作为固定器材，可用作固定外敷药物和捆缚夹板的器具，弹力带用于护腕、护膝、护腰。裹帘的作用虽然很多，应用也很广，但使用的原则，必须做到包扎动作轻巧，准确，既能包扎损伤部位，又要牢固严密，松紧适宜。

常用的有绷带、三角巾、四头带、多头带、丁字带等各式形式。

二、腰柱

腰柱是用来固定脊椎骨折或脱位的一种正骨器具。《医宗金鉴·正骨心法要旨》云："腰节骨被伤错笋，膂肉破裂，筋斜伛偻者，用醋调定痛散，敷于腰柱上，视患处将柱排列于脊骨两旁，务令端正"。

腰柱的制法是以杉木四根，制成宽3cm，厚1.7cm，如扁担形状的木条，长宽以患者需要而定，均自侧面钻孔，用绳连贯。使用时，先以布缠围患处1~2层，将此柱列于腰部及腰部两旁，再以布缠于柱上数层。近代应用的夹板腰围是根据腰柱固定原理加以改进制成，应用于非稳定型脊柱骨折和脱位的固定。

吴乃凤

1938.11~，云南省龙陵县人。现任云南中医学院附属医院骨伤科主任，主任医师。

1959年毕业于昆明第二卫生学校，1964年毕业于河南洛阳正骨学院，后任教于云南中医学院。

对于损伤的治疗，主张内外用药，并尽早作功能锻炼，同时也提倡中西医结合诊治疾病。发表有"中医骨伤科在辨证药物论治方面的体会"、"蜜通花治疗慢性骨髓炎"、"桡骨下端骨折的治疗体会"、"发扬中医特长运用手法治疗陈旧性肘关节后脱位"等论文。

现兼任中华全国中医学会骨伤科学会委员，学术部副部长，全国高等中医院校骨伤科研究会委员，云南中医学会骨伤科专业委员会主任委员。

一、紫连膏

[组成] 生黄连60g，生黄柏50g，生地100g，当归100g，紫草50g，冰片10g，凡士林1000g。

[功能主治] 清热解毒，祛腐生肌。用于一切溃疡，烫伤，烧伤外涂创面。

[用法] 先将黄连、黄柏、生地、当归放入凡士林中，文火煎热至黄柏成枯黄色再缓慢放入紫草，约15分钟至凡士林成紫红色将药渣过滤，待凡士林冷却冻结之前，将冰片研成细末放入搅匀即成，也可制成油纱布。

此方原为昆明市名中医黄良臣家传秘方，经我院临床使用30多年，对化脓性创面，慢性溃疡，水烫伤，烧伤创面有良好疗效。

二、骨髓炎、骨结核方

[组成] 蜜通花根500g，泡酒2kg，早晚服10ml。

[主治] 慢性骨髓炎，骨结核。

[特点与体会] 此方是采取云南通海地区民间中草药蜜通花泡酒内服，不能喝酒者可用蜜通花 30g 水煮或开水浸泡后当茶饮用。当有溃疡，窦道时配合紫连膏外敷，有死骨时手术取除后用此药，本药服药时间不限，直至骨髓炎症状消失后 3~6 月。经临床观察 50 例，均愈合，无毒副作用。

三、外用祛瘀消肿止痛膏

[组成] 生黄柏，生大黄，斑漆，蒲公英，五香血藤，飞龙斩血，果上叶，叶下花，凤尾草，青骨藤，录卜芍根，苎麻根，合欢皮，五爪金龙，薄荷，利桐皮，冬青叶，川断，共为细末，蜂蜜水调成糊状外敷。

[功用主治] 清热凉血、祛瘀消肿、止痛，用于一切闭合性损伤，骨折、脱位整复固定后，早期外敷患处，3~5 日换药一次。

四、手法治疗陈旧性关节脱位

陈旧性关节脱位虽然病例不多，但是临床上仍时有可见。由于脱位时间长，局部组织机化黏连、挛缩、骨质萎缩，有的合并有骨折、骨化性肌炎等等，给手法复位带来许多困难，许多学者大多主张开放手术复位。笔者体会，尽管脱位时间较长，只要骨关节面完整，无骨折片嵌入关节间隙，仍可采用中医正骨手法试行复位。复位前应明确诊断，充分做好术前准备，麻醉完善无痛，肌肉松弛。其手法步骤是：以陈旧性肘关节后脱位为例，首先按关节生理活动范围，由小到大，由轻到重充分活筋，松解软组织的黏连。因肘关节的功能只有屈伸活动，脱位时肘的屈伸活动随之丧失，施用被动活筋手法时，也只能做肘的屈伸活动，松解肘关节的前后侧黏连。不作肘部的收展及旋转活动。手法活筋使肘部，上臂部肌肉得到充分松解。手法第二步是由数名助手分别握持上臂，前臂及沿上肢长轴作持续强力拔伸牵引，直至尺骨鹰嘴突下移到与肱骨内外髁三点成一线时,为达到牵引目的(或透视下尺骨喙状突已越过肱骨滑车)此时术者两手拇指放于尺骨鹰嘴突上方,其他两手 4 指环抱放于肱骨下端滑车部位,在助手用力牵引下,术者拇指用力向前下方推挤,其他 4 指用力向后上方牵拉,并缓慢屈肘至 90°或大于 90°,复位即可成功。

整复陈旧性关节后脱位的要点是:

1. 肘部活筋充分,黏连松解完善。
2. 沿上肢长轴牵引力强大,能使鹰嘴突到达肱骨内外髁连线上。
3. 屈肘手法应缓慢轻柔,防止鹰嘴骨折。

吴云定

1944.3~，江苏省苏州市人。现任上海香山中医院伤科副主任，副主任医师。

1959年初中毕业后，考入上海市中医带徒班，随从陆文老中医为师，学习中医整骨推拿，1965年学成毕业。

从事中医伤科临床工作后，曾先后到瑞金医院骨伤科和市六人民医院骨科进修。1980年晋升为主治医师，1988年晋升为副主任医师。从1984年起先后任卢湾区中心医院伤科副主任和香山中医医院伤科副主任至今。

在伤科临床治疗中，继承了陆氏中医整骨推拿的治疗经验。陆文以整复错位的筋骨见长，对身体各部位软组织的损伤，包括肌肉、肌腱、韧带、各种常见的关节脱位与半脱位、软骨损伤，特别是腰椎间盘髓核突出症以及颈椎病，均有独到的疗效，形成陆氏整骨推拿流派。

后又师承上海伤科专家施维智先生，从他的"十三科一理贯之"的学术思想中，得益甚多。根据其注重整体观念，强调辨证施治，使骨伤科疾病得到手法、内服、外敷全方位治疗，大大提高了治疗效果。

参加编著有《创伤骨科与断肢再植》、《中国医学百科全书·推拿学》。

一、充髓养血汤治疗骨不连

[组成] 熟地9g，当归9g，白芍9g，白术4.5g，党参9g，黄芪9g，补骨脂4.5g，甜苁蓉9g，枸杞子9g，陈皮4.5g，鹿角片12g，千年健9g。水煎服。

[特点与体会] 骨不连在临床上，虽不多见，但却是一种比较棘手的病例。对该病西医骨科一般是采用切开复位内固定加植骨术。手术毕竟给病人带来精神上的痛苦和不安，同时，

对软组织创伤也比较大,虽经手术,骨折断端得以愈合,但由于患肢的长期固定,会给后期关节功能的恢复带来一定影响。所以,中药内服治疗骨折迟缓愈合有一定的优势。

吾师秉"十三科一贯理之"的学术思想,拟订了本方。我科沿用该方在临床上取得较满意的效果。据收治9个病例统计,7例治愈,1例因单用电磁感应而未用中药治疗,治疗失败,不作统计;1例因断端分离较大,经用中药治疗,虽断端有骨痂形成,但未连接。治愈率达87%。

喻嘉言认为:"新病邪实,久病正虚。"《素问·逆调论》曰"肾者,水也,而生于骨,肾不生,则髓不能满,故寒甚至骨也"。《素问·阴阳应象大论》曰"肾生骨髓"。从这些古人的医学记载中,说明了古人早就认识骨髓的坚固,必是肾的作用。肾为先天之本,主骨主髓,脾为后天之本,主统血,主运行敷布水谷精微,以运行全身。久病,脾肾不足,气血虚弱,无以充养全身经络。所以,我们在治疗骨折迟缓愈合的病人时,从"损者益之,虚者补之"加以辨证施治,采用温补肝肾,益气养血法,使之奏效。

从现代医学理论分析:连接骨痂和断端坏死骨皮质的再生血管形成,髓内动脉是血供的主要来源,所以骨折后期,血供的主要来源是髓内血液循环,这说明髓内动脉的充盈与否,对骨折愈合是十分重要的,由此可见,以"充髓养血"方,促进髓内血液循环,来治疗骨折迟缓愈合,也是符合现代医学原理的。

二、环椎半脱位的手法治疗

整复前,术者和助手必须对环椎关节半脱位的病理改变和手法复位原理,要有一个清楚的立体概念,并且对手法的步骤要了如指掌,才能做到在牵引整复中,术者与助手配合默契,手法要熟练稳健,切忌粗暴,尤其是整复时,术者用拇指按压的部位要准确,必需按压在第二颈椎的棘突及后弓上,偏低则按压在第三颈椎棘突上,达不到复位目的。偏高则按压在环枕部，易引起意外，所以最好在有实践经验的医生配合的指导下进行。

手法复位不宜在麻醉下进行，便于术者在手法过程中，及时观察病员的反应和神经症状的出现。但在整复前，可先做颈背部的推拿放松手法，使颈项肌放松，解除痉挛，减轻疼痛。在手法的过程中，病员的头部必须保持在过伸拉，以防颈部屈曲。

手法操作：

一、推拿手法：病员取坐位，术者站在病员背后，用拇指推揉法，自颈椎棘突和棘间，由上而下的进行推揉2分钟。然后，用拇、食、中指提病员两侧颈项肌，指按风池穴。最后采用拇食推揉法（用拇指指腹及食指指腹的前半，在所需推揉部位的内外侧，作自下而上的回旋运动）沿两侧颈肌反复推揉2分钟。

二、复位手法：

（一）病员坐位复位法：病员取低坐位，助手用双手手掌，固定病员两髂前上棘。术者站在病员右侧，用右手肘窝托住病员下颌，左手按住病员后枕部，同助手对抗牵引，环椎双侧半脱位沿躯干纵轴牵引。环椎单侧半脱位，先顺畸形方向牵引。尔后旋正颈部约1分钟后，术者用左手拇指，按压在第二颈椎棘突后弓上，在牵引下背伸颈椎的同时，右手拇指向前按压棘突后弓，这时，往往可以听到复位声。

（二）病员俯卧位复位方法：

1. 环椎单侧脱位复位手法：病员俯卧于硬板床或手术台上，第一助手右手掌置于枕骨下方，左手掌放在颔下，使病员头部伸出床边，第二助手固定两肩，顺颈部畸形方向作对抗牵引，约2分钟左右后，操作者站于病员患侧，用两手拇指准确地按压在第二颈椎棘突与后弓上，第一助手在持续牵引下，将倾向患侧的颈部向对侧逐渐旋正，并向背侧过伸，在过伸同时，术者两拇指用力向前按压第二颈椎棘突的后弓，这时往往可感觉到有复位声,然后,第一助手轻柔地回旋颈部,使下颌回居中线。

2. 环椎双侧半脱位复位手法:环椎双侧半脱位在复位过程中,两助手固定均与在一侧半脱位复位过程中的固定相同,但因双侧脱位病员的头部是前倾畸形,所以,首先是沿躯干纵轴方向进行牵引。术者站于病员的左侧,用双手拇指按压第二颈椎的棘突及后弓,第一助手在持续牵引约2分钟后,可将病员头部轻微的向左右活动数下,然后在继续牵引下,将病员的颈部,逐渐向背部过伸,此时术者的双手稳健地用力向前按压,即可感到有复位声。

一侧或双侧环椎半脱位,经X线摄片,证实已复位,即可采用枕颌布托牵引,使颈椎处于轻度过伸位,约2~3周,以维持复位后的位置并有利于软组织的修复。在牵引期内,病员可做四肢关节的活动操练,在没有疼痛的情况下行颈椎的背伸,左右旋转等活动,但颈椎前屈活动必须避免。并隔天作轻手法推拿治疗。在做手法时,可以暂时解除牵引而坐起,或取侧卧位,但颈椎仍需保持过伸位,手法后应继续牵引。

三、棘上韧带损伤和关节突紊乱的手法治疗

病员取坐位,术者站在病员背后,用拇指推揉法,掌根推揉法反复交替推揉两侧斜方肌、棘突间压痛点,提肩井穴,约3分钟。然后下述二法任选一种:

(一)病员取坐位,两手上举,十指交叉放在后枕部,术者立于病员背后,双手分别从病员腋下伸出,抓握住病员的双侧肩前部,并将右侧膝关节,准确地按压在有压痛或偏歪的棘突上,嘱病员挺起胸部,并作深呼吸,待病员呼气完毕时,术者迅速地将双手抓握住病员两肩,在向后拉的瞬间,术者右膝同时向前顶压,此时,即可听到小关节突的咯咯复位声。

(二)病员取俯卧位,术者两膝跪骑在床上,用两手掌大鱼际,紧夹在有压痛和偏歪的棘突两旁,术者伸直膝关节,令病员作胸式深呼吸,待病员呼气完毕时,两手鱼际向前下方作

瞬间的揿压,能获得清脆的咯咯复位声,即告手法成功。

四、腰椎间盘突出症的手法治疗

(一)坐位手法:

1. 拇指推揉法:病员坐位,术者低坐于病员背后的小凳上,该小凳比病员所坐的方凳低1/2,术者用拇指指腹前半在病员腰部压痛点周围做协调的、由内向外的回旋运动。

2. 绞腰法:病员取坐位,两手交叉抱住自己的肩关节,助手以两腿内侧用力夹住病员两腿膝外侧,双手掌分别紧压病员两侧的髂嵴前部,用以固定骨盆,勿使转动,术者立于病员的右后侧,左手拉住病员的右腕,右手推住病员右肩后部,使病员后仰$40°\sim 45°$,腰部尽量放松,一般躯干上部可转体$70°\sim 80°$,使躯干肌肉处于相当紧张状态,然后,术者突然用力加大扭转角度,约$10°\sim 20°$,这时,腰部的小关节可产生清脆的"咯咯声"。再用同样方法向反方向进行一次。

3. 仰扳过伸法:病员取坐位,两手交叉于胸前,助手用两腿内侧用力夹住病员的两腿膝上外界,两手掌分别紧压病员两侧髂嵴前部,以固定骨盆,术者立于病员的左侧,以右手经过背部,在右肩外侧拉住病员的左手腕,并抱住躯干上部,使病员逐渐后仰,右手按住病员左侧髂嵴前部,加压于助手的左手背上,将病员上身继续后仰下沉,使腰部处于过伸位,直至腰部感到十分胀不易忍受。此时,术者使后仰的躯干突然下扳$10°\sim 20°$,在上述手法进行中,术者应同时沿躯干纵轴向头端拔伸腰部,并进行适当的左右晃动。

(二)俯卧位手法:

踩踏法:是应用脚跟来进行推拿的一种治疗方法。它需要特制的硬板床,床一头二侧竖插木棒,供术者扶手用。

病员取俯卧位,胸腹下垫以软垫。一助手立于病员头端,用双手拉住病员两腋下,另一助手立于手术床的另一端,双手握住病员的双踝部,与第一助手作对抗牵引,术者面向病员头侧,双手扶住木棒,将一足立于病员骶骨部为立足点,用另一足的跟部置于侧突中心的棘突或椎旁压痛点，在两助手牵引下，术者置于腰部的一足用力向正中与前下方踩踏，踩踏法力量较大，应由轻到重，力点应在棘突上，不能用暴力，以免造成椎弓根骨折或其他合并症，应慎重。体质差或骨质疏松病员禁用。

（三）仰卧位手法：

①抬腿法：让病员将患肢伸直抬高，使足跟部置于术者背部，小腿紧夹腋下，术者一手掌压住病员大腿前方，另一手压住健侧膝部，术者用胸侧将患肢向病员的头部方向推压，强行向胸部靠近。

②足背屈法：术者用与患肢同侧的手掌托起病员足跟后方，前臂掌侧抵住足底前部，另一手按住患肢膝部，使其伸直，将患足强烈背屈，在背屈下行直腿抬高至病员能忍受的最大限度，再突然稍稍加重背屈手法，然后极度屈髋屈膝，再迅速用力将患肢拉直。

吴诚德

1930～，上海市人。原任上海中医学院附属龙华医院骨伤科主任，主任医师，教授。

1951年毕业于杭州之江大学，后随王子平老先生学医练武，跟随其门诊。1956年任上海中医学院骨伤科教师，龙华医院骨伤科医师。1963年任龙华医院骨伤科副主任。1980年起任上海中医学院骨伤科教研室主任。

在学术上，认为对伤科疾患应采用内、外兼治，并重视练功疗法，在内服药的应用上主张药少而精，药力宜专注，尤擅长用手法结合练功治疗软组织损伤，以手法缓解其急性期的症状，用练功来维持其疗效，预防复发，同时通过练功还可以增强体质，防止各种外力损伤。因此，在诊疗中除了给予内服外敷，或手法外，还指导合适其病证的练功方法，由此获得良好的效果。

在施行手法时，强调轻重适宜，有的放矢，不可鲁莽从事，以防出现新的损伤。对手法医师提出，平时应练功，练劲，反复学习，做到临证操作时，能运用自如，得心应手，获得事半功倍之效。

著有《养生与练功》、《内伤学》、《武术与伤科》，参加编著有《中医骨伤科学》，并发表论文30余篇。

一、颈椎病的治疗

（一）用手法缓解症状：颈椎病的急性期，由于神经根、椎动脉或脊髓受到压迫，使神经根水肿，椎动脉供血不足，脊髓受伤，可产生颈肩部的疼痛，颈部活动受限，手臂麻木，头晕呕恶，肢体乏力，突然昏厥，甚至瘫痪，中医认为本证属于痹证范畴。精血充足，营卫调和，气血流畅，经脉通利，筋骨肌肉得以濡养，则关节活络，动作灵巧，行之有力。气血不足,腠理空虚,风寒湿邪外袭,流注经脉,脉络被阻,筋骨失养,则关节不利,活动无力,因此祛风通络,活血舒筋为其治疗大法。据此采用点穴、按摩法进行治疗,患者取坐位,术者先用按摩法循经按摩使局部组织适当放松,然后根据经络学说,选取肩贞、天宗、肩外俞、列缺、风府、大椎等穴位,先用揉、按、提,后作推拿、点穴、弹拨等手法,最后以拍打、抖搓上肢而结束。通过这些手法可使黏连的软组织得以松解,改善局部血循环,促进新陈代谢,恢复神经末梢感受器的功能,从而解除局部肌肉痉挛,达到消肿止痛之目的,使急性炎症得到迅速缓解。

（二）手法结合练功促进康复：为了更快更有效地治疗颈椎病,在采用手法治疗两周后,即要求患者进行练功活动。练功疗法,古称"导引",是我国传统医学中的独特疗法,根据"通则不痛,不通则痛"的原则,编著了适用于防治颈椎病的"颈椎操",它包括"前伸探海"、"回头望月"、"颈项侧弯"、"双手举鼎"、"转腰推碑"、"幼鸟受食"、"左右开弓"、"凤凰顺翅"。这套功法由颈部的肌肉,肩带肌肉,上肢和背部的肌肉共同协调完成。其中"前伸探海"、"回头望月"、"颈项侧弯"等包括了颈项部的屈伸、旋转、侧弯等动作,使颈部关节、肌肉充分活动,从而解除颈部肌肉僵硬,使肌肉活动协调,颈椎关节滑利,增强了肌力,改善了局部血循环和代谢功能,促进炎性物质的吸收、水肿消退,症状得以缓解。因此,处于恢复期的患者,除了继续采用手法治疗外,辅以适当的练功,有促进康复之效。

（三）用练功预防复发：对于症状已明显缓解者,则可采用练功的方法,以巩固疗效,防止复发。由于颈椎病是一种慢性疾患,其发病原因较为复杂,其中长期劳损、姿势不良为常见的原因。因此要获得远期疗效,坚持练功甚为重要。练功可以舒筋活络、流通气血、消除肌肉的疲劳、有利恢复颈椎的正常曲度。故坚持不懈地练功,具有良好的预防复发之效。

二、腰椎间盘突出症的治疗

腰椎间盘突出症的治疗方法较多，可作理筋手法、药物、针灸等治疗。

（一）理筋手法

俯卧推拿法：对症状较轻，脊柱侧弯不重，直腿抬高可达50°者，适宜推拿手法。患者俯卧，术者在腰腿痛处依次作按压、揉摩、拿捏、提腿扳动等手法。

斜搬伸腿法：适于个别症状严重，不能起坐的患者。患者侧卧，术者一手按其髂骨后外缘，一手推其肩前，两手同时向相反方向用力斜搬，这时可在腰骶部闻及弹响声，然后伸直下肢作腰髋过伸动作各3次，术毕换体位作另一侧。

麻醉推拿：以硬膜外麻醉较为安全，麻醉后，施行推拿手法。

第一步，患者仰卧，术者及助手2~3人分别拉患者两足踝部及两侧腋窝部，作对抗拔伸。然后将患肢屈髋屈膝，作顺时针旋转髋关节3~4圈后，再将患肢作直腿抬高，并在最高位置时用力将踝关节背伸，共作3次，健侧也作3次。

第二步，患者侧卧，患侧在上，术者站于患者背后，以一侧手臂托起患侧之大腿，另一手压住患侧腰部，先转动髋关节2~3周，再将髋关节在外展30°位置下作向后过伸二次，即"扳腿"。换体位作另一侧。

第三步，用斜搬伸腿法，本法亦可两个人操作。

第四步，患者俯卧，术者将双下肢摇动2~3圈（此时腰部随之摇动），然后作腰部过伸，共作2次。

第五步，患者俯卧，助手2~3个人再作一次腰部拔伸，同时术者用掌根按压第4、5腰椎棘突部，共作3次，每次约1分钟。

麻醉推拿术中要注意麻醉反应，术后当天可有腰痛、腹胀等反应，第二天起腰腿痛即逐渐减轻。对个别严重患者，一周后可进行第2次麻醉推拿。

(二) 药物治疗

初期治宜活血舒筋，可用舒筋活血汤等，常用药物如泽兰、牛膝、当归、续断、红花、乳香、没药等，成药如云南白药、活血酒等；病程久者，体质多虚，治宜补养肝肾，宣痹活络，内服补肾壮筋汤等，常用药物如杜仲、熟地、山萸肉、当归、白芍、五加皮等，成药有大活络丹等。

(三) 针灸治疗

取阿是穴、环跳、殷门、阳陵泉、承山、悬钟等，用泻法，隔日一次。冬日可用温针灸法。亦可选用10%葡萄糖注射液10ml或当归红花川芎注射液10ml在骶髂关节、臀部痛点、承山穴周围等疼痛明显处注射，每周1～2次。

(四) 骨盆牵引

对初次发作或反复发作的急性期患者，在腰髂部缚好骨盆牵引器后，仰卧床上，每侧各用10kg重量作牵引，并抬高足跟一侧的床架作对抗牵引，每天牵引一次，每次约30分钟。牵引重量及牵引时间可结合患者感受而调节。

(五) 练功

1. 按摩腰眼

预备姿势：坐位或立位均可，两手掌对搓发热以后，紧按腰部。

动作：双手掌用力向下推摩到尾骶部，然后再向上推回到背部，重复用推摩手法36次。

2. 风摆荷叶

预备姿势：两脚开立比肩稍宽，两手叉腰，拇指在前。

动作：(A) 腰部自左向前，右，后作回旋活动。(B) 再改为腰部自右向前，左，后回旋。两腿始终伸直，膝部稍屈，上体伸直，两手轻轻托护腰部，回旋的圈子可逐渐增大，共作6～36次。

3. 转腰推碑

预备姿势：两脚开立比肩稍宽，两臂下垂。

动作：（A）向左转体，右手成立掌向正前方推出，手臂伸直与肩平，左手握拳抽至腰际抱肘，眼看左后方。（B）向右转体，左手变立掌向正前方推出，右掌变拳抽回至腰际抱肘，眼看右后方。推掌的动作要缓慢，手腕稍用力，臂部不要僵硬，转体时头颈与腰部同时转动，两腿不动，推掌与握拳抽回腰间的两臂速度应该一致。重复6~36次。

4. 双手攀足

预备姿势：两脚开立，两手置腹前，掌心向下。

动作：（A）腰向前弯，手掌下按着地。（B）还原：两腿要伸直，膝关节勿屈曲，重复6~36次。

5. 白马分鬃

预备姿势：两脚开立，两臂下垂，两手交叉。

动作：（A）体向前俯，眼看双手，两手交叉举至头顶上端，身体挺直。（B）两臂上举后向两侧分开，恢复预备姿势。上举时如向上攀物状，尽量使筋骨伸展，向两侧分开时掌心向下成弧线。重复6~36次。

6. 仰卧架桥

预备姿势：患者仰卧，以两手叉腰作支撑点，两腿屈成90°，脚掌放在床上。

动作：挺起躯干时，以头后枕部及两肘支撑上半身，两脚支撑下半身，成半拱桥形。当挺起躯干架桥时，膝部稍向两边分开，重复6~36次。速度宜缓慢。

7. 行者下坐

预备姿势：两脚开立，距离与肩同宽，两手抱肘。

动作：（A）脚尖着地，脚跟轻提，随后下蹲，尽可能臀部下触脚跟，两手放开成掌，两臂伸直平举。（B）起立恢复预备姿势。下蹲程度根据患者的可能，不应勉强，必要时可扶住桌椅进行，重复6~36次。

8. 仰卧举腿

预备姿势：卧位，腿伸直，两手自然放置体侧。

动作：作直腿抬举动作，角度可逐渐增大。两腿交替进行，重复6~36次。

9. 四面摆莲

预备姿势：两脚正立，两手叉腰，拇指在后。亦可采用卧位练习。

动作：（A）右小腿向后提起，大腿保持原位，然后右脚向前踢出，足部尽量跖屈。（B）右脚还原再后踢，以脚跟触及臀部为度。（C）右下肢抬起屈膝，右脚向里横踢，似踢毽子一样。（D）右下肢抬起屈膝，右脚向外横踢。练完后换左下肢作相同动作。重复6~36次。

10. 飞燕点水

预备姿势：患者俯卧，头转向一侧。

动作：（A）两腿交替向后作过伸动作。（B）两腿同时作过伸动作。（C）两腿不动，上身躯体向后背伸。（D）上身与两腿同时背伸。（E）还原，重复3~36次。

三、腰部功法机理分析

（一）按摩腰眼：可促进血球、淋巴循环的旺盛，提高局部营养和新陈代谢，促进病患部分渗出液的早期吸收，加速突出髓核中水分的吸收，减轻其对神经根的压迫，松解黏连，使紧张痉挛的肌肉放松，调整神经机能的兴奋或抑制，使萎缩的肌肉及麻痹的神经逐渐恢复正常功能。

（二）风摆荷叶：可牵动腹直肌、骶棘肌、腰方肌、髂腰肌、阔筋膜张肌、腹横肌、腰大肌、臀大肌、臀中肌、臀小肌、梨状肌等肌肉，使之放松，解除肌肉的紧张痉挛，改善肌肉的血液循环，使肌肉放松而富有弹性，扩大关节的活动范围，使腰椎上下关节加宽幅度，有利于髓核回纳。并使肌肉张力降低，从而降低椎间盘内压，因此可防止椎间盘的突出。

（三）转腰推碑：可牵动背阔肌、骶棘肌、腹直肌、腹外斜肌、腹内斜肌及腰髋部肌群。因为背阔肌具有上提躯干作用，骶棘肌有伸脊柱作用，腹直肌、腹外斜肌、腹内斜肌具有下拉脊柱，使脊柱前曲的作用。故这些肌肉的锻炼，亦可使椎间隙加宽，有利于髓核回纳。同时腰部、髋部的肌群锻炼，有助于使由于椎间盘突出而造成的肌痉挛、肌萎缩得以松弛和恢复。巩固椎间关节的灵活性和牢固性。故可以防治和促进康复腰椎间盘突出症。

（四）双手攀足：可牵动腹直肌、腹横肌、腹内斜肌、腹外斜肌、背阔肌、骶棘肌及其他腰部、髋部的肌群。尤其是腹前外侧肌群得到锻炼，这些肌群具有下拉脊柱，使脊柱前屈的作用，故可使腰椎间隙的后方张开，有利于突出髓核回纳。

（五）白马分鬃：主要锻炼背阔肌、腹前外侧肌群，牵动背部肌群，使腰椎间隙的后方张开，有利于髓核回纳，并使腰背部的肌痉挛得以松弛，肌萎缩得以缓解。

（六）仰卧架桥，飞燕点水：主要锻炼背阔肌、骶棘肌、臀大肌、臀中肌、臀小肌、梨状肌等，利用背伸肌的强大动力使脊柱过伸，通过被拉紧的前纵韧带和纤维环将椎体和椎体之间拉开，可使椎间隙的前部也扩大，有利髓核回纳。

（七）行者下坐：锻炼髂腰肌、臀大肌、臀中肌、臀小肌、梨状肌、缝匠肌、股四头肌、半膜肌、半腱肌、股二头肌、小腿三头肌、胫骨前肌、踇长伸肌、趾长伸肌为主，可使由于腰椎间盘突出而造成的下肢肌肉萎缩得以缓解。

（八）仰卧举腿：以练腹直肌及其他腹前外侧肌群和股四头肌为主。可使腹部肌肉发达，加强腹部肌肉下拉脊柱，使脊柱前屈，可使腰椎间隙的后方张开，使向后突出的髓核回纳。并使腹内压增高，使神经根紧张，而将突出物压迫回纳。如果该动作在小腿远端绑沙袋增加重量练习，则增强下肢伸肌，特别是股四头肌力量，防治其肌肉萎缩。

（九）四面摆莲：锻炼腹直肌、髂腰肌、阔筋膜张肌、臀大肌、臀中肌、臀小肌、梨状肌、缝匠肌、股四头肌、耻骨肌、长收肌、短收肌、大收肌、股薄肌、股二头肌、半腱肌、半膜肌、胫骨前肌、踇长伸肌、趾长伸肌、腓骨长肌、腓骨短肌、小腿三头肌等，使下肢由于腰椎间盘突出而造成的肌肉萎缩得以康复。

以上这组功法中，包罗了伸展、弯腰、两下肢直腿抬高及膝髋关节屈曲等转腰、腰部及下肢动作，这些动作对脊椎和其周围神经根的作用分析如下：

以上功法中的伸展动作，可以拉宽椎间隙，降低椎间盘内压力，有利于髓核回纳，并可使突出的髓核等周围组织的黏连得到松解，便于髓核回纳。同时，可扩大椎间孔和神经根管，减轻突出物对神经根的压迫。

功法中的弯腰，两下肢直腿抬高及膝髋关节屈曲动作，可使椎间隙神经根（包括坐骨神经根）受到牵拉，使神经根黏连松解，同时还能使神经根紧张压迫而将突出物回纳，以及张开腰椎间隙的后方，逼使突出的髓核回纳。近年有人提出硬脊膜的前表面有丰富的感觉神经分布，向后突出物正好压在硬脊膜的敏感部分。直腿抬高时，硬脊膜可向下移动 1～2cm，下腰椎水平的硬脊膜痛可反射至臀、腹股沟及腹部，一旦硬脊膜的压力解除，这种疼痛也就消失，因此运动中可能使突出物离开硬脊膜的敏感区，或改变突出物与神经根的关系，使腰腿痛缓解。膝髋关节屈曲动作亦可使腰椎及骶椎关节松弛，后纵韧带拉紧，椎间隙变宽，利于突出物回缩。

转腰动作可使腰椎旋转运动，致使腰椎上下关节面加宽幅度，使椎间盘突出的部分与邻近组织黏连可能进一步松解，并且上下两椎体相互旋转扭错，对椎间盘有挤压作用。腰椎旋转的轴心位于椎管之后，椎板联合处，突出部分受到旋转轴心力的关系，使之推入回纳。脊椎发生旋转，间接牵拉神经根，可能改变神经根位置，使之避开突出的髓核，以缓解疼痛。可使受累间隙的椎间关节产生有解剖生理范围内的大幅度旋转活动，使纤维环和后纵韧带发生扭转和牵拉，在旋转过程中对突出的髓核产生周边压力，使突出组织还纳或向周围松散，因而减轻或消除神经根张力，缓解疼痛。转腰动作，对于椎间关节位置得以纠正后（如经手术，牵引，推拿治疗等），可能解除由于关节囊、韧带对神经根的压迫，对合并有小关节僵凝者，能松解黏连，增加活动范围，缓解疼痛。

腰部及下肢过伸动作可使椎间隙的前部也扩大，同时收缩后纵韧带及纤维膜，有利于髓核回纳，亦可增加椎间盘外压力，使突出物回纳或改变其与神经根位置。

功法锻炼对于由于扭挫伤腰，而致气瘀互阻的腰椎间盘突出症来说，推动气血的流通，促进血液循环，达到活血化瘀止痛的作用。腰椎间盘突出症是筋脉滞阻不通，局部血气不充，筋失所养，酸痛麻木。练功能使其血行畅通，化瘀生新，舒筋活络，筋络得到濡养，关节滑利，伸屈自如。由于本病是肾气虚弱，风寒湿痹邪乘虚而入，而通过练功调节整个机体，促使气血充盈，肝血肾精旺盛，筋骨强劲，扶正祛邪，有利于损伤的康复。

（谢可永整理）

何竹林

1883.12~1972.1，广东省南海县九江区河清乡人。

8岁开始随广州市先孝寺一位老和尚（属少林派）习武学医，1904年在广州市长寿路开设医馆，专治跌伤、烧伤。1956年任广州中医学院骨伤科主任。

著有《中医骨伤科学》以及"中西医结合治疗骨折100例"的论文等。

对中医伤骨科治法浅论

（一）重视基本功训练，认为"中医骨伤科医师就是中医内科医师加上一双懂得续筋接骨的手"。中医治疗骨伤科疾患的特色之一就是强调整体观念，中医内科医师的基本功同样也是骨伤科医师的基本功。学习中医骨伤科，首先要学习中医经典著作和历代骨伤科文献。如果只重视复位手法和夹缚固定操作，而忽视基本理论学习，就会成为一个仅懂得操作的"工匠"，遇到危重证候便束手无策，甚至误人性命。

怎样才算是"一双懂得续筋接骨的手"呢？第一要懂得解剖学，特别是筋骨关节的解剖学；第二有强健的体魄。中医向来重视解剖，"解剖"一词出自《灵枢·经水》。《医宗金鉴》又提出学习手法时要先"识其本相"，就是说，学习骨伤科必先要学习解剖学。所以"未学拳头，先学跌打；未学功夫，先学扎马。"有强健的体魄，才有足够的力量，否则，到施行手法时就有心无力了。

（二）对手法和固定的精辟论断，认为不通晓理法方药、辨证施治就不是中医师；不懂理伤手法和夹缚固定就不是骨伤科医生。骨伤科手法要眼到、心到、手到，懂得借助自身的体重，腰力、腿力、手力并用。拔伸牵引的主要力量来自腰腿，推迫捺正的力量来自手指。南拳北腿，搏击擒拿，可以锻炼人的灵巧和力量，太极气功可以锻炼人的柔韧和气质。此外，还要推杠铃以练腰腿功,举石锁以练臂力,插沙袋、捏钢球以练指力。无论理伤手法和夹缚固定皆讲究力学,所以,学习骨伤科也要学一点力学原理,要向建筑工人、木匠学习。对肌肉发达青壮年长骨干骨折而缩短明显者,喜用反折手法加以复位,这种手法比较省力,但要注意避免损伤周围神经血管。对肩关节前下脱位的复位手法是:伤者坐位,术者握伤肢腕部,先外展肩顺势拔伸,在牵引下内收并上举肩即可,手法轻巧,伤者痛苦少。夹缚固定要符合有关的力学原理。例如儿童前臂青枝骨折,断端骨膜及其附近的软组织的一侧已断裂,而另一侧尚保持完整,故复位后由于两侧张力不平衡,若采用平均加压的外固定,容易重新成角畸形。采用三点加压的夹板固定,则有效地解决了这一问题。又如,股骨干骨折因周围肌力牵拉而发生缩短、成角移位,复位后,须要有持续牵引力才能对抗这种缩短成角力。对3岁以下的伤者,除采用传统的四块夹板加垫固定外,还多一块长夹板通过棉垫顶住伤肢腋窝,把伤肢置于髋120°、膝120°位置,利用小腿及足部悬空的重力产生一个沿股骨干纵轴牵引的力,解决了重新缩短成角移位的问题。

(三)辨证用药应严格遵循中医的理、法、方、药,既用经方,也用时方;既用传统中药,也用岭南草药。对骨关节损伤采用三期辨证论治。对脊椎骨折脱位合并脊髓休克,用王清任的补阳还五汤。认为北芪、地龙两位药物对恢复神经功能有显著功效,对急性腰扭伤,大便秘结的里实证,采用桃仁承气汤加桑枝、过江龙。对慢性腰腿痛采用独活寄生汤加蜈蚣、蕲蛇之类。

(四)中医骨伤科历史悠久,有系统的理论和丰富的临床经验,但不应固步自封,不求上进,应与现代科学相结合,利用声、光、电等设备,不断提高。做一个骨伤科的大学教师要能做、能讲、能写。不懂临床操作,缺乏临床经验,理论讲得天花地坠,空洞无物,不切实际,就会误人子弟。但只会做,讲课不生动,学生缺乏趣味,就不能学到知识。写、讲、做,以写最难。

(岑泽波整理)

狄任农

1937.6~，浙江省瑞安市人。现任温州医学院附属一医院骨伤科副主任医师。

1963年毕业于上海中医学院医疗系。毕业后分配上海市伤骨科研究所，跟随伤科专家魏指薪从事临床工作。1973年赴温州医学院附属一医院工作至今。

现兼任浙江省伤科学会理事，温州市中医学会理事，温州地区伤科学组组长等。

一、臀上皮神经损伤综合征诊治

臀上皮神经损伤综合征为临床常见病和多发病，迄今尚无存特效疗法。臀上皮神经系一组感觉神经，它由腰1、2、3脊神经后支的外侧支发出，在髂嵴上穿过背肌和腰背筋膜，分布于臀上外侧和股骨大粗隆区的皮肤。当腰部急性扭伤或慢性积累性劳损时，该皮神经常会同时受累，出现痉挛、充血、水肿甚至黏连而引起以臀腿痛为主的临床综合症候群。

其诊断主要依据：损伤史；单侧或双侧臀部疼痛，多伴有下肢牵掣不舒或麻木感，步履乏力；在髂嵴中点直下3~4cm处可触及一条索样物，压痛明显。在确诊以前应首先排除腰椎间盘突出症和梨状肌损伤综合征。根据脊柱有无功能性侧突畸形、直腿抬高试验和拉赛格氏征阳性与否，以及压痛部位的不同等，一般鉴别诊断并无多大困难。

笔者通过多年临证，经治该病不乏其例，颇有心得体会，兹作简介如下：

（一）伤科手法能起消除痉挛、松解黏连和纠正错位等作用，为治疗本病的首选疗法。具体操作步骤如下：

1. 患者俯卧位。术者先站在其左侧，自第一腰椎棘突水平开始，用双手大拇指由棘突边缘将右侧骶棘肌向外推挤，直至第五腰椎棘突水平为止。然后站在患者右侧，以同样方法推扳左侧骶棘肌。

2. 患者侧卧。在上的下肢屈曲，在下的下肢伸直并由助手予以固定。术者站在患者背后，一手向后扳拉肩部，另一手向前推骶髂关节部位，可有"咯嗒"声发生。左右轮换操作各一次。

3. 患者姿势同前。助手双手扶住患侧踝关节部位，在髋关节后伸姿势下进行牵引。术者双手拇指揿定压痛部位，先作点、按、揉，随后将条索样物推之向前。

4. 接着助手放下患肢，固定健侧下肢踝关节部位。术者一手按住损伤部位，另一手握住踝关节，用力向后拔拉，使髋关节过度后伸。

5. 最后令患者取仰卧位。术者一手握患侧踝关节，另一手按住膝关节，用力使膝、髋关节过度屈曲，膝部须抵至胸前为度。

（二）中药应用根据不通则痛、通则不痛，治风先治血、血行风自灭等中医理论，选用验方泽兰叶汤加味（泽兰叶、当归尾、炒赤芍、炮山甲、天花粉、蕲蛇、炒桑枝、广地龙、伸筋草、川牛膝各10g，制乳没各5g，炙蜈蚣5条），有活血化瘀、搜剔络邪、解痉镇痛等良效。若患者舌质偏红而少津，脉象细数者，此乃阴血不足、肝不养筋之候，宜用四物汤加味（生地、鲜石斛各30g，当归、白芍、怀牛膝、天麦冬、木瓜、钩藤、炒枣仁各10g，川芎、生甘草各5g），以奏养血柔肝、舒筋止痛之效。此外，成药如大活络丸、人参再造丸之类亦可酌情选用。

上述疗法通常相互配伍为用，一般能在3~4周取得显效。倘若无效，甚或病情有增无减者，则应做必要的检查，如腰椎正侧位摄片、血沉、抗"O"等，排除其他病变，以免贻误病情。

例：陈某，男，48岁。右下肢牵掣痛伴麻木感二年，有扭伤史。曾经中西药物治疗无效。检查：右直腿抬举达80°左右，髋关节活动正常，脊柱无侧突畸形，髂嵴中点直下3～4cm处有固定而明显的压痛点，并触及一条索样物。临床诊断为右臀上皮神经损伤综合征。先后予以上述手法4次，内服泽兰叶汤加味十剂，自觉症状基本消失，未再复发。

二、运用伤科手法治疗髌上滑囊血肿

髌上滑囊位于股四头肌下部之后和股骨之前，亦称股四头肌滑液囊，为一较大的滑囊。由于损伤，使髌上滑囊撕裂出血，形成了髌上滑囊血肿。在临床上较为常见。如早期处理不当，可遗留不同程度的膝关节黏连，甚至造成病残。手法治疗，具有良好疗效。现将个人临床心得，作一简介。

诊断：主要依据：急性损伤史；髌骨上方呈半月形肿胀；膝关节疼痛剧烈，伸屈活动明显限制；X线摄片有助于排除骨折。在确诊前，需与下列疾病相鉴别：膝关节周围之骨折；内外侧副韧带损伤；前后交叉韧带损伤；内外侧半月板损伤。

操作手法：患者仰卧于床上，医者一手按住膝关节，另一手握住踝关节，先将膝关节过伸，继而立即使膝关节充分屈曲，最后再伸直膝关节，即告完成。在操作过程中，医生手下可有明显的滑囊血肿破裂消散感觉。术前须向病员及其家属说明操作过程中可有短暂剧痛，以便取得病员配合和支持。

对上述手法所取得的效果，有人曾用35%碘批拉舍6ml作髌上滑囊造影，接着运用上述手法，然后立即摄片，发现碘批拉舍随着血肿被挤散到关节腔和周围组织中。设想是由于挤破肿胀的髌上滑囊，而使包裹样血肿得以消散。

内服中药：髌上滑囊血肿术后虽血肿顷刻消失，但膝关节尚有不同程度的肿胀。为促使血肿迅速吸收，适当选用活血化瘀、理气止痛药，如泽兰叶汤（验方）：泽兰叶、当归尾、炒赤芍、川牛膝、制大黄、玄胡索各9g，乌药2g，红花、生甘草各3g。

外用药物：可用生大黄粉、葱白、生姜等量，捣烂外敷，在软组织损伤早期,有一定效果。若损伤1~2周后,肿痛虽已基本消失,但有不同程度膝关节伸屈活动限制时,可用四肢洗方(验方):落得打、淫羊藿、独活、桑寄生、当归、伸筋草、透骨草各9g,红花5g。进行热敷,以解除软组织痉挛,消散血肿,如同时配合适当的膝关节自主伸屈活动和股四头肌操练,则有相得益彰之妙。

三、运用伤科手法治疗先天性马蹄内翻足

先天性马蹄内翻足,较多在于新生儿已发现,可为双侧性或单侧性,以前者为多见。临床特点是患足呈下垂、内翻和内收畸形。其病因尚无一致认识,可能系由胎儿足部在母体内的位置异常,再加上子宫内机械性压力或水压力的增加,迫使足部处于这个异常位置而塑形。马蹄内翻足有属于非先天性的,如脊髓灰质炎、隐性脊柱裂等引起的,系弛缓性麻痹而无外翻背屈的能力。而先天性马蹄内翻足,若用手按压其足背外侧,仍能感到他有外翻背屈的力量。再结合其他病史及体征,鉴别一般并无多大困难。

笔者运用伤科手法,辅以中药热敷熏洗,治疗本病,取得一定疗效,现将具体操作手法及外敷药物简介如下:

操作手法为术者一手固定踝关节稍上方,另一手握住足部近跖趾关节处,逐渐将足外展、外翻和背屈,注意动作须轻柔适度,忌用暴力强行扳正,以免损伤骨骼。每次手法可连续操作10~15下,每日1~2次。以3个月为1疗程。一般通过1~2个疗程即可获效。

外用药物采用活血通络合剂(伸筋草、络石藤、鸡血藤、路路通、川牛膝各20g)水煎熏洗,对解除软组织痉挛,松解黏连有辅助作用。凡畸形较明显者,先热敷熏洗2~3周,再施行手法矫治,效果更为理想。

笔者通过临床实践,运用伤科手法治疗先天性马蹄内翻足,证明具有较好疗效,但应用手法治疗有其一定的适应范围。一、年龄因素:新生儿足部软组织比较柔软,骨形尚无改

变，如手法运用得当，即可矫正，曾有报导称2岁以内小儿可用手法纠正，超过2岁须考虑手术治疗。笔者曾治一4岁小儿，运用手法获得成功，说明只要熟练地掌握手法，持之以恒，是可以打破传统治疗界限的。二、畸形程度严重的顽固病例，手法不一定有效，如经过1~2个疗程而效果不显者，应考虑手术处理，以免贻误病情。

小儿骨骼在生长过程中，有较大的可塑性，软组织同样如此。笔者设想，通过手法治疗，可使足内侧、跖侧的一切挛缩软组织及后关节囊逐渐获得松解，跟腱逐渐延长，使足部的内、外侧软组织力量趋于平衡，从而纠正了马蹄内翻畸形。

此外，为了节省就诊时间，可将具体操作手法教会其家长掌握。

四、肱桡滑囊血肿的手法治疗

肱桡滑囊血肿，中医称为"筋出窝"，与髌上滑囊血肿相类似。其病机乃肘关节处在过伸或外翻位姿势下跌倒而用手掌着地，致桡骨头与肱骨小头相互撞击，使滑囊撕裂出血形成包囊样血肿。虽属肘部软组织损伤范围，如处理不当，可遗留不同程度的肘关节黏连，而造成病残。笔者运用魏指薪老医师之手法治疗，效果满意。

凡有急性损伤史，患肘剧痛，呈半屈曲状，功能障碍，肘后肱桡关节区的正常凹陷消失，并出现一梭形肿块，局部穿刺可见血性液体，X线摄片或透视阴性，即可诊断为肱桡滑囊血肿。

诊断明确后，术者一手握住肘部，另一手固定腕关节稍上方，在前臂旋后位姿势下，先使肘关节过伸，继而立即使肘关节过度屈曲，手法即告完成。

操作过程中，术者手下有明显的滑囊血肿破裂消散的感觉。术后患肘疼痛顿减，功能改善。局部外贴三色敷药（黄荆子、紫荆皮、当归、五加皮、木瓜、丹参、羌活、赤芍、白芷、姜黄、独活、甘草、秦艽、花粉、牛膝、川芎、连翘、威灵仙、防风、防己、马钱子,共研末,加饴糖调和),并以颈腕吊带固定。手法操作仅一次,术前做好思想工作,消除顾虑,动作应轻重适度,忌强力扳拉。

手法治疗肱桡滑囊血肿,不但能使肘关节的轻微错位获得矫正,并可使包裹样血肿消散,有利于瘀血迅速吸收。

五、运用伤科手法为主治疗膝关节与股中间肌黏连

膝关节及股中间肌黏连是损伤后期颇为常见的并发症之一。其发生,系由于膝关节及其周围或软组织损伤,因处理失当或固定时间过久,导致软组织的充血、水肿和黏连。如不及时采取有效的治疗措施,常可造成不同程度的病残。

其临床表现,为膝关节肿胀、疼痛、屈曲活动明显限制,多伴有股四头肌废用性萎缩。

中医伤科对此类疾患的处理,主张以手法为主,辅以四肢洗方热敷以及功能锻炼疗法(附方),实践表明,具有功能恢复快、病废发生率显著降低等优点。

(一)手法操作:病员俯卧,大腿前方紧贴床面。术者一手固定大腿下端后方,另一手握住小腿,并用肘部托住踝关节前方,利用术者肘部的力量将膝关节迅速屈曲 $15°\sim20°$,可有明显的黏连撕裂声发生。

注意术前应向患者说明在手法操作过程中可有短暂剧痛,以消除顾虑,取得配合;手法应轻重适度,每次屈曲数不应过大,以免引起出血而加重黏连的发生;每 1~2 周进行手法一次,每次操作一下;如系软组织断裂或骨折所致者,则必待临床愈合后方可实行手法治疗。

(二)功能锻炼:

1. 转膝导引:病员两踝、膝并拢,膝部轻微屈部前方,作顺时针及逆时针转动各 20~30 下。

2. 挤压导引:患者站立,两足并齐,双手扶住床架作下蹲活动 10~15 下。注意下蹲时足跟不可离地。运用伤科手法为主治疗膝关节或股中间肌黏连,要注意掌握时机,一俟软组

织或骨折获得临床愈合后，应立即施行手法操作。否则，如迁延日久，已形成纤维性僵直状态时，则治疗困难。

附方：四肢洗方（验方）

桑桂枝、淫羊藿、红花、川牛膝、川萆薢、伸筋草、透骨草、制乳香、制没药、木瓜、羌独活、落得打、当归、补骨脂。

宋一同

1935.10~，江苏淮安市人。现任北京针灸骨伤学院副主任医师，副教授。

1954年毕业于安徽合肥医校，任安徽省泾县人民医院医师，后调至安徽省芜湖地区医院任骨科医师，1971年~1976年任安徽医科大学中医系针灸教研室主任。1976年~1987年任安徽中医学院骨伤科教研室主任。1987年起任北京针灸骨伤学院副教授。

参加编著的有《软组织损伤》、《头针与耳针》、《耳穴诊断》、《中医骨伤科学》、《筋伤学》、《骨伤手法图解》。其"耳穴诊治颈椎病临床研究"，"中西医结合治疗慢性骨髓炎"曾获1985年安徽省重大科技成果奖。

化脓性骨髓炎治疗

根据临床证候分为：脾肾阳虚型，气阴两虚型，湿热内蕴型，瘀血阻滞型。治疗均内服神功内托散，辨证论治，随症加减。

主方：当归，川芎，杭芍，焦术，党参，黄芪，茯苓，炙草，木香，陈皮，附子，煨姜，炮甲，制乳香，制没药，大枣，蒲公英，地丁。

（一）脾肾阳虚型：治宜补益脾肾，托里解毒，用主方。

（二）气阴两虚型：治宜益气养阴，佐以清热。主方去附子、煨姜，加泽泻、黄柏。

（三）瘀血阻滞型：治宜活血化瘀，通筋疏络为主，佐以扶正解毒。主方去附子、煨姜、茯苓、大枣、杭芍，加地丁、桃仁、红花。

（四）湿热内蕴型：治宜清热化湿。主方去附子、煨姜、炮甲，加元参、紫丹参。

蛇葡萄根软膏外敷患处。

制法：新鲜蛇葡萄根去外皮和中心木质部，用韧皮部，捣碎如泥状，每斤加鸡蛋清6个，75%酒精1000ml，麻油200ml，调配备用。

宋贵杰

1938.～，现任甘肃中医学院骨伤科教研室主任，副教授。

1964年毕业于洛阳正骨学院，1964年～1981年在甘肃省中医院工作，擅长于颈肩腰腿病和骨伤疾病。1981年调甘肃中医学院，任骨伤科教研室主任。

在长期的临床实践和教学中，总结出以辨证、手法整复为先，内外用药、功能锻炼为辅的治疗原则，擅长于四肢长管状骨骨折和慢性腰腿痛的治疗。

参加编著有《骨折与脱臼中医治疗新编》，发表有"前臂双骨折125例临床分析"等12篇论文。

现兼任中华全国中医学会骨伤科学会委员，甘肃省中医骨伤学会会长。

一、消肿止痛膏（又名消定散）

[组成] 紫荆皮，孩儿茶，炒大黄，无名异，大丹参，蒲公英，木头灰（朽木灰更好）各等分。

[功用主治] 功能清热解毒，活血化瘀，消肿止痛，主治关节，韧带，肌腱损伤所致的局部肿胀疼痛。

[用法] 上药共研，磨成细粉，以蜂蜜3份，药粉1份调成软膏，装搪瓷缸或坛罐备用。

视患者伤部范围大小，取适量药膏，均匀地摊于三层麻纸上，敷于患部，然后以绷带绑扎。胶布粘好。三天换药1次，一般3～6次即可。

[特点与体会] 案例1，粟某，女，52岁。赶公共汽车时不慎右足踩在石子上，致患足内翻损伤并跌倒，次日下午因肿胀疼痛来院诊治。

检查：右足外侧及足背肿胀明显，皮色较暗，第五跖骨基底压痛尤甚、触之有台阶样感觉，患足被动内翻，足外侧疼痛加剧。舌淡苔白水滑，脉弦数，拍片示右足第五跖骨基底部骨折，并有重叠及成角畸形。

诊断：右足第五跖骨基底骨折并外侧副韧带损伤。

处理：在局麻下手法复位，外敷消肿止痛膏，胶布 U 形固定。治疗 40 余天，骨折愈合，软组织修复良好，能下地行走，患部仅留稍微酸痛。5 年后随访，功能完全恢复，不痛不酸，康复痊愈。

案例 2，王某，男，24 岁，拖拉机司机。右小腿外侧于修车时不慎被车轮砸伤，当时即致局部肿胀，剧烈疼痛，遂被抬送来我院诊治。

检查：患者神情紧张，表情痛苦，右小腿呈弥漫性肿胀，患侧较健侧周径粗 12.5cm，局部皮肤呈紫色，软组织触之肿硬，右足趾背伸时右腿疼痛加重，足面第 1、2 趾蹼间麻木、触痛减弱，足背动脉搏动无力。舌质淡，中部有条状瘀斑，苔微黄。脉弦涩滞。血常规检查，未发现脂肪球，X 光拍片检查，胫腓骨骨折排除。

诊断：右小腿重度软组织损伤并胫前筋膜撕裂。

处理：外敷消肿止痛膏于患处，并严密观察。敷药 5 天后，肿胀周径减少 5cm，局部稍软，瘀斑已显露于小腿皮下，皮肤呈淡紫色，疼痛减轻，治疗 10 天后，患肢局部软组织变软，肌肉也能收缩，肿胀周径减少 8cm，疼痛全消，第 1、2 趾蹼间麻木感完全消失，并能下床扶拐锻炼。3 个月后，患者恢复健康，继续工作，无任何后遗症。

消肿止痛膏是治疗"伤筋"，即软组织损伤最常用的外敷药膏。临床观察，证明该方具有良好的活血化瘀，消肿止痛的效果。如方中的无名异味甘咸、性寒，甘补血，咸入血，寒能清血热，故有化瘀消肿、止痛生肌的作用。孩儿茶味苦涩、性微寒，苦涩收敛、寒除瘀血作热，所以孩儿茶具有清热消炎、止血散瘀的效果。而大黄、紫荆皮、丹参也有清热活血，消肿止痛的作用。木头灰功同京墨而价格便宜易取，清热败毒、凉血止血效果最优，方中以蜂蜜为基质，更增强了软坚化滞、除湿润燥的效能。就骨伤科而言，肢体一旦外伤，局部即有血肿形成。血肿的大小与受伤的形成、部位都有一定的关系，而与受伤局部血容量的改变、血液流量及其动力异常更是有着密切的关系。伤后一般1～2日肿痛明显，这实际属于第一个血容量增加的高峰。其肿胀疼痛是由于肢体局部出血，渗液积聚，流动不畅引起的，即中医所说的"离经之血瘀滞肌腠、脉道阻塞"的意思。随着时间的推移，局部血肿逐渐吸收，充血逐渐减退，紧接着又出现软组织间血容量的第二个高峰。这第二个高峰的出现正是由于运用了活血化瘀药物的治疗，受伤局部的周围组织间有大量的新生血管增殖，促使血管床增大，引起血容量升高的结果，而通过这种增殖的新生血管的作用，就可以促使局部血肿逐渐吸收和机化。由于消肿止痛膏基本上能改善受伤局部组织两个血容量的变化，所以对软组织损伤有良好的治疗作用，即便像例2"小腿胫前筋膜撕裂—轻型小腿筋膜间隔区综合征"也可取效。

二、蟹墨膏

[组成] 螃蟹4只，古墨粉60g，麝香10g，炒地龙30g，蜈蚣210g，全蝎15g。

[功用主治] 清热祛风，解散结滞，消肿止痛，主治膝关节损伤、感染、结核等。

[用法] 螃蟹捣成泥状，除麝香外的其他药均研成细末，再用研钵磨细麝香，然后加香油适量，最好把上药调匀成软膏。

使用时，取适量药膏，平摊于二层麻纸上，敷于患处，用绷带包扎，胶布粘好。四日换药1次，一般5～6次即可。若皮肤过敏者，可在伤部先放薄纱布一块，然后再敷药。

[特点与体会] 刘某，男，17岁，学生。因踢足球扭伤右膝关节10天来院就诊，伤后六小时局部即出现肿胀、疼痛，伴发热、咳嗽、流涕、两下肢酸软无力。曾在某医院以"关

节炎",用"青霉素"、"四环素"等抗生素治疗,症状稍有好转,但患膝肿胀不消,伤部发热并夜间盗汗、倦怠无力、口干渴、不思食。

检查:体温 37.5℃,右膝关节弥漫性肿胀,呈屈曲状,关节伸直时疼痛加重,休息后疼痛减轻,活动后伤部肿胀加重,患肢局部皮肤温度略高于健侧,皮肤色暗发亮,触诊右膝髌骨下似有波动感,胸透见双肺门淋巴阴影增重。右膝关节正侧位片示右膝关节周围软组织明显肿大阴影、界限模糊,骨与关节无异常发现。血常规检查:红细胞 480 万/mm^3,白细胞 16000/mm^3,中性粒细胞 63%、淋巴细胞 37%。血培养,未发现抗酸杆菌。血沉检查 32mm/h。

处理:蟹墨膏外敷治疗半月,患部肿消痛减,活动如常,一年后复查已完全恢复健康。

螃蟹味咸性寒,有小毒,软坚,清热散瘀的作用最强。地龙咸寒,散瘀清热,所含蚯蚓解热碱有退热作用,蚯蚓素有溶血作用。蜈蚣咸温,温经散瘀、通络止痛,含溶血蛋白质,对结核杆菌等病原体也有抑制作用;全蝎毒素有非常强大的溶血作用,能促进新生血管床的建立,在骨科、外科有着非常广泛的应用前景。麝香芳香化浊、清热解毒作用显著,有着极好的渗透作用。古墨凉血止血、淡渗利湿、清热解毒之力也非常突出。上药配合对关节、特别是膝关节损伤、积液、血肿,以及关节增生、变性等有着明显的散结消肿止痛的治疗效果。

三、中药托敷剂

[组成] 透骨草 12g,五加皮 15g,五味子 15g,东山楂 15g,当归 12g,红花 10g,赤芍 12g,生地 12g,羌活 10g,独活 10g,防风 10g,炮附子 6g,花椒 30g。

[功用主治] 功能活血化瘀,祛风胜湿,通络止痛。主治颈椎骨质增生,腰椎骨质增生引起的颈、背、腰部疼痛不舒,活动障碍。

[用法] 上药装布袋内,扎紧放盆内,加水煎煮 15 分钟,

稍晾温，托敷患部，每次30分钟。每天托敷2次，每剂药连用4次。

[特点与体会] 徐某，女，34岁，机关干部。因"颈椎病"收治。刻诊颈肩疼痛，头痛头晕，视物不清，久坐或看电视过久上症加重。伴身疲乏力，畏寒肢冷，寐差。舌淡暗苔薄白，脉弦。

检查：颈部僵硬，活动受限，颈椎3、4、5棘突及棘旁左侧压痛明显，左侧颈神经根牵拉试验及压颅试验阳性。血沉检查：4mm/h。抗"O"试验：200单位。类风湿风子试验阴性。颈椎正侧位X光片示颈椎僵硬、变直，C4~C7椎体前后缘骨质增生。

诊断：神经根型颈椎病。

处理：中药托敷颈项，每日2次，连用10天，患部疼痛缓解，已能坐下连续看2小时电视，视物也已清晰，但端坐过久，或晚间睡眠姿势不当复又疼痛，程度远较治疗前为轻。又治疗10天，上症全消。

骨质增生又称骨刺、骨赘、增生性关节炎，以老年人为多见，是骨科临床常见的慢性退行性骨关节病，临床上以颈、背、腰发病最多，证属三痹之痛痹、着痹及五体痹之骨痹的范畴，症情顽固，缠绵难愈。中医认为肾主骨，肝主筋，筋附于骨，中年以后，肝肾渐衰，肾虚不能主骨，肝虚不能养筋，加之风寒湿邪侵袭，或是外伤，致使气血失和，日久瘀血加重就会形成本病。临床表现主要是颈、背、腰部疼痛不舒，肢体麻木，活动障碍，久坐、久立及天阴下雨症状更为明显，相应的肢体可伴有放射性麻木、疼痛，活动后症情加重，目前尚无理想的特效药物。用中药托敷剂治疗本病，方中透骨草、五加皮、五味子、东山楂等味酸，舒筋展筋，类似于理疗中的渗透液，有缓解肌肉痉挛，改善和减轻周围神经、血管牵张、刺激、压迫的作用。当归、红花、赤芍、生地活血化瘀、通络止痛，羌独活、防风、炮附子祛风胜湿、温阳散寒，花椒麻醉止痛。这样配合，活血化瘀、祛风胜湿、通络止痛，对骨质增生性疾病的肌肉韧带牵张疼痛及神经、血管压迫、刺激等病理变化都能得到一定程度的改善，所以止痛效果明显，关节运动功能也能恢复。

四、软坚化瘀汤

[组成] 芫花 15g，水蛭 6g，虻虫 10g，伸筋草 15g，羌活 10g，独活 10g，防风 10g，附子 10g，红花 10g，香附 10g，苏木 10g，土鳖虫 10g，元胡 10g，花椒 30g。

[功用主治] 功能软坚散结，化瘀止痛，主治注射性臀大肌黏连症。

[用法] 诸药装布袋，水煎 15 分钟，晾温，托敷患部，反复托洗 5～6 次，以皮肤发胀、变软为度。最后擦干皮肤，适当按摩伤部。

[特点与体会] 李某，男，9 岁，学生。因患肺炎，以青、链霉素治疗月余，肌注达 74 次之多。肺炎病愈后三周见行走时左腿跛行，患臀隐痛，快走和跳跑受限。

检查：左臀外上 1/4 象限有 $20 \times 3cm^2$ 的皮肤凹陷，肌力弱，张力低下，触诊可发现与臀大肌纤维走向一致的硬而韧的束带，其周围有似板滞样的黏连区。当髋关节内收、内旋或屈曲时束带明显紧张，并伴有疼痛。X 光片和肌电图检查均无异常。

诊断：左臀大肌注射性黏连症。

处理：软坚化瘀汤托敷患臀，适当配合按摩，治疗 15 天，疼痛缓解，活动自如。

注射性臀大肌黏连症，是由于反复，多次臀大肌内注射药物，致使该部肌肉纤维挛缩，继发髋关节功能障碍的一种常见病证。中医辨证属瘀血结聚，是比较顽固的一种疾病。运用中药透入疗法取得了满意的疗效。方中土鳖虫、水蛭、虻虫、芫花皆为破血、消坚、化积、有毒的中药，特别是虫类药物虽内服有毒，而外用无任何毒副作用，对久瘀证化瘀散结作用最强，瘀结日久，气失温煦，易为风寒外邪入侵，气寒则血凝，方中羌独活、防风、伸筋草、附子温经散寒，香附、红花、苏木行气活血。上药配合，共奏软坚散结，化瘀止痛之功，所以对久病旧伤瘀结之证，选用软坚化瘀汤托敷取得良好效果。

沈冯君

1942.6～，江苏省武进县人。现任贵州省贵阳中医学院第一附院院长兼骨伤科主任，副教授。

1966年毕业于贵阳中医学院医疗系。先后参加河南省洛阳正骨医院第五期骨科进修班，北京积水潭医院全国第12期骨科进修班和北京积水潭医院显微外科进修。1978年任贵阳中医学院第一附属医院外科骨伤科组主治医师。1980年任贵阳中医学院骨伤科讲师。1987年任贵阳中医学院第一附属医院骨伤科副教授。1980年至1984年任贵阳中医学院第一附属医院骨伤科副主任。1984年7月至今任贵阳中医学院第一附属医院院长兼贵阳中医学院骨伤研究所副所长。1988年至今兼任第一附属医院骨伤科主任。

在骨伤科用药方面，主张骨折中期用药以调理脾胃为主，配合应用接骨续筋之药，因骨折中期，患者由于卧床，致使气血运行滞缓，脾胃运化减弱，若单纯用接骨续筋之药，接骨续筋无以为基础，只有脾胃功能旺盛，纳食并吸收正常，才能长骨续筋。

对腰椎增生性脊柱炎引起腰痛的中药治疗，主张补肾药与活血化瘀药同时应用，补肾以壮腰健肾强筋壮骨，活血化瘀以祛瘀生新。

正骨手法主张用力恰到好处，反对暴力整复，以致加重损伤。施手法前，术者要审度患肢骨折移位情况，做到心中有数，若盲目从事，往往导致手法复位失败。

骨折外固定过程中，反对只重视骨折对位，忽视皮肉受损的倾向。

对骨折患者的功能锻炼，主张早期活动，但要有正确的指导，指导患者作功能锻炼是治疗工作的重要步骤之一。功能锻炼要循序前进，不主张急功求利。

参加编著有《中医骨伤科学》、《中医伤科学》、《骨与关节手术入路图解》、《中国骨伤科学》、《骨伤科手术学》。

现兼任中华全国中医学会贵州省分会理事，中国中西医结合研究会贵州分会第二届理事会常务理事兼骨科组组长，第三届理事会副理事长兼骨科组组长，中华全国中医学会骨伤科学会委员。

一、舒筋益痹汤

[组成] 伸筋草20g，透骨草20g，当归12g，川芎12g，赤芍12g，桃仁12g，红花6g，艾叶9g，延胡索12g，姜黄12g，苏木12g，炒山甲9g，海风藤12g，甘草5g。

[功用主治] 活血化瘀，舒筋通络。用于肢体受伤后，骨折虽已愈合，因经络阻滞，气血运行不畅，筋肉萎缩，致关节屈伸不利；筋肉劳损，肢体酸痛，关节活动不利；关节风湿痹症，活动受限，筋肉酸楚作痛。

[用法] 将上药用纱布包裹后放入药锅内，加水2000ml，煮沸15分钟，后将药汤倒入盆中，先熏伤处，将布覆盖，以免热气散失，待药汤温度适宜后，用布巾浸湿药汤边热敷边洗伤处，每日3次，熏洗后，伤肢作主动活动锻炼。

[辨证加减] 用于上肢损伤后疼痛，关节屈伸不利，加桂枝12g；下肢损伤加川牛膝12g，木瓜12g；用于关节痹证加羌活12g，独活12g，防风12g，威灵仙12g。

[特点与体会] 本方为主治外伤后关节屈伸不利或关节风湿痹证，经络受阻。方中以伸筋草、透骨草舒筋通络；桃仁、红花、当归、川芎、赤芍活血化瘀，以达祛瘀生新之意；炒山甲性善走窜，功专行散，与当归、川芎、赤芍相配，活血通络以达病所；延胡索与姜黄配伍以辛散温通，行气、活血、止痛；艾叶温经散寒止痛；苏木活血通经祛瘀止痛；海风藤祛风湿、通经络；甘草和诸药。

二、益胃接骨汤

[组成] 党参12g，白术12g，茯苓12g，木香9g，砂仁3g，续断12g，骨碎补12g，自然铜12g，土鳖12g，炙甘草6g。

[功用主治] 益气养胃，接骨续筋用于骨折中期，伤者由于卧床，脾气运化力弱，胃纳不佳，胸闷痞满，食后腹胀。以益气健脾养胃，增强脾胃功能，纳进有加，消化吸收良好，方能营养筋骨生长。

[用法] 水煎服，每日3次。

[辨证加减] 伤者大便秘结加用火麻仁12g，枳壳9g；恶心呕吐加用竹茹12g，法夏12g。

[特点与体会] 本方用党参、茯苓、白术、炙甘草以益气健脾养胃；党参甘温益气；白术、茯苓健脾；炙甘草补中和胃，因炙甘草性甘，以免中满，故药量比党参、白术、茯苓减半使用；配以木香、砂仁消导理气，木香辛散温通、调中宣滞、消除气滞腹胀，砂仁辛温行气温中、醒脾和胃；续断、骨碎补性温，入肝、肾经，行血脉，补肝肾，续筋骨；土鳖逐瘀续筋骨；自然铜散瘀止痛接骨疗伤。

三、胸胁散痛汤

[组成] 柴胡6g，郁金12g，赤芍12g，当归9g，川芎9g，玄胡12g，姜黄12g，木香5g，瓜蒌壳9g，地龙12g，炒山甲9g，香附9g，甘草5g。

[功用主治] 疏肝理气，祛瘀止痛。主治胸胁挫伤，青紫瘀斑，两胁窜痛，咳嗽痛剧。

[用法] 水煎服，每日3次。

[辨证加减] 伤后咳嗽痛剧可加用杏仁12g，桔梗12g；胸胁痛兼背脊痛加用狗脊12g，薤白12g。

[特点与体会] 柴胡疏肝解郁，升举阳气，其性散，治胸胁痛结；郁金活血止痛，疏肝行气解郁，治肝气郁滞，血瘀内

阻的胸胁胀痛；当归、川芎、赤芍活血化瘀；延胡索与姜黄、当归、赤芍配伍以行气活血、祛瘀止痛；用木香以行气，因胸胁痛常涉及脘腹胀痛，木香以调中宣滞，消除脘腹胀痛；香附辛散以疏肝理气，行气止痛与木香配伍相得益彰；地龙配炒山甲，取其地龙通络，山甲辛散，以行气、祛瘀阻而达通络，气血运行畅通而止痛；瓜蒌壳利气宽胸，使上药达病所；甘草以和诸药。

四、腰痹止痛汤

[组成] 骨碎补12g，威灵仙12g，当归9g，川芎9g，赤芍12g，熟地12g，延胡索12g，姜黄12g，狗脊12g，杜仲12g，肉苁蓉12g，枸杞12g，甘草5g。

[功用主治] 壮腰补肾，活血化瘀。治疗腰椎增生性脊柱炎，腰肌劳损，腰扭伤后经久疼痛，腰椎骨质疏松症。

[用法] 水煎服，每日3次。

[辨证加减] 腰痛牵涉腿痛加用川牛膝12g，木瓜12g；腰痛痛无定处，加用防风12g以祛风解痉止痛；腰膝重着加用羌活12g，独活12g以祛风胜湿止痹痛；腰膝冷痛加用桂枝9g以散寒止痛。

[特点与体会] "腰为肾之府"，"肾主骨"，补肾以壮腰，腰以强筋健骨，佐以活血化瘀以达和血养骨，活血化瘀使腰部筋肉骨骼的血运起到祛瘀生新的作用。

本方以骨碎补、狗脊、肉苁蓉补肾强筋壮骨；枸杞、熟地滋阴补肾，生精益髓；当归、川芎以补血活血；赤芍祛瘀止痛；延胡索、姜黄活血祛瘀止痛。

五、颈病消晕饮

[组成] 天麻12g，钩藤12g后下，蔓荆子12g，当归9g，川芎9g，生白芍12g，首乌12g，丹参12g，白菊花12g，青箱子12g，生龙骨12g（先煎），生牡蛎15g（先煎），石决明20g（先煎），玄胡12g，姜黄12g，杜仲15g，桑寄生12g。

[功用主治] 和血、活血、潜阳、镇逆,用治颈椎病引起的头昏、目眩,适用于椎动脉型颈椎病。

[用法] 水煎服,头煎先将生龙骨、生牡蛎、石决明先煎煮沸 15 分钟后,再入天麻、蔓荆子、川芎、当归、生白芍、首乌、丹参、青葙子、玄明、姜黄、杜仲、桑寄生煮沸 10 分钟后又再加入钩藤、白菊花继续煮沸 3~5 分钟,即可取其汤药服用。二煎、三煎将上药煮沸 10~15 分钟即可。每日 3 次。

[辨证加减] 呕吐加用竹茹 12g,法半夏 12g;烦躁不安加用琥珀 1.5g,研末冲服;小便黄赤加车前子 12g,茯苓 12g。

[特点与体会] 本方以天麻、钩藤、石决明平肝潜阳,息风止痉;杜仲、桑寄生补肾,壮水以制火。当归、川芎、生白芍、首乌补血、和血以养肝;白菊花、青葙子清肝明目;蔓荆子与白菊花配伍以疏散肝经风热,主治头昏目眩;生白芍柔肝息风;生龙骨、生牡蛎平肝潜阳镇逆;玄胡、姜黄活血化瘀;丹参活血化瘀,解血脉之痉。

六、肩关节周围炎的手法

施行手法时分三个步骤:第一个步骤,手法的力量主要作用于浅层组织,术者用大、小鱼际按摩患肩肩胛区、三角肌区和肩前区,接着用掌根部自肩峰向周围推,然后分开四指肩峰向周围推,术者再用两手掌内侧缘对搓患肩达上臂。第一个步骤,术者着力面宽,受力主要在浅层组织。

第二个步骤,术者用拇指指腹揉,接着用拇指指尖与肌肉走向垂直的方向拨络,沿斜方肌、冈上肌、冈下肌、三角肌、胸大肌等肌肉施手法,此步骤手法的力量可达到深层组织。然后,术者拇指与食、中指相对提捏患者肩关节前内和后内方位,用拇指尖沿肩关节周围骨缝用揉,拨两手法结合使用。

以上两个步骤手法,每法在各部位反复 10 次左右。

第三个步骤,术者一手用手掌按住患者肩峰处以稳定肩部,另一手握住患侧肘部,用滚摇手法沿顺时针方向活动患肩,范围逐渐加大,然后用同样方法沿逆时针方向滚摇患肩,如此活动 20 余次，继则内收患侧上肢数次，后伸上臂数次，外展高举上臂数次。

最后，术者用全手掌沿肩胛区、肩上方、前外侧胸部、三角肌区到上臂按摩数遍，使患肩放松，手法全过程结束。隔日作 1 次手法，平时嘱患者每天自行旋转活动肩部数次。

七、对桡、尺骨干骨折夹板固定的应用

对桡、尺骨干骨折，整复后使用夹板固定，使用方便，治疗效果好，已为骨伤科工作者肯定，但若使用不当，存在的问题也不少。如前臂中段骨折，分骨垫的应用，由于制作不确当，分骨垫的软、硬、大、小不合适，夹板远、近端不加方垫等原因，造成前臂皮肤、肌肉、神经、血管医源性损伤的也不罕见；使用夹板时，不注意结合伤肢周径大小，随意应用过窄的夹板，影响前臂血运，甚至影响桡、尺骨分骨也屡见不鲜。

在前臂骨折夹板应用中主张：

1. 夹板的宽度，尤其在伤肢近侧，宽度不能窄于肢体横径。

2. 夹板应用的块数，一般应用两块，若骨折类型需要腕关节桡偏，夹板固定后，再外加一块尺侧托板超过腕关节，若骨折类型需要腕关节尺偏，夹板固定后不再加托板。

在夹板内侧面不用分骨垫，将夹板的内侧面棉花衬垫（或毡垫）制作成略带弧形。利用弧形的凸度，相对挤压前臂伸肌群和屈肌群，使之产生分骨作用，这样使用时方便、安全。

桡侧板和尺侧板经绑扎固定后产生压力，抵消掌侧板和背侧板挤压肢体产生的部分分骨压力，故不用桡侧板和尺侧板。

沈敦道

1936.7~，浙江省东阳市人。现任浙江中医学院门诊部主任，副主任医师，副教授。

1956年浙江卫生学校医士班毕业。1959年进入浙江中医学院"西医离职学习中医班"，1962年毕业，留校工作，任教于外伤科。同年至上海拜石筱山为师，专修伤科，一年后回杭。1963年复至宁波，投浙东陆银华门下，历时三年，后不久，又赴浙江金华，求教于当地祖传伤科黄乃聪。学成回校后，创办浙江中医学院骨伤科，为主任，承担学校骨伤科的主要教学任务。1986年晋升为副教授。学术上承袭宁波陆氏一脉，长于内伤。对头部内伤，主张从心论治，兼以治肝，临床每收桴鼓之效。有"癫狂梦醒汤在临床上的应用"、"对头部内伤的认识和辨证论治"等论文数篇，专题阐述头部内伤的理论与临床，反映学术观点。

编写《陆银华治伤经验》。参加编写《中医伤科学基础》，《中医骨伤科学》，《内伤学》及撰有论文十余篇。

现兼任浙江省骨伤科学会主任委员，中华全国中医学会骨伤科学会委员。

一、臀腿痛药物治疗

臀腿病是指臀部及大腿后外侧、小腿后侧的困痛、胀痛、电灼样刺痛、麻木，无腰部及足踝的症状。目前对此病的认识尚不足，诊断也不够统一。有"坐骨神经痛"、"风湿性坐骨神经炎"、"风湿性肌炎"、"梨状肌劳损综合症"、"臀上筋膜炎"、"臀上皮神经炎"等病名。治疗上较难奏效。荆地细辛汤由治疗神经痛的祖传验方"一两二钱三"变通而来。组方如下：荆芥6~9g，熟地或生地30g，细辛3~6g，蜈蚣三条，牛膝12g，猫人参30g，徐长卿12g，花粉12g，七叶一枝花

9g。临床分五型具体运用。

（一）气血瘀滞型：臀腿部疼痛如刀割或似针刺、电灼样，痛有定处，痛处拒按，晚上或早晨痛剧，活动后痛减，舌质淡红或绛，舌边有瘀斑，脉弦涩。

（二）阴虚内热型：臀腿部疼痛，酸胀麻木，筋脉拘急，屈伸不利，口燥咽干，头目眩晕，心烦耳鸣，夜寐多梦，舌质红或绛，苔剥或薄黄，脉细数。

（三）肝经湿热内蕴型：上证外并有心烦易怒，两胁胀痛，潮热口苦，尿赤，苔黄腻，脉弦。

（四）气血两虚型：臀腿痛，病程较长，素体虚弱，日轻夜重，加上气血两虚症状。

（五）风寒阻滞型：畏寒肢冷，得热则痛减。临证时，根据五型不同特点，再加减运用。

方义：熟地，甘温，归肝肾心经，补血滋阴，为补血要药。生地，甘苦寒，入心肝肾，有清热，凉血，生津，滋阴作用。荆芥，味辛温，入肺肝经，有祛风，解表作用。细辛，味辛温，入心肺肾，具有发表散寒，祛风止痛作用。细辛，在此方中重用至6g，与熟地或生地30~60g配伍具有滋阴养血，补肾填精，散寒止痛作用。通过几年临证实践，治疗臀腿痛疗效显著。细辛6g亦无不良反应。如细辛改为3g，则其效不如6g显著，这一点已经动物实验证明。

在实践过程中，对虚寒型用药见效明显。阳虚与寒邪留滞，适量饮酒可助药力达病所。但对阴虚内热，或湿热浸淫者严禁饮酒。

二、癫狂梦醒汤治疗头部内伤

癫狂梦醒汤为清代医家王清任《医林改错》活血化瘀群方之一。临床用于神经系统的某些疾病，特别是外伤所引起的神经系统疾病，颇具效果。

1. 头痛。沈某，男，19岁，农民。头部被门板击伤1个月。当时昏迷数分钟，呕吐一次，醒后有头晕，头痛，未及时治疗。第5天头痛增剧,疼痛如痿,曾服西药,痛势未减,其痛难忍。就诊时精神软弱,痛苦貌,纳差,便秘,脉弦,苔黄腻,双眼血丝,遂投以癫狂梦醒汤。桃仁24g,赤芍、甘草各15g,桑白皮、柴胡各10g,制香附、木通、大腹皮、苏子、半夏各9g,青陈皮各6g,服二剂后头痛顿减,精神爽快。继以补气益肾之可保立苏汤加味五剂,头痛基本消除,纳、寐皆佳,参加劳动。一周后,又感头痛,有复发之势,照前法再用之后,诸恙全消,精神如常,一直参加劳动未复发。

2. 癔病。陈某,男24岁,农民。平素寡言,半年前因争吵时头部被击伤,曾昏迷片刻。醒后见恶心,头痛晕,经治好转,但未消。近二月来头痛头晕明显,夜不安寐,恶心,精神软弱,少气懒言,阵发性头脑昏糊,上肢抽搐频作,发时扑倒,四肢发冷,不能坚持劳动。经中西治疗,症未减。诊时苔白,脉细无力。先以益气补肾,五剂后精神好转,但诸症未减。遂投本方:桃仁24g,赤芍、甘草各15g,木通、苏子、姜夏、制香附、青皮、陈皮、桑白皮、大腹皮、柴胡9g。2剂后头脑昏糊,上肢阵发性抽搐基本息止,夜寐好转,恶心减。再进可保立苏汤加味5剂,诸症基本消除,惟午后稍感乏力。前二五之数再循,药后病痊。

运用本方,逐瘀与补气须结合运用。在临床实践中,投以癫狂梦醒汤后,均继以补气扶正之可保立苏汤或黄芪赤风汤,重用参芪,或于逐瘀前先用补气,每收佳效。本方桃仁分量虽重,但临证未见不良反应。调和诸药之甘草分量也较重。笔者体会,桃仁与甘草之剂量不要轻易更动,应用时一般连续不超过2剂,但可重复使用。

附:可保立苏汤:生黄芪、党参、白术、甘草、当归、白芍、酸枣仁、陈萸肉、甘花子、补骨脂、胡桃肉。

三、头部内伤治验一则

头部内伤,病情凶险,治之不当,可导致严重后果。笔者临证体会,运用中医药治疗头部内伤,具有较好的效果。现举脑震荡一例以资说明,并示具体用药。

王某,女,19岁。由高处跌下,左侧头部着地,当即昏迷约三小时,入当地医院救治。醒后头晕颇剧,恶心呕吐仍频,住院3天未见症减,遂前来就诊。见患者精神萎靡,嗜睡,恶心未除,纳呆,头痛头晕,左侧头部瘀肿未消,脉细弦,苔白。治拟镇心平肝,开窍止呕。化龙齿(先煎)15g,冬桑叶15g,甘菊花15g,白蒺藜15g,柴胡10g,石菖蒲10g,姜半夏10g,藁本10g,藿香梗10g,荆芥穗5g,西琥珀3g分冲,辰砂3g,2剂。

2日后二诊,见诸症锐减,精神转振,唯头痛头晕,头部瘀肿未消。再循原法并祛瘀通络。

牡蛎(先煎)30g,龙齿(先煎)15g,紫丹参15g,当归15g,柴胡10g,藿香梗10g,白蒺藜10g,藁本10g,川芎9g,三七粉3g(分吞),西琥珀3g分冲,细辛3g,5剂。

5日后三诊,头痛头晕显减,仅时感隐痛,午后头晕较明显,易感疲劳,头部肿块始消,脉细软,苔白。治拟补肝肾益气血。

牡蛎(先煎)30g,龙骨15g(先煎),生黄芪15g,当归15g,杭白芍10g,藁本10g,炙远志6g,陈萸肉6g,白蒺藜10g,5剂。

药后,来人告诸症皆消,恢复如常。

盖自高下跌,脑部受震,元神之府被扰,神不守舍,气机失调,清阳不升,浊阴不降,清窍被蒙,故有首诊诸状。因脑与心肝二脏关系甚密,临床上往往以心经药物来治疗脑部症状,治疗宜首重镇心,辅以平肝。故投以琥珀、辰砂、龙齿镇心宁神,开窍醒脑;柴胡、细辛、白蒺藜、甘菊花、冬桑叶平肝止呕止痛。一开一合,双管齐下,方药得以恰中病机。诸症减后,原方去不能久服之辰砂,加三七、紫丹参活血化瘀。肾藏精生髓,髓通于脑,病去七八后继以补肝肾益气血之可保立苏汤加味,终收全功。

上述一案，从诊断到治疗直至收功，全以中医辨证论治为指导思想。方药无一偏废，直捣黄龙，故可收敛。由此案可看出，重症危症，只要思路清晰，辨证明确，中医中药其效可瞩。徜临证乱投，见木不见林，则必误矣。

四、阳燧锭灸

阳燧锭灸出自吴尚先之《理瀹骈文》。原书载："内府阳燧锭，治风气并肿毒。"笔者以治棘间、棘上韧带损伤性腰痛近60例，疗效显著，现介绍方法如下。

临床表现，腰背痛，部位在脊柱中线，棘突顶点，或两个棘突之间。该处为明显痛点，重压时疼痛加剧，腰屈曲功能受限。

药物组成：生川乌、生草乌、辰砂各9g，细辛、四叶对、冰片、蟾酥各6g，麝香1分，分别研末后，搅匀制成饼状，再将药饼剪成麦粒大小，收贮备用。

治疗方法：取白纸一张，大小约2cm×2cm，将其中点对准压痛点，四周固定于背上，使不移动。再取阳燧锭一粒，置于白纸中点，用火柴点燃，使之燃尽，但不能引燃白纸。待病人感觉温热或灼痛时，压灭阳燧锭。揭去白纸，可见皮肤灼白。一般不会起泡，有的亦可起泡，不要弄破，几天后会自行愈合；如弄破者，涂上龙胆紫，以防感染。

疗程：一般一壮后，诸症即减。如仍存些许症状，则可辅以推拿，理疗，中药等。

注意事项：

1. 施灸时必须找准痛点。

2. 火候要适度，一般以病人感觉灼热疼痛时药锭将燃尽为度。

3. 视病人形体，施灸时间瘦者稍短，肥胖者宜稍长。可选用大小稍异的药锭调整。

4. 孕妇忌用。

棘上、棘间韧带损伤多因急性损伤，慢性劳损或感受风寒湿痹阻塞经络而致。由药物组成可见阳燧锭灸具有温经散寒，调和营卫，扶正培元的作用，故用之治疗常能迅速奏效。除本病外，用阳燧锭治疗少数痛点明确的网球肘、骶髂关节炎，亦收到了一定的效果。

本法疗效显著，制作简易，药价低廉，使用方便，较适于各层次使用。

五、外敷软膏

伤科中，几乎所有的创伤都涉及软组织损伤的问题。软组织损伤，不但普遍可见，有时甚至是诸种综合性创伤中的首要问题。治疗软组织损伤的方法有很多，但大致不外药物与非药物两种。在药物为主的治疗中，又以外敷药居多。现介绍一临床外敷验方。该方经临床长期使用，证明较已应世的同种产品具有更好的消肿，止痛效果。

药物组成：

该方可分为四个层次，由十六味主体药物构成。

（1）四猛将（又称四老虎）：生川乌 15g，生草乌 15g，生南星 15g，生半夏 15g。

（2）四清凉：生蒲黄 15g，生大黄 12g，生黄栀 18g，生黄柏 18g。

（3）四辛开：猪牙皂 18g，生白附 12g，细辛 12g，羌活 12g，独活 12g。

（4）四香窜：广木香 12g，乳香 15g，没药 15g，丁香 12g，麝香 0.9g。

具体运用时，以上药味配合时令，随季节调节。变法如下：

（一）春令，把四猛将药量增加 50%，并加用红花 12g，骨碎补 12g，五加皮 12g。

（二）夏令，把四清凉药量增加 50%，并加用甘松 9g，姜黄 12g，五加皮 12g。

（三）秋令，把四辛开药量增加 50%，并加用生麻黄 12g，当归 12g，山柰 9g，川芎 12g。

（四）冬令，把四香窜药量增加 20%，并加用樟脑 9g，骨碎补 12g，苍术 12g，白芥子 9g。

制作方法：以上述比例，取药物共研细末，用凡士林调稠为软膏，贮罐备用。

主治：一切外伤科之瘀血红肿热痛症。兼治陈旧性损伤，局部疼痛。

使用方法：将药摊于裹以纱布的油纸上，外用绷带保护固定。3 日后换药。

方义：四猛将，性味辛热，温经止痛，消肿散结，为主导。四清凉，性味苦寒，清热泻火，解局部之痛热；四辛开，性味辛温，解毒消肿，祛风止痛，攻瘀邪于无形，共为辅助。四香窜，性味辛温，活血散瘀，温中通经，助诸药之发挥，为佐使。四组药物，各行其能，可使局部瘀血得化，肿胀退消，疼痛乃解。更运用中医天人相应理论，于四时不同季节增调各药，以克制季节对人体本身功能的压制，可谓匠心独运。

该方四层次药物，分别清楚，不拖泥带水，虽具一定毒性，但外用局部，无伤体之虑而有促进恢复之能。

（徐农整理）

陆银华

1895年~1969年,浙江省宁波市人。

出生于伤科世家,自幼受家庭熏陶练武习医。对《医宗金鉴》、《伤科补要》、《医林改错》等著甚为精熟,此外,对叶天士、王清任之说也颇多研究。

在学术上擅长于头部内伤的治疗和海底伤的诊治。拟有"琥珀安神汤"、"可保立苏汤"、"川羌活汤"、"海底方"等,都是经过临床验证的良方。此外,对于骨折、脱位的整复手法也颇有造诣。

一、琥珀安神汤

[组成]西琥珀3~6g,辰砂3~6g,化龙齿1~15g,菊花9g,冬桑叶9g。

[主治]头部内伤早期。症状险恶,见神态昏迷或恍惚不清,烦躁不安,或感觉迟钝,昏迷嗜卧,头晕,恶心,呕吐,夜寐不宁,瞳神散大或缩小,呼吸短促,脉搏洪大而数或细数。

临证时,先投以芳香开窍通闭之剂,方如伤科危症夺命丹、苏合香丸、黎峒丸之属,磨汁灌服。继之以本方。

[辨证加减]昏迷不醒,瞳孔散大或缩小,烦躁不安,加麝香0.15~0.3g(分吞),天竺黄9g,石菖蒲9~15g,金箔1张。昏迷不醒人事,呼吸微浅,或喘促不畅,喉间痰声如锯,加天竺黄9g,川贝母6g,远志6g,石菖蒲6g。头面瘀肿,耳鼻出血,加参三七3g,紫丹参15g,茜草炭9g,川芎9g。恶心呕吐,胸闷,心烦,加苏梗9g,藿香梗9g,丁香6g,姜半夏9g,姜竹茹9g,朱灯心1束。头痛剧烈,加川芎12g,蔓荆子9g,藁本9g,荆芥穗6g。头晕较甚,目眩,加明天麻9g,白蒺藜9g,双钩藤12g,枣仁12g,茯神12g,小草9g,远志

6g。耳鸣，重听，加灵磁石 30g，石菖蒲 6g。夜寐不安，加枣仁 12g，远志 12g，茯神 12g，合欢皮 9g，夜交藤 12g。

服药时，以一二剂为宜，以便及时观察，调整处方加减，药到即止。

本方以治心而立法。西琥珀，龙齿，辰砂重镇心神；甘菊花，冬桑叶利头目。金石重镇，与花叶轻扬相配伍，一升一降，调和阴阳，而奏功。

二、海底方

[组成] 参三七，桃仁泥，赤芍，郁金，延胡索，车前子，海金沙，川楝子，粉猪苓，苦木通。

[功用主治] 活血止痛，止血利尿。主治会阴部的挫伤，局部肿胀，疼痛，小便淋漓不畅，尿血等。

[辨证加减] 出血不止者，加西琥珀。小便不利，点滴不净者，加王不留行，石苇，瞿麦。胀垂作痛较著，加小青皮，橘核仁，小茴香，枳壳。有湿热下注者，加川黄柏，肥知母。治疗后期，则可以补中益气汤加减，取气行血行之意。

[特点与体会] 该方以活血化瘀，通淋止血立法。方中以参三七活血止血，一药双功为主。桃仁，赤芍，郁金活血化瘀，散瘀血于内；车前子，海金沙，猪苓，木通通淋，驱瘀血于外，共为辅药。另以川楝子散行气血而止痛为佐使。各药配合，使瘀血得化，尿液通利。

三、川羌活汤

[组成] 川羌活，左秦艽，海风藤，宣木瓜，五加皮，川续断，软防风，北细辛。

[主治] 劳损，落枕，四肢伤筋，辗伤，扭伤，内伤。一切陈伤复感寒湿，牙骱风，牙槽风，漏肩风，大手风，鹤膝风，猪蹄风，穿背疽，石榴疽，双跳疽，耕田疽，伏兔疽，委中毒，流火，肥大性关节炎，骨髓炎，骨痨，小儿麻痹症，坐骨神经痛，脚气痛，及冬天十趾冷痛等。

[辨证加减]病在上肢,加紫丹参、桑枝;臀部,加怀牛膝;下肢,加川牛膝,腹部,去木瓜加小茴香;腰背部,加威灵仙、怀牛膝。痛甚,加小活络丹。津燥,加生地。孕妇,去细辛,加桑寄生。腰痛因寒邪入侵为主的,其症状以腰背拘急,痛不可抑,腰冷如水,见热则缓,遇寒加剧,脉弦紧,苔白,方中加炙麻黄、川桂枝。寒甚,加淡附片。腰痛以湿邪入侵为主者,其症状为腰酸胀且重者,患者感腰部如浸水中,身重困,舌质淡,苔白腻,方中加独活、川草薢;兼闪气,加香附、丁香、延胡;兼肾虚或腰肌劳损,加杜仲、狗脊。兼血虚,用独活寄生汤;兼气血两虚,用三痹汤。

另,牙骱风去木瓜加香白芷、明天麻、白僵蚕;骨痨可与阳和汤交替治疗。

该方治证较多,简言之,不外从寒湿着手,故凡辨证符合者,概可用之。

四、歪嘴风的治疗

歪嘴风,亦称口眼歪斜证。以口角向一侧歪斜,眼不能闭合为主要特征。现代医学称面神经麻痹。此病为风邪侵袭面部,伤害经络,而致筋弛,急弛不均而成。以陆氏歪嘴方内服,配合针灸、外敷,每获良效。

1. 内治法,早期以祛风通络逐邪为治。方用陆氏歪嘴方(川羌活、软防风、明天麻、白僵蚕、蝉衣、川芎、白附子、荆芥穗、藁本、露蜂房)。后期歪嘴已纠正,面肌尚感麻木、乏劲,则宜补气活血通络,方用补阳还五汤。

2. 外敷

(1)麝香壹分,用鸡冠血或黄鳝尾血调敷患侧,然后盖上皂角刺末,再用纱布胶布固定。或只以黄鳝尾血调皂角刺末外敷。

(2)斑蝥壹只,大蒜头三瓣,合在一起捣烂,分为2份。取1份放在胶布上,贴敷在患侧的颊车穴上,敷贴8~12小时,局部热痛、起泡,即取下。如眼不能闭合,用同样方法敷贴太阳穴。一般一次见效。如尚未痊愈，可再敷贴 1 次。局部破溃者，可以龙胆紫外涂，消毒纱布保护。

3. 针灸

用陆氏粗号银质针针刺：地仓透颊车，再从颊车透地仓，配刺人中、听会、承浆，健侧刺地仓。

经上述三项综合运用治疗后，一般药过 10 剂症状大部分消除。以补阳还五汤作善后治疗，疗效确切。

附例：

边某，男，32 岁，军人。三天前出早操回来，发现口角向右侧歪斜，左眼不能闭合，言语不便，左口角流口水，左侧面肌麻木，脉弦紧，苔薄白。予歪嘴方加味：川羌活，防风，荆芥穗，蝉衣各 6g；明天麻，川芎，白僵蚕，藁本各 9g；全蝎，露蜂房，白附子各 3g，蜈蚣 3 条，五剂。

针刺：地仓透颊车，颊车透地仓，配刺人中。针后口角歪斜即有一定程度纠正。

外敷：黄鳝尾血调皂角刺末。

就诊二次，服药 10 剂，针刺 2 次，外敷 3 次，诸症消减。以补阳还五汤善后致痊愈。

五、扎带法固定治疗髌骨骨折

髌骨骨折，临床常见，治疗方法也很多。在非手术疗法中，金属与非金属的硬性外固定器已有较多的出现，各有特点。以扎带法固定颇有优点，现介绍如下。

1. 材料

（1）托板：取 12cm×25cm 的杉树皮一块，削去外层粗皮，剪园锐角，在凹面上放置棉垫，中间宜厚一些（约 3cm 左右）。两边薄，呈塔形。然后用桑皮纸或纱布包裹备用。

（2）12cm×24cm 纱布一块，8cm×10cm 绷带二卷，或 20cm 和 50cm 长布带各二条。

2. 步骤

骨折经手法整复后，外敷消肿药膏，盖上备好的纱布。腘窝部垫上托板，二助手分别用两手拇指，食指拉紧纱布的四角，余指托住夹板。将两条20cm长之布带对折，分别呈纵行放置于髌骨的内外侧缘，距髌骨约0.5cm处。然后将2条50cm长的布带依次横行环缚于髌骨上下缘的肢体上。分别将纵行布带的一个头，套于对折的环中，然后两边同时抽紧结扎。检查扎带的松紧度，及外围大小是否适中。用绷带在扎带外包扎，固定膝关节，下肢取中立位，抬高患肢。

该法优点是方便，轻巧；病人痛苦少；可用于髌骨的开放性骨折，换药方便。并可随时调整扎带的松紧度，可克服抱膝器之类的外固定器肿胀期不宜使用的缺点。另外，扎带是一软性物体，具有一定的伸缩性，扎紧后可在髌骨的四周形成一持续的向心的合聚力，防止骨端分离，促进骨折愈合。同时，假如骨折未能完全复位，随着肢体的轻微活动，该法尚有一自动复位的作用。

（沈敦道整理）

陈志文

1936.12～，江苏省淮安人。现任上海市香山中医院院长，副主任医师。

1961年毕业于上海中医带徒班，毕业后在卢湾区中心医院工作。1964年随师施维智学习伤科。

长于治疗各种骨关节损伤，专攻手法复位及固定，对肱骨干骨折的固定，前臂双骨折及月骨前脱位的手法复位均有新意，对关节内骨折的治疗亦颇有心得。继承师传，强调辨证施治，并注意辨证辨病相结合。

发表论文有"尺骨鹰嘴骨折的中医治疗"、"施维智治疗关节内骨折的经验"、"股骨颈囊内骨折的中医治疗"、"施氏理伤经验简介"等。

现兼任上海市伤科学会秘书，中华全国中医学会骨伤科学会秘书。

一、前臂双骨折整复手法的机理

前臂双骨折在临床较为多见，因前臂除有伸肌群和屈肌群外，尚有三块旋转肌，这就使骨折后断端易产生缩短、成角、侧方及旋转移位，故给手法整复带来一定困难。

过去对此类骨折的整复是采用相对拔伸，挤按分骨，折顶端提等分解复位手法，但往往顾此失彼整复并不理想，本人通过临床实践与摸索，再结合外院的手法整复经验，采用挤压－拔伸－旋转综合复位手法来整复前臂双骨折并取得了明显的疗效。

按骨折的规律来治疗骨折，这是综合复位法的指导思想，以前整复桡尺骨双骨折的原则，仅注意骨折部位在于旋前圆肌止点之上或之下，以及骨间膜的作用，为了恢复骨间膜的紧张状态，就单纯用力挤压分骨，以达到相对稳定桡尺骨断端的作用而便于整复,然而桡尺骨双骨折的骨折线经常不在同一平面,这样挤压分骨就会有困难。针对这种情况,我认为先整复骨折线稳定的一根桡骨或尺骨;若二根骨干骨折线均呈不稳定状态时,则以整复桡骨为主。前者是利用已整复的一根骨干作为支撑者,为整复另一根骨干进行分骨创造了条件,便于骨折整复成功;而后者的原则依据是因为前臂的三块旋转肌的止点均附着于桡骨的上、中、下部,纠正了桡骨的移位就有利控制骨折断端的旋转移位,便于整复尺骨。为达到这个目的,必须考虑远侧断端的旋转移位,所以在整复时还需要用旋后60度旋前30度的手法。在此同时,术者需挤捏住骨折断端之间,这样往往能使断端达到解剖对位,至于骨折断端旋转的方向,要在整复前确定十分困难,如观察X线片所显示的桡骨结节形态来确定,这也不是所有术者都能掌握,而且也可能由于投照位置的差异而造成判断困难,因此采取来回旋转法较为切合实践,在边挤边旋的状况下,骨折断端就被迫返回到原来的解剖位置。这方法确实既科学又简便。有些病例通过以上的挤压-拔伸-旋转综合复位法后,断端可能尚有残余移位,可再配合一般手法矫正,基本能达到满意对位。

二、外展支架在肱骨干骨折中的应用

对于肱骨干骨折的治疗应根据部位、类型和移位方向的不同,正确巧妙地使用纸压垫,以起到三点挤压的杠杆作用,再结合运用外展支架,促使骨折断端早日愈合。

骨折断端整复后,在透视下定好放置纸压垫的位置(根据骨折移位情况采用二点或三点加压),外用4块夹板,以3条布带捆扎,松紧适宜。此时患肢再托外展支架,支架的外展与旋前角度的掌握以断端对位满意为主,一般为外展75°旋前90°。支架使用日期掌握在4周左右,待断端初步接续方可解除。此时小夹板仍需固定,但肩、肘关节可开始进行功能锻炼。

在临床实践中,观察到纸压垫加夹板固定比较适宜于肱骨干中下 1/3 的横形、斜形或螺旋型骨折。面对肱骨干粉碎性骨折，尤其是中上 1/3 的粉碎性骨折，因单纯肢体重量，也可导致断端分离，引起骨折延迟愈合或不愈合。鉴此，为抵消前臂重量对远侧断端的牵拉，从而有利于消除断端的成角畸形，促使骨折愈合，故在纸压垫加夹板固定的基础上必须再运用外展支架。

由于纸压垫加夹板固定和外展支架固定的共同作用，可使骨折而造成的肢体内部的动力不平衡重新恢复平衡，还可使骨折部遗留的侧方移位和内外成角畸形逐渐纠正直至复位，这表明断端即使不能一次达到理想复位，以后通过肌肉收缩产生的动力与纸压垫承受的压力和夹板的弹性约束力以及患肢骨干自身的挤压力都可使骨折断端对位达到良好的状态。

三、关节内骨折治疗

1. 治疗关节内骨折，除通过整复与固定，力求恢复关节面平整外，并着重中药的内服与外敷。其辨证原则是：导致创伤性关节炎的因素有二，一为损伤初期瘀未化尽，宿瘀内结；二为损伤后期肝肾精气和气血的不足，邪得以乘虚侵袭。因此，在治疗过程中的立方选药均以此为原则，通过临床实践与随访结果证明，某些病例经过治疗后，其损伤的关节面虽仍有一定的移位，但其疗效仍较为满意。可见中药的运用，对避免创伤性关节炎的发生，有其积极作用，通过总结更认识到中医药治疗关节内骨折有其巨大的潜力。

2. 关节内移位骨折的闭合整复均较困难，往往不能一次达到理想对位，应及早使用凉血消瘀或活血化瘀之剂内服外敷，促进损伤之关节肿胀迅速消退，争取在短期内再次手法整复，使断端紧密接触，仍可奏效。

3. 在固定关节内骨折的过程中，应体现动静结合的原则，在某种位置的固定，时间过长则影响今后关节功能的恢复，过短则影响断端对位的稳定性。因此，一般在固定 3 周左右，需在 X 线透视下活动骨折之关节，如见断端无明显分离，就应改变原来固定的位置，关节开始功能活动，使增生肥厚的关节软组织早塑形，这样既有利于损伤关节功能之恢复，且可对骨折后不平整之关节面起到模造作用，这是避免创伤性关节炎发生的有效措施。

四、踝关节骨折治疗

踝关节骨折多合并下胫腓关节分离和关节囊韧带损伤或距骨脱位，治疗不当易并发创伤性关节炎。以下治疗方法，能获得较好疗效。

手法整复。一般情况下，内翻骨折多有踝关节内旋，外翻骨折有外翻，故在持续牵引下，可利用关节囊和周围韧带的张力，对踝关节作翻转和旋转手法整复以纠正各种畸形。外翻骨折可予内翻，内翻骨折可予外翻，同时术者要推按断端以矫正移位。若伴有下胫腓关节分离，术者两手合拢挤压踝关节，如距骨后脱位，在踝关节背伸时牵引，术者一手托后跟向前推，一手握踝上向后按即复位。对后踝骨折的整复基本同距骨后脱位复位手法。

夹板固定：在小腿前方与内外侧均用天津夹板，后侧改用石膏托（长度自小腿上 1/3 至足趾），以便塑形固定踝关节于不同位置，如外旋骨折固定踝关节于极度背伸位，外翻骨折固定于内翻位，内翻骨折固定于外翻位。2 周后全部以夹板固定踝关节于中立位，踝关节开始功能锻炼，直至 6 周左右解除固定。

陈益群

1928～，江苏省无锡县人。现任苏州市中医院骨伤科主任，主任医师。

1944 年从业于苏州中医陈明善。50 年代初学习现代医学，毕业于无锡市医师进修学校（1952～1956 年）。1961 年结业于南京中医学院第一期西学中医班。1952 年即参加无锡市第一人民医院外科、骨伤科工作，1966 年调江苏省中医研究所，从事于骨伤科临床研究工作。1972 年至今在苏州市中医院骨伤科工作，任主任，并任骨伤科研究室顾问。擅长于中医骨伤科和中西医结合骨伤科。1987 年获江苏省科技成果三等奖。对腰椎间盘突出症的治疗，采用低位少量腰麻或杜冷丁静脉推注基础麻醉下使用有效的牵引和手法推拿，并设计研制了牵引推拿床便于该项工作的开展。

现兼任江苏省中医学会骨伤科专业委员会副主任，江苏省中西医结合研究会理事，骨伤科专业委员会副主任，苏州市中西医结合研究会理事，伤骨科专业组组长。

一、麻醉下牵引推拿治疗腰椎间盘突出症

采用低位少量腰椎管内麻醉或静脉推注少量杜冷丁基础麻醉下给予施术。自 1962 年开始截至目前，运用该法治疗近千例病例，有效率为 94.6%，治愈率在 84%，为非手术治疗该病疗效显著的方法之一。

适应证：诊断明确，年龄在 20～50 岁之间，无全身严重器质性疾病及麻醉禁忌证者。

（一）术前准备：体格检查及实验室检查，普鲁卡因试验阴性，术前一小时肌注鲁米那 0.1g，50% 葡萄糖 60ml 静脉推注。

（二）麻醉：腰 4、腰 5 进针斜面向下，注射普鲁卡因

40mg～50mg 于脊髓腔内，同时皮下肌注麻黄素 20mg。15 分钟后施术或用杜冷丁 40mg～50mg 溶于 5%葡萄糖 50ml 静脉注射，推注速度须缓慢。10 分钟后施术。

（三）手法步骤：

1. 对抗牵引：使用本院自制牵引推拿床，缚好牵引带，摇动牵引手轮，牵引重量由轻至重，女性和体弱者牵引量在 50kg～60kg，男性和体壮者在 80kg，持续 2 分钟，放松后休息 2 分钟，重复 3 次。

2. 抬腿屈髋牵引法：伸膝屈髋至 90°，足背伸，计 3 次。

3. 腰部推扳法：反向旋转骨盆及肩部，使腰部得以旋转、松解，重复 3 次。

4. 腰髋引伸法：于侧卧位将腰髋极度后伸。术者一手掌推于腰 4、腰 5 处按压，计 3 次。

（四）术后处理：

1. 绝对卧床半月，待疼痛缓解后开始做背伸肌锻炼。

2. 中药调理，初期祛伤止痛，中期行气通络祛风，后期调补肝肾，温经通络。

3. 辅助治疗，可用按摩、理疗、封闭等处理残留症状。绝大部分病例 1 次手法即可逐步获得痊愈。少数病人见效不明显时，待 2 月后再可施术 1 次。

二、非手术治疗股骨颈骨折

股骨颈骨折多见于老年人，是创伤学中尚未解决的问题。采用中西医结合非手术治疗，骨性愈合率达 76.5%，股骨头坏死率在 8%。临床骨性愈合率与手术水平相仿，而股骨头坏死率则明显低于前者。该项课题获 1987 年苏州市科技成果二等奖，江苏省科技成果三等奖。

（一）适应证

年龄在 75 岁以下体质尚健无明显器质性疾患，骨折伴有移位，Garden 氏分类属于Ⅱ、Ⅲ、Ⅳ型。

(二)麻醉及复位

采用 1% 普鲁卡因 10ml 作患髋关节内注射,10 分钟后即可达到麻醉状态,同时作患下肢股骨髁上麻醉后击入骨圆针作备用,然后髋膝屈曲牵引复位。复位后下肢置于外展 25° 内旋 10°位。

(三)安置外展牵引器

套上本院自制之"外展牵引器",使患肢置于该器中,呈外展 25°、内旋 10°位,牵引量 2~3kg,时间为 2 个半月。解除牵引后夹板再固定 1 月,即可在床上开始活动。以后逐步离床活动。

(四)中药辨证施治

早期(1 周内)活血化瘀,理气消导。药用参三七,桃仁,枳实,蜣螂虫,生军,泽兰,泽泻,车前子。

中期(2~3 周)疏理气血,健运脾胃。药用当归,苏木,紫菀,桃仁,楂肉,陈皮,白术,地鳖虫。

后期(3 周后)补肝肾、壮筋骨。药用炙黄芪,当归,熟地,仙茅,怀牛膝,补骨脂,淡苁蓉,陈皮,川断,龟板。

骨折 2 周后每周肌注苯丙酸诺龙 25mg,计 8 次。

(五)康复锻炼

固定卧床期间利用吊环作提升和扩胸等活动,解除固定后积极作膝关节屈曲活动及持双拐下地活动,并密切观察,加强随访,防止股骨头坏死出现。其间可长期服用六味地黄丸,复方丹参片,人参养荣丸等。

三、中西医结合治疗慢性骨髓炎

慢性骨髓炎病情顽固,治疗中有很多问题尚待解决。自 1962 年起该病的临床研究,取得了满意效果,其治愈率甚高,具体方法介绍于下:

(一)急性发作期,证属热毒内蕴,正邪相搏,治宜清热泻火,排脓解毒。方用五味消毒饮合黄连解毒汤加减,药用银花、连翘、黄芩、赤芍、蒲公英、川连、黑山栀、天花粉、生地、生草。便秘者加生军，玄明粉；小便短赤者加泽泻，车前子。

慢性期，证属久病体虚，气血两亏，邪毒稽留。治宜益气养血，扶正祛邪，方用阳和汤合八珍汤加减，药用生熟地，鹿角霜，大炮姜，生草，白芥子，麻黄，附子，党参，黄芪，白术，土茯苓。不思饮食加砂仁，陈皮。

术后临床多见气血两虚，脾胃不振，当益气养血，增补脾胃，方用十全大补汤加减。

(二) 局部处理

1. 若无死骨或仅有细小死骨者，可用五五丹，九一丹换药。

2. 合并病理性骨折者，须按骨折处理。

3. 有大块死骨者，采用手术治疗。

陈渭良

1938～，广东省南海县人。现任广东省佛山市中医院院长，副主任医师。

1955年中学毕业后经主管卫生部门的考核，在石湾镇联合诊所行医。1957年投学于李广海老先生。苦读四大经典及骨伤科专著，学习各种正骨手法。1963年就读于广东省中西医结合治疗骨伤科研究班。

在学术上，认为中医正骨应重视整体观念，遵循辨证论治，不可仅施手法。要重视理法方药。在诊治外伤疾病时，要做到内外兼治，动静结合。

发表论文有"骨折与脱位的治疗"，"闭合治疗肱骨外踝翻转移位骨折"等。

现兼任中华全国中医学会佛山分会理事长，广东省骨伤科学会委员，中国外固定学会理事。

中医正骨十四法

1. 摸触辨认：对患者伤处的按诊摸触了解筋骨的常异，伤筋或伤骨，骨折的异常移位。再四诊合参，结合X线等检查综合成骨折的主体印象，作出正确的诊断，选择相应的手法整复后，摸触复位后骨界形态，使用合适的固定。正如《医宗金鉴·正骨心法要旨》所说："知其体相，识其部位，一旦临证，手随心转，法从手出"。

2. 擒拿扶正：是扶持伤肢时的要求，摸触辨认时应稳定伤肢于原来畸形轴线，防止骨折移位加大刺伤组织，增加病人痛苦，复位过程配合术者作相应动作。外固定时保持肢体的正确轴线以利夹缚。

3. 拔伸牵引：是对骨折移位明显，肌力大的肢体复位前的对抗牵引，要求拔伸牵引要顺势，以纠正骨折重叠移位，达到欲合先离。

4. 提按升降：针对骨折的前后移位，拔伸牵引下后移者提之以升，前移者按之以降，使骨折得以对合。

5. 内外推端：针对骨折内外移位，内移者端之，外移者推之。

6. 屈伸展收：是配合提按升降、内外推端及其他手法而作远处关节的屈伸或展收活动以利用肌筋的舒缩力使骨折移位得到充分纠正。

7. 扣挤分骨：用于有双骨的肢体尤其是前臂骨折，克服骨折端的相互靠拢，扣挤双骨间使其尽量张开，双骨或单骨折作手法复位。

8. 抱迫靠拢：用于近关节或关节内骨折的折块横向分离，以手掌抱迫使骨折相互靠拢对位。

9. 扩折反拔：用于单骨干横断骨折，重叠不多或牵引后仍有重叠，扩大成角，使折面同侧皮质完全接触再反向拔伸，在端提合迫下伸直肢体使骨折复位。

10. 接合碰撞：针对长骨干骨折纵向分离移位，纵向接合并作轴向叩击纠正骨折分离。

11. 旋转回绕：针对斜形骨折背靠背移位，使移位远端从原移位途径退回的回绕手法，经旋转回绕骨折达到正向相对。

12. 摇摆转动：用于陈旧性骨折或陈旧性关节脱位，松解组织黏连以利手法复位。

13. 顶压折断：用于陈旧骨折畸形愈合的闭合折骨，指或掌顶住骨折端，牵引下用力顶压，使已愈合的断端再折。

14. 对抗旋转：用于陈旧骨折畸形愈合闭合折骨后，两折段对抗旋转剥离。

（钟广玲整理）

张安桢

1932～，福建省龙海县人。现任福建中医学院副院长，教授。

1957年毕业于福建医学院，留校任教。曾到原福建医科大学中医系学习，并跟随骨伤科前辈学习。1975年起协助林如高先生从事中医骨伤科的医疗、研究工作。

在学术上重视中西医结合的研究工作，把传统的中医理论和现代医学、先进的科学技术结合起来。从中医"肾主骨"的理论着手，研究补肾中药对促进骨折愈合的作用。从腰腿痛的病因病机出发，应用生物力学的观点进行观察，发现了腰椎受伤的机制，从而制定了合理的治疗和练功方法，此外，还对骨折的整复手法，慢性骨髓炎的中药治疗，痹痿证的治疗进行了总结。

著有《林如高正骨经验》、《林如高正骨手法》、《中医骨伤科学》、《伤科内伤诊疗法》、《中医伤科学基础》、《中医正骨学》、《中医伤科学》，并撰写论文30余篇。

现兼任中华全国中医学会骨伤学会副主任委员，全国中医学院骨伤研究会副主任。中国中医研究院骨伤研究所客座研究员。福建省中西医结合研究会副理事长，省中医学会常务理事，阿根廷中华针灸学会顾问等。

一、观眼识伤法

1. 损伤眼征：若患者无眼疾或眼部自觉症状，伤后眼球结膜出现青紫色小血管浮起，小血管的末梢有瘀血点（也称"损伤点"），且颜色较黑，状如针头大小，则有诊断价值。

2. 一般规律：以通过瞳孔正中假设一横线，将眼球分上、下两半。损伤点在眼球上半部反映背、腰及上肢有伤，下半部反映胸及下肢有伤，在眼两侧结合膜，反映双侧腋胁有伤；左眼反映伤在左侧，右眼反映伤在右侧。

3. 根据"瘀血点"颜色，形状还可以辨别受伤程度，如色淡如云彩或黑而兼白，散而不聚者，系伤在气分，若色黑而沉着，凝结如小芝麻者，系伤在血分；若黑点周围有色淡如云彩呈不规则晕状者，则为气血两伤。

4. 精确的定位方法：

（1）报伤点在眼上半部，则病在腰、背及上肢。腰部的瘀血点偏向内侧或靠近瞳孔；肩胛与脊柱的瘀血点多居中；上肢的小血管分支短，瘀血点多偏外侧；同时远离瞳孔；下肢的小血管分支长，故超过瞳孔水平。若上下肢俱伤，则小血管可能中断跳跃。

（2）报伤点在眼下半部，病在胸部及下肢。伤在乳头上方，瘀血点居中；伤在乳头上内侧胸骨旁者，瘀血点偏内侧；伤在乳头外侧，下方及锁骨窝下，瘀血点偏向外侧；伤在胸骨柄两侧，则呈丫形小血管叙，瘀血点位于分叉的末梢。

（3）报伤点出现在眼外侧，按瘀血点上下顺序分别是腋后线，腋中线与腋前受伤；出现在眼的内侧，提示对侧腋胁受伤。

5. 有的眼结膜小血管出现怒张和螺旋型，有的呈波浪型，倒钩及粗细不一等。血管明显充血，弯曲如螺旋型，表示有较剧烈的疼痛，血管呈波浪型，提示有神经痛，血管突然成角状转折，说明有神经反射痛；血管倒钩表示转位对侧；血管粗细不一，虽无瘀点，也会有伤。

6. 睑结膜的变化与脏腑关系：下睑结膜的小血管呈波浪型，提示有心脏病。若血管末端达球结膜，瘀点黑红或粉红，且较肥大，提示肝病。上睑结膜内侧，血管线上或周围有似带状疱疹的水泡，提示肺病。双眼上睑结膜外侧有鲜红或黑色，蓝色的斑点，提示肾病。若在眼上睑结膜内侧的小血管到达球结膜，呈紫红色，较粗大如直接线者，提示脾病。

二、辨耳识伤

1. 耳壳上出现鲜或紫色的丝状血管或斑点为阳性征。
2. 左耳表示左侧有伤，右耳表示右侧有伤。
3. 耳壳上半部有阳性征表示背部有伤。
4. 耳壳下半部有阳性征表示胸部有伤。
5. 在耳的上顶有黑色或红色向外扩散的点表示左腋下有伤。
6. 在耳垂底有白色或黑色点表示右腋下有伤。

三、望唇识伤

在口唇黏膜出现弯曲的小血管，瘀点或白色小疱可作为机体受伤的报伤征象，其表现形式如下。

1. 弯曲的小血管末端有一瘀点。
2. 瘀血点呈长方形，鲜红色。
3. 或出现带状疱疹似的水泡点，中间较突出如脓头，红色或白色。
4. 征象出现在上唇则伤在背部，下唇则伤在胸部，如在两侧则伤在腋下。

张禄初

1930.8～，湖南省双峰县人。现任湖南中医学院附二院骨伤科副主任医师，副教授。

19岁起向王任典先生学习内科，1953年参加当地联合诊所。1957年考入湖南中医进修学校。毕业后，任湖南省立中医院骨伤科医师，向张紫庚老先生继续学习。1960年赴河南平乐正骨学院高专班学习三年。1971年他先后任湖南中医学院附二院骨伤科副主任，主任。

对内伤的辨证论治，认为"气"乃生命之动力，凡积年陈伤及久病，久卧者必有伤气，因此陈伤顽疾应先从气入手，临床每以益气振阳宣通之法而获效。如以补中益气汤加减升举宣通治疗陈伤阴囊睾丸损伤。用金匮肾气丸加减温振肾阳治疗老年体弱之下腰痛。用四君子汤合麻黄附子细辛汤加减治疗年久陈伤之胸背彻痛，背冷酸胀等。并在六十年代中期研制成了"肱骨外展支架"，在七十年代研制了治疗胫腓骨开放性不稳定型骨折的"金属螺管支架"等。

先后发表论文，医案，医话20余篇。

现兼任《湖南中医杂志》，《中国中医骨伤科杂志》编委。

一、螺管支架牵引与夹板固定治疗胫腓骨干不稳定性骨折

胫腓骨干骨折占全身骨折的13%，过去单纯手法复位，夹板固定，或跟骨牵引，重磅持久悬吊，病人卧床久，并发症多，不利于治疗和早期功能锻炼。

1975年以来研制此牵引架，用于临床，观察了胫腓骨干斜型、螺旋型、粉碎型及开放性、陈旧性等各种类型的骨折100余例，愈合时间平均36天，牵引后4～7天可离床扶拐进行功能锻炼。对不稳定形骨折，能维持其长度，对开放性骨折感染者，可便于换药，对陈旧性骨折短缩畸形者，可用以延

长。用本支架牵引后，配合夹板加压垫外固定，对骨折更加稳固。

本牵引架由左右旋螺杆、固定螺钉、伸缩螺管等部件组合。左右旋螺杆头部套在伸缩螺管内，固定螺钉套在左右旋螺杆尾端。旋动伸缩螺管，则有支撑、延长、缩短的作用。若矫正骨折分离移位，将伸缩螺管顺时针方向旋动，两端左右旋螺杆回旋短缩；若骨折为重叠、成角，将伸缩螺管向逆时针方向旋动，则左右旋螺杆向两端延伸，支撑至适当长度。

本支架牵引法：①牵引术：近端取胫骨结节点，远端根据骨折位置，若靠近踝部，取跟骨体部，若骨折在踝上5cm以上，取胫骨下端（踝上3cm）为进针点。在局麻下，先从胫骨结节点钻孔，穿第一根牵引针，然后在胫骨远端或跟骨体部穿第二根牵引针。若骨折在胫骨下段，远端穿针需内低外高，保持15度，利于小腿的生理弧度，穿针术完毕后，覆盖无菌纱布于针孔周围，保持针孔清洁干燥。②牵引装置，穿针术后，用手法初步矫正骨折的重叠、成角、旋转、侧向移位，在保持牵引下，将本牵引架调至与两端牵引针相等的距离，便分别套在上下端牵引针上，拧紧固定螺钉，再根据骨折位置，将支架调到所需长度，然后以五块夹板加压垫外固定，矫正骨折残余移位。术后嘱患者开始踝关节功能练习，每日检查牵引器有无松动和滑移。

二、胸肋骨痹痛治验——肋软骨炎

症状：本病多见于胸壁第2～5肋骨部位，局部疼痛，胸壁隆起高突，坚硬，压痛明显，重咳或深呼吸震痛，胸闷，表面光滑，不红不热，屏气持重则疼痛加重，甚则刺痛难忍。个别患者亦可见红、肿、热体征。

治疗方法：虎杖12g，生乳香10g，生没药10g，甲珠10g，共研细末，用食醋加少许黄酒拌调成糊状，摊于纱布上外敷。有红、肿、热者，不加黄酒，2～3天更换一次，一般敷贴3～4次，即可痛止痊愈。

体会：胸肋骨痹痛，今称肋软骨炎，为无菌性炎症。究其病因，有形体素虚，感受风寒外袭者；有外伤闪挫瘀滞胸肋筋膜者，祖国医学认为系肝郁气滞，血瘀阻络，滞凝于肋间筋膜，故临床表现为胸肋间肿硬坚结，疼痛拒按，发病有缓有急。《内经》谓："坚者软之"，"结者散之"，治以本方，具有清热解毒、活血软坚、行气止痛之作用。本病在临床上较为多见，女性略多于男性，笔者运用此方外治验证，每多应手取效，随访多例未见复发。

三、头皮血肿验方

症状：钝物碰击头部，积血肿胀，肿胀甚者大如碗盘，轻者状若鸡卵，呈椭圆形，触按明显凹陷，呈水波状弥漫荡漾，压痛、头目眩晕。临床以小孩多见，治疗不当，则缠绵持久不消，甚则导致血肿机化。

治疗方法：陈败棕榈烧炭存性，藕节炭，蒲黄炭，各等量共研细末和匀，取田三七磨汁拌调，摊于纱布上，药厚度约 0.5～0.7cm 左右，敷贴血肿处，2 天更换 1 次，并用田三七汁液间断浸透，保持药膏湿润，一般肿轻者 1～2 次，重症者 3～4 次，血肿即可消散告愈。

体会：头皮下血肿，属头部外伤之轻症，仅局限于皮肤与皮下层。临证中由于头部外伤，血肿急骤迅速，易使患者及家属焦急惊惶。常规治疗以抽出瘀血，加压包扎，但往往可继发出血肿大。笔者拟上方诸药烧炭存性，加田三七磨汁调敷，取诸药之苦涩以收敛固摄而止血，味甘平以凉血活血行瘀而消肿，加用田三七磨汁不断浸滴，渗透头皮下，以增强药力的作用，临床屡用，效如桴鼓。

四、望眼诊伤治疗

罗某，女，47 岁，某中学教导主任。曾诊为"多颅神经炎"，屡服镇静安神药无效，仍头目眩晕胀痛，作呕，不能工作。诉头垂难举，沉沉欲坠，耳鸣目眩，恶心频作，欲吐无物,心烦神乏,足胫酸软,着地如履棉垫,头痛剧烈时,右侧面颊有放射痛,麻木,且伴口眼抽搐拘急,口角歪斜,日发十数次不等。查血压140/84毫米汞柱,心率75次/分,律齐。患者形体虚弱,面容苦楚,色白不荣,纳呆乏味。自谓伤重病深,终身告残。细视双目,血丝磊磊,密如蛛网,巩膜青紫晦暗,满布星状瘀点。审其脉象,沉细而涩,舌质淡嫩,边缘紫暗,中央略有白苔。察目审症,合参舌脉,诊为"脑气受损,髓海震伤,血瘀阻络,风扰清窍",投以通窍活血汤合牵正散加杭菊、岗梅、蔓荆、生牡蛎等,并重用川芎,进七剂,病势有转机,复诊续服七剂,病势大减,坚守原方,其中麝香易白芷,且重用至30g,连进50余剂后,诸症悉除。再拟归脾养心丸为汤剂,调养善后告愈。曾多次随访,人体丰腴,病未复发,已能坚持全日工作。宿伤多年,愈于一旦,诚乃察目医伤,效如桴鼓也。

按:望眼诊伤,在我国民间广为流传,《灵枢·大惑论》云:"五脏六腑之精气皆上注于目"。《审视瑶函》说:"八廓之经络,乃验病之要领"。《跌损妙方》亦云:"凡受伤不知左右……即看眼珠"。余自临证以来,潜心诊验,望目察睛,投之方药,果然应手奏效。

五、骨伤理脾五则

损伤之证,皆从血论,或从肝、从肾论治,以肝主筋、肾主骨,故历代医家疗伤,皆从肝肾入手。然顾护脾土健运,以化生气血,滋养肝肾,亦为骨伤治疗之大要。举临床治验五则,乞同道斧正。

例1,便燥难解案:

曾某,男,43岁,工人。从五米高木架上坠地,跌伤腰二、三椎压缩性骨折合并双下肢不完全截瘫。入院后经手法整复,伤药外敷固定,仰卧硬板床及中药调治,功能锻炼,治疗达2月余,病渐告愈,可双拐持重慢步,唯出便燥结,五六天难解一次,每次苦于虚坐努责,甚则用手撬,大便硬结状如

"羊屎"，甚为苦楚，先后予灌肠，药物栓塞，及中药苦泄润燥之剂，始终不得畅通。患者形体虚羸，少气懒言，合参舌脉，病系气虚，脾胃不能布津。思前贤李东垣氏谓："脾胃虚则九窍不通"及王旭高关于"白术能生肠中津液"之说，投以四君理脾汤，方中白术重用至30g，连服15剂，患者大便畅通，下肢亦健步有力。

例2，胫腓骨折迟延愈合案：

王某，男，52岁，干部，左胫腓骨干中下1/3段交界处横形骨折5个月余，先后以2次石膏夹板固定，多次摄片无骨痂生长。查患者体瘦神疲，颜面萎黄无华，纳食不香，伤肢肌肤甲错干瘪，断端松软压痛，脉沉缓，舌苔薄白，病系禀赋素虚，加之石膏寒凉，致荣气虚散，血供不足，经云："四肢不得禀水谷气，日以益衰，阴道不利，筋骨肌肉无气以生，故不用焉"。治宜益气养血，健运脾土以壮筋骨，拟人参养荣汤加骨碎补、川断、自然铜等，外敷温通散，改用杉皮夹板固定，治疗2月余，摄片复查，骨折已连接，有骨痂形成，守法治疗近5个月，骨折愈合良好。

例3，补益消瘀案：

王某，男，16岁，民工。从木架上坠地，致左侧头颅受伤血肿，外院摄片无骨折，诊为"全帽状腱膜下血肿"，抽血后加压包扎。查：神清，无呕吐，瞳孔等大运动自如，反射存在，全头肿大，前平额际，后齐枕骨，两侧达耳际，目胞浮肿，难以睁眼，按之凹陷，头周明显扪及水波状荡漾，压痛；查出凝血时间及血小板计数，均系正常，先后共抽瘀血4次，约900ml左右，加压包扎，内服桃红四物汤合十灰散加田七、仙鹤草、蒲黄炭等共8剂，病无缓解；且出现鼻衄，口腥臭，少气嗜卧，懒言无神，面色㿠白，纳呆乏味，舌淡，脉细数无力，审脉察证，病系外伤，实为气虚，固摄失守，根据《内经》"虚者补之"、"脱者固之"之意，投归脾汤加血余炭、藕节炭，进2剂血止，服4剂后全头血肿消除痛止，守方继续服

6剂加何首乌、五味子、天麻、川芎等,患者康复出院。

例4,外伤阴囊睾丸肿痛案:

邹某,男,27岁,教师。踢足球时被踢伤右下腹阴囊,当时休克,在当地治疗达6个月,病无缓解,遂来求诊。述右下腹阴囊坠胀,睾丸肿大,痛如针刺,疼痛拒按,甚则痛引小腹,周身沉重,气短欲坠,头晕目眩,夜寐遗精。查面色不荣,语声低微少气,右下腹阴囊睾丸肿大压痛,囊壁膨隆,肤色晦暗,咳嗽震痛,沿腹股沟至右下腹触痛,淋巴结不肿大,小便涩痛作胀,脉症审察,病系宿瘀未除,而中气已虚陷,治宜益气举陷,行瘀软坚,拟补中益气汤加橘核、荔枝、小茴、元胡等,外用黄药子、棱术、乳没、桃红等煎水熏洗,进服5剂,病情显著改善,睾丸坠痛减轻。药症合拍,病有转机,宗前法续服20剂,诸症基本消除,嘱守方继服以资巩固,1年后来信述告,身体康复并已结婚。

例五,左膝创伤性滑膜炎案:

张某某,男,27岁,演员。因排练翻筋斗,跌伤左膝髌骨粉碎性骨折,曾行髌骨内固定术,3次更换石膏夹板外固定,致该膝关节强直,行关节黏连剥离术,随后关节积液肿大,疼痛不止,先后抽积液8次,达1000余ml,加压包扎,积液为淡黄混浊液体,化验报告为"炎性反应,余(-)",辗转治疗达16个月之久,关节积液肿大愈加严重。查左膝浮肿呈"梭形"状,积液波动明显,浮髌试验(+),按压疼痛内陷,大腿肌肤瘦削弛缓,肤色晦暗,膝胫清冷麻木苦楚,入夜冷痛辄甚。X光照片报告示:"左股骨下端前缘及内外侧见局限性骨膜增生改变,髌骨骨折已愈合"。诊其脉沉小无力,舌淡胖苔薄白。根据脉症体征,其膝积液,实因脾失健运,不能统血归经,致湿瘀交阻,旁流于膝。古人谓:"血不利则为水"。《千金要方》亦云:"阴阳不相为守,荣气虚散,血亦错行。"治宜固摄中州,生化职守,引血归经,兼以化湿利水,投四君理脾汤合五皮饮加茅根、防己、赤豆。外用活血化瘀的温通散和棕榈、蒲黄、生地等大剂量煅炭研末醋调敷贴,治疗10天,左膝积液消减,守方进服40余剂,敷药18次,该膝积液全部消退,后以八珍汤加苡仁、木瓜、怀山药、菟丝子等调养善后。

按:脾为后天之本,主乎运化,为气血化生之源,气机升降之枢纽。水谷化生精微以后,上奉于心肺,下达于肝肾,旁灌四肢百骸。凡脏腑之盛衰强弱,肢体之生长发育,骨伤之修复愈合,均赖脾土之健运濡布。前贤谓:"善治病者,惟治在脾","治血先治脾"及"补肾不如补脾"等论述。元·脾胃学家李东垣亦谓:"内伤脾胃,百病由生"。高度概述和精辟地阐明了脾胃的生理病理及功能作用。骨伤科的伤筋损骨,同样有赖脾土的健壮,虽然历代医家对损伤之证,以"专从血论",或肝主筋、肾主骨,从肝肾入手,然而肝血的化生滋养,肾精之充盈,无不源于脾之生化、健运、升降、吸收。因而骨伤理脾,顾护脾土健运,并不悖于从肝从肾论治,因为理脾,虽然不是直接补益肝肾,实质上化源之脾健,则精血充盈丰藏,主筋骨之肝肾已寓补于其中矣。因此脾土健运,既可充分吸收,发挥药物的治疗作用,又能摄取足够的水谷精微,为濡养筋骨提供了可靠保证。所谓后天之本化源充沛,则先天之泉生髓不竭,于是肝血足,肾精充,筋可得柔,骨可得养,从而骨折愈合快,筋骨健壮有余。反之者若克伐攻逐过甚,损伤脾胃气虚,生化健运失常,则内而五脏六腑,外而四肢九窍,百病由生,可见理脾实乃骨伤治疗之大要,是治伤的重要组成部分。

林子顺

1940～，福建省福州市人。现任福州市林如高正骨医院院长，副主任医师。

自幼跟随其父林如高先生学医，深得其传，把现代的医学知识和传统医术融为一体，在手法、用药、固定、练功等诸方面不仅继承了传统的操作，而且有新的发展。如"林如高电脑诊疗系统"获1983年福建省科技成果奖。

编写有《林如高正骨经验》，发表了30余篇专业论文，其中"肩部损伤的腋管固定"获1989年福建省中医优秀论文奖。

现兼任中国骨伤人才协会副理事长，福州市中医学会常务理事。

一、骨疽膏

[组成] 归尾，赤芍，生地，红花，桃仁，木香，樟脑，松香，煅象皮，五加皮，梅片，青黛，炒黄丹，防风，白芷，荆芥，癞蛤蟆，正茶油，麻油。

[用法] 根据伤口大小，摊在棉纸上贴患部。每日2次。

将药放入正茶油中煎炸，药物中心焦枯后，过滤药渣制成膏药，摊于棉纸上，待炽热后敷贴患处。

[特点与体会] 利用药的黏性吸腐脓液，特别是深部的脓液，再配合引流条效果更佳，主治损伤后感染形成骨髓炎。

方中的桃仁、红花、归尾、山甲活血祛瘀；生地、赤芍、青黛清热凉血；防风、荆芥、白芷散肌肤间郁气；木香理气消肿；五加皮祛风胜湿；梅片散热止痛；樟脑温散止痛；煅象皮、癞蛤蟆、黄丹、松香拔毒除腐，化结生肌。故药物具有活血化瘀，祛风散湿，拔毒除腐，化结生肌。

二、祛痹敷

[组成] 榕树须、铁树根、两面针等份。

[用法] 共研成细末,另加入适量鳝鱼血,症状比较严重的加麝香少许,调拌均匀用纱布包裹涂擦患处,每周2~3次,每次保持药性12小时。

[特点与体会] 此方有祛风除湿的功效,加上鳝鱼血,除痹效果更好。治疗面神经瘫102例,有效率达98.6%。适用于治疗各种痹证,面神经瘫等。

三、通关散

[组成] 麝香、朱砂、冰片、雄黄、蟾酥、牙皂、细辛、芒硝。

[用法] 共研细末,装入瓶中密封备用。

临证时,吹入鼻内,一嚏即醒。

[特点与体会] 此药性烈,芳香走窜,是开窍醒脑的良药,所以要特别注意密封。

本方治疗闭厥引起的休克,具有立竿见影的效果,是开关通窍的良药。方中麝香、冰片芳香开窍,散结醒脑;雄黄、蟾酥解毒辟秽、止痛通关;朱砂镇心安神,去邪解毒;细辛发表散寒,辛辣开窍;芒硝泻热导滞,润燥软坚;牙皂开关导滞,宣风利窍。

四、肩部损伤的腋管固定

肩部损伤指肩关节脱位,肱骨外科颈骨折,肱骨大结节骨折,锁骨骨折等,复位后如何固定是骨科医生头痛的问题,此法系祖传的基础上改进的,较好地解决了骨折整复后外固定的方法颇有特点。

1. 应用原理

以腋窝部的腋管作为杠杆的支点,并配合杉木小夹板纸压垫和扎带的固定作用,在骨折部形成二点挤压和三点挤压作用,腋管在肩部固定起杠杆作用。

2. 固定方法

将竹管或塑料管用棉花包裹，中间用绷带穿过绑结，使腋管提托在腋下，再向健侧胸部绕一圈后打结，结点在骨折端压力垫上。

五、陈旧性肩关节脱位复位法

陈旧性肩关节脱位指脱位未能复位达 2 周之久，用一般方法复位是比较困难的，用暴力复位常引起周围肌腱撕裂，重则合并骨折。此法采用舒筋解凝的方法后用杠杆复位的方法，较好地克服了上述出现的问题。

1. 准备工作

由于脱位时间较长，此时肿胀已基本消退，用旧伤洗剂将患肩部熏洗，再配以按摩，达到舒筋解凝之目的。

2. 手法操作

用一根杠杆（大小适宜）穿过患者患侧腋下，两助手将杠杆提起，医者站在患者外侧，用双手握住患者上臂或前臂，慢慢用力摇转，待感觉关节有松动感时，用肩关节复位法，给予复位。

六、压舌板复位法

颞颌关节脱位，传统手法一般分为口内、口外复位法，应用杉木制作的小夹板具有弹性特点，复位卫生，痛苦少，动作快，很受欢迎。

手法操作：用特制压舌板二块，二端用消毒纱布包裹，伸入口中，压住后牙，压者双手虎口夹住压舌板，拇指提托下巴，双食指压住舌板后向下按，同时双拇将下颌体向前后端送。若单侧脱位使用一块压舌板，听到响声，即已复位。

林如高

1888~1986年，福建省盘屿乡人。曾任福州市林如高正骨医院名誉院长，福建中医学会常务理事等。

自幼跟随其祖父学习医道，深得家传。林氏治伤强调治病应有整体观念，切莫头痛医头，脚痛医脚，而应望、闻、问、切、摸、比六诊合参。在手法上强调，动作应重而不滞，轻而不浮，柔中有刚，刚中带柔，刚柔相济。正骨用触摸、拔伸、持牵、按压、提托、推挤、摇转、反折、理筋、分骨十法，体现"机触于外，巧生于内，法从手出，手从心转"的风格和特点。

其经验和验方整理成《林如高正骨经验》、《林如高保健练功三十六法》、《林如高骨伤敷药法》、《林如高骨伤方歌诀方解》、《林如高正骨经验荟萃》等著作。

一、林如高正骨水

[组成] 怀牛膝，红花，归尾，生草乌，生川乌，木瓜，樟脑，五加皮，三七粉，三棱，榕树须，铁树根，白花风不动。

[用法] 95%酒精适量密封浸泡1个月后，过滤药渣，另加薄荷脑，梅片。同时将药水涂擦患处，每日2~3次。

[特点与体会] 药水能舒筋止痛消肿，适用于一切跌打损伤，如果配合按摩理筋效果更佳，同时又是居家必备良药。

此方系祖传秘验方配制而成，又通过临床的多年实践，此药体现了止痛、消肿等特点，达到疏通经络、祛风湿痹等特有疗效，加了榕树须、铁树根等，制作工艺保持了传统的做法。

二、旧伤洗剂

[组成] 生川乌，生草乌，羌活，独活，三棱，莪术，泽

兰，企边桂，归尾，桃仁，红花，乌药，土牛膝，穿山龙，松针，豨莶草，白茄根。

[用法] 将上述药物共研粗末，经煎煮浓缩，另加入95%酒精1000ml、薄荷脑30g 成 1:100 比例的药水，备用。

用适量药水加入开水后，先熏后洗。共煎药汤 15～20 分钟，过滤温水中，每百斤温水另加米酒一斤，浸泡全身 20～30 分钟（夏天水温20℃左右，冬天水温30℃～35℃），每周 3 次，每次浸泡后配合按摩理筋及练功活动。

[按语] 此法系传统配方，原用粉末煎煮滤干，程序比较繁琐，治疗不方便。改剂型后，充分发挥了药效。

三、续骨散

[组成] 穿山龙，骨碎补，煅狗骨，煅自然铜，煅毛螃蟹，楠香，侧柏叶，鹿含草。

[用法] 共研粉末，用酒水各半调成糊状敷贴患处，每日 1 次，每次 8 小时。

[特点与体会] 续骨散是在祖传秘方基础上配制的一种治疗骨折延迟愈合和骨不连的有效方药。

四、杉木夹板应用

（一）杉木小夹板的种类、规格及临床应用

林如高杉木小夹板分甲、乙、丙、丁四种规格，分别应用于四肢骨折的不同位置：

上臂骨折小夹板四条，分前、后、内、外侧板；

前臂骨折小夹板四条，分掌、背、尺、桡侧板；

大腿骨折小夹板六条，分前内、前外、内、外、后内、后外侧板。

小腿骨折小夹板五条，分前内、前外、内、外、后侧板。

杉木小夹板用于四肢各部位骨折，其中甲、乙板用于下肢骨折，乙、丙、丁板用于上肢骨折，使用时应根据患者年龄、损伤部位、肢体长短而灵活裁剪。该板还可根据肢体外形进行

烤制，近关节部位骨折要烤成弧形（一般烤弯 30°~80°，并超关节 3~7cm）。

裁剪和烤制合适的小夹板，先包上 8~10 层毛边纸作为衬垫，然后按具体部位依次准确安放在骨折部周围，每块板间隔 1.5~2cm，同时根据骨折类型、移位方向在夹板下放置形状、大小、厚薄适合的纸压垫，随后用布带分上、中、下三部捆扎固定。

（二）杉木夹板的特点

1. 可塑性强：可根据肢体形状烤成不同规格的弧度，适用于近关节处的骨折外固定。

2. 弹性和韧性好：杉木小夹板有足够的韧性，使之夹缚固定后能有效对抗骨折断端再移位的倾向力，杉木小夹板弹性较强，骨折复位后根据力学的原理利用二点或三点挤压的杠杆原理，达到维持固定的目的。同时在布带捆扎后利用肌肉收缩时产生的内在动力，使肢体周径发生变化，夹板随之发生形变，夹板形变后产生的弹性回位作用容易使骨折端残留的侧方移位和成角移位得到矫正，并能纠正残余畸形。

3. 杉木小夹板具有良好的通透性：药散敷在骨折处小夹板外面和小夹板间隙皮肤时，药物可直接地渗透而发挥作用，以利早日消肿止痛，能促进骨折愈合。同时在敷药的间隔期有利于汗液的蒸发，小夹板又有吸腐性强的特点，能较好地保持皮肤的正常湿热度。

4. 保持关节功能的良好恢复：杉木小夹板一般不超关节固定或仅超过关节少许，不影响关节的早期活动，符合动静结合和筋骨并重的原则，使关节周围肌肉不发生萎缩，骨质不发生疏松，因此后遗症较少。

5. 可随时调整和观察：骨折固定后，肢体常出现早期肿胀和后期的萎缩，因此随时调整扎带的松紧度和纸压垫的厚薄，以保持骨折的良好固定。同时又能随时观察肢体的颜色，温度。

6. 不影响创口换药：如遇开放性骨折，可采用开窗换药法，既可换药又不影响外固定。

7. 杉木小夹板不妨碍 X 线通过，便于整复后透视和拍片观察，以了解骨折复位情况和骨痂形成情况。

8. 此外，杉木小夹板取材容易，使用方便，费用经济，它可根据肢体的长、短、大、小随时剪裁，容易掌握，且有固定牢靠、并发症少等优点，不但城市医院能用，而农村山区更为适宜。

（三）杉木小夹板固定后的注意事项

杉木小夹板固定四肢骨折虽然具有良好的性能，如果不注意观察同样也会出现偏差和事故，临术应予密切观察。

1. 注意夹板扎带的松紧度，太松达不到固定目的，太紧影响血液循环，扎带以上下移动1cm为宜。

2. 近关节处夹板应烤成顺应关节的生理弧度，以免压迫皮肤引起压疮。

3. 应随时观察和调整夹板放置的位置是否正确，可用胶布使固定夹板不易滑动。

五、抬腰平推法

此法治疗急慢性腰劳损（闪腰）和腰椎间盘突出症，分为俯卧抬腰平推法和直立抬腰平推法，根据祖国医学循经论治的原理而设计。

手法：患者直立后仰，医者用左手顶住患者腋下。另一手用掌根部抵住患者腰骶部，向上推，连续3次，向上推的力量使患者双足跟离地为宜，适用于青壮年患者。

俯卧手法：患者俯卧位，医者站在患者外侧，医者一手（用前臂，肘部）托住患者双腿使腰呈过伸位，另一手用掌根部由骶部向上推挤腰部，同时使腰过伸，反复推3次，此法适用于中老年人的慢性劳损患者。

骨质增生严重，脊柱结核，肿瘤引起的腰痛忌用。

尚天裕

1918~，山西省万莱县人。现任中国中医研究院主任医师、教授。

1944年毕业于西北医学院医疗系。解放前、后历任西北、南京、四川、天津、北京等地医院、医学院外科、骨科医师、主治医师、副主任、主任医师、副教授、教授。曾任天津市中西医结合治疗骨折研究所所长、中国中医研究院骨伤科研究所所长、中国中医研究院副院长等职。

1952年开始在著名骨科专家方先之教授指导下从事骨科的医疗、教学和科研工作。1958年创立了中西医结合治疗骨折的新方法，提出"动静结合，筋骨并重，内外兼治，医患合作"治疗骨折的新原则。用手法复位，小夹板局部外固定和早期进行功能锻炼的一整套方法治疗骨折，使骨折的愈合时间缩短了三分之一，功能恢复时间缩短了一半，骨折不愈合率下降到0.4%。曾先后赴美洲、澳洲、欧洲等地讲学。

曾编著作14部，用中、英文发表的学术论文120余篇。

一、消肿膏

[组成] 大黄10g，白芥子10g，广皮10g，生地10g，黄柏10g，乌药10g，熟石灰10g，血竭10g，儿茶10g，川柏15g，木鳖子15g，半夏15g，骨碎补15g，丹参15g，红花15g，自然铜15g，南星15g，降香15g，黄芩15g，香附15g，赤芍15g，木香25g，乳香25g，桃仁25g，刘寄奴25g，当归25g。

[功效主治] 行气活血，祛瘀，消肿止痛，接骨续损。用于一切跌扑损伤，肢体肿胀疼痛。特别适用于四肢闭合性骨折，手法复位后，外敷消肿膏，再以夹板局部外固定。次日调整夹板时，更换消肿膏，如此更换3~5次，肢体肿胀可基本

消退。

[用法]上药共研细末,以鸡蛋清或消肿膏合剂调成糊状,摊于纱布上,敷于患处。

二、动静结合是治疗骨折的指导原则

关于治疗骨折的基本原则问题,在中西医之间长期存在着争论。在国外有些学者也反对"广泛固定,完全休息"这一原则。但在60年代以前,绝对固定的学说始终居于主导地位。只是在60年代后期,欧美学者开始对这一传统治疗原则发生了怀疑,大多数意见是治疗骨折应该"动静结合",但在实现这一原则的方法上仍存在着分歧。

有些学者,如美国的 Mooney,Connolly,Sarmiento 等竭力提倡新的保守疗法。主张手法复位,应用石膏或塑料功能支架,不固定上下关节,让病人早期功能锻炼。有些人还通过临床及实验研究证明,肌肉及骨折部周围的软组织是整复和维持骨折对位的内在动力。肌肉收缩,关节活动,合理负重,不但可以加速骨折愈合,还可以提高骨痂的抗折力,并且活动还可以使骨折自动复位。这种方法简单,疗效确实,容易取得病人的信任和合作,有利于发挥病人的主观能动性。实际上也是贯彻了"动静结合"、"筋骨并重"、"医患配合"的骨折治疗原则。他们已将此种方法应用于四肢骨折,取得了满意疗效,骨折不愈合率接近消灭,再骨折很少发生。因此,多数学者认为,治疗骨折如能用非手术疗法取得手术疗法的同样效果,还是以非手法疗法为宜。

与此同时,在欧洲有些学者如 Muller 等在内固定用具,手术方法上狠下功夫,设计了更坚强的内固定器械,成立了接骨内固定学会,制定了严格的操作技术规程和完善的随访制度。骨折在坚强内固定用具的支持下,不用或短期应用外固定,让病人早期活动,便可防止再骨折的发生,但骨折愈合并未加快,反而有些延迟。从临床及X线判断骨折已经愈合,但过早去除固定又容易发生再骨折,有的再骨折率高达20%。就是在术后 1.5~2 年取出内固定物，有些骨折还需要数周的外固定保护，否则很易再骨折。看来坚强的内固定不是骨折愈合的良好条件。Bradley 等用不同硬度的钢板进行动物试验，证明骨折越用硬的钢板固定，其愈合与塑形改造越慢。钢板下面骨皮质萎缩变薄，而钢板对侧的骨折端因保留有一定的活动反而愈合得较坚固。这说明骨折断端不应绝对固定，即使在骨折愈合时应承受一定的应力，因为这是骨组织的生物性能。任何违反肢体生理，剥夺骨组织生物性能的做法都是有害的，也就是说骨折端也应动静结合。

1961 年在天津召开第一次全国中西医结合治疗骨折经验交流座谈会，与会中西医专家一致同意"动静结合"这一原则，但在讨论中对如何结合有三种不同的看法：

第一种看法：全身、伤肢要动，骨折断端要静；

第二种看法：动中有静，静中有动。肌肉的动可达到骨折断端的静，骨折部的静又有利于肌肉及关节的动；

第三看法：全身、患肢和骨折断端都要动静结合，鼓励有利的动，限制不利的动，加强有利的静，避免不利的静，根据具体情况，二者适当地相互结合。

将近三十年过去了，"动静结合"这一原则，国内、外普遍受到重视，怎样把这一原则贯彻到具体治疗中去，仍然存在分歧。我们始终坚持当时方先之教授提出的第三种意见，用它指导我们的临床实践，在骨折的整复、固定和功能锻炼三个方面取得了一些新的进展。

整复、固定和功能锻炼是治疗骨折的三个步骤，中西医结合疗法可以把三个步骤密切地结合在一起。整复中就有固定，固定后就开始活动，在活动中骨折还可以继续自动复位。这样相辅相成，互相促进，就可以解决过去三者机械分开时所难以解决的问题。

三、关于骨折治疗的几点意见

1. 骨折多是由外伤造成的，除个别情况外，患者的身体是健康的。因此，不要把骨折患者视做病人，应积极地创造条件，让其尽快地恢复接近正常人的生活。

2. 肢体是人的运动器官，其生理功能就是活动。骨骼是人体支架，是活动的杠杆，接受应力及负重是其生理性能，任何违反肢体生理功能，剥夺骨骼生物性能的措施都是有害的。

3. 骨组织有强大的再生及塑形改造能力，治疗时应该为患者创造有利条件，不要伤上加伤，干扰和破坏骨组织的自身修复能力。

4. 对骨折的整复，固定只是为骨折愈合创造条件。骨折能否较快愈合，关键在于活动。功能活动不仅是治疗骨折的目的。从目前来讲，它是促进骨折愈合，治疗骨折的重要手段。

5. 治疗骨折是目的，而所采取的措施是针对软组织的，"骨肉相连，筋能束骨"。骨折移位是被动的，而肌肉收缩活动是主动的。在骨折愈合以前，骨折断端的活动是绝对的，而固定只是相对的，对骨折愈合不利的活动，通过人的意志要加以控制，使骨折断端的不利活动减少到最低限度，而对骨折愈合有利的活动，要尽力发展，保持骨折断端持续接触，紧密嵌插，产生压电效应，促使骨折愈合及新生骨痂的塑形改造，提高其抗折能力。

6. 我们治疗的对象是人而不是物。从表面上看来，是医师给患者治疗疾病。实际上医师只是按照疾病发生发展的客观内在规律，为患者战胜疾病创造有利条件，任何医疗措施只有通过病人的主观能动性才能充分发挥作用。不应该将患者放在被治的地位。要治病首先要治人，人是物质的，也是精神的，人是万物之灵，有意识，能思维，富感情，善适应，最自动化的有机整体。在一定的条件下，患者的精神状态和主观能动性对疾病的发生、发展及转归起着关键作用，患者才是治疗中主力。

7. 骨折愈合，骨组织的再生，一般是由骨折周围的软组织首先形成骨痂，将骨折断端"焊接"起来，恢复其骨骼的支架作用，而后按照骨组织的生物性能去塑形改造，恢复其正常骨质结构。一般将这称为间接愈合。在特定的条件下，骨折解剖对位，坚强内固定，骨折处间隙很小，从动物实验证明骨折端的 Havers（哈佛氏）管，可能直接增生、塑形经由活的皮质骨跨过坏死的皮质骨处架桥直接愈合，这称一期愈合。问题是那种方式骨折愈合快，患者痛苦少，愈合坚固，不怕再骨折，而又不遗留合并症。

8. 骨折治疗大体上分为手术疗法，非手术疗法和介于二者之间的有限手术疗法（半侵入），都各有其适应证。应根据具体骨折，设备条件，技术能力和个人经验辨证施用。但多数学者一致认为，假若非手术疗法能取得手术疗法同样的效果，还是以非手术疗法为宜。人们应该去做那些非做不可的手术，而不要做那些想做和能做的手术。手术要损伤骨折部的血运，减低骨折的自身修复能力，把闭合性骨折变成开放性骨折，总会发生一些合并症，带来一些不良后果。在我国的现有条件下更应慎重，一切要从患者的利益出发，为病人服务，而不是相反。

四、"分骨"和"分骨垫"在前臂骨折整复固定中的作用

桡、尺两骨借上、下桡尺关节及骨间膜紧密相连，桡骨能围绕尺骨作 150°左右的旋转和极轻微的上下移动。前臂在中立位时，两骨间距离最大，骨干中部最宽，约为 1.5~2cm，骨间膜最紧张。前臂在中立位，骨间膜最紧张的情况下，桡、尺两骨就像帆布担架的两根直棍一样，非常稳定。两骨间的作用等于一根骨干一样。前臂在旋前或旋后位，骨间隙变窄，骨间膜松弛，两骨的稳定性消失。当桡、尺两骨同时折断时，因肢体的重力及肌肉的牵拉作用，骨折远近段各断端间发生各种移位，而其中以旋转移位及桡、尺两骨的相互靠拢最难整复。艾文斯曾用桡骨结节投影法来矫正旋转变位，在 50 例中，1/4 以上病例仍有 15°~30°的旋转变位。

前臂的主要特点是旋转，在骨折后的四种畸形中，旋转畸

形也是主要的，只要矫正了旋转畸形，其他畸形就比较容易矫正了。按照骨折的平面，依旋转肌对骨折远近段的牵拉作用，在相应的旋转位进行牵引，在骨折部的骨间隙进行"分骨"，使悬张于桡、尺二骨间的骨间膜在紧张情况下，牵动桡、尺骨的骨间嵴相互对峙，骨折的远近段会自动地旋转到中立位。在"分骨"力的作用下，桡、尺两骨远近段相互稳定，骨折断端间距自然相等，各自成为一个单位，双骨折就能像单骨折一样，同时对位。

骨折整复后，利用前臂的解剖特点，以分骨垫及局部夹板外固定，将前臂固定在中立位。分骨垫继续发挥分骨作用，防止两骨再靠拢。前臂在掌、背侧夹板挤压下，能有效地控制不利于骨折愈合的旋转活动，直到骨折临床愈合。

五、骨折后的自主功能锻炼

功能活动的不仅是骨折治疗的目的，而且是骨折治疗的必要手段。从骨折整复固定后，即开始功能锻炼，并贯穿于整个治疗过程，是促进骨折愈合、保证肢体功能恢复的有效方法。骨折后的自主功能锻炼一般分为以下四个阶段进行：

第一阶段（炎症反应期）：伤后 1～2 周，局部疼痛，肢端肿胀，骨折断端不稳定。练功的主要目的是促进肿胀消退，防止肌肉萎缩及关节黏连。练功的主要形式是肌肉收缩锻炼。上肢可做握拳、吊臂、提肩，整个上肢肌肉用力而后放松。下肢可做踝关节的背屈，股四头肌的收缩，使整个下肢用力而后放松。

第二阶段（骨痂形成期）：伤后 3～4 周，局部疼痛消失，肿胀消退，一般性的软组织损伤已修复，骨折断端初步稳定，骨痂开始出现。除更有力地进行肌肉收缩锻炼外，上肢可做一些自动性的关节伸屈活动。先由单一关节开始，而后到几个关节协同锻炼。下肢病人的踝关节背屈或患肢抬高，足不发颤时，可先做单一关节屈伸活动，然后再慢慢到几个关节的协同锻炼。未牵引的病人，开始离床扶拐练习步行。

第三阶段（骨痂成熟期）：伤后 5～7 周。局部软组织已恢复正常，肌肉有力，骨折部已有足够骨痂，接近临床愈合。除不利骨折愈合的某一方向的关节活动仍须控制外，其他方向的关节活动在病人力所能及的范围内，无论是活动次数及范围，都可加大。

第四阶段（临床愈合期）：伤后 7～10 周。骨折已临床愈合，外固定已解除，除在固定期间所控制的某一方向关节活动有待继续锻炼恢复外，关节的其他功能都已恢复或基本恢复。可鼓励病人做一些力所能及的轻微工作。在工作中，各关节的功能往往得到不自觉地全面锻炼。下肢骨折病人在上坡、下坡、上下楼梯，出外上街时，最好扶拐或用手杖保护，直到骨折骨性愈合为止。

六、固定股骨干骨折夹板的改进

在适当麻醉下，采用手法复位、牵引和局部外固定三结合的方法，已经能够比较圆满地解决股骨干骨折的重叠畸形。但是如何才能有效地防止成角畸形的发生？这是需要解决的问题。局部外固定中的木板不易在大腿上固定，以至有时不能发挥它的三点加压作用，木板变位过多还可能有相反的作用。无疑地，木板变位是导致骨折成角畸形的主要原因。此外，不恰当的处理，如过早解除牵引或负重等也能引起成角畸形。

大腿肌肉丰厚，上下前后分布不匀，前侧和外侧比较平坦均匀，便于捆夹板；后侧的上半部位肌群很厚，下半部的内外两缘有腘绳肌及其肌腱，妨碍木板的放置，但后侧下半部的中央（腘窝）肌肉较少，可以作为放置夹板的着力点。内侧的上半部位和整个后缘都有丰厚的内收肌，不便于夹板固定，大腿下端外侧有股骨外髁突起，内侧有内收肌结节。大腿上端外侧大粗隆基底向外突出，内侧内收肌腱像弓弦与骨相连。如果夹板适应上述解剖特点，就可以防止或减少夹板移位。所以外侧夹板上下两端应呈弧形凹陷状，上抵大粗隆基底，下至外髁突起以上。应注意夹板的上下端不要超过骨的突起。由上而下,整个外侧夹板紧紧地依附髂胫束的外侧,这样就可防止外侧夹板的上下移位。内侧夹板的上端为"U"形,离腿根6~7cm,内收肌腱位于"U"形中央。下端开一直径2~3cm的圆孔,内收肌结节置于圆孔内,整个内侧夹板应放置在内收大肌之前,这样可以防止内侧夹板的上下移位。其上端因内收肌的收缩前后移位也可受到控制。前侧夹板近端与腹股沟相适应呈斜形,远端平齐置于髌骨上缘5~6cm。后侧夹板上宽下窄,两端平齐,下半部分的皮侧面中心部位应有一个椭圆形的弧形突起,放置后侧夹板时把突起部分纳入大腿腘窝部位,以便加压制止股骨下1/3骨折向后成角(注意避免压迫血管)。运用上述改进后的夹板,可以减少夹板的位移,从而减少和减轻成角畸形。

罗有明

1903～，河南省夏邑县人。现任北京朝阳卫生局罗有明中医骨伤科医院院长，副主任医师。

出生世代医家，自幼跟随祖母学医，精于骨伤科。后继堂伯习针灸、方药，于1919年开始独立处理治疗骨伤科疾病，在地方行医。1949年2月到中国人民解放军二五二总后医院，为地方和部队治疗骨伤科疾病。1957年调北京市朝阳区双桥卫生院，任中医骨伤科医师。1968年调三间房卫生院，任中医骨伤科主治医师和骨伤科研究小组负责人。1983年调北京市朝阳区卫生局中医骨伤科门诊，任主治医师。1985年调北京朝阳区卫生局罗有明中医骨伤科医院，任院长，副主任医师。

认为对骨伤科中常见的各种损伤，如骨折、关节脱位或软组织损伤，要掌握稳、准、轻、快，两轻一重三定点的诊疗手法，也是轻而巧妙熟练的手法，能使患者痛苦小，疗效好。罗氏正骨法是手法诊断，手法治疗，通过触诊检查，能很快得出伤病的情况，不需要更多的医疗设施。如复贴复位法，始终能贯彻在治疗手法之中，所以患者能得较快的恢复。在治疗上要视伤部的不同，选用不同的治疗手法，要掌握手法中的要领、诊疗要诀、手法运用四则、治疗原则等才能达到疗效的目的。罗氏三十七个基本治疗手法能贯穿在不同疾病的不同治疗手法之中。在一法多用，多法共用的基础上，所以才产生了好的疗效。

正骨手法复位治疗外伤性截瘫

治疗中采取以正骨手法复位为主，辅以按摩、理疗、针灸、药物等综合性长期治疗。

1. 手法正骨复位：无论是胸、腰椎骨折合并截瘫或颈椎骨折合并高位截瘫，手法复位是关键。常用的手法牵引加压法、旋转法、回旋顶压法等。

（1）颈椎牵引加压复位法：助手二人，患者俯卧于床上，一助手用双手固定患者的双肩，另一助手左手托住患者的下颌，右手托住枕骨部。二助手用适当的力量作对抗性的牵引。术者用双手拇指摸准移位的椎体或偏歪的棘突，用适当的力量向椎体脱位相反的方向推压，使其复位。

（2）胸、腰椎复位法：助手二人，患者俯卧于床上。一助手两手握住患者的双踝上部或双髋骨上部。另一助手扒住患者的左右腋下，同时用适当的力量作相反的方向牵拉。术者摸准脱位偏歪椎体的棘突，用双手拇指或一手大鱼际拨正复平棘突，使其复位。骨折伴后突错位者，可用手掌根部加压复位，但是适量用力。

（3）颈椎旋转复位法：适用于骨折、脱位时期较长的患者，或单纯脱位的患者。手法时患者取坐位，坐在靠背椅上，术者站在患者背后，一手摸准脱位椎体的棘突，另一手托住患者的下颌，并较轻地端提患者的头部，在端提的同时拇指用力拨正复平棘突，或一手扶住头部，另一手置于摸准畸形的棘突旁，在旋转的同时，用力推顶偏歪错位的椎体，使其复位。

采取的正骨手法不是单一的，是在一法多用，多法共用的基础上，就病人的具体情况选用不同的治疗手法。

2. 按摩手法：正骨手法复位后，按摩局部及其相应的部位，活动瘫痪的肢体，使其被动地做各种功能运动，按祖国医学理论，可以有疏通经络，行气活血的作用和调和阴阳、补虚泻实的作用，促以受累部位的恢复。

3. 理疗：理疗能兴奋肌肉、神经组织，改善神经肌肉的营养，刺激神经细胞的再生，松解疤痕黏连，防止挛缩畸形。使用超短波理疗器械，音频电疗机，点送电疗机和自制三波型电疗机等。根据患者不同的受伤部位，选用合适的理疗器械，配合针灸轮番治疗。

4. 药物治疗：对瘫痪的用药，采取凡是对治瘫痪所能起到作用的药品，只要没副作用，都给患者应用。常用的药物有：初期用活血类药物，中期用活络丹类药物及自制外用4号洗药。龟令集制剂初、中期皆能用。

褥疮用药：外用生肌膏和外用生皮膏及毛白杨树叶水清洗外敷等。

5. 疗效观察及疗效标准：

（1）显效：治疗1～2个月下肢肌力由"0"级恢复到三级。肢体有主动运动，膀胱、直肠障碍基本恢复。3个月后能架拐缓行。

（2）好转：治疗两三个月后下肢肌力，由"0"级恢复到一级。大、小便有所控制，肌张力、肌萎缩有所改善，痛觉水平下降10cm至15cm。

（3）无效：治疗2～3个月后和治疗前无变化或变化不大。

根据60例截瘫患者的疗效观察，显效15例占25%，好转36例占60%，无效9例占15%。

疗效的判断以及疗效的比例，系我们根据临床观察制定。但综合看来确比单一方法治疗疗效显著。

6. 应注意的问题：外伤性瘫痪患者，到目前为止之所以还没有较理想的疗效，致使一些本来能治疗的截瘫患者也得不到及时正确的治疗，从而延误了治疗的机会，致使患者长期受痛苦的折磨。其主要原因之一，怕担风险。的确，对截瘫病人用手法正骨复位治疗，确实是有一定的危险，特别是高位截瘫患者。因为脊髓可至生命中枢，没有熟练的正骨复位手法和一定的临床经验，在复位过程中，有可能使脊髓再度受损，而导致严重后果。因此应注意以下问题：

（1）首先要对患者进行全面检查。如体质情况、精神状态，对伤情要有全面细致的了解。

（2）复位前要对照X线片摸准椎体脱位、棘突偏歪的部位，准确无误地小心用力，但不可用力过猛。

（3）一二次手法复位没有成功时，不要过急，应采用多次缓慢复位，这样较为安全。

（4）复位前应先做局部轻度按摩。使其局部肌肉松弛，这样才能便于复位。

（5）根据患者不同的受伤部位，应采取不同的复位方法，当手指下感到轻微的咯吱声或咕噜、滑动感时即已复位，切不要再用力推压。

（6）对强直的椎体应先进行局部松解按摩、电疗，一疗程后再进行复位。

（7）在复位过程中，应随时注意患者的表情，如发现面色苍白、虚脱等现象以及呼吸急促等，即停止复位，做必要的治疗。

典型病例

布某，男，39岁，河北丰宁县人。患者驾驶拖拉机致祸，头部摔在车上，面部有软组织挫伤，在送往合作医疗站的途中，发现两下肢不能动，感觉丧失，上肢活动受限，在医疗站导尿1次，次日转送县医院，经拍颈椎正侧位片，诊断为第六颈椎粉碎性骨折，合并高位截瘫。行颈椎牵引术33天，住院40天无效，后转我骨科治疗。查体：神清、精神萎顿、营养中等，颈部活动受限，疼痛。可以触到颈六椎向左偏歪后凸的棘突，上肢肌力"Ⅱ"级，双手呈"爪形手"，掌肌萎缩，功能丧失，仅前臂有轻微的运动。下肢肌力"0"级，张力中度，萎缩，刺激受伤部位有排尿感，痛觉水平在第二肋间。肱二头肌反射、膝反射均亢进，踝阵挛（+），髌阵挛（+），球海棉、肛门反射（+），Babinski、Chaddock、Oppenheim、Hoffman征均（+），X线片示第六颈椎粉碎性骨折向后脱位，棘突向左偏歪。诊断：第六颈椎粉碎性骨折合并高位截瘫。

治疗：手法复位，拨正复位平偏歪的棘突，三天后头可以抬起，一周后可以坐起。然后辅以按摩、电疗、针灸、中药等综合治疗，1月后持双拐走路，7个月后功能基本恢复返家，生活可以自理，并能参加一些体力劳动。

外伤性截瘫系由于外界暴力作用于脊柱，致使某个椎体或多个椎体骨折、脱位、变形，造成脊髓、神经受损或压迫，从而造成瘫痪。因此手法正骨复位就有其主要意义了。

手法正骨复位，优于器械牵引复位，其理由是：（1）器械牵引复位患者痛苦甚大，而手法复位则不然。（2）牵引复位法成功率不甚高，手法复位则往往高于前者。（3）器械牵引时间较长，有时易造成关节强直，而手法复位有时手到病除。（4）手法复位简单易行，而器械牵引须具备其一定条件。

器械牵引只有一个方向的牵拉力，而不易克服两侧肌肉向两侧牵拉着偏歪或脱位椎体的力量，要想克服就必须加大牵引力量，这样对患者所造成的痛苦是很大的。而手法复位则不存在这种不足，即在暂时牵拉的同时用拇指给予脱位椎体一个向下或向左、向右的力量。这种方法既减少了牵拉的力量，复位又准又快，大大减少了病人的痛苦。

初步观察发现凡是已做过手术或用钢板固定的患者，疗效不如未手术的患者疗效好，尤其是用钢板固定的患者疗效最差。这可能是由于在手术过程中，软组织破坏过多，伤口愈合后组织纤维化面积广，压迫神经所致。有钢板固定者不宜手法复位，所以影响疗效。凡是疗效显著的患者，大多是伤后1年以内的瘫痪患者，超过1年甚至更长时间则疗效显著下降。这可能是由于长期卧床，使脊柱强直难以复位的结果。

脊髓损伤不仅只是造成肢体的瘫痪，而且也影响全身各部的机能，所以我们在重视受伤局部处理的同时，要注意改善全身的情况，充分调动全身的代偿机能，才能更好地促进局部病变的修复。一般瘫痪患者共同存在的问题，是由于悲观而精神萎靡、食欲不佳，营养欠佳，长期卧床而造成褥疮，泌尿系感染，四肢肌萎缩，关节强直。对这些问题都要及时、恰当的处理治疗。在治疗过程中，还要鼓励患者顽强、刻苦地练功是非常必要的。没有主动运动的患者，要经常做各种正常生理功能的被动运动。一旦恢复部分功能更要加强锻炼，绝对禁止静卧病床的状态。

（罗金殿整理）

周吉祥

1942～，重庆市江北县人。现任国家体委成都运动创伤研究所创伤研究室副主任，副研究员。

1961～1965年就读于成都体育学院运动医学系。毕业后留成都体院附属体育医院工作，在郑怀贤教授指导下从事中医骨伤科临床工作。1985年医院改为直属国家体委的"成都运动创伤研究所"后，主要从事运动创伤的防治研究和创伤科临床工作。

认为内治之法以调理为上，外治之法以通利为贵。重经筋理论与现代解剖结合。不明解剖犹如盲人摸象。临床中施外治之法多于内治之法，外治可直达病所，外伤平和则内安。常以手法，外敷药并用或针刺后敷药，或用手法针刺敷药合施。诊伤治伤，"指功"为上，高突凹陷裂隙硬结，指感分明，分筋拔骨心明手巧，方能"触于外而生于内，手随心转，法从手出"。

编写有《中国医学百科全书·中医骨伤科学》部分条目及"郑怀贤教授治疗骨折迟缓愈合与不愈合经验"，"非手术治疗陈旧性髋关节脱位"，"郑氏正骨经验"，"郑氏手法简介"等10余篇论文。

现兼任四川中西医结合骨科专业委员会委员，运动医学会委员，成都中医学会骨科专委会委员兼秘书。

一、三号运动损伤方

[组成] 麻黄，白芥子，二乌，乳香，没药，五灵脂，麝香，冰片。

[用法] 将上药按一定比例研粉，以菜油浸泡成糊状，密封。每日搅拌1次，7天后可使用。使用时，根据伤处大小，将药糊摊于胶布中心或伤湿膏中心，贴于痛处，每日或隔日

一换。

[特点与体会] 本方为郑氏铁弹丸方加麻黄、白芥子而成。原方铁弹丸为郑氏内服秘方,其功用为镇痛、通络,主治神经痛、麻木不仁、坐骨神经痛、陈旧性伤常肿痛者。五灵脂、二乌逐风除湿散瘀,乳香、没药行气活血通经络,佐以麝香、冰片引行开窍,兴奋肌肤血脉,引药入经络。

本方将内服药改为外用,取其通经活络,散串开窍之精髓,加麻黄、白芥子,并增加制二乌的用量,更加强温经散寒止痛之功。此药较猛,但为外用药,故无损正之弊,药力可直达病所,收到事半功倍之效。主治风湿性筋骨痛,慢性劳损,陈旧性筋骨损伤疼痛等证,对运动员关节韧带劳损疼痛,腱鞘炎,外髁炎等止痛效果好。1988年已将此方改为高分子水凝胶药物薄片剂型,经部分测试和伤科临床及运动创伤试用,效果较好。

二、小儿髋关节错缝手法

摇髋法:病人仰卧。在髋部腹股沟、大腿处轻微抚摩、推压,并哄患儿,以消除其紧张情绪,放松筋肉。术者立于患侧,一手握患侧腘窝部,一手握踝部。外展外旋,屈膝屈髋;内收内旋,伸直下肢;下肢短缩者,作环绕髋关节的摇晃动作;下肢变长者,则内收内旋,屈膝屈髋外展外旋摇晃髋关节。环绕摇晃时,幅度由小到大,手法连续而柔和,使患儿有逗乐玩耍感。摇晃到某一角度的阻力时,可作一次反方向的环绕摇晃,则可解除阻力。一般摇晃10次左右,患髋即可达最大活动范围。多数患儿则可立即站立行走,无跛行。个别患儿,经2~3次治疗而愈。

按语:髋错缝,多发生在小儿,一般有跛行或不能站立,骨盆倾斜,患肢假性缩短或增长,臀横纹较对侧下降或升高等症。其机理是小儿关节囊滑膜松弛,在某一特定动作出现滑膜嵌顿而成。本手法通过逐渐增大活动幅度的轻柔有节律地摇晃环绕髋关节,松解了髋部周围筋肉的紧张挛缩,使关节受到正常生理活动的牵张，逐渐将嵌顿之滑膜解脱。本手法是郑怀贤教授按摩十三手法之一"摇晃"法演变而成。施法时，大部分患儿多无抗拒表现，是属一种无痛苦、无附加损伤的简易手法。

三、腰椎间盘突出症的手法

操作：腰臀部作10~15分钟的一般按摩手法后，病人侧卧，微屈髋屈膝，患侧在上，术者立于患者背侧，一手肘臂紧紧抱托患侧大腿中下部，另一手拇指紧压患椎棘突旁，嘱患者放松筋肉。抱大腿之手用力引髋腰向前屈曲，接着迅速向后向远端引伸大腿，使髋腰后伸。另一手拇指始终紧压棘突旁作为支点。做屈曲后伸腰髋的动作轻柔、连贯，屈伸幅度由小到大，当连续3~5次引伸，腰接近最大屈伸范围时，抱腿之手做一次迅速加大力量向后向下引伸大腿，使腰过伸，另一手拇指同时用力向前推顶动作，促使间盘复位。然后保持伸腰状态，做3~5分钟一般按摩结束。3~5天可重复一次。

按语：本法结合郑怀贤教授摇腰牵抖法和俯卧搬腿法，合二法为一法改进而成。本法具有慢性复位和快速复位的作用，同时松解了椎间关节、韧带、筋肉的紧张挛缩黏连等，病人在手法时大多有舒适感，是一种被动的生理范围的腰部活动。在反复多次腰部屈伸活动中，利用了后纵韧带的一定张力。拇指的顶压力向下的牵张力及椎间负压促使突出间盘逐渐还纳。由于拇指始终保持向前的顶压力，防止了腰部屈曲时间盘后突增大的危险性。通过几次正常活动范围的引伸，使腰部筋肉、关节、韧带等充分松弛，为最后快速大力引伸复位打下了基础。当大力向下引伸，加大了椎间隙，拇指顶力的腰部骤然过伸闪动，促使突出间盘受到瞬间快速向前的应力而还纳复位。

本法亦适用于腰肌、椎间关节劳损，陈旧性损伤等证。

四、伤筋常用手法

1、推压拨筋法。操作：顺筋肉的起止走向分布，以拇指腹或掌部紧贴皮肤，施以一定压力，向心方向直线进行推压，当推压到手将离开皮肤这一瞬间，手快速横向推压拨动筋肉，推压之手迅速离开皮肤，使该处肌肉受到快速的推拨抖动力。直线推压动作和缓，压力均匀，最后快速横向推拨时施以爆发力，方能拨动筋肉。根据症状轻重，反复推压拨动数次。一般5～10分钟。

2. 指针法。操作：根据伤痛部位，循该筋肉的起点处，以拇指行掐压指针手法5～10秒，使酸胀感传散到痛处，力量以病人的耐受为度。停3～5秒后，重复指压，反复5～10次。

治疗时，以上两法结合进行，先行推压拨筋法，然后作指针法。主治肌肉损伤急性期以后，陈伤劳损或兼风寒疼痛、肌肉酸胀疲劳者，尤对运动员腰、腿部肌肉的劳损疼痛效果更佳。

按语：本法是郑怀贤教授推压手法，结合弹拨抖动法演变而成。推压后可使筋肉关节发热，温通气血。快速拨筋可兴奋和抖动筋肉，达放松肌肉紧张痉挛之目的。配合循筋取穴指针之法，使酸胀感传至痛处，达热气至则痛止的目的。指针痛处即取天应穴，反复静压手法，具有不断捻针刺激穴位的功效。多次指压，提高了耐痛力，并可通郁闭之气而使痛止。

五、腰痛练功法

1. 静力挺腹法：仰卧位，双下肢自然伸直。腹部挺起，使腰臀腿部离开床面，头背部和足部作支点。保持挺腹姿势5～10秒钟静止不动。休息数秒钟，重复做以上动作，反复5～10次。每日做2～3次，每次5～10分钟，随腰力的增强，挺腹的高度，保持挺腹的静止时间逐渐增加，以腰臀部感明显酸胀，不能坚持为止。

2. 团身法：仰卧团身法。第一式：一腿自然伸直，一腿屈膝髋，双手抱膝部，使大腿贴于腹部，腰部微屈，然后放开双手，自然蹬伸下肢，使腰臀部有轻微酸胀感。两腿交替进行5～10次。第二式：双腿屈膝屈髋，双手抱紧膝部，使大腿贴紧腹部，臀部离床面，腰屈曲，放开双手，双腿自然蹬伸 5～10 次，使腰部受到一定牵张力。第三式，坐在床上，双腿贴腹，屈膝屈髋，双手抱着膝部，向后的团身倒下，尽量使腰臀部离开床面，颈背部着床。利用回倒的惯性或少许收腹用力，坐起，再倒下，再坐起，反复 5～10 次。倒下坐起时，双手始终抱膝，屈膝屈髋团身，犹如"不倒翁"摆动状，以屈曲椎间关节牵拉腰臀部筋肉。

坐位亦可作团身法的第一、第二式，站立位可作第一式练习。

按语：上两法配合应用，对腰椎骨关节炎、腰部陈伤劳损、椎间盘突出等导致的慢性腰痛证，皆可应用。静力挺腹练习，具有不断增强腰部肌力和脊柱稳定性的重要作用。静力收缩，较等张收缩力强，练习疲劳后的超量恢复能力亦大，肌力增加快，椎间关节、韧带等组织在持续的后伸下，增强了腰椎关节正常的伸腰能力。保持静止时间长，因有头脚为支点，静止挺腹时间长，肌肉收缩和关节稳定之持久耐力则相对增大、时间增长，从而能适应一般生活工作中的腰部负荷，消除腰痛症状。较之一般俯卧位的背伸练习，有其优越之处。团身练功法，使腰部肌肉关节受到正常的屈曲牵张，松解腰部组织的黏连挛缩。

周时良

1926～，江苏省无锡县玉祁乡人。现任江苏省无锡市中医院骨伤科副主任医师。

1946年从师于无锡市骨伤科刘秉夫医师。1949年学成结业后，即从事骨伤科专业，1954年与人合资创办无锡市第一联合中医医院（现为无锡市中医医院），任骨伤科医师。1980年晋升为主治医师，并任骨伤科副主任。1987年晋升为副主任医师，任骨伤科主任。

在学术上，重视手法治伤，总结出一指定点后推法，二指舒筋施摩法，三指广泛按定法。在固定上研制成了铅丝夹板，从而加强了夹板的硬度和弹性，又研制了外用的"五虎膏"，内服的"骨刺宁冲剂"，提高了治伤的疗效。此外，还制作如电动多功能治疗床等治疗仪。

一、多功能治疗床（Ⅳ型）的临床应用

多功能治疗床（Ⅳ型）用于骨折、脱位的整复和腰椎间盘突出症的治疗，其优点为：

1. 配有固定钩柱，可替代助手，节省人力。
2. 用力大小，可根据病情需要，发挥技能达到彻底整复目的。
3. 不同的病证，可采取不同方式，如仰牵、俯牵、角牵、斜牵等。
4. 床上设有按摩定时器，可防止过时过量引起的局部反应。
5. 另置计量器，可防止牵引过量。
6. 分别装有三只电机，可使牵引、旋背、按摩同时进行。
7. 上夹板时，不须移动病人体位，避免因移动体位时对断端产生剪力而使对位的骨折再移位。

二、塑形纸质铅丝支架夹板

用马粪纸为基材,多层重叠,其中间以铅丝为支架,使纸质夹板既有可塑性,又有一定的弹性和钢性。可用于四肢的各种骨折。夹板由纸质为基材,便于剪裁,使之与肢体相适应,并经成型模压,与肢体粗细贴切。我院数十年来用于各种骨折,有极为确实的固定效果。

郑怀贤

1897.10~1981.10,河北省新安县人。曾任成都体院附属医院院长、中国运动医学会委员、四川中医学会理事、中国武术协会主席等。

郑氏幼读私塾。14岁后拜师练武,八年后拜师北平魏金山、孙录堂深造武功兼习医术。1927年后辗转上海,常与镖行武术界人往来,并从中暗得秘方"铁弹丸",此丸由中药特制而成,梧桐果大,坚硬如石,能防身打人,磨酒冲服能治伤,至今仍为常用伤科药。1936年4月在德国柏林举行的11届奥运会上,代表中国作武术表演。1937年到成都,演武授徒,行医卖药,并先后挂牌专行推拿正骨、治伤之术,影响较大。后在体院兼教武术并为学生诊伤。1958年成立体育医院。全身投入伤科诊疗研究中,先后开办了多种进修班,造就了大量人才。

郑氏伤科学术幼从师学,博采诸家之长,结合多年体验而成。郑氏治伤,重视功能,强调治筋,骨为主干,节为枢纽,筋肉为动力。若骨折脱位不治筋,十治八九难屈伸。重视综合治疗,强调外治。重视医患结合,强调治"心神"。倡导医者练功力、手法,熟记解剖、方药等基本功。郑氏治伤,擅长外治、用药,尤精手法。常将各种手法配合应用。将手法与用药配用,手法与练功同施。循筋肉起止走行施用点面结合的大面积手法。

主要著作有《正骨学》、《伤科诊疗》、《伤科按摩术》、《运动创伤学》、《实用伤科中药与方剂》,参加编写《中国医学百科全书·中医骨伤科学》。

一、一号新伤药

[组成] 黄柏,延胡,血竭,血通,羌活,独活,白芷,

木香。

[用法] 将上药按一定比例研细末，混匀。用时以冷开水和少许蜂蜜调合成膏状。根据伤处大小，将药摊于油纸或纱布上，贴患处。药干后可加水蜜，再次调敷，一次药可敷两天。

[特点与体会] 本方对一般新伤，气滞血瘀，局部发热，作肿作痛，疗效较好。敷药后有一种舒适感，1~3天肿痛明显减轻。凡新伤，多有不同程度之气滞血瘀，烧热肿痛。本方黄柏为主药，用量大，退热消炎为主，配以元胡、血竭、血通，凉血活血散瘀。辅以白芷、木香、羌独活祛风解表行气止痛，并可防寒凉滞留之弊。实为退热，行气活血，消肿止痛的基本方。软组织损伤，脱位整复后，稳定性骨折等新伤期皆可使用，并可随症加减。如烧热肿痛极严重者，加大黄、黄芩、芙蓉叶；瘀血肿硬明显者加王不留行、三棱、莪术，以破散之；若骨折者可加土鳖、自然铜调敷，以促骨生；关节囊积液者，可加防己、泽泻、茯苓。

本方系常用方，在全国很多医院、运动队中使用，并载入《中国医学百科全书·中医骨伤科学》方剂中。

二、舒活酒

[组成] 樟脑，冰片，95%酒精，白酒，生地，三七，红花，血竭，麝香，薄荷冰。

将生地、三七、红花、血竭、麝香分别按比例，用95%酒精或白酒浸泡出性（一周）。配时以95%酒精溶解樟脑、冰片，按一定比例，先后配入浸泡好的三七酒，倒入白酒，红花酒，血竭酒，麝香酒，生地酒，薄荷冰等，成浓茶色即成。

[用法] 涂擦伤处，每次3~5ml，擦1~5分钟。每日2~3次。根据症状，用此酒外擦时常配合各种手法。外敷药前亦可涂擦，以增疗效。

[特点与体会] 本方为郑氏所创良方，需特殊配制。经临床验证和有关测试，已由国家批量生产。

方中红花、血竭、三七、生地以活血散瘀，麝香通经络导气滞，配以樟脑、薄荷、冰片辛凉解表香串开窍透肌肤，加强行气活血清热散瘀之功，使筋肉舒利，瘀热不生。故本方具有舒筋活血，消肿之功。使用时，多有辛凉散瘀，透入肌肤之舒适感。行手法后，药力可达深部。筋肉关节气血通利，病人局部有明显兴奋感。对防治运动创伤，提高运动成绩和消除筋肉关节的胀痛，效果尤佳。本方用于新伤时，可单独外擦清热消肿止痛。陈伤，配合手法施用，可使筋肉关节舒利，恢复功能。

三、软骨膏

[组成] 牛角炭，血余炭，火麻炭，生半夏，生南星，穿山甲，巴豆霜。

[用法] 将上药研细末，加醋放锅内熬煮。煮沸后改用小火熬，定要边熬边搅，以免锅底结焦。熬成糊状后，将锅提离炉火，倒入瓷坛内盖好备用。用时将药膏摊于油纸或纱布上，贴患处。如果皮肤不发痒，可贴两天，两天内如果药干，可用醋调制再敷。亦可将药贴患处后，用红外线照射 15~25 分钟后取下药膏。还可将药膏溶于水中进行熏洗，一日 2 次，每次 20~30 分钟。

敷药后如果皮肤发痒，出现疹子，即停药。擦肤轻松或芦甘石合剂，疹子消散后再敷。

[特点与体会] 本方多为软坚破散镇痛药组成，辅以酸醋熬制，加强了软化镇痛功效。对筋骨伤后出现的疤痕黏连、硬结、骨化性肌炎、骨关节增生疼痛等症，止痛效果好。对软化软组织黏连、硬结效果尤佳。筋骨关节损伤，若因治疗不当或损伤严重，瘀血久不消散，将导致筋肉关节黏连硬结，屈伸不利。酸胀疼痛，必用破散软坚力峻猛之品方易收效。此方虽为破散软化峻猛药，但为外用，不耗人正气。较内用破散软化之药安全且功效也佳。

四、铁弹丸（又名五灵二香丸）：

[组成] 制川乌，制草乌，五灵脂，乳香，没药，麝香，

薄荷冰。

[制法] 炼蜜丸,每粒重6g,或作水丸,梧桐子大。

[用法] 每日2~3次,每次一丸(水丸3g),温开水冲服,或酒吞服。

[禁忌] 孕妇、贫血、心脏病、月经期忌服。

[特点与体会] 本方通经活络镇痛力强。方中五灵脂、制川乌、制草乌追风除湿,散结止痛;乳香、没药行气活血通经络以止痛,佐以麝香、薄荷、冰片则香串开窍,加强通经络止痛之功。对麻木不仁风寒疼痛,神经性疼痛效果显著。临床中对痹症、劳损导致的慢性腰痛、腰腿痛及筋肉关节痛疗效较佳。体壮者用酒冲服本丸可增强通经活血止痛功效。

五、肩关节单人复位法

1、拉挂法。适应证:盂下脱位,喙突下脱位。

操作方法:(以左侧为例)患者坐位或立位,伤肢自然下垂,医者立于伤侧,左手握着肘部,以扶托伤肢于外展40°~60°位,右手轻微抚摸伤肩周围,以顺理放松筋肉。同时与患者交谈,以分散其注意力,当患者思想已注意于讲话时,扶摸之手迅速于伤肩腋下握着肱骨近端,骤然用力向外上方挂送,同时右手拉压肘部向内下方,使患肢内收,两手配合,形成一个远位近挂之杠杆力,促使肱骨头复位。此法多用于盂下脱位。若为喙突下脱位,复位时,握近端之右手用力向后外方拉挂,握肱骨远端之左手,同时用力向远牵拉,并内收内旋上臂,使肱骨头从关节囊前壁的破裂口还纳入白。

2. 抬肩法。适应证:盂下脱位。

操作方法:(以右肩为例)患者坐位或立位均可。术者立于患者伤侧,将左手前臂从患者腋下穿过,前臂贴进患肢肱骨近端内侧,并握着患肢手部,使伤肩外展70°~80°,肘部屈曲。右手作肩部周围抚摸,并与患者交谈。然后右手握着肘部外侧,趁患者不备,左手前臂骤然向上用力端抬肩部,同时右手用力向下拉按肘部,使患手迅速内收,在肱骨干上两手配合形成远侧按压近侧端的杠杆力,使盂下肱骨头回位。患者手换对侧肩部,肘贴于胸壁,在此体位下作轻微的耸肩及前后摆动和屈伸关节的活动,以舒利关节周围之软组织特别是肱二头肌长头腱的回位。

六、肘关节脱位复位法（推拉屈肘法）

适应证：后上脱或外上脱。

操作方法（以右肘为例）：患者坐位或立位,术者立于患者伤肢对面,右手握伤肘后外侧,左手握腕部,将其前臂置于旋后位,右手用拇指推按桡骨小头向尺侧,四指拉肱骨下端向桡侧,以纠正肘关节之外侧移位,使其成为单纯后脱位（若为单纯后脱位此步骤可减去）。然后术者两手交换,以右手握患肢尺桡远端（暂不用牵拉力）,左手握肱骨下端,趁患者不备,左手推肱骨远端向后,右手在牵拉下屈肘摸肩,使之复位。复位后在屈肘80°~100°范围内轻微屈伸肘关节两次,以顺理关节周围受牵张挛缩之关节囊、韧带、肌腱。术后屈肘90°悬吊胸前。

七、腰椎间盘突出症治疗手法

1、按压抖动法。操作：经10~15分钟一般手法作腰骶部大面积按摩后,以双掌重叠压着患椎部,用力向下按压后,迅速放松,使腰部上下振动,医者手部不离开皮肤,连续按压抖动数10次,力量由轻到重,频率由慢到快,协调而有节奏。重者,在按压时一助手在腋部固定,另一助手握双踝向远侧牵引,并将双下肢抬高,抖动,左右摆动。

2、俯卧搬腿法。操作：俯卧位。术者以掌根或拇指推压患椎棘突旁作为支点,另一手抱托痛侧大腿向正后方、斜后方,搬拉,或环绕大腿各3~5次,使腰部受到后伸、旋应力。亦可一手按压患椎部,另一手肘臂部托着患者双大腿向上作极度后伸,左右摇摆,环绕旋转大腿和腰部3~5次。

3、摇腰牵抖法：操作：患者仰卧,术者一手握痛侧踝部,一手扶膝部，逐渐屈膝屈髋屈腰，内收内旋然后用力快速牵拉伸直，抖动下肢。反复 3～5 次，动作幅度由小到大。屈髋内旋时，使患侧腰臀部离开床面，并向对侧倾斜，使腰骶部受一屈曲扭转应力，牵抖时力达腰部，使腰骶部受到牵张振动力。术后，患者俯卧，于腰背臀部从上到下作揉、叩击、摩擦手法 2～3 分钟结束。

八、髌骨劳损练功法

1. 方法：高位站桩：两脚分开平肩宽，足尖向前，两臂向前平举，松肩微屈肘，腕背伸。上体正直，人体重心靠后，膝微屈 30°～40°。两眼平视前方，调匀呼吸，思想集中。每次站桩时间的长短，应掌握循序渐进的原则，以股四头肌和膝部发热发胀为止。初次可练 1～5 分钟休息一分钟重复进行。每日早晚各练 1 次。每次逐渐增加到 15～25 分钟。

2. 负重站桩：下蹲角度为膝微屈 40°～50°，双肩负杠铃或其他重物 20～25kg。蹲桩一分钟左右，稍休息后重复进行。每次练习可作 5～10 次。下蹲重量和时间，可随腿力的增加而逐渐增加。每次练习以腿膝部出现酸胀、颤抖，不能坚持为止。

3. 站桩起踵：方法同负重站桩。当负荷量较大时，短时间内腿部出现强烈的酸胀感，此时尽力快速蹲起并起踵，使整个下肢伸直。放下杠铃，休息十秒钟后再做，重复 2～3 次为一组，休息 3～5 分钟后进行下组。每次 6～8 组，每日或隔日练习一次。每次练习后，手法推摩大腿，并作放松跑跳练习，以消除肌肉疲劳。

郑顺山

1936.11~，河北省赵县郑家郭村人。现任河北中医学院附属医院骨伤科主任，副主任医师。

1965年毕业于天津中医学院，留校从事骨伤科专业。曾先后到天津市中医院、天津骨科医院，唐山市第二人民医院，上海中医学院等单位进修骨伤科。1975年9月赴扎伊尔医疗队，任蒙博托总统的保健医生，于1977年11月底回国，1978年任河北新医大学骨伤科副主任医师。

在治疗上，主张以气血学说为核心，以理气活血为治疗大法，对不同证候辨证治之。如血瘀作痛者，治宜活血化瘀，消肿止痛，以桃红四物为主；以气滞血瘀而肿痛者治宜行气活血，以复元活血汤为主；以气虚久瘀而肿痛者，治宜益气活血，以补阳还五汤为主；以血虚而肿痛者，治宜养血行气，以四物汤加山甲为主。凡在损伤后所形成的肿痛并见，不论时间长短，均以"四法"辨证论治，并辅淡渗利水之品，使其邪从小便而解。

著有《中西医结合治疗骨伤·骨病》、《推拿学》、《中医学问答·骨伤按摩》、《中医自学丛书·外科》，此外，发表论文有"中药热敷加电极板治疗腰痛100例观察"、"气分药和血分药在骨伤科中应用"、"大承气汤治疗骨折便秘105例分析"、"解痛丸治疗顽痹治验"、"加压固定治疗第五跖骨基底部骨折"、"马钱子在骨伤科上的应用"等。

一、消瘀散

［组成］当归尾、姜黄、紫荆皮各2份，细辛、大黄、制川乌、皂角、肉桂、透骨草、丁香、白芷、红花各1份，薄荷脑0.2份。

［功能主治］活血化瘀，消肿止痛。用于跌打损伤，皮下

青紫或瘀血，疼痛难忍。

［用法］先将以上诸药研细末、以75％酒精或凡士林调成软膏备用。

使用时，先将软膏摊在纱布上，厚约2～3mm，敷贴于伤处，每2～4天换药一次。为了充分发挥药物作用，敷药第二天可每天在药膏上撒适量酒精，使药膏湿润柔软，更易发挥药力，或将凡士林调成的软膏同上法敷贴伤处，在纱布外衬一塑料薄膜，以防污染衣服。

二、通痹汤

［组成］制川乌15g，制草乌15g（另包），全虫10g，骨碎补15g，白芥子5g，白芷15g，鸡血藤30g，紫草茸6g，大熟地30g，麻黄6g。

［功能主治］温经散寒，活血止痛。用于坐骨神经痛及慢性腰腿痛，并对各种骨质增生症亦有良好的效果。

［用法］先将川、草乌水煎40分钟后再下其他药，沸后再文火煎45分钟至一小时，取药液250ml，再在药渣中加水煎40～50分钟，取药液200ml左右，两煎合在一起，早晚分服。服后半小时酸痛渐减，若用药后出现血压升高、血沉快或关节腔有积液，可加生石膏30g，诸症可消。

三、腰痛汤

［组成］当归6g，牛膝6g，红花10g，杜仲10g，川断10g，威灵仙3g，生桃仁3g。

［功能主治］活血通络，强健腰肾。用于一切腰痛。

［用法］水煎服，黄酒为引，日一剂。

辨证施治：五心烦热者加知母、黄柏各10g；腰脊经痛，小便清长者加附子6g，肉苁蓉10g；劳累后症状加重者加寄生，菟丝子各15g。

注意事项：治疗期间，勿过劳，忌房事，孕妇禁服。

四、止痛散

［组成］土鳖虫2份半，儿茶2份半，血竭1份。

[功能主治] 活血化瘀、消肿止痛。用于跌打损伤,肿痛并见,皮下青紫或瘀斑。

[用法] 以上诸品,共研细末装瓶密封备用。使用时,每次服6g,日2次,黄酒或白开水送服。每遇外伤肿痛者,投此2~5日肿消痛减,自以为得此方,遇外伤用之,得心应手,是治外伤肿痛的奇效方也。

五、舒筋法治疗腰背痛

操作手法

1. 揉腰背：令患者俯卧于床上,术者站于患者右侧,用右手小鱼际处自颈部沿棘肌顺时针方向旋转揉按至臀,左右各三遍,然后再用揉法对痛点处反复操作3分钟。

2. 点穴：沿背部和膀胱经各俞穴用右手拇指点按,对肌肉丰满的穴位可用右肘鹰嘴处点按,用力由小渐大,至病人能忍受为度,常用的穴位有大杼、大椎、风池、天宗、膈俞、志室、大肠俞、膀胱俞、关元俞、环跳、委中、承山等穴,每次选用6~8穴,切勿用力太猛或太大,以防留有术后痛感或不适,在用两拇指指腹点按委中、承山时,令患者两上肢及胸部背伸挺胸,反复2~3次。

3. 舒筋：患者体位不变,术者站于患者头部,用两拇指与食、中指的指腹对捏拿起患者腰背部皮肤,边拿捏边向下移动至臀部,反复三遍,对痛点处拿捏起皮肤后再用力上提,若能听到皮下有轻微扯裂声为止。然后在背部涂少量冬青膏,用双手拇指指腹由上而下推至臀部,反复三遍,再用右手小鱼际由上而下沿棘肌反复推擦至臀部、待热力渗透深层后方止。

4. 搬按：待上述手法完毕后,患者体位不变,术者先站于患者右侧,左手掌根按于腰椎右侧,右手掌部放于患者左肩部,手指放于肩前紧握肩部,两手同时用力搬肩按腰,反复3~4次,待肩腰扭转到极度时,两手再突然用力,可听到腰椎关节处有一清脆的弹响声为止。再用左肘托住患者左下肢腿部,手指放于大腿上面,右手掌按于腰椎右侧，两手同时用搬按，亦可听到清脆弹响音，再用上述方法搬按对侧。通过以上手法，可以达到舒筋活血、通络止痛之功能，主治腰背痛。对于脊柱结核、肿瘤、骨髓炎等病慎用，可免于搬按法。

胡兴山

1937.4~，辽宁省开原县人。现任辽宁中医学院骨科教研室主任，副教授。

1965年毕业于辽宁中医学院医疗系。1971~1972年鞍山市千山结核医院骨外科进修，1975~1976年参加天津医院全国骨科第16期骨科进修班学习。长期从事有伤科医疗、教学和科研工作。

在中医骨伤科实践中对骨折、脱位整复手法有一定临床研究，对创伤性疾患主张"结者散之"，行气、活血、利湿立法，施方用药治疗脊柱、腰背软组织、髋关节及膝关节滑膜炎、创伤性疾病等诸痛疾患。

著有《中医临床实用手册》。

现兼任中华全国中医学会骨伤科学会委员，中国中西医结合研究会辽宁省分会骨伤科委员会主任委员，以及中国中医骨伤科杂志、中国骨伤杂志、中医正骨杂志、辽宁中医杂志、中医函授通讯编委。

一、闭合性新鲜桡骨远端骨折

桡骨远端与腕关节组成桡腕关节。桡骨远端骨折处理不当，则手与腕部的生理功能会造成功能性障碍，日常生活及工作均受到很大影响。临床上常见到桡骨远端骨折有单纯性科雷氏骨折、反科雷氏骨折（斯密氏骨折）、巴尔通氏骨折，往往会出现合并症：①合并尺骨茎突骨折。②合并三角纤维软骨损伤。

只要诊断正确，治疗手法操作简单易行，均能一次成功，没有后遗症。以科雷氏骨折为例手法操作要领：伤肢屈肘90°，患肢手背在上，术者双手牵拉患手大小鱼际与助手形成反牵引力，持之以恒，这种姿势是决定手法复位成功与否的操作钥匙，指感有骨性相碰复位声音。有侧移位者，同时纠正侧移位，然后术者一手用力保持牵引力，另手拇食指呈钳形在桡腕部掌背侧、尺桡侧作对挤加理顺手法，令其与健侧肢体外形相同，最后作骤然掌屈尺偏，固定于功能位。当场令患者拇指背伸，五指活动作握拳与伸指活动。拇指背伸标志复位良好。

整复斯密氏骨折，患肢体位一定要掌心朝上，复位方法相同于科雷氏骨折复位方法与步骤。

巴尔通氏骨折整复手法切忌掌屈，手法治疗同前。固定较困难，最好采用示指中指皮牵引2~3周，或者采用腕部过伸位，而腕部随前臂旋后固定3~4周。

科雷氏骨折的合并症不需特殊处理。

复位后立即进行功能锻炼，方法是交替伸拇指和屈拇指握拳，每次20~30次，日200~300次，皮牵引者例外。高血压或合并心脏病者需卧位、备好抢救药物后再进行手法复位治疗。皮肤不过敏者外敷中药消肿膏夹板固定，一般4周后拆除外固定夹板，逐渐练习活动恢复工作能力。

二、五苓散加味

[组成] 云苓20g，猪苓30g，白术15g，泽泻5g，穿山龙20g，泽兰叶30g，牛膝10g，香附15g，丹参15g。

[功能主治] 清利关节水湿，行气活血通络。用于膝关节创伤性滑膜炎。

[用法] 每日一剂，上方诸药以清水850ml浸泡15~20分钟后煎至450ml，8小时一次口服。

[特点与体会] 本病多因外来直接或间接暴力所致，膝关节肿胀瘀血内停，经脉被阻，滞留不通，故局部肿胀，重证皮肤青筋外露，系关节内湿不能化气所致。方用猪苓、茯苓、泽泻，甘淡以助阳，淡渗利湿开水窍；穿山龙、泽兰叶配用最能清利关节内水而止痛；桂枝温通经脉，祛风湿通经脉，善通阳气温化水湿；白术燥湿健脾，使水之堤防以制水；香附、丹参行气活血通络，瘀除而痛解；牛膝为引经药，增强膀胱气化功

能,以利关节内之水从尿道而下达体外。

[辨证加减] 外伤性膝关节炎分急性和慢性两种,急则治其标,当加丹参、红花、鸡血藤;慢性偏寒者稍增加穿山龙、泽兰叶的剂量,活血通经利湿和利关节水,加温经散寒疏风之品,附子5g,细辛5g,以温阳化气利水湿,消除关节肿胀。

病例:王某,男,35岁,工人。左膝关节因持重物失足致伤,关节痛一年半余,经医院膝关节镜检查治疗,内服、外用中西药,效果不大,抽关节液11次,每次均在30ml以上,抽液则关节肿胀立减,每过两周后关节逐渐肿大,行走困难。经用上方加减和外敷伤湿止痛膏,并自家按摩,3个月后愈。一年后随访未复发。

三、外伤性髌前滑囊炎

本病俗称鹅头顶。虽然临床不多见,但治疗时如找不到规律性,带给患者的痛苦也不少,功能障碍,影响正常工作。

处理方法:患处常规消毒,在无菌条件下,9号针头或更大号注射器针头,用26ml注射器抽出过多的滑液,尽量做到完全清除滑液,然后注入等量配好的醋酸确炎舒松A注射液,目的是消炎,除去水肿。(以前用火针加香油,不易被患者所采用)。之后用内包裹一分硬币,外缠无菌棉花做压力垫(压力垫大小是根据滑囊腔大小而定),最后包扎固定功能位。3天检查压垫局部情况,防止压垫伤害皮肤。同时内服云南白药胶囊,成人每次2粒,日3次口服。观察病情,一般三周后即可痊愈,不留后遗症。

如果滑液囊破坏面积大,而筋膜有撕裂,肌肉断裂严重者,应早作清创缝合术。

四、丹蚕米壳汤

[组成] 丹参30g,赤芍20g,鸡血藤25g,米壳30g,蚕砂30g,元胡20g,防风15g,泽兰叶30g,猪苓20g,云苓20g。

[功能主治] 活血化瘀，利湿，通络，止痛。用于颈椎病，腰椎间盘突出症，坐骨神经痛，腰椎神经根炎。

[用法] 上方诸药以清水 900ml 浸泡 20 分钟后煎，每剂煎四次。共取汁 450ml，待药稍凉后分四次口服。在饭后每次 6~8 小时一次口服。

[特点与体会] 有"一味丹参等四物"的说法，故有行气养血通经活络化瘀之功，与赤芍、鸡血藤配伍，更能强化丹参活血通经络作用，之外还能使瘀阻脉络之气，结而散之。元胡之延胡索素，米壳（即含罂粟碱的外壳）是药理学所公认的镇痛作用见长。猪苓、茯苓淡渗利湿有强功，泽兰叶最能利关节水，而防风能除经络中积留湿气，故滞留诸关节间水湿积液消散，即所谓"不通则痛，通则不痛"。组织间水肿消退，使神经鞘膜神经细胞营养得以供给。本方药味组成，活血化瘀，利湿通经止痛，法当相得益彰。

[辨证加减] 部位辨证：颈椎病之疼痛加桂枝 15g，葛根 10g；腰椎部加杜仲 15g；平时怕着凉有风寒湿证者加萆薢 20g，香附 15g，狗脊 15g；偏腰脚痛者加牛膝 10g；小便不利短涩者加木通 15g，薏苡仁 10g。

气血辨证：平素阴平阳密身体强壮者，按上述剂量开方，平素体质较弱气血不足者，可将丹参、赤芍和鸡血藤各减 10~15g，加黄芪 30g 以补气养血。

寒热辨证：舌质色淡湿润水气多，舌周边有齿迹者，加肉桂 5g，细辛 5g，温经散寒。

服药后疼痛加重者辨证：1. 服法次数改变 12 小时一次。2. 每次口服剂量减半，日服次数不变。3. 痛甚者停药 24 小时，如果痛减，视为有效。本方连服 9 剂为一疗程。

胡树安

1926.3~，河南省偃师县人。现任宁夏中医研究院骨伤科主任，主任医师。

1955年毕业于兰州医学院医疗系本科，在银川的甘肃省第二人民医院工作，次年去成都中医学院高级西医学习中医研究班系统学习中医，在重庆市第一中医院随张乐天教师学习，回银后调到宁夏中医学校任中医外科教师，三年后又到山东省中医院向杨锡瑕教师和梁铁民老师学习中医骨伤科。

治疗上能运用西医基础，探索、治疗一些疑难重证，如对外伤性截瘫的扁担压腰法、治疗腰椎骨折畸形愈合病人及骨盆单纯骨折错位的手法复位等，都收到比较满意的效果。

一、矫正接骨膏

[组成] 荞麦面250g，羊角灰15g，人中白9g，蜈蚣10条。

[功用主治] 矫正骨折畸形愈合，功能不能恢复者。

[用法] 共研细末，每用20~30g，放糖瓷杯内，加陈醋调成稠膏，在火上加热，并用竹筷搅动使黏，摊布上敷畸形处，外用布带固定，二日换药一次，至愈为止。

[特点与体会] 羊角灰，即用羊角一只，在烧红的炉口上潦烧，随起松泡一层，用刀刮下，再烧再刮，即得。有软化骨质功用。

敷后局部瘙痒起红点，属正常反应。如起水泡较小的，继续用药；如起大水泡时，可暂停敷药，待水泡消失后再敷。

二、乌鸡接骨丹

[组成] 五加皮90g，骨碎补60g，松香30g，桂枝15g，生大黄15g，麝香0.3g（研细后入）。

[功用主治] 骨折延迟愈合。

[用法] 上药共为细末，用公鸡一只（毛色不限），扭死干拔去毛，捣为泥状，再将药末分 3~4 次兑入捣匀成膏，干湿适度（药末多余的弃之不用），摊布上约一指厚使平，然后掺麝香，包敷骨折处，外用夹板布带固定，24 小时拆除。

[特点与体会] 因活公鸡扭死捣烂受创，产生促使创伤修复的物质，透入毛窍，进入人体发挥作用，所以制作时间要短，动作要快，超过四小时者无效。公鸡肠杂弃之不用。砸鸡用石板、铁锤要洗净，二三个带围腰，一齐动手。

如同一患者连续使用此方，间隔时间不能少于 12 天，否则无效。

无麝香时可不用，效果不受影响（曾治一孕妇肱骨骨折 5 个月不连，未用麝香，同样有效）。

三、加减接骨丹

[组成] 当归3g，桂枝3g，三七3g，儿茶3g，乳香3g，没药3g，骨碎补3g，血竭9g，红花0.9g，辰砂2g。

[用法] 共为细面，加红糖125g，混合均匀，分成七包，第一天吃2包，其余每天吃1包。

[特点与体会] 使用效果满意，每一病人，开方即可买到药物，制作不困难，甚为方便。

小儿伤者可根据年龄分成14包或16包，早晚各服1包。

四、肘膝关节伸直固定器

[材料] 厚竹条二根，长度：上肢距腋部及腕 6~10cm，下肢距腹股沟及踝 10~15cm。宽 2~2.5cm，厚 0.5~0.7cm。白布或绷带三段，叠成二三层，针、线若干。

[制作方法] 将布带用针线缝在两根厚竹条的中段与上端，两竹条的间距为上臂或大腿的半径，使用时将上中两布带间孔，套入肢体，竹条放在关节屈伸的两侧，上带放屈侧，中带放伸侧，竹条下端另用绷带一段，由屈侧向前绕过两侧竹

条，向屈侧交叉绕至伸侧打结，固定完毕。如为膝关节瘫软者，即可限制不使屈回而开始练习扶拐行走。

如为肘关节内翻时，两竹条可放在肘关节前后，上带放在上臂内侧，中带放在肘关节外侧突起处，下段再用绷带一段从前臂尺侧向前后绕过竹条再向尺侧交叉至桡侧打结，内翻畸形立即减轻或消失。固定数周，儿童患者可得到纠正。

成人膝内、外翻明显，站立时疼痛者，也可用上法固定，以减轻症状。

赵世学

1944.9~，吉林省舒兰县人。现任吉林省中医中药研究院临床医院骨伤科副主任，副主任医师。

1970年毕业于长春中医学院中医系本科后，在省中医药研究院从事骨伤科科研及临床工作。1973年在长春中医学院骨伤科进修一年。1978年拜胡黎生主任为师，进一步学习中医伤科的辨证论治和四肢骨折的手法整复。

参加编著有《吉林省名老中医经验选编》，发表有20余篇学术论文。

现兼任中华全国中医学会长春分会理事。

一、"绷带夹板固定法"治疗伸直型桡骨下端骨折

桡骨下端伸直型骨折，是一种常见的骨折，每因治疗不当而造成畸形愈合。

复位前用手触摸、详查骨折移位状况，做到手摸心会，并对照X线片以明确骨折移位情况、准备适合形状之固定器材。

整复手法：患者坐位，患肢肘关节屈曲直角位，前臂中立位或旋前位均可。助手握患肘上部拔伸牵引，术者一手握患肢拇指，一手握余四指对抗拔伸，矫正向掌侧成角短缩移位。待餐叉畸形完全矫正后，术者在一手握患肢四指继续拔伸下，另一手四指握住掌侧骨折近端，拇指按压桡骨骨折远端背侧推向掌屈尺侧屈，纠正远端骨折向背侧移位，再环握腕上，使下桡尺关节合拢。

如为通过关节面之粉碎骨折，复位成功后，术者一手握于骨折部，一手做患腕关节屈伸及摇晃腕关节活动，使腕关节面的间隙恢复正常，复位后以手摸法检查复位状况，复位满意后，在维持拔伸下进行夹缚固定。

用三层胶合板、竹片及绷带为固定器材。背侧板上自前臂

背侧中央部起，下至掌指关节，上宽下窄，其腕上部宽度略窄于腕横径。掌侧板上自前臂掌侧中央部起，下至掌侧不超过骨折线，亦上宽下窄，略窄于前臂下段之横径。桡侧板用竹片上自前臂桡侧中央部，达桡骨茎突。尺侧板上自前臂中央，下至第五掌骨尺侧中央，并于腕关节部塑成150°~160°的弯角形。将四块夹板用绷带衬垫包缠好。

纱布压垫：背侧板置上下两个压垫，下端压垫以绷带叠成10~12层厚，上自骨折线以下，下达掌指关节，压垫上端由中央纵形剪开，至三分之一处剪掉一侧，留下一侧压垫必须放置在骨折远端的桡背侧，上端不得超过骨折线，压垫剪掉部放置在尺骨小头部。背侧板上端宜放一薄些横压垫。将上下两压垫分别用胶布固定于背侧板之上下端。常侧压垫宜略厚。固定于掌侧板下端。下端不得超过骨折线，在维持拔伸下，先将背侧板及掌侧板用绷带1卷固定，先在腕部绕固定3~5环，再跨过大拇指绕3~4环，再反折由腕部向上端缠绕固定掌、背侧板，用完1卷绷带，放桡侧板之下端与桡骨茎突齐，如向桡侧移位较大者亦可加垫，尺侧板之塑弯角部须放在腕关节尺侧，用绷带由上部向下部缠绕，然后用绷带悬挂胸前。

对儿童之无移位桡骨下端骨折，仅用掌、背侧二块夹板用绷带固定即可。

固定完，即鼓励患者做患肢的握拳伸指的功能练习。复查时，注意肿胀消退状况，随时注意调整夹板固定的松紧，发现有再移位或复位不满意时，可再行手法整复，固定。老年患者应逐渐加强功能锻炼，以防止继发肩关节周围炎。待肿胀消退，骨折无压痛及冲击痛，即可解除固定。对老年体弱及粉碎性骨折者，可适当延长固定时间，解除固定后手腕部尚有僵滞者可以外用中药熏洗，以促进功能的早期恢复，对陈旧骨折畸形愈合者，可采用手法再骨折、重新按新鲜骨折复位固定，均按骨折的三期分期内服中药治疗。

验案举例

常某，女，47岁，工人。被自行车撞倒，右手掌触地，右手腕肿胀、疼痛，不敢活动，转我所治疗。查体：右腕部肿胀明显、呈餐叉状畸形，局部压痛，有骨擦音，拇指不能背伸，腕关节活动受限，桡动脉搏动减弱。X线显示：桡骨下端粉碎骨折、嵌顿，远端背屈，呈餐叉状畸形，纵形骨折线已达关节面，尺骨茎突横断。诊断：右桡骨下端粉碎骨折。手法复位，绷带夹板固定，按骨折三期投中药治疗。次日，X线显示：右桡骨下端骨折、对位对线尚好，尺骨茎突对位好，固定42天，局部肿胀消退，无冲击痛，腕关节屈曲，背伸活动受限，解除夹板固定，外用熏洗中药，一个半月，X线复查，骨折线模糊，有骨小梁通过骨折线。5个月复查，骨折部外形及功能均基本恢复正常，上班工作。

二　"∞"字绑带加前臂悬重固定治疗肩锁关节脱位

1. 固定器材：长方形纸板一块，绷带3卷及胶布等。
2. 手法复位：

伤员坐凳上，助手立于伤者之健侧，两手通过其前胸及后背在患侧腋下会合，固定伤员躯干并向上端提其伤肩。术者立其患侧，如肩胛骨颈部骨折有嵌顿，其肩部缩短者，术者两手推患肢上臂，将患肢外展水平向外拔伸，使嵌顿之骨折端解脱而复位；后用手捺压脱起的锁骨之肩峰端使其复位，从而达到肩锁关节全复位。

3. 固定方法：术者按压脱位之锁骨，助手先用一厚长方形纱布压垫置于脱位之锁骨肩峰端处，纱布压垫上再置长方形纸板，用胶布固定此纸板及压垫，紧拉胶布前端贴在胸前第四、五肋间，胶布后端拉紧贴于肩胛骨中间，使压垫及纸板压于脱位之锁骨肩峰端，保持其复位。再用绷带作后横"∞"字固定，以30cm长胶布2条，分别在压垫上交叉贴在横"∞"字绷带上，外端留10cm不贴胶布。将上2条胶布外端折回贴于后"∞"字绷带上，将肩肘绷带中段之前后侧用胶布固定于一起，免其滑脱，固定后可以用健侧手向下按压患侧前臂，使肩锁关节更好复位。

4. 功能锻炼：上法固定轻便稳定，不影响肩关节的功能运动，故固定后即可开始肩关节及手腕部功能练习。每周复查一次，遇有松动，可按上法复新再固定，始终保持压垫及肩肘绷带准确压在锁骨肩峰端之脱位处。一般固定60天左右。解除固定后，患肢运动功能即可基本恢复正常。内服药，初期以活血化瘀为主；肿痛消退改为和营生新为主；后期以固本培元，补益肝肾为主。

本病用"∞"字横绷带固定，有效地控制了患肩的前倾及下垂，保持其复位后的固定。因肩锁关节面扁平，属于微动关节。克服前臂的重力作用，使复位后的肩锁关节不再脱位，而采用了前臂悬垂固定。使锁骨、肩胛骨及上肢的重力均在一条直线上，利用屈肘前臂悬垂的重力，使肩肘绷带上部稳固地压在纱布压垫及纸板上，而让脱位的关节面紧密接触，保持准确良好的复位，有效的控制再脱位。

经验证明，纱布压垫应叠成厚些的，长方形的，并加压纸板（不宜过宽、过长），则作用更好。压垫和纸板须准确置于锁骨外侧端，再用胶布前后加压固定之。由于此固定简单及伤肢运动和患部肿胀消退，压垫易于滑脱松动，故应及时调整，以维持其有效的固定。用此法固定，患者均感舒适，固定后即可进行适当的功能锻炼，使其功能尽早恢复，故是一种合理有效的方法。

祝 波

1941.8~，河南省睢县人。现任上海市伤骨科研究所所长助理，副主任医师。

1964年毕业于河南洛阳正骨学院，分配至上海伤骨科研究所，上海第二医科大学附属瑞金医院骨伤科从事伤科工作。

坚持整体观念，重视局部治疗。祖国医学的整体观念是认识和治疗疾病的基础，但是对于骨折、脱位等损伤必须强调使其达到或接近解剖复位和合理的固定，才能促使其愈合和恢复功能。

发表论文20余篇，其中包括腰椎间盘突出症、腰椎椎管狭窄症、肩关节黏连、腰椎脊髓造影、颈椎综合征、颈椎椎管矢径的研究和肘关节损伤性血肿等。

现兼任中华全国中医学会骨伤科学会秘书，中国中医骨伤科杂志、中医正骨杂志编委和中国医药学报特约编辑。

一、提阳旋转治疗颈椎病

1. 手法：患者取坐位。医者立其背后。（1）首先拿肩井和点揉肩中俞。（2）提阳旋转：患者颈部前屈15°~20°，医者双手分别置于患者枕骨两侧，将头部逐渐向上提起，然后轻轻向左右旋转，左右各3次，旋转不超过45°。（3）搓揉颈肌。（4）点揉经穴：用拇指点揉双侧合谷、缺盆、天宗穴，伴头晕者点揉风池、风府穴。

2. 中药蒸敷：用祛风通络，活血止痛的中药放在布袋内蒸热后敷于颈部，每日2次，每次30分钟。

3. 颈椎牵引：坐位或卧位均可，颈部前屈15°-20°，重量为自身体重的15%~20%，先牵引30分钟，然后改与自身体重的5%~7%维持牵引，每天4小时左右。

4. 辨证施治：本病大多以虚证为主，或虚证夹邪者。肾虚者以六味地黄汤主之，伴头晕者给予杞菊地黄汤。阴虚者以六味地黄汤加仙茅、仙灵脾。气血不足者可用孩儿参，枸杞子，女贞子，功劳子等或用八珍汤加味。若有外邪者可选用理气，活血，化瘀，止痛之剂。

二、中西结合治疗腰椎管狭窄症

1. 腰部热敷：(1) 热敷床中药热敷。(2) 中药蒸敷：将活血化瘀，祛风止痛的中药装于布袋内，放在普通蒸笼里蒸，待水开20分钟后取出，置于腰部，每天1次。2. 拔伸牵引。(1) 自动控制，间歇性胸腹对抗牵引，患者腰部稍前屈。(2) 骨盆牵引，重量为自身体重的10%~15%，每天不少于4小时。以上牵引和热敷可同时进行。3. 推拿手法：常用手法有拇指弹拨、斜板扭腰、悬足压膝、点穴按揉、摇髋旋转、提腿点揉等。隔天1次。4. 内服中药：根据不同症状，辨证施治。可选用祛风通络、活血化瘀、补益肝肾、强筋健骨等中药。

只要严格掌握手法指征，治疗合理，可取得很好效果。患者尽管有较典型的间歇性跛行和坐骨神经痛，如果卧床数日，症状明显减轻，说明当脊柱负荷减轻后，椎管的容积相对增加，使受压的马尾和神经根相应得到缓解，经非手术治疗可获得痊愈。有些患者虽然有神经根压迫症状但肌电图并无失神经支配电位，或者伴轻度的肌萎缩；年龄较大的患者大多伴有退行性脊柱炎，但其后缘赘生物不超过2mm者均有较满意的效果。

对于年老体弱，有高血压、冠心病，骨质疏松患者要慎重使用。如椎体后缘骨刺突入椎管在2mm以上，或脊柱的稳定性遭到破坏等均应禁止推拿治疗。如果患者疼痛虽然减轻或消失，但是肌肉萎缩或肌力减退等情况却进行性加重，甚至可出现马鞍区感觉减退，括约肌失控等严重情况，应尽早考虑手术治疗。

三、旋转手法治疗肩关节黏连

1. 外展外旋：医者一手按住患者肩部，勿使肩胛耸起，另一手握住手腕，将患臂徐徐外展外旋，当外展到一定高度时，保持其在外展外旋的位置上，将患臂前后摇摆6次。

2. 内旋后伸：医者使患者臂部内旋并后伸向背后，肘关节屈曲。拇指向上，使患臂在背后上抬到适当的高度，而后，用拇指点揉肩前、后各疼痛点，并用掌根自上而下推5~10次。

3. 屈肘旋转：医者一手按住患肩，另一手握住肘部，患者肘关节屈曲90°，臂部尽量外展，这时以肩关节为圆心，以肱骨干为半径，使肩关节作被动的旋转活动，其活动范围由小到大，逐渐增加，先由前下方向后上方旋转10次，再由前上方向后下方旋转10次。

4. 外展外旋：医者一手固定肩部。另一手握住患者手腕，患者肘关节伸直，臂部尽量外展，这时医者以患肩为圆心，以上肢为半径。进行长杠杆的旋转活动，向前、后各旋转10次。其旋转范围要超过患者主动活动范围。

5. 外旋上举：医者一手固定患肩，另一手握住前臂，将患臂外旋上举，使臂部抬到最高限度5~10次。

冻结的肩关节经过较长时间的功能锻炼、理疗等未改善者，说明关节囊挛缩和肌肉僵硬比较严重，不能自愈，必须通过手法使其冻结点有所转动，才能尽快恢复肌肉的正常生理弹性的关节功能。

该手法分为两个步骤，第一步是准备手法，其中包括外展外旋、内旋后伸、点揉推肩等。第二步肩部旋转和外旋上举是解除肩关节黏连的主要手法。

四、麻醉下重手法推拿治疗腰椎间盘突出症

1. 麻醉方法：（1）静脉麻醉：硫苯妥纳500~750mg，加入肌安松4~6mg，静脉注射。（2）硬膜外麻醉：硬膜外注入2%利多卡因100mg加地塞米松10mg，0.9%氯化钠3毫升。

2. 推拿方法：首先腰部用中药热敷20~30分钟，然后在三个体位，分八个步骤进行。仰卧位：（1）拔伸牵引，胸腹

对抗牵引3分钟,重量为体重的1/2~2/3,根据不同情况还可以使腰部屈曲或过伸;(2)屈髋旋转;(3)悬足压膝;(4)屈腰抱膝;(5)矫正侧突。侧卧位:(1)斜板扭腰;(2)提腿后板。俯卧位:俯卧抖腰。

施 杞

1937年~，江苏省人。现任上海市卫生局副局长，上海市中医药研究院副院长，教授，主任医师。

施氏出生于中医世家，祖父为故里名医，擅长内妇儿科，父亲善诗文，工于书法。施氏幼承庭训，耳濡目染乃志从医济人。1963年毕业于上海中医学院医疗系，留校分配在附属龙华医院伤骨科从事临床医教研工作。师从石筱山教授和石幼山教授。先后在上海市伤骨科研究所进修西医骨科，在上海医科大学附属华山医院进修神经外科。在27年的中医骨伤科专业工作中，认真继承前辈的学术思想和临床经验，努力探求古训，博采众长总结经验，在发扬和创新的艰苦历程中，逐步形成自己的技术专长和临床特色。在加强骨伤科学术内涵建设中，主张"一体二翼"，即必须把中医骨伤科的理论体系和丰富的传统经验及流派特色作为主体认真整理，挖掘研究，全面继承，同时要努力在继承中，注意与我国传统文化和当代的先进科学技术结合，借助二翼不断发扬创新，使中医骨伤科不断在新的高度上腾飞。施氏全面继承了石氏伤科学术思想，理伤以气为主、以血为先，痰瘀兼顾，肝脾肾同治等原则灵活运用于骨伤科临床实践中，疗效卓著。在治伤技术方面，根据骨伤科临床特点，主张以中医为主，并能中西医融通，应当手法、针药、练功、手术等技术勤练兼通。手法乃正骨之首务，法用得当，手到病除；针灸疏通经络，内外用药，调和气血，补益肝肾，温养脾胃，使外伤内损，不通不荣皆得所治。练功能调心、调息、调身，令精神怡和，气血调畅，强筋健骨，痹蠲瘀散。这些皆为中医骨伤科之特色精髓，乃医家之基本功，不可忽略。某些重急病或创伤后遗症，取手术治疗，有时也不可缺少，亦当掌握，运用自如。实验研究是把中医骨伤科的传统理论和经验与现代科学和现代医学结合，使经验上升到理论，并运用现代科学进行机理阐明，因而是学术发展的重要方面。曾先后承担了多项部、市级科研课题的研究任务，是硕士研究生导师。其主持进行的"益气化瘀法治疗慢性硬脑膜下血肿的临床和实验研究"获得1986年中央卫生部科技进步奖乙等奖。先后发表论文40余篇，参与主编或编委的书籍有《中国医学百科全书·中医骨伤科分册》、《辞海》(1989年版主要撰稿人)、《中国骨伤科学》、《中医年鉴》、《中国中医秘方大全》、《实用中国养生全书》、《历代中医学术论语通解》、《国内外中医药科技进展》、《建国40年中医药科技成就》。

现兼任中国科技未来研究会常务顾问，中央卫生部科学研究专家委员会委员，中华全国中医学会理事，骨伤科学会主任委员，中国中西医结合研究会骨伤科专业委员会委员，上海市科委中医药专业委员会主任委员，中华传统医学仪器学会上海分会理事长，上海市食疗研究会理事长，中国中医研究院客籍教授，中国中医骨伤科杂志主任编审，中国骨伤杂志顾问，中医正骨杂志顾问等职。

一、醒脑清神汤

[组成] 柴胡9g，细辛3g，生黄芪15g，丹参12g，归尾12g，川芎12g，黄连3g，姜半夏12g，鲜石菖蒲30g，远志9g，薄荷3g，琥珀粉9g。

[用法] 本方用于脑外伤初期，症见神志昏糊、头痛、目眩、恶心、呕吐、时有烦躁，苔黄腻或白腻，脉弦滑或弦数。用本方有疏肝逐瘀，祛痰醒脑，升清降浊之功。如昏迷较深，可加服苏合香丸一粒化服；如高热较甚，可加服安宫牛黄丸一粒化服。如伴抽搐狂躁可加用紫雪丹3~6g化服。在治疗中，应作CT检查，颅脑超声波跟踪观察，排除严重脑挫裂伤、进行性颅内出血及脑疝形成可能者，除此之外，一般轻、中型脑外伤患者均可用本方治疗，临床效果显著。方中黄芪可用15~30g，病重者量宜重。琥珀粉最好用蜂蜜调服。临床应用20

年，挽救不少严重脑外伤患者生命。但应注意，凡有严重脑挫裂伤，占位较大的颅内血肿；临床出现脑疝征兆者（眼底乳头水肿，瞳孔出现散大，生命体征变动较大，神经系统检查有阳性体征者）应及时手术治疗，术前术后均可服用本方配合治疗。

二、益气化瘀汤

［组成］生黄芪 30g，归尾 12g，川芎 12g，赤芍 12g，丹参 12g，桃仁 9g，红花 9g。

［用法］本方用于头部内伤，经 CT 检查证实有慢性硬脑膜下血肿形成的患者，临床症见头昏、目糊、头痛、恶心、呕吐，严重者出现突然昏迷、神志不清、或嗜睡。眼底检查见有视神经乳头水肿。颅脑超声检查提示有占位形成。本方煎服，每日一剂，每帖药煎 3 汁，分别为上午、下午、晚上各服一汁。重症者，可将丹参改用针剂、用丹参注射液 2ml×4 支（每支含生药 8g）加入 5% 葡萄糖盐水 500ml 中静脉滴注，每日一次。一般一个月为一疗程，绝大多病例 1～2 个疗程可治愈。用本方治疗经 CT 诊断明确的慢性硬脑膜下血肿已百余例，治愈和显效率在 95% 以上。

三、天柱通关汤

［组成］生黄芪 15g，葛根 30g，当归 12g，生地 15g，乳香 6g，苁蓉 15g，鸡血藤 12g，僵蚕 6g，威灵仙 12g，桂枝 6g，牛膝 12g。

［用法］本方用于颈部伤筋（颈椎病）。《医宗金鉴》称颈椎为天柱，为上下阴阳之交会关口，升清降浊之通道，本方可治各型颈椎病，故命此方名。临床症见头晕、项强、项痛，俯仰环顾牵掣受限，肢软手麻、步履无力、如踩棉垫。苔薄白，舌质红或淡胖，瘀紫，有纹，脉弦小或弦滑。本方有益气化瘀、和营解肌、息风通络等功效。方中以黄芪、葛根为主药，黄芪益气，行周身之血，散体表之邪，葛根有升散解表、

鼓舞脾胃阳气而祛气滞寒凝。配合当归、乳香、鸡血藤等活血通经舒络，生地、苁蓉益肾壮骨，威灵仙祛风胜湿、通络止痛、消除骨刺，僵蚕息风解痉、化痰散结，桂枝温阳和营，牛膝活血祛瘀、强健筋骨，且能引药下行。诸药相伍，用于发作期可缓解疼痛，慢性期可治疗颈椎骨质增生引起的各种症状，是一张攻补兼施，标本兼顾，筋骨同治的有效方剂，临床应用500余例，配合手法和练功治疗，对各型颈椎病显效率在85%以上。

四、乌龙固腰汤

[组成] 制川乌 9g，青龙骨 30g，迁胡萦 12g，川楝子 12g，威灵仙 12g，乳香 9g，当归 12g，制川军 12g，金雀根 30g。

[用法] 本方用于急性腰扭伤或腰肌劳损时有发作者。急性腰扭伤者往往因负重努力或不慎闪动，致使气滞腰之枢纽，血瘀经脉，而有肌肉拘挛，疼痛如锥如刺，动则尤甚，俯仰不能。用本方行气活血，通络散结，散寒止痛，每能使急性腰扭伤获效，如配合作理筋手法则效果更佳。腰部劳损者，每有肾虚不固，寒湿痹阻，稍有过劳或轻伤即可使腰痛发作，难忍不支。用本方可补肾固脱，通经祛痹，化宿瘀，理气滞，推陈出新而缓诸恙。如肾虚偏甚者尚可加用补益肝肾之品，如杜仲、苁蓉、狗脊、熟地等。

五、健膝蠲痹汤

[组成] 生黄芪 15g，防己 12g，羌活 12g，姜黄 12g，当归 12g，茯苓 12g，赤芍 12g，红花 12g，米仁 15g，老鹳草 12g，制南星 9g，牛膝 12g，炙甘草 5g。

[用法] 本方用于膝关节骨质增生形成骨关节炎，滑膜渗出增加者，症见膝关节单侧或双侧疼痛，肿胀，屈伸不利，牵掣髋、踝疼痛。方中黄芪、防己、羌活等益气利水胜湿，姜黄、当归、赤芍、红花等活血通络，茯苓、米仁等利湿，老鹳

草、制南星、牛膝等祛痰散结，止痛活血，甘草和中。用本方多年，对单纯性骨关节炎膝部肿胀疗效可靠。

六、颈椎病治疗手法

适应证：用本法治疗各型颈椎病均有效，如配合药物内服及练功疗效更佳，一般以10次为一疗程，大部分患者1~2个疗程即可缓解，多能取得满意疗效。

操作方法：本手法以五字为要领，即摩、揉、点、扳、松。1. 摩：此为准备起始手法，嘱患者坐于方凳上，全身肌肉尽量放松。术者立于其侧后方，以一手托患者下颌，另一手平摊先摩擦颈部。左右轻柔使法（约1分钟），继则摩擦后枕部及百会穴（约3分钟），再摩擦肩背部（1分钟）。2. 揉：继续上势。以一手拇食指先揉颈部，由上而下，轻揉局部，但手中要有渗透力，再揉肩部，共3分钟。3. 点：先后逐次点拿风池、风府、颈部及肩、背、上肢、腕下等处压痛点，即夹颈穴、肩井、天宗、肩俞、臂臑、肩贞、极泉、曲池、手三里、内关、外关、合谷等穴，施法时应以拇指腹按压穴上，由轻到重，使力具有渗透性，点穴时要结合施用拿法，拿该穴，使行经之血管神经束在一拿一松之中得到开阖，促进经脉气血流通。4. 扳：完成上述手法后，嘱患者坐稳，术者以一手托患者下颌，一手托后枕部，而后缓缓上提颈部，产生较大的牵引力，每牵一次约1分钟，反复牵3次，然后将患者头前倾30°，术者一手托拉患者下颌，一手推其后枕部，使颈项部肌肉在旋转中至最紧张状态，而后术者两手左右配合作快速轻巧的扳拉手法，此时可闻及"格答"声，患者顿觉轻松。5. 松：以双手拇指及其余诸指配合，先对患者面部（重点在眉部、眼眶、额部）作揉摩6次，再揉摩耳廓、耳前耳后诸穴6次，继则再摩百会、枕后、颈、背，反复6次，最后松散、搓揉两侧上肢，由肩至手，反复6次。术毕，患者感觉自头顶至胸臂、上肢均有轻松发热感，十分舒适。

七、急性腰扭伤治疗手法

适应证：凡因动作不慎，或努力负重造成腰部急性扭伤者，均可选用本手法。

操作方法：患者俯卧床上（铺有海绵床垫），嘱其缓慢呼吸，放松全身肌肉。术者立于其一侧床边，先后作按揉、点拿、三扳、背抖、和腰五法。操作如下：

按揉法：自患者肩背部开始由上向下沿脊柱两旁棘肌（足太阳膀胱经），术者以双手掌平按，做到按中带揉，用力均匀深透。按揉腰间后，再继续作臀部、两侧大腿后缘、腘窝及小腿肚等部位的按揉，如此反复三次。

点拿法：接上法后，术者以双手拇指腹点按华佗夹脊穴、肾俞、大肠俞、命门、臀上、环跳、秩边、殷门、委中、承山诸穴，按时应运气用力，柔中有刚，使患者有酸麻、得气感。继则拿双侧肩井、肾俞、臀上、殷门、委中、承山、昆仑、太溪等穴，使患者有酸胀麻等感觉。

三扳法：先扳肌肉，即患者俯卧位，术者以双手拇指相对，自第1腰椎棘突开始由上向下至腰部，分别向两侧推扳棘肌，要用软硬功将肌肉尽量由脊柱中心线向旁侧推开。如伤后肌肉痉挛，用此法立即可松弛痉挛肌肉，祛除疼痛。再斜扳髂部，即患者侧卧，术者立于其腹侧床边，一手放于患者上侧肩前缘，另一手放于同侧臀上部，作两手对向交叉用力。摇晃绞挤腰部至最大限度，然后作轻快有力的扳动，此时可闻及"格答"声。嘱患者换一面侧卧，作另一侧斜扳手法如前。最后作扳髋膝动作。即患者俯卧，术者立于床边一手按患者腰部，一手提拿患者一侧足踝部，然后两手作相反方向用力，有弹性地按拿数次，再紧按作快速有力的按拿，此时可闻及"格答"声。术者换至另一侧床边，提拿另一侧足踝部，如上法再作扳髋膝动作。

背抖法：术者缓慢将患者扶起，嘱其双下肢并拢立稳，然后术者与患者背对背而立，并以双肘拘勒住患者双上肢，令患者缓慢地顺术者弯腰姿势仰面躺于术者背上，术者以自己的腰臀部顶住患者腰臀部并背起，使其双足离地。术者缓缓摇晃患者数次，然后以腰部有力快速地抖颤患者，使之在腾空状态下将紧张关节和肌肉抖松。

和腰法：患者双足分开立稳，术者立于其一侧，一手按其腹部，一手按其腰部，帮助患者作摇转腰部（风摆荷叶姿势）动作，左右各12次。

上述手法完毕，一般急性腰扭伤患者均可有全身轻松感，疼痛缓解或消失。腰部功能活动即可恢复。重症者可隔日重复一次。配合乌龙固腰汤内服及练功疗法，效果更佳。

施维智

1917～，江苏省海门县人。现任上海香山中医医院主任医师。

出身于伤科世家，1938年在沪设诊行医。1958年起历任上海卢湾区中心医院中医科副主任，主任，中医门诊部主任，副院长。

其学术思想是"十三科一理贯之"，认为十三科同出一理，骨伤科疾患的内容，很多散见于其他各科，特别是内外科医籍中，搞骨伤科不能局限于本门学科，应广泛地阅读各种书籍，兼收并蓄，吸取经验。主张调治骨伤科疾患应内外并重，对颅脑损伤后遗症，胸胁部宿伤，颈椎综合征，腰椎间盘突出症，骨关节炎，神经损伤等伤科疑难杂证，除应用其家传数代卓有疗效的膏药、敷药进行外治外，并根据病情辨证论治，审虚实而施补泻，对骨折的治疗尤为特长，非但在复位手法、敷贴夹缚方面得心应手，应重视内治。

发表有"中医伤科简史"，"骨折三期分治"，"阴阳五行学说在伤科应用"，"中医中药治疗腰椎管狭窄症50例分析"等20余篇论文。

现兼任上海市香山中医医院名誉院长，中国中医研究院客籍教授，上海中医学院专家委员会名誉委员，上海市中医药研究院专家委员会名誉委员，中华全国中医学会骨伤科学会顾问，上海分会常务理事，伤科学会副主任委员，上海市高级科学技术专业干部技术职称评定委员会中医外（伤、推、针）专业评审组成员，上海市卫生局高级专业技术职务评审委员会委员，中国中医骨伤科杂志编委会顾问，上海中医药杂志编委会顾问等职。

一、活血止痛糖浆

[组成] 当归尾 36g, 京赤芍 36g, 桃仁泥 36g, 老苏木 36g, 散红花 18g, 制乳香 18g, 制没药 18g, 炒元胡 24g, 留行子 36g, 落得打 36g, 络石藤 24g, 自然铜（醋煅）36g, 生山楂 36g, 炒枳壳 24g。

[功用主治] 活血化瘀、消肿止痛，用于骨折初期瘀血内积、肿胀疼痛。

[用法] 上药用清水浸泡 12 小时后煎煮 1 小时取头汁，再加水煮 1 小时取二汁，将药渣挤干，药液合并，澄清后取清液用 100 目箩筛过滤，浓缩至约 200ml 左右，加砂糖 30%，溶解后再加尼泊金乙酯 0.05%，苯甲酸钠 0.2% 溶解，加水至 200ml，冷却装瓶密封。

口服，一日 2 次，每次 20~30ml。

[特点与体会] 外来暴力导致骨折，筋脉势必同时损裂，气血离经，瘀血内阻，肿胀疼痛。方用归尾、赤芍、桃仁、红花、苏木、乳没药化瘀消肿，元胡、留行子行气止痛，落得打止血行血，络石藤凉血通络，自然铜消瘀续骨，生山楂行瘀消导，枳壳宽中理气，促使瘀化肿退，气血通行以达到断裂之骨，加快生长。本方也适用于四肢关节脱位和软组织损伤初期，瘀血内阻而致肿痛者。

二、接骨续筋糖浆

[组成] 全当归 36g, 京赤芍 18g, 大川芎 18g, 散红花 18g, 川续断 36g, 骨碎补 24g, 接骨木 24g, 五加皮 36g, 鸡血藤 36g, 油松节 36g, 嫩桑枝 36g, 怀牛膝 36g, 广陈皮 18g, 炒枳壳 18g。

[功用主治] 和营活血，续骨舒筋。用于骨折中期瘀化肿退后至断端初步连接。

[用法] 口服，1 日 2 次，每次 20~30ml。

[特点与体会] 四肢骨折肿退之后，促使断裂之骨及早生

长接续为主要目的。气血为营养筋骨之源泉，瘀化肿退之后，宜和营活血，舒筋通络。方用当归、赤芍、川芎、红花和营活血，川续断、骨碎补、接骨木、五加皮、鸡血藤续骨舒筋，陈皮、枳壳宽中理气，促使骨折断端加快生长接续，损裂之筋膜得以修复。本方并适用于关节脱位、脊柱骨折和软组织损伤的中期。

三、坚骨壮筋糖浆

[组成] 潞党参36g，生黄芪36g，生白术36g，西归身36g，杭白芍36g，大川芎18g，生熟地各36g，补骨脂18g，枸杞子18g，川杜仲36g，川续断36g，怀牛膝18g，千年健18g，鸡血藤36g，云茯苓36g，香砂壳6g，广木香18g。

[功用主治] 益气养血，滋补肝肾，坚骨壮筋。用于骨折初步连接后，患肢痿软乏力，肌肉萎缩，关节强硬。

[用法] 上药用清水浸泡12小时后煎煮1小时，取头汁，再加水煮1小时，取二汁，再加水煮1小时，取三汁，将药液合并，澄清后取清液用100目箩筛过滤，浓缩至约200ml，加砂糖30%，溶解后再加尼泊金乙酯0.05%，苯甲酸钠0.2%，溶解，加水至200ml，冷却，装瓶密封。

口服，1日2次，一次20～30ml。

[特点与体会] 断端初步连接后，常可出现患肢肌肉萎缩或虚肿，痿软无力，皮温清冷，关节功能恢复迟缓，由于肝肾不足，气血两亏，筋骨失养，方用党参、黄芪、白术、归身、白芍、川芎、生熟地益气养血，补骨脂、枸杞子、川杜仲、怀牛膝温补肝肾，千年健、鸡血藤壮筋和络，云茯苓、香砂壳、广木香和中理气以助消化，促使筋骨劲强，功能加快恢复。本方也适用于断端迟缓连接和脊柱骨折与脱位伴有筋膜断裂之后期，出现上述症状者。

四、骨折内治论

外伤性骨折是人体遭受外来暴力所致，骨折以后筋脉势必同时受伤,清·高士濂说:"大筋连于骨内,小筋络于骨外"。筋的作用是连络骨骼和关节,并支持肢体的各种运动,故骨折后势必伤筋。筋骨受伤,必须气血充养,而气血所以充养筋骨,主要是依靠经脉来作为通道,故《灵枢·本脏》说:"经脉者,所以行气血而营阴阳,濡筋骨,利关节者也。"经脉受损,则气血离经,瘀血积聚,气血不通,不能得以充养筋骨。《圣济总录·伤折门》云:"脉者血之府,血行脉中,贯于肉理,环周一身,因其机体外固,经脉内通,乃能流注不失其常,若因伤折内动经络,血行之道不得宣通,瘀积不散,则为肿为痛,治宜除去恶瘀,使气血流通,则可复完也。"清·陈士铎《百病辨证录》亦谓:"血不活则瘀不能去,瘀不能去则骨不能接。"故骨折初期,经脉损伤,气血离经,瘀积不散,为肿为痛,治宜化瘀消肿,行气止痛,使瘀血消散,经脉通畅,气血流通,筋骨得以充养,为骨折断端及早生长接续创造有利条件。

  局部肿胀消退至断端初步连接这一阶段为骨折中期。经过初期治疗,肿退或接近退尽,这时瘀血已基本消散,骨折断端处于生长接续之中,而骨折后气血离经,血既离经,正气必伤,且经过初期活血化瘀的攻法,正气也势必损耗,正如明·张介宾说:"攻虽祛邪,无勿伤正,受益者四,受损者六。"虽然瘀化,但亦伤正。筋骨赖气血和肝肾之精气得以充养,瘀化之后,当益气养血,滋补肝肾,以促使断端的生长接续。但肿虽退,而内留之余瘀未必尽化,如骤进滋补,必有留瘀之弊,继续攻瘀,又恐伤正。在这个阶段正虚并有瘀滞的情况下,采取和营续骨,舒筋通络之"和"法,使攻不伤正,补不滞邪,促使未尽之余瘀得以继续消散,而损折之筋骨亦可得到及时修复。

  断端基本愈合至筋骨坚强,功能恢复为后期。《素问·阴阳应象大论》说:"肝主筋","肾主骨髓"。骨折生长愈合的整个病程较长,由于筋骨修复的需要,肝肾气血的负担相应增加,久而可导致气血肝肾的亏损,正如明·喻嘉言所说的:"新病邪实,久病正虚。"因此,在骨折的后期,特别是严重骨折和老年人骨折,由于病程持续较长,正虚的现象尤为突出,可表现为肌肉萎缩或虚肿,功能恢复缓慢,断端迟缓连接等,主要是肝肾气血亏损的临床表现,所以在骨折后期,宜补肝肾、养气血,促进肝肾精气和气血充盈,这样才可充分发挥其濡养筋骨的作用,使筋骨及早恢复其坚劲有力的功能状态。而此时在经过前一阶段"和"法的治疗后,余瘀已化尽,施补已无滞瘀之虞。

根据以上原则制定初、中、后三期的基本方制成糖浆,辨证分期施治,特殊病例配合应用汤剂,通过十余年,近万个病例的临床应用证明,对骨折断端之加快愈合,关节功能之及早恢复具有一定意义。

涂文辉

1927.5~，江西省南昌县人。现任江西省中医学院附院副主任医师，副教授。

幼年即随祖父学习医学知识。50年代随杨开源、谢少连等老先生学习骨伤科，60年代在山东中医学院全国整骨师资班学习。而后在沈阳市骨科医院进修，北京中医研究院学习中西医结合治疗骨折。

在临证中注重手法，主治手法治伤应做到定位准确，深度适宜。与此同时还应配合内服之药，这样内外兼治疗效更好。

著有《伤科学》、《外伤科学》，发表有"中医治疗肱骨髁上骨折"等论文。

现兼任江西省中医学会骨伤科分会副主任，江西中西医结合学会骨伤科专业委员会副主任。

一、如意万应膏

［组成］生川乌30g，生草乌30g，生半夏30g，醉仙桃15g，肿节风15g，内红消30g，山慈菇10g，制乳香15g，制没药15g。

［用法］以药物共为细末过筛，加饴糖100g、黄酒50ml、白开水适量，共调成糊状，装入软膏罐内备用。

使用时，应根据病灶范围大小，一般药膏应超出病灶范围敷贴，每隔1~2日换一次。急性红热肿痛及皮肤破损者，慎用。

［特点与体会］本方擅治骨与关节、筋膜痹痛证及老伤、劳损以及筋膜综合征。本病多见于老年体虚，气血亏损及过于肥胖退化患者，多与气候突变及过度劳累有关，以致气滞血凝，局部微肿酸胀痛感。渗液逐渐机化，滞而不通，不通则痛、不松则痛，日久后可使组织变性、增生或萎缩，甚则发生

关节软骨面损害或骨质疏松等病理改变，故运用温经通络软坚散结药物，从而温通血脉，改善局部血运，促进炎性、瘀肿等渗液吸收，松解瘀结黏连，修复组织新生。

本方来源系涂氏家传验方。

二、黄芪桂枝五物汤加味

［组成］黄芪15g，桂枝10g，白芍12g，生姜3片，大枣4枚，细辛3g，制川乌5g，制草乌5g，止痉散粉1.5g。

［用法］上药除止痉散随饮片另吞服处，其余诸药加水煎，分2次服。

［特点与体会］颈肩臂痛诸痛，是临床多发病。本病以40岁以上的中年人为多见，以肝肾渐衰，筋骨、筋膜等组织渐退为本病实质内因，导致着风寒湿邪乘虚侵袭为诱因，客于经络、筋骨、筋膜之间，留而不去，成为本病病理产物，造成肌肉、筋膜、软骨等组织紧张、僵硬、变性、增生或萎缩等病理改变。笔者运用黄芪桂枝五物汤加味，治疗本组诸痛，在临床上尚感应手。方中用桂枝辛温助心阳，通经络，能改善筋膜、经络等组织血运，驱除肌表之邪、缓解诸痛。芍药苦平，益阴和里而养血。生姜味辛佐桂枝，辛温化阳，合芍药以苦化阳，调和阴阳是治疗目的，又能温养血脉，血和则病自愈。合大枣养胃气而发汗，肌肉、筋膜之邪从汗而解矣。更有黄芪调治营卫气血不足，培加细辛祛除里寒之邪，制川草乌温经止痛，治风痹等肢体麻木。止痉散解痉挛而通络。在临床上，我对于颈肩腰腿诸痛的患者，往往用此方加减应用，屡屡见效。

三、手法整复孟氏骨折

特点：本方法既整脱位，又整骨折，两者一次同时进行。

操作方法与步骤：患者平卧治疗床上，伤肢前臂成旋后位伸肘。桡骨小头的肘窝部，放置一较厚的压力垫，用胶布固定，防止施术时移动。再用一宽4~6cm布带，套在压力垫上，两远端固定在床尾。以备拔伸时，起到固定作用。

术者双手握其腕关节，并逐渐屈肘向肩部方向边拔伸、边屈肘，当肘关节屈肘到30°左右时，桡骨小头便可自行复位，尺骨断端亦同时拉开，再整尺骨骨折。

固定：术后用4块长度适宜夹板，屈肘功能位，前臂旋后位固定，前侧夹板上端压在桡骨小头上，下端至于腕掌横纹处。外侧夹板上端起于肱桡关节间隙处，下端至于桡骨茎突。后侧夹板上端起于尺骨鹰嘴，下端至于腕关节。内侧夹板上端起于肱骨内髁下方，下端至于尺骨茎突处。

按语：孟氏骨折在临床中常可遇到，其整复有时难以达到满意复位的目的，笔者在临床实践中摸索一套拔伸整骨法治疗孟氏骨折，尚感治疗满意，笔者根据力学原理，运用分力与杠杆力，采取拔伸分力，拉开骨折、脱位的错位，同时又屈曲前臂，发挥压力垫的作用，起到杠杆作用，易迫使桡骨小头自行复位。在维持上述体位时，正将暴露尺骨位于皮下。便于挤推整骨的要求。不过在施术过程中，要充分体会"机触于外，巧生于内，手随心转，法从手出"的原则。

奚 达

1939~，北京市人。现任中日友好医院骨伤科副主任医师，副教授。

1955年毕业于朱格一、刘寿山针灸正骨传习所，同年拜北京骨伤科专家刘寿山先生为师，1967年在北京中医学院医疗系研修中西医骨科专业知识。1985年曾赴日本医疗讲学。

编写《刘寿山正骨经验》，发表论文多篇。

现兼任北京中医学会正骨按摩专业委员会委员，北京中医杂志编辑委员会编委，全国外固定学会常务理事，北京外固定研究室研究员等职。

一、提带垂复位法

提带垂复位法除治疗肩关节前方脱位外亦适应于其他各种类型的肩关节脱位。该法安全可靠，病人痛苦少，尤其是老年患者或合并肱骨头、外科颈骨折的患者更为适应。治疗时，患者坐在凳上。第一助手站在患者背后预先放置的凳上，用布巾兜住伤肩腋下向上牵引；第二助手用布巾兜住腋下向健侧水平牵引；第三助手坐在伤侧地下，两腿叉开蹬住凳腿，用一手与伤臂手掌相合，并握住拇指，另一手握住前臂下端，略向斜后下方用力牵引。三人同时用力缓缓进行拔伸。医者站在伤臂后外侧，使伤肢的前臂紧贴于医者的髋部，防止在助手拔伸时伤肢晃动，医者双拇指用力扣住肩头部位的硬棱，余四指放在腋下用力向外撑，待肩关节方肩畸形欲消失时，医者双拇指用力向下戳按，余四指向上提端、伤骱"格登"作响，方肩畸形消失，则骨已归橐。嘱助手将伤臂托平，医者用揉、捻手法按摩舒筋而后捆绑固定。

二、下尺桡关节脱位复位法

下尺桡关节三角软骨经常受损而致使尺骨小头背侧脱位。

归挤骨筋复位方法，有二个步骤：

1. 患者正坐凳上，伤臂伸出，掌心向下。助手站在伤臂外侧，用双手拿住前臂下端，双拇指在背侧，余四指在掌侧。医者站在患者前方，双手握住前臂下端，双拇指与助手双拇指相对，双手大鱼际分别压住桡骨茎突和尺骨小头，余四指握住腕部，医者与助手相对拔伸牵引，在牵引下将腕部环转摇晃6~7次。

2. 医者双手食指向上挺托，双手大鱼际分别向下按压桡骨茎突与尺骨小头，使二骨分离，然后再用大鱼际分别置于桡、尺骨侧，向内大力归挤桡骨茎突与尺骨小头使二骨合拢。复位后捆绑固定。该手法除适应急性桡尺下端关节分离和尺骨小头背侧半脱位外，亦适用于桡骨下端骨折合并三角软骨损伤的证治。

三、股骨穿针安全区的体表标志

近年来经皮穿针外固定疗法继中西医结合小夹板外固定治疗骨折疗法之后，又一被公认的治疗骨伤方法之一。这种骨针侵入人体达到骨骼，应注意选择穿针部位，并掌握下列原则：

1. 避免大血管、神经的损伤；
2. 骨针与骨折断端应保持在3cm以上的距离；
3. 穿针角度骨针直径符合骨折复位、固定的要求。

依上述原则对大腿骨折穿针安全区的选择应注意避开股三角区，该区为穿针禁区，通过尸体实验观察结果表明缝匠肌外缘距股动静脉与神经较远，被认为沿缝匠肌外缘对股骨进行由前内走向后外方向的穿针是安全的。经临床医疗实践观察自缝匠肌前缘安全线经皮穿针未发现任何穿针并发症。在临床穿针时应掌握：

大腿穿针安全线的设计，应注意掌握三点：1. 股动脉的体表位置：自髂前上棘和耻骨结节连线的中点，至大腿内侧中下1/3交界处的连线为股动脉体表标志。若沿此线继续向下，自下1/3交界处至腘窝中点的连线为动脉体表标志。2. 安全线的侧划：自髂骨上棘和耻骨结节中外1/3交界点与髂骨内缘和股骨内髁后缘连线的中点，此二点连线为穿针安全线，基本相当于缝匠肌前缘的走行。3. 穿针角度：由于缝匠肌自大腿外上起走行向下内方，因此，由前面走向外后方方向的穿针在大腿上1/3部位骨针与床面的夹角较大约为40°，中1/3部位约为30°，接近下1/3部位夹角基本消失而变成水平。

上述设计经大量临床实践验证，沿安全线经皮穿针是安全可靠的。该项设计与其他同道研制的大腿外固定器治疗股骨干骨折的研究荣获1988年北京科技成果进步三等奖。

四、旋转复位法的应用

骨错缝筋出槽是中医骨伤科特有的诊断名称，同时亦说明损伤后关节痛的病理改变，临证时依据辨证施治的原则，予以正骨手法治疗常见奇效。临床中脊柱旋转复位法是行之有效方法之一，腰部在坐立位所以能够使受累椎骨旋转复位是依据于大小两个杠杆，一个支点的杠杆作用原理完成的，复位力为大小两个杠杆的合力。

我们以腰4~5椎间错位为例，曾随机对正常成人10人（男性6人，女性4人），骨骼支架一具进行了自颈4~5椎至腰4~5椎的全长测量，结果最长者56cm，最矮者45cm，平均长48cm。复位时拉颈部之手的拉压力最小者70mmHg，压力相当于10.5kg；最大者100mmHg，压力相当于15.5kg，平均拉压力为14kg。拨正棘突之拇指压力最小者10mmHg，相当于2.75kg的推力，最大者100mmHg，相当于15.5kg，平均值为5kg。腰4~5椎棘突至对侧椎体边缘长度平均为8cm。使错位椎骨旋转复位的支点为受累椎骨偏歪一侧的小关节突关节。所以大杠杆力臂 $L_1 = 48\sin d$，小杠杆力臂 $L_2 = 1/2AB4cm$，重力臂 $L = 1/2AB$ 即4cm。假使脊柱前倾到45°时小关节复位，按杠杆公式计算，受累椎骨复位所需扭转力F，经计算为123Kg。

显然，当脊柱倾斜角增大，则椎骨所承受扭转力亦增大，当脊柱倾斜角变小，椎骨所承受的扭转力亦减少，也就是说当我们拉颈部的力和推顶腰部的力不变的情况下，只要加大脊柱的倾斜角就能增加旋转复位力，所以在临床上复位患者脊柱弯曲倾斜越大，越有利于复位。

诸方受

1926.11～，上海市青浦县人。现任江苏省中医院伤科主任医师。

1943年起从上海著名伤科石筱山医师学医四年。1947年起在青浦行医五年。1952年起在北京医学院医疗系学习五年，1957年毕业后在南京江苏省中医院工作，主持该院伤科医疗工作迄今。

在诊断方面，充分利用现代医学的检查手段，在治疗方面，强调以中医中药为主，严格限制手术适应证，充分发挥中医中药之长，临床辨证施治，依法立方，加减变通。配合外治手法，夹板固定，功能锻炼等，做到内外兼治。

曾发表"中医伤科和骨科的发展简史"，"胸胁内伤证治探讨"，"小夹板为主治疗'难治型'肱骨干骨折的体会"等30余篇论文。参加编写《中医护理学》、《中医学概论》、《中医学》、《常见病中医临床手册》、《中医骨伤科学》。

现兼任南京中医学院伤科教授，中华全国中医学会骨伤科学会委员，江苏省暨南京市中医学会骨伤科专业委员会主任。

一、动静结合治疗骨折

在骨折治疗要做到"动静结合"。西方学者治疗骨折，主张"绝对固定，长期休息"。我国唐代蔺道人治疗骨折强调在固定后要"时时转动"，"或屈或伸，时时为之方可"，显然是两种不同的理论和方法。本人在1958年《中医杂志》上发表"闭合性骨折39例治疗介绍"，强调骨折患肢早期从事功能锻炼的重要性。1962年在《江苏中医杂志》上发表"关于固定的若干问题"，进一步提出治疗骨折要"动静结合"的论点，合理的功能锻炼，对促进骨折愈合，恢复肢体功能的重要性。这个新的理论，已为广大临床学者所接受与证实。

二、手法治疗腰椎间盘突出症机理

推拿手法治疗"腰突症"之所以有效,不在于突出的髓核"复位",而在于主要是松解黏连,当突出的髓核的位置有轻微移动,松解了对神经根的压迫,使突出的髓核"无害化"时,症状即可逐步消除。正确的解释,克服了对保守治疗的非议,有助于对保守治疗的理解和推广。

三、木板丁字鞋对防止患足外旋的作用

很多骨伤科专家介绍使用木板丁字鞋,认为适合于外展型股骨颈骨折、无移位的或嵌插性的股骨颈骨折及股骨粗隆间骨折等下肢骨折,通过使用木板丁字鞋后,可以防止和矫正患肢的外旋。通过临床使用和实践观察,发现丁字鞋不能有效的防治患肢外旋畸形,甚至可产生相反的结果,故已废弃不用。并在1989年第6期《中国中医骨伤科杂志》"股骨颈骨折80例治疗体会"一文中提出这个问题,认为从生物力学的观点讲,骨折发生在股骨颈,丁字鞋在足跟部,设下肢长度为70kg,重量为10kg,骨折断面为4kg:

$$F = 70kg \times 10kg/4kg = 175kg$$

丁字鞋通过绷带固定在足底部。要在股骨颈部起这样大的应力,克服患肢外旋是完全不可能的。把踝关节、膝关节的因素考虑进去,丁字鞋首先要克服踝关节的外展,继续要克服膝关节的外旋,作用到骨折部的力量就更少了。临床上所看到的用了丁字鞋后,似乎外旋畸形有改善,实际上只是减少了踝关节的外展所造成的假象。另外,由于丁字鞋的一尺长的木板,在床垫上引起的阻力,远较光滑的足跟后部为大,在病员卧床期间,不可避免地经常发生或大或小的躯干向下滑移的倾向,如病人不用丁字鞋,则足跟几乎无明显的阻力,患肢可随之下移,断骨移位的可能性相对较小,用了丁字鞋的病员,当躯干向下滑移时,由于一尺长的横木板,具有较大的阻力,此种阻力,通过胫骨及股骨的传导,在骨折部形成剪力,此种情况,

对于股骨颈骨折病员，具有引起移位的可能，外展型骨折有可能转化为内收型骨折，这就引起了相反的不良后果。至于原来具有嵌插性的股骨颈骨折，如无外旋畸形，则木板丁字鞋实无使用的必要。所以，恰当地使用患肢胶布皮肤牵引，远较木板丁字鞋为佳。

娄多峰

1929.3~，河南省原阳县祝楼村人。现任河南中医学院主任医师，教授。

出生于中医世家，自幼随祖父习医。18岁起行医。1958年入平乐正骨学院学习。毕业后在河南中医学院从事骨伤科工作。

在学术上，重视痹证的研究，认为其病因病机主要为"虚"，"邪"，"瘀"所致。即因正气虚弱，复感外邪。痹证一旦发生，瘀血留滞，故对顽痹（类风湿性关节炎）的病因病机认为"风湿瘀虚共存，但有寒热之别"的学术观点。据此研制出了"痹苦乃停"和"痹隆清安"两种成药，辨证治疗该病，疗效好，副作用小，获1986年度全国（部级）中医药重大科技成果奖。研制的"消伤痛搽剂"治疗急性软组织损伤，获河南省医药卫生科技成果奖。

著有《痹证治验》，《中西医结合治疗风湿类疾病》。

现兼任张仲景国医大学名誉教授，河南省骨伤科学会副主任委员，河南省痹证学组组长，全国中西结合治疗风湿寒疾病协作组领导成员，中华全国中医学会痹证专业委员会顾问。

一、化瘀通痹汤

[组成] 当归18g, 丹参30g, 鸡血藤21g, 制乳香9g, 制没药9g, 香附12g, 延胡索12g, 透骨草30g。

[功能主治] 活血化瘀，行气通络，祛风除湿。主治损伤后遗症、网球肘、肩关节周围炎、慢性伤筋等。

[辨证加减] 有寒象者加桂枝、细辛、制川乌、制草乌；有热象者加丹皮、败酱；气虚者加黄芪、党参；久病骨关节肿大变形者加首乌、生地、淫羊藿、穿山甲、土元、全虫、乌梢蛇。

[特点与体会] 临床上，一些常见的伤科病证，如骨折、关节脱位、急性软组织损伤、骨关节手术等，当局部急性肿痛消退之后，往往遗留有局部固定不移的疼痛，多为刺痛、沉痛、酸痛，活动时加重，此称为损伤后遗症。一些慢性劳损所引起的局部累积性损伤，如网球肘、腰肌劳损、肩关节周围炎、肥大性骨关节病等，在临床上也呈现局部固定不移的疼痛。这些病证甚为常见，可称之谓"瘀血痹"。此类疾病有共同的病因病机，即系局部闪扭、外力损伤、慢性劳伤等引起经络损伤，血行不畅或血溢脉外，留滞局部，筋脉肌肉失养，局部抗御外邪能力低下，风寒湿热之邪乘虚而入，加重脉络闭阻，导致痹证。此类病证局部疼痛明显，且与气候变化及寒热有关。治疗时单用祛风除湿药物，收效甚微，而以活血化瘀为主佐以祛风除湿药物，收效甚捷。方中乳、没，前者活血，后者散瘀，相得益彰，为治本要药。延胡索行血中气滞，气中血滞；香附理气解郁，为血中之气药，气行则血行，加强活血祛瘀之功；当归、丹参、鸡血藤活血养血，祛病而不伤正；透骨草祛风、除湿、通络以治标。诸药相合，共同达到活血化瘀、行气通络之目的。

二、痹证膏

[组成] 马钱子1000g，川乌150g，草乌150g，乳香150g，没药150g，青风藤200g，当归200g，香油2000g，广丹1000g（冬季用750g）。

[制法] 先将马钱子入油内炸，至棕黑色，捞出。除广丹外，再将余药入油煎，熬至药物发枯，滤除渣滓，留其油。取药油置铁锅内，再微火熬炼，同时用勺撩油（缓慢），散发浓烟至烟微现白色转浓时，蘸取少许药油，滴水成珠（即将药油滴入水中，成珠状），并吹之不散，立即停止加热。随即将晾干并过细筛的广丹徐徐加入药油内，湿槐树条搅拌，使药油与广丹充分合成黑色膏状。一般每kg药油加优质文丹390～440g。之后，向膏药里喷洒冷水，使浓烟出尽，置冷水内浸泡

8~10天，每日换水1~2次。将膏药从水中取出，加温溶化后，分摊于羊皮纸褶上，微凉，然后向内对折，存放备用。用时，微加温，贴患处，每张膏药可贴3~5天。

[功能主治] 活血祛风，除湿散寒，舒筋定痛。用于风寒湿痹，颈、肩、腰、腿痛，类风湿性关节炎，风湿性关节炎，骨质增生症，慢性软组织损伤，强直性脊柱炎，肩关节周围炎等。

三、消伤痛搽剂

[组成] 马钱子1000g，天仙子300g，生草乌300g，生南星300g，生乳香300g，生没药300g，细辛200g，薄荷冰20g，冰片40g，冬青油200g。

[用法] 取马钱子、天仙子、生首乌、生乳香、生没药、细辛七味药，粉碎成粗粉，置一定容器中，加入75%酒精适量，浸润24个小时，装入渗滤桶内，以每分钟3~5ml的流速渗滤。收集渗滤液，加入冬青油、冰片、薄荷冰搅匀，静置24个小时，滤过，滤液配制成6000ml。分装备用，密封。

[功能主治] 活血化瘀、舒筋通络、消肿定痛，适用于急性软组织损伤。

[用法用量] 按损伤面积大小，以适量的药液搽涂患处。每日3~4次，连用1周为一疗程，严重者可连用3~4个疗程。对酒精过敏者禁用。对开放性创伤，不要将药液涂入伤口内，以免引起暂时性刺激性疼痛。严禁口服。

[特点与体会] 急性软组织损伤又称急性伤筋，是指人体皮肤，皮下组织、肌肉、肌腱、筋膜、韧带，关节囊、滑膜囊和神经、血管等软组织在受到外来暴力撞击、强力扭转、牵拉、压迫或因不慎跌仆闪扭等作用后所引起的机能和结构的异常，且损伤时间一般在3周之内者。急性伤筋，致瘀血积于皮内、经络之间，则局部出现肿胀瘀斑。气滞血凝，经脉阻滞不通，故疼痛。《医宗金鉴·正骨心法要旨》说："损伤之症，肿痛者，乃瘀血凝结作痛也"。祖国医学认为，气滞血瘀，脉

络不通是损伤的病机。现代医学认为软组织结构破坏和出血、渗出、水肿、肌疼是损伤的基本病变。治疗新伤肿痛之症,应乘其瘀血未凝之时,速以活血化瘀之药,直接作用于局部,可以使瘀血速去,而肿胀、疼痛尽快消除。消伤痛搽剂以散血热、消肿痛的马钱子为主药,佐以乳没,南星等活血化瘀、舒筋通络之品,各药配伍,相得益彰。动物试验表明,消伤痛搽剂有明显的镇痛、消炎、解除肌痉等作用,透皮吸收良好。

四、类风湿关节炎的治疗

1. 风盛型:起病较急,多有恶寒发热,肢体疼痛游走不定,遇风或气候变化时加重。脉浮,舌苔白薄。治以祛风除湿,活血养血通络,滋补肝肾。药用独活15g,威灵仙12g,虎杖15g,海风藤20g,海桐皮20g,透骨草20g,伸筋草20g,桑寄生20g,鸡血藤20g,当归12g,丹参15g。

2. 湿盛型:受累的肢体、关节或筋骨肌肉感到疼痛沉重,举动费力,好像带有重物。痛有定处,虽可兼有游走性,但不如风盛型那样明显,以下肢多见。脉濡、舌淡苔白腻。治以健脾益气、除湿疏风、活血通络、滋补肝肾。药用茯苓20g,白术15g,苡米30g,萆薢15g,防己15g,木瓜12g,五加皮12g,独活12g,当归12g,菝葜12g,土茯苓12g。

3. 寒盛型:多因受凉诱发,全身多关节疼痛剧烈,痛有定处,患部怕冷,遇冷加重,得温痛减。局部皮肤不红,触之不热,脉弦紧,舌质淡红、苔薄白。治以温阳散寒,祛风除湿,活血通络,滋补肝肾,药用仙灵脾20g,首乌20g,制川乌9g,草乌9g,细辛3g,桂枝9g,丹参15g,青风藤20g,石楠藤20g,五加皮12g。

4. 热盛型:关节热痛肿胀,或局部皮肤发红灼热,或痛处喜凉爽,或伴有发热、汗出恶风、口渴咽干。脉数,舌质红,苔黄。治以清热解毒,滋阴凉血,祛风除湿,活血通络。药用萆薢15g,防己15g,秦艽12g,忍冬藤30g,连翘12g,生地20g,生石膏30g,丹参15g,败酱草20g,香附15g。

5. 瘀血型：多有外伤史。关节刺痛或疼痛固定不移，压痛明显，局部皮肤色暗或有瘀斑瘀点，或关节肿大变形，肌肤甲错。脉细涩，舌质暗有瘀点，舌苔白或黄。治以活血化瘀，养血通络，祛风除湿，滋补肝肾。药用当归15g，丹参20g，鸡血藤20g，红花12g，桃仁10g，赤芍12g，制乳香9g，没药9g，透骨草20g，土元12g，香附15g，甲珠9g，首乌20g。

[按语] 1. 扶正乃治本之策。罹患类风湿性关节炎，正气虚乃先决条件，其主要包括气血、精、津液等物质之不足和脾、肝、肾三脏虚弱。所以，在治疗时滋补肝肾，益气健脾，滋阴养血为基本法则。各个病人之"虚"不尽相同，临证时详辨之，有的放矢。一般而言，风盛型勿忘活血养血，乃"治风先治血，血行风自灭"之故，药用当归、丹参、鸡血藤等；湿盛型应注意健脾益气，药用茯苓、白术、党参等；寒盛型应注意温补肾阳，药用仙灵脾、附子、大茴等；热盛型应注意滋阴凉血，药用生地、元参、石斛、玉竹等；瘀血型应活血养血、滋补肝肾，药用当归、丹参、首乌、怀牛膝等。

2. 辨证准确，收效方捷。抓住以下内容有助于正确辨证：疼痛呈游走性、放射性、闪电样者多属风邪偏盛；疼痛剧烈，局部欠温，得温则舒，多属寒邪偏盛；疼痛重着，属湿；痛处红热，属热；有外伤史，局部皮色紫黯，或痹证反复发作，经久不愈，关节强硬，肿大变形，舌质暗有瘀点，夜痛甚者，属瘀血。上肢、全身多关节部位疼痛多属风邪偏盛；下肢肿痛多属湿邪偏盛；腰部冷痛多属寒邪偏盛；局部疼痛不移，多属瘀血。气短乏力，四肢懒动，自汗，纳差，面色萎黄，舌淡体胖，脉弱者为气虚；面色无华，两目干涩，肢体麻木，爪甲枯槁，皮肤干燥者为血虚；伴潮热盗汗，五心烦热，失眠，咽干舌红者为阴虚内热；伴畏寒肢冷，腰膝酸软者为肾阳虚。

3. 慎守病机，勿轻易改弦移辙。本病非同急暴之病，其病势多相对稳定，病理变化及证候演变一般较慢，尤其久病患者，治疗时即使方药对症，初投也不一定必见成效。个别患者，初服几剂，反而可出现症状加重。此乃药达病所，正邪相搏之佳象。若医者不明病变之规律，加之患者要求速效，必改弦移辙，使前功尽弃。但是，医者也决不能死守一方，证变而药应随更，切忌刻舟求剑。

五、分期治疗强直性脊柱炎

强直性脊柱炎早期，脊柱功能稍受限，X线显示骶髂关节间隙模糊，脊椎小关节正常或仅关节间隙改变；中期，脊柱活动受限甚至部分强直，X线显示骶髂关节锯齿样改变，脊椎部分韧带钙化，方椎，小关节骨质破坏、间隙模糊；晚期，脊柱强直或驼背固定，X线显示骶髂关节融合，脊柱呈"竹节样"改变。临床上，本病以腰痛突出，且病变以破坏骨关节及韧带为主，故治疗必从肝肾着手。不同时期的病人，其体质强弱，临床表现及骨关节改变程度不一样。本病分期进行治疗，可取得较满意的效果。早期病人，体质相对较好，脊柱活动尚可，骨关节无明显破坏，此时应以祛邪为主兼扶正，经积极治疗，绝大部分病人可完全恢复。中晚期病人，体质相对较差，脊柱活动功能差甚至强直变形，骨关节已明显破坏，此时应以扶正为主兼祛邪，经长期治疗，大部分病人可控制病情发展，功能得到改善。

1. 强脊炎一号汤

[组成] 丹参20g, 白芍20g, 生地20g, 薏苡仁20g, 威灵仙15g, 独活15g, 千年健12g, 钻地风12g, 川牛膝15g, 木瓜15g, 香附15g, 甘草9g。水煎服，每日一剂。

[辨证加减] 风盛加大独活、威灵仙用量；湿盛加茯苓、白术、萆薢、五加皮；寒盛加附子、桂枝、细辛、淫羊藿；热盛加老鹳草、忍冬藤、防己、生地。

[功能主治] 祛风除湿，舒筋通络，活血定痛，滋补肝肾。主治强直性脊柱炎早期。

2. 强脊炎二号汤

[组成] 淫羊藿30g, 何首乌30g, 桑寄生30g, 川牛膝30g, 当归20g, 丹参20g, 鸡血藤20g, 白芍20g, 独活20g,

木瓜 20g，威灵仙 15g，甘划 10g，黑豆 60g，黄酒 100ml。水煎服，每日 1 剂，3 煎。

［辨证加减］气虚加黄芪、党参；血虚加白芍、熟地；阴虚内热加生地、元参、石斛、玉竹；肾阳虚加制附片、补骨脂；痰浊瘀血加制南星、姜半夏、甲珠、土元、地龙、全虫、蜈蚣。

［功能主治］补益肝肾，强筋壮骨，养血活血，祛风除湿，通络止痛。主治强直脊柱炎中晚期。

［按语］强直性脊柱炎，其病在肾府，其损为肾所主之骨骼。本病之病变已深入骨骱，损及肝肾，故是一种病位深，病程长的慢性难治之证。临床上，试图在短期内治愈本病是不现实的，一般都需要一年以上治疗，方能达到较理想的效果。本病病程漫长，若服用中药汤剂，煎药费时且服用痛苦，病人往往不能坚持长期治疗，会使前功尽弃，根据经验，病人先服中药汤剂 30～60 剂，当出现一些效果时，将上方配制成糖衣丸，长期服用。既能达到满意疗效，又免除了煎药费时和服药痛苦之弊，利于疾病的完全康复。

脊柱后突和髋关节僵凝强直性脊柱炎是最常见的病残。为了减轻和防止残废，除了坚持药物治疗外，更重要的是坚持活动和功能锻炼。病人最喜侧身蜷曲睡觉，这是一个最易造成残废的危险姿势。病人应睡硬板床，尽量采取仰卧和俯卧位。实践证明：只注意药物治疗，而不注意指导病人活动和纠正不正确的睡觉姿势，往往是病情虽得了控制，残废已相当严重。医生应时刻为病人的预后着想。

袁 浩

1928.10~，浙江省富阳人。现任广州中医学院骨伤科教研室教授，广州中医学院附属医院骨伤科主任医师。

1955年毕业于浙江医科大学，从事中西医结合骨伤科，显微外科。

对股骨头缺血性坏死的治疗，抓住本病的基本病理——缺血，一方面采用多条血管束植入直接改善血供，降低骨内高压，增加静脉回流；另一方面根据中医辨证，或活血化瘀使瘀去新生，或补益肝肾经濡养筋骨，或辨证结合辨病，如激素引起者服用能对抗激素副作用的"健骨方"，从而形成了作者独到的局部与整体兼顾、标与本并举，中医与西医有机结合的治疗观。

对于陈旧性股骨颈骨折不连，颈吸收伴股骨头严重缺血坏死者，用自身游离髂骨重建颈、多条血管束及骨膜植入的方法治疗获得成功。

另外，治疗严重骨感染、膝关节增生性关节炎、软组织劳损等的治疗；腰腿痛的诊断；椎间盘突出症早期的门框悬吊疗法；中央型椎间盘突出症早期的手法治疗；颈椎病的手法治疗；小儿股骨头缺血性坏死的早期诊断；激素、创伤引起股骨头缺血性坏死的早期诊断等方面也取得了一定成绩。

发表论文30余篇。

现兼任广东省显微外科分会常委，《骨与关节损伤》、《骨伤科手术学》编委。

一、股骨头缺血性坏死

股骨头缺血性坏死的治疗至今仍是骨伤科的难题，作者通过多年的临床与科研实践，治疗上抓住缺血这一基本病理，创立多条血管束植入股骨头结合中药内服的治疗方法，取得了成功。以下分别介绍对各种股骨头缺血性坏死的诊疗经验。

A. 小儿股骨头缺血性坏死

（一）早期诊断

本病的早期与晚期治疗效果截然不同。因此，早期诊断十分重要。但由于本病早期症状轻微、隐匿，临床上常被忽视或误诊，从而错过良好的治疗时机。作者的经验是，患儿不明原因跛行，髋部或膝部疼痛，夜间为甚，症状呈一过性。必须高度怀疑本病的可能。确诊除定期摄高质量的双髋蛙、正位片外，同位素三相骨扫描（ECT）对早期病变有很高的诊断价值，有条件的应作此项检查。

（二）治疗

1. 早期（O 期 – X 线片阴性，ECT 阳性及 Catterall I 期）

此期患儿股骨头外形完整，头坏死区尚小，臼头关系正常，因此以保守治疗为主，即限制负重（床上活动）结合补益肝肾、活血化瘀中药内服，中药服用六味地黄丸（3g，每日3次），复方丹参片（1~2片，每日3次）。

2. 中、晚期（Catterall II—IV 期）

中晚期患儿股骨头外形有不同程度改变，头坏死区增大，臼头关系亦发生改变。单纯保守治疗往往不能解决问题。因此作者采用手术加中药内服的方法治疗。手术即多条血管束植入，头坏死区大有塌陷者以松质骨填入，使头外形改善或复原，颈增宽，臼头包容不好者作髋臼加盖术，术后较长期间断（2~3年）服用中药（药物如前）。

B. 成人股骨头缺血性坏死

（一）激素引起股骨头坏死的早期诊断与治疗 随着激素（糖皮质激素）在临床的广泛运用，以及诊断水平的提高，由激素引起的股骨头缺血性坏死的患者日渐增多，但大多数患者明确诊断时已届中晚期，直接影响治疗效果，因此及早发现予以防治是本病的关键。作者的体会是凡在一年内服用激素的患者发生髋关节疼痛就必须高度警惕，具体措施有：（1）定期摄双髋正、蛙位片。（2）作双髋 ECT 三相骨扫描检查，了解血流动力学情况。（3）排除其他疾病。（4）对于已有一侧股骨头缺血性坏死患者，尤应注意对侧股骨头的改变，因为激素性股骨头缺血性坏死绝大部分累及双侧。

对于本病的治疗，国外学者一直持悲观态度，作者运用中西医结合的方法，取得较好的效果。早期单纯服用中药结合限制负重（扶双拐或单拐）治疗，中药习用"健骨方"。该方系作者经动物实验证实具有对抗激素引起的骨坏死的副作用，其方药组成包括具有降血脂、护肝作用的制首乌、枸杞子、女贞子、骨碎补、泽泻、山楂，有活血行气、改善循环的丹参、当归，有补气行血的北芪、党参等。对中晚期患者以强调中西医结合，采用手术加中药的方法。

（二）创伤后股骨头缺血性坏死的早期诊断

股骨头缺血性坏死是股骨颈骨折、髋关节脱位后常见的并发症之一，及早预测及早防治是本病的关键，但目前临床上常用的 X 线检查还难以发现早期坏死，作者多年的临床实践中，体会到凡是股骨颈骨折、髋关节脱位经治疗后，再次发生疼痛，即便是有轻微不适感，应怀疑发生早期缺血性坏死，立即停止患髋负重并作双髋 ECT 检查，往往能早期发现，避免坏死加重。

二、温通化瘀法治疗增生性膝关节炎

增生性膝关节炎是中老年人的常见病、多发病，其发病机理为肝肾亏虚、寒凝血瘀。《内经》云："……四八筋骨隆盛，肌肉壮满，五八肾气衰，发堕齿槁。""肝主筋"。可见，筋骨的盛衰与肝肾有密切关系，肝肾亏虚，则寒凝血瘀，经脉阻滞，筋疲骨枯，发为骨痿。本病以亏虚寒凝互见，极虚极实，缠绵难愈。作者用温通化瘀法内外并治，取得良好的效果。

三棱莪术汤：三棱 15g，莪术 15g，熟地 15g，肉苁蓉 15g，丹参 18g，巴戟 15g，羊藿叶 15g，两面针 18g，全蝎 3g，蜈蚣 1 条，党参 18g，甘草 10g。

四生汤：生川乌30g，生草乌30g，生南星30g，生半夏30g，王不留行30g，宽筋藤30g。

用法：三棱莪术汤每日1剂内服，早晚各服一煎，以文火慢煎。四生汤作患膝熏烫用。用两块方帕将四生汤分包成两个药团，放药罐内煎20~30分钟离火。将患膝置罐口上任药气熏蒸约20分钟后，将药取出，趁热熨烫患膝，两药团交替熨烫，每日2次，两周后为一疗程。早期限制活动，更忌上下楼梯。

三棱莪术汤针对本病极虚极实而设。方中巴戟、羊藿叶、熟地、肉苁蓉、党参、甘草补肝肾、强筋骨、祛风湿；三棱、莪术、丹参破瘀行血，药力峻猛；全蝎、蜈蚣、两面针祛风通络止痛，诸药合用，攻补兼施，虽大胆启用三棱、莪术，亦无破血散血之虞，适宜长服，与温热散寒的四生汤合用，内外并治，共奏温通化瘀之功效。

三、腰椎间盘突出症

中央型腰椎间盘突出症的诊断及早期手法治疗

中央型腰椎间盘突出症临床表现比较复杂，症状典型者诊断多无困难，但症状不典型者诊断并不容易。作者总结出的诊断要点如下：

1. 病情发展可快可慢，可无明显放射性疼痛，麻木常出现在马鞍区或双下肢交替出现。症状与体征有时不符，即病人主诉症状严重，但临床检查可无很多阳性体征。

2. 单下肢或双下肢疼痛，疼痛有时从一侧转移到另一侧，直立后伸试验可呈阴性。

3. 在整个发病过程中可有间歇期，间歇期中可无任何症状，但稍不注意又可复发。

本病与椎管狭窄症容易混淆，作者曾诊治一患者，临床表现为椎管狭窄症，病史15年，但经手术探查为L3/4中央型脱出，脱出物约1.5cm。两者的区别要点是：椎管狭窄症病情发展缓慢，主要表现为间歇性跛行，但骑自行车多无症状，直立后伸试验为阳性。

本病通常不作手法治疗，作者总结多年的经验，结合生物力学理论，创立杠杆复位法治疗早期病变，效果满意，介绍如下：

患者仰卧诊疗床上，双手放于枕部，屈髋屈膝，足跟接触臀部，术者侧身坐于足端，用右前臂用力拉压患者股远端使患者臀部、腰部离床后再放下，如此反复进行10～15次，每日3～4次，以患者能忍受为度，该手法操作简单、方便、安全，其生物力学原理类似杠杆原理，即以患者的足跟为支点，以膝部为力点，其作用点腰部，因为由膝部到足跟的距离长于由足跟到椎间盘突出部位的距离，因此，当用力拉压患者膝部时，可在患者腰部产生一个瞬时的更大的使腰部前伸的力，有利于椎间盘的回纳，从而产生治疗效果。

腰椎间盘突出症早期运动疗法——悬吊门框法

腰椎间盘突出症的手法治疗种类繁多，但其基本手法不外拔伸牵引、屈伸、旋转，而且均需由医务人员操作，给患者带来不便。作者在多年临床的基础上，总结出一套由患者自己操作的运动疗法——悬吊门框法。作法如下：患者双手吊在门框上（或单杠），利用自身的重量悬吊牵引。牵引数分钟后，然后作腰部屈伸运动。前屈时，足跟着地，后伸时，足尖着地（患者根据疼痛情况，腰屈曲时痛，则先伸后屈，反之，则先屈后伸）。并在屈伸同时作腰部旋转运动。连续作十分钟左右后卧床休息，每日3～4次持续六周。该法简单易学，并包括了治疗腰椎间盘突出症的各种基本手法，特别是患者自己学会后，随时随地可做治疗，减少往返医院求医之苦，取得事半功倍之效。

顾云五

1927.1~，河北省秦皇岛市卢龙县人。现任天津市中西医结合治疗骨科研究所长，创伤骨科主任，主任医师。

1953年毕业于河北医学院，1953~1956年任外科医师，1956~1960年任天津市人民医院骨科医师，1960年起跟随苏绍三、张筱谦、尚天裕等学习中西结合治疗骨折。

对骨折的治疗，主张应采用闭合复位为主，外敷中药，并在治疗期间要给予适当的活动，和确实的固定，做到动静结合，有利骨折的愈合。

参加编著有《中西医结合治疗骨折》、《中西医结合治疗农村常见骨折》、《中西医结合治疗骨折图解》、《中国医学百科全书》、《外科学》等。

一、消肿膏

[组成] 西当归60g，川红花24g，川黄柏30g，凉红芍30g，公丁香30g，生半夏30g，季三柰30g，志升麻30g，生草马15g，正川芎24g，软防风75g，香白芷30g，上官桂24g，老干姜24g，紫金皮60g。共研细末后，秤匀分量。

[用法] 取消肿粉80~100g用水拌成半稠状，放入10滴酒精，10g凡士林拌匀，涂于纱布上即可。

用上述的纱布敷于患部，2~3天调换一次。

[特点与体会] 一般3次即可达到消肿，在32病例中上完第一次药后平均小腿周径小1~2cm，有20例病人5天后完全消肿，12例病人7天达到完全消肿，在全部病人中因足部未敷药，5~7天后与小腿有明显界限，小腿皮肤呈有纹理状凹陷，平均提高2~4天施行固定牵引，全部达到镇痛作用。

二、四肢陈旧性开放感染性骨折畸形愈合及骨不连的治疗

（一）陈旧性开放感染性骨折的三类情况及治疗方法

1. Ⅰ类开放感染性骨折，畸形愈合（成角或移位少）时间较短，骨痂不多，创面局部炎症基本控制或伤口基本愈合，在麻醉下行手法折断，矫正畸形，外用夹板或拱桥夹板固定，下肢可配合牵引，伤口继续外敷紫白生肌膏。

2. Ⅱ类开放感染性骨折，畸形愈合，明显影响肢体功能，时间长，骨痂多，感染创面流脓长期不愈。待全身情况好转，局部炎症基本控制或伤口逐渐愈合。在麻醉下施行手术切开整复，矫正畸形，植骨或不植骨，骨折端用克氏针交叉固定，外用石膏或夹板固定，下肢可配合牵引，伤口继续外敷紫白生肌膏，直至愈合。

3. Ⅲ类开放感染性骨折，时间长，骨不连，骨缺损或骨坏死存在。在全身情况好，局部炎症已控制，伤口逐渐趋于缩小，施行切开取死骨，修整两断端，髓内外植骨，骨折端不稳定者可用克氏针内固定或加压固定，外用石膏固定，伤口开窗，外敷紫白生肌膏，直至愈合。

（二）作法

1. 闭合整复手法

麻醉后，伤口用纱布包扎，牵引或不牵引情况下，术者根据骨折部位加大成角折断或旋转折断，待骨折部分充分松动，再用端挤提按手法进行整复。对位满意后，创面小的可用拱桥夹板或夹板固定，下肢可配合牵引，伤口继续外敷紫白生肌膏。

2. 手术切开整复方法

全身情况好，伤口炎症基本控制，创面逐渐缩小或基本愈合，按常规手术准备。切口分两种：一是避开原创面，从健康的组织入路，术后切口缝合；二是从原创面进入，向上下健康组织延长，延长的切口要缝合。骨折畸形部分及骨不连的上下端少剥离骨膜，但死骨及硬化的疤痕组织要清除，然后凿开畸

形部位进行修整，骨不连者切除上下两端的硬化部分，打通髓腔，整复，可行髓内外植骨，植骨片放置于肌肉肥厚部位。然后根据具体情况，骨折端稳定者，仅用石膏外固定，如不稳定，可用克氏针交叉固定或加压固定，外用石膏固定，或下肢配合牵引。术后感染伤口继续外敷紫白生肌膏，内服中草药及应用抗菌素。

（三）讨论

1. 开放感染性骨折畸形愈合及骨不连

目前在治疗上仍然没有很好解决并有待于研究。几十年来，一般认为要分期治疗，即待感染创面愈合后 3~6 个月，无病灶复发，才进行骨折畸形治疗。这种方法，时间长，病人痛苦，愈合率低，疗效不够确切。一般来说，这类损伤较为严重，伤口流脓长期不愈，病程漫长，患者身体消耗大，抵抗疾病的能力下降。因此，必须用中西医两法对全身进行综合性治疗，以提高机体抗病能力。正如《素问》所谓"正气内存，邪不可干"。身体健康，正气内存，是抗病的根本。同时对感染创面进行恰当的治疗（炎症明显，不宜过多干扰，外敷黄连膏；炎症控制，以新生为主则外敷紫自生肌膏）。待全身情况好转，局部炎症基本控制，创面逐渐缩小或基本愈合，按感染骨折局部的三类不同表现，在感染已控制的情况下，分别给予骨畸形愈合及骨不连治疗——手法折断整复或切开手术整复，使感染创面与骨折的治疗有机地结合起来，缩短疗程，减轻病人痛苦，从治疗 36 例 37 个肢体，伤口愈合时间在 10~150 天，骨折临床愈合在 99~117 天，最近复查 22 例 23 个肢体的情况来看，功能恢复尚满意。

2. 内固定与植骨

一般手术切口分两种，一是从健康的组织进入，二是从原创面入路，把硬化的疤痕组织及死骨清除，但不能剥离骨膜太多，以免影响血运。把两端修整，打通髓腔，髓内外植骨内固定而达到基本稳定，并利于拔除的克氏针交叉固定或加压固定。我们在感染情况下,取自体松质骨植骨22例,除3例由于伤口感染而植骨片部分脱出外,置在断端周围的大部分松质骨都起到骨折修复的桥梁作用。一般感染,并未中断骨折修复能力。因此,在感染情况下植骨是可以和必要的。

3. 骨的质量变化

从X线片显示情况来看,原来骨质脱钙疏松(骨片远端较明显),手术后一个月左右,骨脱钙疏松现象继续发展,甚至有些骨折端有不同程度的骨髓炎反应。但随着创面愈合,骨折端骨痂不断生长,患肢功能逐渐恢复,骨脱钙疏松及炎症反应也随之消失,骨质量恢复正常。例如:岑某,两小腿开放性骨折感染4个多月,手术治疗后有明显的脱钙疏松现象发展,以右侧为甚,骨折远端有5cm长的明显骨髓炎反应,治疗到第4个月好转,11个月完全恢复正常,这时病人行走已正常。这种脱钙疏松现象与好转的变化,可能由于患肢暂时的不正常活动、感染,以及手术干扰等原因影响到三钙(血浆总钙－体液钙－骨钙)正常代谢失调有关。当感染控制,创面愈合骨折的不断修复与肢体功能逐渐恢复,三钙代谢也随之恢复平衡,脱钙疏松、炎症等现象即消失。因此,骨脱钙疏松是暂时性,而不是永久不可恢复的现象。

三、陈旧性前臂骨折畸形愈合的治疗

中西医结合治疗前臂新鲜骨折,已获得较好成效,愈合决,疗程短,功能恢复好,合并症少,但对陈旧性前臂骨折,目前仍多采用切开整复,髓内、外植骨和各种钢板内固定,疗效不够满意。自1972年以来,我们将陈旧性骨折变为新鲜骨折,进行治疗,取得满意效果。

适应症及治疗方法:骨折畸形愈合2个月左右骨痂生长不多,骨折重叠在1.5cm以内,有轻度成角,而无明显旋转畸形的中下1/3横形及短斜形骨折。在臂丛麻醉下,置前臂中立位,助手固定骨折近端,术者握住骨折远端,前后(掌背侧)反复摇摆骨折处,先作拔伸牵引,然后助手加大牵引量,术者

再做分骨，用端挤提按手法进行整复。骨痂较多，但仅有成角畸形或成角重叠轻度畸形者，把患肢之畸形部（凸部或凹部）置于用棉花包好的楔形木墩上，术者紧握骨折远近端，向下加压折端，然后再用拔伸牵引及推挤法纠正成角畸形，透视检查，整复满意，即可外敷中草药，放置分骨垫，纸压垫及小夹板外固定，时间已久的尺桡骨骨折，骨痂生长较多，或者3周左右的上1/3骨折，虽在时间上，病理改变上属于手法折断范围，但应切开整复植骨，克氏针交叉固定，尺骨上1/3者用细克氏针作髓内临时固定。术后加石膏外固定，两周拆线后，即改换小夹板外固定，按新鲜前臂骨折处理。

体会

陈旧性前臂骨折畸形愈合，过去一般多采用手术治疗，不但手术复杂，容易有骨髓炎及不愈合等合并症，关节功能也难以满意恢复。现在，我们是将陈旧性骨折变成新鲜骨折，其基本原则是麻醉下手法折断对位，或手术切开对位，尽量少损伤骨膜血运，术后小夹板局部固定，同时配合早期练功，恰当地解决骨折局部固定伤肢早期活动的问题。因此，骨折愈合快，原受限的关节也基本恢复。以往我院曾用切开整复，钢板内固定，植骨治疗陈旧性前臂骨折12例，平均愈合时间为90天，而采用中西结合医疗法，手法折断30例，平均愈合时间6周。手术切开整复，植骨，克氏针临时固定，小夹板固定的27例，平均愈合时间10周。

1. 严格掌握适应证：陈旧性前臂骨折整复比较困难，虽有熟练的整复技术，对骨折周围之骨痂，靠端提挤按也不易做到完全对位，我们手法折断的30例中，仅2例达到解剖对位，满意者占16例，前臂的特殊功能是旋转，治疗首先要解决旋转畸形。对下1/3骨折成角畸形者整复容易，但上1/3骨折，虽可以手法折断但整复固定都较困难，最好通过小切口切开对位，27例骨折，整复达到解剖与近似解剖对位者25例，2例满意对位。在原骨折线未消失前，手法整复时，可作摇摆触碰手法，对位更加稳定，然后用克氏针固定，小夹板外固定，像治疗新鲜骨折一样。对于骨折陈旧性畸形愈合已半年，骨折线已消失，用切开整复，钢板内固定。

2. 固定中的移位与整复：在小夹板固定中，要加强管理，前臂新旧骨折一样，中、下1/3部位骨折，易向桡侧移位；上1/3部位骨折，桡骨也易向桡侧成角移位，尺骨骨折端随之向桡侧偏斜，因此中下1/3部位骨折，除骨折端之桡侧加平纸压垫外，并在尺骨远端的尺侧板加厚垫高，防止手腕部向尺侧下垂。

但对陈旧性前臂上1/3部位骨折，管理较困难，所以尺骨上端骨折，采用细克氏针作髓内临时固定，临床愈合后拔出。

3. 练功：陈旧性骨折，术前手部活动功能及肘关节伸屈活动，均存在有不同程度的受限，应在医护人员的被动按摩基础上，引导患者按新鲜骨折一样主动地进行练功，就是在解除夹板后，还要积极地进行，最后恢复满意的功能。

四、竹板外固定治疗骨折的力学测定和临床效果

中医传统应用竹板外固定治疗骨折取得较好的效果。

（一）竹板弹性测定

用广西产三年以上的干燥楠竹（又名毛竹，孟宗竹，江南竹）制成夹板。把竹板试样两端支起，在其中点逐渐加压，每次增加1kg，记录加压后竹板的变形数值，并用坐标图列出，从所测竹板受力与形变的关系来看，其弹性和韧性与天津人民医院对柳木板的测定（天津医药杂志骨科附刊7：171，1963）相似，符合骨折外固定的要求。从一根竹子上下两端分别采样测定，其弹性和韧性也基本相同。对浙江毛竹、湖北毛竹、四川楠竹分别进行了测定，其弯曲应力与弹性模量与广西楠竹基本相似，说明各地毛竹均可作为外固定材料。

（二）加工与制作方法

竹板的弹性与含水量有一定的关系，当含水量减少时，弹性减弱，而韧性相对增加。据测定，含水率在10%~15%之

间时，其强度变化不大。用10%盐水将竹板煮沸两小时，其作用：一方面减少外界相对湿度，温度对竹板含水量的影响，使弹性和韧性易于保持稳定；另一方面除去竹内糖分，防止虫、菌在竹内滋长。其工艺过程为：制板、煮沸、彻底干燥、加工磨光。部分需要塑形的竹板，其工艺过程为：制板、加工、磨光、塑形（固定煮沸）、彻底干燥。塑形可用火烤，或用铁板加压，使竹板形成所需弧度，然后浸入10%盐水中煮沸两小时，使其不再变形。要注意的是，竹板的内面应削平，否则其横断面呈弧形，容易纵裂，且边缘窄锐易压伤皮肤。小夹板固定时，一般需在局部外敷中草药，而所用的赋形剂多为油类、蜂蜜或为水调糊剂，由于木板吸水性强，其含水量易于增加，使弹性、韧性减弱，而竹板吸水性弱，尤其经用盐水煮沸处理后，含水量和弹性、韧性极少变化，是其优点。

（三）临床实践效果

1970年以来，根据"动静结合，筋骨并重，内外兼治，医患配合"的中西医结合治疗骨折原则，用广西楠竹制成不同规格的竹板。其使用方法及注意事项，包括整复、敷药、安放纸垫及夹板、功能锻炼等，均与柳木夹板基本相同。共治疗各部位新鲜闭合性骨折738例，均按期达到临床愈合，功能基本恢复，未发现明显肢体压迫坏死，肌肉缺血性挛缩以及严重移位等并发症。

高云峰

1905～1976，河南省孟津县人。曾任河南省正骨学院院长，正骨研究所所长，正骨医院院长。

在学术上，遵循整体辨证、正骨固定，提出，整体辨证，平乐正骨八法，夹板固定，内外用药，筋骨并重，功能锻炼等治疗原则。在继承的基础上发展了平乐正骨医术的内容，形成了完整的学术理论体系。根据骨伤患者的病变特点，提出了破、和、补三期用药原则。认为骨折的初期，经脉损伤，血溢而瘀，瘀不祛，新不生，肿不消，骨不长，法当破瘀消肿；中期瘀血未尽，气血流通不畅，治宜调和；后期患者卧床日久，肝肾虚弱，治宜壮肾补骨。同时在诊断上高老经验独到，临床结合辨尿液（淋漓、血尿、白尿、黄尿、油尿），察指纹（青、赤、紫、白），根据尿液和指纹的颜色变化，来判断气血的盛衰，脏腑的虚实以及骨折愈合的快慢情况，从而遣方用药，则获效精良。

一、伤科辨尿证治

创伤病人不仅脉象、舌苔、体温与常人不同，同时尿液的颜色和浓度也含有特殊的变化，而且这种变化与患者骨折筋伤恢复的快慢有着密切的关系。

淋漓：多见创伤日久病人。男性患者在大小便前先滴几滴青白色黏液，女性患者白带甚多，另见皮肤干燥，指甲凹陷，此为肾阴偏虚，久之会影响筋骨恢复，治宜固涩益阴为主，药用龙骨、牡蛎、芡实、银花、连翘、五味子、熟地、大芸。

血尿：多见于创伤早期患者。尿液呈红色、体温正常或偏高、或兼有小便热疼，另见眩晕、耳鸣、微喘、纳呆等症状。此为下焦蕴热、水不涵木、肝阳偏胜，治宜滋阴养肝，清利湿热，药用郁金、炒槐花各30g，煎服数剂即愈。

黄尿：亦多见于伤后早期的患者，尿液呈浅黄色，常有全身发烧，另见口干苦，作渴，大便干。此为内有实热，治宜清热泻下，药用大黄、黄柏、知母、栀子，煎服数剂，诸症则除。

白尿：尿液呈乳白色或带有棉絮状，体温不高，常有乏力、懒言、纳呆、便溏。此为脾胃虚弱，患者虽无大痛苦、但会延迟骨折愈合，法当补气健脾，药用党参、黄芪、白术、茯苓、山药、玉米、白芍、川断，连服数剂可收明显效果。

油尿：所谓油尿，是指患者尿表面有油花状物，时间长可结成薄膜。高老认为出现油尿，患者虽不发烧，内里却有热毒，常需清热解毒，药用二花、连翘、公英、大芸、黄柏、萆薢、花粉，煎服数剂，尿液即可正常。否则会延迟骨折愈合时间。

二、手法治疗肱骨外髁旋转骨折

肱骨外髁旋转骨折，属于关节内骨折，多见于儿童，复位不良，常遗留肘关节功能障碍、甚或引起日后并发症。

发病机理：本病多为间接外力所引起，跌倒时肘关节呈轻度屈曲位手掌着地，外力沿桡骨向上冲击肱骨小头，则引起骨折。骨折块一般包括肱骨小头、肱骨外上髁、滑车的临近部分以及部分干骺端骨质。由于附着在肱骨外髁上的伸肌群的牵拉，骨折块可发生不同程度的旋转移位，严重者可旋转180°而停留在肘外侧或外前侧。

手法复位：手法复位成功的关键，在于设法将骨折块从肘的外前侧或外侧推送到肘的后侧。在推送的过程中，拇示二指压挤俾使骨块向外后侧的原位翻转滑动而复位。以左肱骨外髁旋转骨折为例来说明：病人取仰卧位，臂丛麻或全麻。术者左手紧握患者腕部，肘屈130°左右，置前臂于旋后位松弛伸肌。用右手拇指腹推散血肿后，摸清骨块，再用拇、食二指挤压骨块向肘后原路推送，同时尽量扩大肘外侧桡肱关节间隙，骨折块在向后移动的过程中，沿冠状轴和纵轴的旋转可同时得到矫正,当骨折块移动到肘的外后侧,利用近折端的断面作支点而起时,提示复位在望,右手拇食二指推送骨折块向内向前,同时伸肘、内旋前臂,在伸肌总腱紧张协同下,使骨折块回纳原位。详细检查,若骨折块吻合欠佳,在稳定骨块的同时,左右摆动前臂,并作小幅度的肘关节屈伸活动,残余移位可得到矫正。

固定方法:用四块小夹板,前后两块上至上臂中段下起腕关节,将患肢固定在伸直位或微屈位。

三、陈旧性肩关节脱位的手法治疗

陈旧性肩关节脱位由于损伤日久,损伤的筋肉、肱骨头黏连在异常位置;关节周围的筋肉发生挛缩;肱骨颈骨质出现程度不同的疏松,关节盂被瘀血机化后的瘢痕组织充填等因素给手法复位带来了很大难度。其复位首先是要在可靠麻醉下进行,要利用活筋手法造成类似新鲜脱位的局部情况,复位手法要稳健有力。对时间不是太久的陈旧性肩关节脱位是可以用手法复位的。

(一)症状、诊断

1. 有明显的外伤史;
2. 肩部已不肿胀且三角肌已出现程度不同的萎缩;
3. "方肩"畸形明显;
4. 上臂呈后伸状,不能内收和靠近胸壁;
5. 喙突下腋窝前部可摸到肱骨头的球状突起。

(二)手法复位适应证

1. 脱位时间三个月内,最长不超过5个月;
2. 伤后未经过多次手法整复的刺激;
3. 触摸关节周围轮廓尚清,筋肉凝僵不严重;
4. X线显示,肱骨颈骨质疏松不甚,软组织钙化不严重,无骨折或可疑(不含肱骨大结节撕脱骨折);
5. 全身情况能耐受麻醉和手法刺激。

（三）手法复位前的处理

1. 先以活血舒筋，温经通络中药外洗肩胛周围，每日2～3次，连洗一周，使肩胛带周围筋肉松软，以利手法复位成功。

2. 复位需在全麻下进行。

（四）复位方法

1. 活筋法：陈旧性肩关节脱位手法整复前必须先行手法活筋，使脱位关节周围的"芦节"黏连得以松解，挛缩的筋肉得以松弛，造成类似新鲜脱位的局部情况，然后方可进行手法整复，具体方法是患者取仰卧位，麻醉生效后，术者一手固定肩部，一手持肘部作肩关节外展、内收、前曲、后伸、回旋、拔伸等各种活筋动作，范围由小到大，由轻到重，反复操作，为加大活筋量也可由助手配合拔伸。直至牵拉患肢肱骨头能下降到肩胛盂下为止，才可施行手法复位。

2. 复位手法：在上述活筋的原体位下，一助手用一宽布带横过患侧胸壁向健侧作反牵引，另一助手持患肢腕部牵引，逐步外展肩关节至90°，在保持牵引力的情况下，术者持一木棒（长1m，直径3cm）插于整复床患者腋下之横撑间，然后一手扶患肩，一手持木棒上端，待助手牵拉患肢逐步外展达90°肱骨头滑至肩胛盂下时，术者以木棒之中下段（垫以棉垫），紧贴胸壁抵住肱骨头，原牵拉患肢之助手在保持牵引力下逐步内收，同时术者用力推木棒向上，利用杠杆和直接推压肱骨头的作用使其复位，当"方肩"消失即已复位。当牵拉之患肢内收靠近胸壁时，术者一手接过患肢一手抽出木棒，将肘部屈曲使患肢尽量内收，使复位进一步证实。

（五）复位后处理

1. 陈旧性肩关节脱位经过活筋、复位等手法刺激，多肿胀较甚，应以大剂量活血祛瘀药以活血消肿，直至肿胀消除。

2. 若皮肤（局部）无擦伤，可外贴活血止疼膏。

3. 以领袖带及环绕胸壁之绷带固定肩关节于内收位。

4. 在固定情况下，患者主动练习肩内收，手摸对肩动作。并可配合于肩关节的前、后、外揉摩展筋丹，以促瘀散肿消。

5. 2周肿胀基本消除后，可解除环绕胸壁之固定绷带，嘱患者继续练习用内收活动以加大活动范围，仍需限制其后伸和外展动作。4周后全部解除固定练习肩关节各种活动，并可配合活血舒筋通经利关节中药外洗和按摩，直至肩关节功能恢复。

四、陈旧性髋关节脱位的手法治疗

陈旧性髋关节脱位由于损伤日久，损伤的筋肉挛缩，愈合于异常位置；股骨头被瘢痕黏连于异常部位，髋臼被瘀血机化后的瘢痕组织充填；股骨颈和大粗隆部由于废用而出现骨质疏松。由此给手法复位带来了很大的困难，但只要时间不是太长，在可靠麻醉下，相当部分的陈旧性髋关节脱位是可以手法复位的，且较手术切开复位费用少、痛苦小、疗效也好，具体方法分述于后。

（一）症状、诊断

具有明显外伤史，局部多已不肿胀，有些已能扶拐活动，但典型的半屈、内收、内旋、短缩（后上脱位）和外展、外旋、半屈、延长（前下脱位）等畸形症状依然存在；X线片示：股骨头脱位于髋臼的后上或前下方（其他部位少见）。

（二）适应证

脱位时间在3个月以内（前下方脱位时间可适当放宽），且未经过多次手法整复刺激，筋肉挛缩、僵凝不甚，关节周围轮廓尚能摸清，X线片示：无骨折或可疑，骨质疏松不甚，周围软组织无钙化或不甚；全身情况能耐受麻醉和手法整复刺激。

（三）治疗手法

1. 术前先牵引一周，也可配以温经活血舒筋药物外洗，以缓解筋肉的挛缩和僵凝。

2. 整复在硬膜外或全麻下进行。

3. 仰卧位麻醉生效后，先行手法活筋以剥离"芦节"黏连，造成类似新鲜脱位的局部情况：方法是先顺畸形姿势作屈、伸、旋转、牵拉等各方向和由轻到重、由小到大循序渐进稳健有力的活动，并配以按摩、弹拿等手法解除内收肌腱和髂胫束的挛缩。直至后上方脱位牵拉可使股骨头明显的上、下、前、后滑动，才可进行手法整复，活筋充分与否是整复成功的关键，且不可操之过急而致整复失败或造成严重合并症。

4. 整复手法，当活筋充分后，助手按压两髂前上棘，固定骨盆，术者将膝、髋关节屈曲并保持至90°~120°位，然后用一根一米半长的扁担垫以棉垫横置于患肢腘窝部，以两助手各执扁担一端向前抬，同时配以徐缓小量的髋关节伸屈摇摆活动，并可配合向前推股骨头，当感到股骨头滑过髋臼后沿时，即已复位。

5. 复位后处理：复位后患肢伸直外展40°位皮肤牵引维持4周。膝关节外侧可贴活血止痛膏，并每日向内推压大粗隆部数次，以对髋臼内的瘢痕组织挤压研磨，使关、臼进一步附实；还可每或隔日于髋、膝关节部行展筋丹按摩一次；另外因活筋的刺激，术后局部多肿胀明显，应辨证服用活血祛瘀类药物。4周去牵引后，除患者自主练习膝、髋关节活动外，需配以活血舒筋利关节药物外洗，并行膝、髋关节的展筋丹按摩活筋疗法。

五、按摩活筋法

按摩活筋法是伤科的重要治疗方法。也是中医的一大特色。平乐正骨按摩活筋法的特点是用活血通络止痛的展筋丹（祖传秘方所制的极细粉剂）配合手法按摩，其适用范围较广，除开放性损伤外，几乎适用于整个伤科领域，且对某些疾病有其独特疗效，兹分述于后。

（一）按摩方法和器具

1. 药物——展筋丹，是平乐正骨祖传秘方的传统佳药。主要有血竭花、元寸等活血通经止痛类药物配制的极细粉末，装入传热较慢的鼻烟壶瓶内（玉石最好），用时以拇指球部粘药少许在一定部位（多在肢体，关节的阴面）按顺时针方向进行反复的旋转揉摩，其范围约1.5cm直径大，每个点揉摩60~100圈，以药物揉尽为度，一般每个部位按摩3~4个点。

2. 揉药后根据伤部特殊情况配以不同手法，如局部筋肉僵凝可用拇指或手掌采用按摩法，以达通经活络；若筋肉拘挛可以弹拨法缓解拘挛之筋肉。然后再在生理活动范围内，活动伤部上下两个关节或伤部关节以舒筋活络理顺筋肉。

（二）适应证和手法简要

1. 旋扭筋伤：多为关节部位，具有明显伤因，局部不肿，唯活动或某一活动受限，此为首选治疗方法。先以展筋丹按摩，后再行关节各方位的活动，有时可达立竿见影之效果。

2. 软组织挫伤：只要伤部皮肤无破损，均可以展筋丹按摩，可收到活血通络止痛之效果，揉药后局部可配合外贴活血止痛膏及内服活血消肿药。

3. 骨折复位固定后：可每日或隔日在骨折部之上下关节阳面进行展筋丹按摩，每关节3~4点，如股骨骨折牵引复位小夹板固定后，可以展筋丹按摩膝关节的前（髌上）、内、外和髋关节的前外等，若关节部肿胀亦可以拇指或手掌的按揉方法，以收消肿止痛之效果，并嘱患者在有利于骨折局部稳定和愈合的情况下行自主关节活动和筋肉收缩练习。

4. 骨折愈合后关节强硬或挫伤后期关节活动受限：可每天或隔日按摩（用展筋丹），并配合按揉和活动关节手法。活动关节时患者应主动配合伸展，每次活动要达到患者最大忍受程度，但以不引起疼痛为度。并配通经活络疏利关节的中药外洗。

5. 慢性劳损：对慢性劳损性腰疼，可用展筋丹作局部、两侧的上下节段按摩，并配合以两手掌并排由臀至肩背的反复2~3次按压，同时患者要随按压而配合呼吸，然后在伸膝情况下坐起两臂平伸尽量向足部触摸，术者一手按肩背嘱其弯腰，另手以空掌或空拳法由肩部至腰骶部所复震打 2~3 次，此后再使两髋关节尽量屈曲活动。急性腰扭伤（排除骨折）也可以上法治疗，有时可有立竿见影之效。只是需要据情况休息，并可配合外贴活血止痛膏和辨证内服中药。

6. 对四肢劳损性痛可以展筋丹按摩上下关节和局部并配合手法活动关节，若为肩、肘、腕、髋、膝、踝骨关节部可以展筋丹在该关节的前或后内、外揉药，之后配合关节活筋手法，并可配合贴活血止痛膏和辨证内服中药。

7. 对痹证疼痛在辨证内服药物的同时，亦可于患病关节或上下关节以展筋丹按摩加以关节的手法活动。

（张茂　毛天东整理）

郭汉章

1916.12～，河南省洛阳市平乐村人。现任西安市红十字医院骨科主任医师。

生于正骨医学世家。自幼随祖父学习家传正骨医术，边学习边实践，逐步掌握了郭氏家族传统正骨技法之菁华。自20余岁起，即能独立应诊医病，悬壶于乡里。新中国成立后，被洛阳市录为中医正骨医师。1952年又应聘到西安市开业，在开业应诊的同时，他先后参加了西安市中医进修班、西安市秦岭医校和西安市中医夜大等学习。1955年在西安市中医门诊部骨科行医，1961年任西安市大同医院，西安市红十字医院骨科主任，主任医师等职。

在骨伤临证中，强调局部与整体统一，外损与内伤并治，筋与骨兼顾，动与静结合。认为气血运行于全身，周流不息，外充四肢百骸，内输五脏六腑，故"指受血而摄"，"掌受血而能握"，"足受血而能步"，充分说明了气血对人体生命活动的重要性。所以强调一个部位损伤，必然伤及气血，气伤则痛，血伤则肿。气滞可致血瘀不畅，血瘀可使气滞不通。气血互为因果，互相影响，因而在治疗时往往需气血同治。同时又须分清何为因，何为果；何为主，何为次，辨证而施治，方可达到满意疗效。气血贯通全身，营养五脏六腑。气血受损，必然会影响五脏六腑的机能活动，而脏腑功能紊乱，又会导致气损血耗，加重气滞血瘀，从而影响整个机体的功能活动。这就是在骨伤科治疗实践中的主要观点。反对那种"只见局部，忽视整体；只见外损，忽视内伤"的认识和做法，强调必须"局部与整体兼顾而重在整体，外损与内伤并治而重在内伤"。

一个真正的骨伤科大夫，不但应有熟练过硬的复位手法，也须有灵活恰当的立法用药技能。既强调手法运用，又要重视药物配合，反对那种只见"骨"，不见"人"，只会正骨，不会用药的偏向。在骨伤科用药方面，主张以伤之新旧、体质强弱、病程阶段等辨证施治、灵活用药。认为，损伤早期，骨断筋伤，脉络受损，瘀血离经，而致血瘀气滞。气血不通则痛，故宜用"破"法，治以活血化瘀，消肿定痛为主，可内服"散瘀活血丹"，外敷"公英膏"；中期，经络不通，气血不和，宜用"和"法，治以和血通络，续筋接骨为主，可内服"活血顺气散"，外用"接骨丹"；末期，因病损日久累及肝肾，精血亏损，宜用"补法"，治以补肝益肾，壮筋补骨为主，可内服"壮筋补骨丸"，外用"展筋活血散"，或配合"筋挛洗药方"熏洗患处。对体壮者用药可猛，体弱者用药宜平；新伤宜急治，用药可猛，旧伤宜缓治，用药宜和；新伤以治标为主，旧伤以治本为主；早期以治标为主，中、后期以治本为主。

在上述治疗思想指导下，临证用药有以下几个特点：

1. 以脏腑理论为依据：认为损伤后气血受损，必然累及有关脏腑，在治疗时也应相应地调整有关脏腑的机能活动。故早期行气活血，治在心肺；中期和血理气，治在脾胃；晚期壮筋补骨，治在肝肾。

2. 运用经络学说，选择适当的引经药，提高疗效：如上部损伤用川芎，下部损伤用牛膝，胸部损伤用赤芍，背部损伤用白芷等等。

3. 善抓主要矛盾：立方用药不求药味多，但求药量足，强调重点突出。

参加编著有《实用正骨学》，《中医骨伤科学》等，并先后发表20余篇论文。

现兼任中国中西医结合骨伤科专业学会委员，中华全国中医学会骨伤科学会顾问，陕西省暨西安市中医学会骨伤科分会主任委员，全国骨伤科外固定学会陕西分会主任委员。

一、接骨丹

[组成] 象皮 30g，象牙 30g，乳香 9g，没药 9g，无名异 15g，木瓜 15g，龙骨 15g，天冬 12g，地龙 30g，番木鳖 15g，元寸 30g，梅片 6g，土鳖 30g，三七 6g，自然铜 15g，川续断 30g，儿茶 30g。

[功用主治] 接骨，消肿，止痛。

[用法] 共为细末，鸡蛋清调匀敷患。

[特点与体会] 此方内梅片、乳香、没药消肿定痛；象皮、象牙、无名异、儿茶、番木鳖、土鳖消散局部瘀肿胀痛；元寸香窜通窍解毒；三七、木瓜活血舒筋，龙骨止血收敛；地龙清热解毒；天冬强筋益气；自然铜、川续断接骨壮筋，故合成接骨消肿定痛剂。

二、展筋活血散

[组成] 高丽参 1.5g，珍珠 1.5g，琥珀 2g，乳香 2g，没药 2g，当归 1.5g，三七 2g，元寸 0.5g，血竭花 2.5g，红花 10g。

[功用主治] 展筋活血，消炎散肿。对骨伤后筋络拘挛和伤部疼痛有特效。

[用法] 共为极细末，玻璃瓶收贮，不露气。用时将药粘拇指指腹少许，研揉患部。

[特点与体会] 此方内当归、三七、血竭花活血消瘀；乳香、没药消瘀定痛；元寸香窜通窍解毒；牛黄、珍珠、琥珀消炎解毒、化瘀镇痛；高丽参固气强心。故能舒筋活血，功效卓著。

三、促进骨折愈合系列方

骨折治疗不当，常可造成迟延愈合或不愈合，有时手术亦不能奏效，给患者带来莫大痛苦。运用中医药之特长，积多年经验，自创和改进一些方剂用于临床，获得显著疗效。其代表方为"壮筋补骨丸"和"加减补中益气汤"。

（一）壮筋补骨丸

[组成] 当归60g，川芎30g，白芍30g，炒熟地12g，杜仲60g，无名异30g，川续断45g，五加皮45g，骨碎补90g，桂枝30g，田三七30g，刘寄奴60g，土元90g，自然铜30g，黄芪90g，虎骨30g，破故纸60g，菟丝饼60g，党参60g，木瓜30g。

[用法] 共研细末，蜜为丸，每丸重6g。成人每天早晚各服1丸，小儿酌减，黄酒为引。

（二）加减补中益气汤

[组成] 黄芪，白术，陈皮，升麻，柴胡，人参，甘草，归身，茯苓，熟地，破故纸，牛膝，杜仲。（剂量随症酌用）

[用法] 水煎服，每日1次。

四、洗药方

[组成] 钩藤30g，牛膝15g，乳香15g，没药15g，姜黄15g，毛姜12g，三棱9g，莪术9g，透骨草30g，大力草30g，地骨皮12g。

[功用主治] 祛风、活血、舒筋、止痛。

[用法] 将药放盆内，水煎数沸。然后将药盆离火放在患部下面，趁热先熏，候水温稍低则可泡洗。熏时用布覆盖患部上方，减少蒸气外泄。如此每日熏洗两次，每次洗定将药汤保留，下次续水再煎。每副药可洗三日共6次。

五、复方公英汤

[组成] 蒲公英50g，生地50g，黄芩50g。

[功用主治] 清热解毒，用于有较多分泌物的伤面。

[用法] 加水1000ml煎至约500ml，用净纱布滤过，留药液装瓶备用。

每次取药液适量滴洗伤面，使分泌物除净为度。每日或隔日1次。

[特点与体会] 方内蒲公英清热解毒，生地活血镇痛，黄

芩祛皮下水肿。

六、地榆膏

[组成] 生地榆200g,凡士林适量。

[功用主治] 祛腐生肌,促使伤面愈合,用于分泌物减少、肉芽组织较新鲜的伤面。

[用法] 将生地榆捣末后放适量水,煎成药液,然后纱布滤过,取滤液继续煎熬成糊状,加凡士林调匀装瓶备用。

伤面分泌物洗净后,视伤面大小,将药膏摊于纱布块上,然后贴敷于伤面即可。

七、整骨八法

手法整骨是中医治疗骨折的独特方法,在骨伤科治疗中占有举足轻重的地位,历来受到医家的重视。根据临床实践,集各派手法之长,并结合人体解剖特点,对某些手法进行了改进和创新,总结出简便、实用、易于掌握的八种整骨手法:

1. 触摸法:通过触摸,判断骨折错位程度、移位方向等,并结合X线片,分析受伤机制,然后根据"反其道而行之"的原则,确定整复方案。

2. 牵拉法:筋骨受伤后,气血壅滞,筋肉挛缩,骨折重叠。故在整复之前,先行人力或器械牵拉,使筋肉松弛,断端分离,则易于复位。临证可根据骨折移位情况分别采用伸直、屈曲、外展、内收等不同体位牵拉。

3. 旋转法:是针对骨折端有旋转移位或背靠背移位。整复时先用旋转法纠正上述移位,然后再整复其他类型的移位。

4. 扩折法:是针对横断或小斜面骨折的复位手法。在整复时扩大断端成角,进行折顶,使其达满意的对位。

5. 摇顶法:用于斜型和横断型骨折。对斜型骨折,单用摇晃手法,即可使骨折断面互相靠拢、吻合;而对横断骨折,整复后仍有残余移位,先行摇晃手法纠正残余移位,继而作顶碰手法,使骨折断端嵌插,以增加断端稳定性。

6. 扣挤法：骨折复位后，仍留有残余侧方移位时，可用扣挤使其复位，牵引治疗的病人，可在牵引过程中每日做该手法两次，使其逐步达到理想的对位。

7. 提按法：骨折整复后，若留有残余前后方向的移位时，则用提按法使之达完全复位。牵引治疗的病人，可在牵引过程中每日做该手法两次，使之逐步达理想的对位。

8. 按摩法：主要用于调整筋经。在骨折整复后，徐徐循筋按摩骨折部位周围的软组织，使筋肉、脉络舒展条达，气血通畅。

在施用手法时，应注意以下几点：

1. 施法前通过望、闻、问、切，并结合 X 线片，对伤情做到了如指掌，胸有成竹，有的放矢，方可达到预期目的。切不可心中无数，盲目从事。

2. 施法时术者要精力集中，运用全身气血于手部，通过手的各种不同用力方法，按照术前既定整复方案，将八法筛选组合运用于整复全过程，施法宜巧、准、稳、柔，一气呵成。即手法要巧妙，以巧代力；部位准确，法到病解；气力稳妥，大小适度；刚柔相济，以柔克刚。认为"法之所施，使患者不知其苦，方称为手法"。反对那种不顾整体，不论伤情的粗暴整复手法。

3. 施法后要保持可靠的外固定，并应强调正确的治疗体位。固定后伤肢的体位很重要，如果体位失当，肌力不平稳，很易造成骨折再移位。因而总结了"复位是目的，固定是手段，体位最关键"的十五字诀，说明复位、固定、体位三者的作用及关系。

郭春园

1924.1~，河南省洛阳平乐人。名景韶。现任深圳平乐骨伤科医院院长，主任医师。

出生于河南洛阳平乐正骨世家，从小攻读医书，及成年传授正骨医术，助母在家行医。解放后，在郑州行医，1951年参加郑州市第一届中医进修班毕业，积极组织联合医院，贡献家传秘法验方。1981年晋为中医正骨主任医师。1984年任郑州市骨科医院技术顾问，深圳平乐骨伤科医院名誉院长。1988年任深圳平乐骨伤科医院院长。

对于骨伤科内治杂证临床多见，宗以治病务求其本，用现代医学知识，结合探讨其机理。凡疑难、常见多发病，均以通过科研证实疗效，写出临床观察总结，加以提高认识。参加编著有《平乐郭氏正骨法》，《中国医学百科全书·中医骨伤科学》。

现兼任中华全国中医学会省分会理事，市中医学会主任委员，省骨科学会副主任委员，中华全国中医学会骨伤科学会顾问。

一、骨折巧力整复四法

1. 提牵法：古之"提"法，是按之本提其末，拔伸向上之法。无详尽应用之部位。平乐郭氏正骨家传经验，则提到适用于短下骨折之短锉位后，即是适用于近关节上柱骨的远端骨折，且须是远折端移位向后侧。如肱骨远端骨折、尺桡骨远端骨折、胫腓骨远端骨折，其远折端移位向后侧。另有于膝反施之记，说明其肘膝可以反其前后施治之。这样股骨远端骨折，远折端向前移位者亦能同法治疗。其具体方法是：固本、提末，提之向上，提之使屈。肘、腕、踝上位骨端骨折，远折端后侧移位者，均可令仰卧位，固按其骨折之近折段于床上，提牵伤肢末部向上使屈（如有骨折远折端偏向后侧内、外者，只需注意提牵进行时纠正其固按向与提牵向即可）。但膝之上位骨——股骨远端骨折，远折端移位于前者，则须改置为腹卧位，故按股骨骨折之近折段于床上，提之小腿足踝部向上，并使之提牵中屈膝以达整复。以上手法施治中，以感音辨接或触摸形异，定其复位与否。如能在 X 线下透视或照片，确定其复位情况更佳。

2. 折顶法：古有"端提"之法，是端其陷落之骨复起，一种提中之法，故称端提。如股骨中段骨折，折部凹低畸形，则需施端提手法使之复起，实际是掌握凸起（移位于前侧之折端），端提陷落（移位于后侧之折端）。端提则是晃提中向前扩大折部畸形，使之断端折弓顶接，能达折端顶接则不会陷落，是谓复起。

平乐郭氏正骨在临床应用斯法，得出该法能应用四肢中段、中上段横断重叠骨折之治疗，须先以定槎法，定为横断类骨折重叠移位，然后方可施此手法复位，骨折移位之方向不呈一律，两骨折端有前后，有为内外，或为为复侧移位，重叠移位。有的致使骨折之暴力所使其移位方向，有的则为受之肌肉牵扯断端（段）改变其原移位方向。不能泥于端提陷落，因有骨折移位须折顶向之内、外者，如肱骨中上段三角肌附着部以下横断骨折，骨折后受三角肌之挛收牵扯，近骨折端必呈向外撬起移位，远骨折端受肱二头、三头肌等挛收必然向上与近骨折端成内外重叠，如若折顶法复位，必须远骨折端推向外弓与近骨折端折顶就接。有因骨部位关系折槎移位情况，须施之攀折使之折顶就接，如肱骨外科颈横断骨折，远折端受三角肌之挛收必呈向外向上，加肢体重坠作用力与伸肌之弹缩作用力，必然前弓前移，因此其远折端移位是向外、向上、向前移位，并向前外呈弓。必须攀压其远折端向内、向后、向下，牵提其伤肢之腕、肘部力提之向外、向前，使远折端产生撬式作用力，扩大折部畸形折顶向近折端就接。如折端顶接尚错位者，可推挤其两折端，施有利于纠正错位的骨折部，谓折中之小折顶。宜在麻醉下 X 线透视或照片确定复位情况。

3. 推转法：古之"接"法有推挤、推转二捺正手法。平乐郭氏正骨临床经验的推转手法，为斜形骨折受肌牵反向、转向移位之专用整复方法。有些横断类骨折受肌牵扯，改变原来移位者，以及螺旋骨折错位重叠移位者，施以推转手法是较为省力的整复方法。过去靠医生手摸辨认骨折移位畸形，今时以 X 线摄片确定骨折移位情况，麻醉下施推转复位。骨折部位与骨折槎形，一般是由暴力冲击之方向和伤时姿势决定的。但骨折移位之方向，暴力所致的移位可能因位置、因肌牵而被改变。暴力方向加受伤时姿位所产生之各种斜形骨折，其骨折斜面与肌内牵拉相一致，则会加大其斜形骨折分离重度重叠移位；骨折之斜面与肌内牵扯不相一致时，斜面可以起一定的阻绊作用，如遇上置放不适当，斜面之阻绊作用失去，则会出现转向移位，甚至于呈反向移位。这样骨折斜面不相对照，复位则成困难，以推转法整复麻醉下骨折移位畸形，或参照 X 线照片，拟定推转回旋方向，如需摸其远折端后位、外位时，则转推使远折端从后侧经外侧回旋于前侧，是谓近路回旋方向。参照其 X 线照片更为确切。

4. 撬接法：是过去《平乐郭氏正骨法》所载之"撬入法"，所谓撬入法是对骨折穿破皮肤折端外露，施以撬入复位。临床所见凡横断类骨折穿破伤者，经清创撬入并撬接复位，对位因不同于手术剥离广泛而是稳定，勿需内固定，施牵置或外固定即可。本此，临床所遇到超出整复时日之横断重叠骨折，施以切开撬接治疗，勿需内固定，夹板或石膏外固定即可。手术步骤：麻醉下，皮肤消毒，切小口进入，不广剥离，仅见折端，以剥离器撬开折端，撬接复位，缝合好骨膜、组织和皮肤，敷料盖好缝合之切口，夹板或石膏外固定。观察其近关节骨折断端，为松质骨，不宜反复撬接，撬接复位骨折顶错，非常稳定。其骨折位于中段者稳定性为差。此法为 1959

年改进之法，实为撬入法移植而来。

二、脱臼安全省力整复法

1. 下颌关节脱位口腔外整复法

其一、口腔外推托整复法：该法适应于习惯性下颌关节单侧脱位整复（双侧脱者，推托复位一侧，再施推托另一侧，有时复另一侧时，先复者又脱），询问患者有习惯性脱位史，摸下颌关节为一侧凸高，令患者低坐头后靠墙，或另一人托之头后，医者站立患者对面位，一手掌根大鱼际部，贴按于凸高之下颌关节近前部位，一手托端其部，令患者徐徐张合其口，随之合口之时，医者双手同时动作，一手推顶其下颌关节凸侧向后，一手托端并且摆向凸高侧，猛使其合口，可达复位（如为双侧脱者，换手操作如前动作）。

其二、压按双侧颊车穴口腔外整复法：令患者低坐头后靠墙，或另一人托之头后，医者站于患者对面位，双手大指按于患者双颊车穴位，双手食、中指固其下颌角部，双大指压推颊车穴深达压推下颌骨，并摆其下颌角，先为一侧用力压推之后并摆用力侧，继而向另一侧用力并摆动之。如斯操作可达双侧复位，如不能复位可再操作之。该法比双大指插入口腔压按下臼齿复位方法优点为多：一清洁，免于患者呕吐；二可避免双大指垫于上、下齿之间影响复位；三避免整复用力把欲脱的牙齿按脱落，按出血；四不会被齿槎破医手；五痛苦小，整复快，安全省力。

2. 肩关节脱位巧力、安全整复方法

其一、压按患臂曲池穴外摆前臂复位法：该法适应于肱骨头脱位于肩盂前下方（腋前），令患者仰卧屈肘置于腹部，医者一手大指压按其患臂曲池穴，其余四个手指固定肘之后内，与大指形成捏按曲池穴，徐徐增力按穴，另一手握之患臂腕部（仍为屈肘姿势），待患者平静无备之下，捏按穴位不懈，猛然外摆其臂（即为屈肘姿外旋上臂部），使之肱骨旋动，借肩关节周围肌肉收缩，可达巧力复位。

其二、横牵摆动患肢整复法：该法施于肩关节脱位整复安全可靠少痛苦，适用于高龄老年肩关节脱位整复，或体弱习惯性肩关节脱位，或伴有肱骨大结节撕脱性骨折之肩关节脱位，均勿需施用麻醉整复（其时久肿甚者例外），令患者仰卧，以布束攀拉于患侧腋胁部，斜经健侧胸肩，作固定身体之牵拉，另一人横牵患臂之肘、腕部，持续对牵约 10 分钟，然后施以上下、前后摆动，可达无痛复位。如不能复位者，可增按之肩峰，推顶其腋下肱骨头，以助之复位。

该法可对肩关节脱位并肱骨外科颈骨折整复，但必须在麻醉下，攀拉横牵均相同，持牵在 20 分钟左右，牵拉不懈下，着重增施双大指推挤其腋下肱骨头，其余指固按于肩峰部位，双大指用力推挤，上下摆动患肢使其复位。

郭维淮

1929~，河南省孟津县平乐村人。现任河南省洛阳正骨医院院长。

14岁便独立从事中医骨伤科临床工作。1953年任河南省洛阳专区医院中医门诊部主任。1955任洛阳市第二人民医院骨科主任，1959年任河南省平乐正骨学院骨科教研组主任及附属医院骨科主任。1978年后历任河南省洛阳地区正骨医院副院长、院长，兼河南省洛阳正骨研究所所长等职。

在学术上，继承了平乐正骨传统的方法"整体辨证，筋骨并重，手法整复，夹板固定，内外用药，按摩活筋"的治疗原则。在手法上总结出"拔伸牵拉，推挤提按，折顶对位，嵌入缓解，回旋拔槎，摇摆推顶，倒行逆施，旋撬复位"八法，以及压棉、缚理、砌砖、钳夹等固定方法。在临床用药方面，以祖传秘方为基础，研制了"接骨丹"、"活血止痛膏"、"展筋酊"以及"养血止痛丸"等药物，并多次获得重大科技成果奖。

著有《正骨学讲义》、《简明正骨》、《中国骨伤科学》、《高等中医院校骨伤系列教材》，参加编著有《中医骨伤科学》。

现兼任河南省洛阳正骨研究所所长，中华全国中医学会骨伤科学会副主任委员，河南省分会副会长。

"平乐正骨"手法

正骨手法是治疗骨伤科疾病的基本方法。除临床上用于诊断的摸法外，可根据不同的病证采用不同的手法，使所伤之骨复于正常；或使瘀血消散，气血通顺，肿去疼止；或使筋伤痊愈；或帮助病肢恢复功能。因此，骨伤科治疗方法，除内服、外用药物以调整气血，通经活络之外，而正骨手法则是根本之所在。不论骨折、脱位或筋伤，若手法施行得当，则为治疗创造了基本条件。

"平乐正骨"是洛阳平乐郭氏世家相传，现将治疗骨折、脱位常用的八种手法简介如下：

1. 拔伸牵拉法：筋骨受伤，一般都发生瘀血壅滞，筋肉挛缩，故在治疗中，首先要拔伸，使筋肉舒展，气血活通，有利于骨折、脱位复位，有利于肿消痛减。若拔伸力量不足，应增加助手或辅以器具牵拉。

所谓拔伸就是医患结合，先轻后重向肢体远端牵引，新伤瘀痛病证要求患者顺从配合，旧伤麻痛病证，要求患者对抗配合；整复骨折或脱位时，一般是顺势向远端拔伸牵拉，直至恢复常态为止，或者根据需要进行拔伸。如指、趾间关节脱位，单用向远端拔伸即可复位；如肱骨干骨折，在屈肘90°情况下，单用向远端拔伸即能复位。

所谓牵拉就是医者加助手牵拉，或辅以器具牵拉，牵拉时必须有反牵拉对抗，牵拉力由轻到重，逐渐增加，牵拉方向根据治疗需要，切忌猛牵猛拉。如髋关节后方脱位，患者仰卧位，助手双手按持髂骨两侧，固定骨盆，术者骑患肢，双手持膝关节，在膝关节屈曲90°时，向前上方提接即复位，另如股骨粗隆间骨折，患者于仰卧位，助手把两侧腋窝进行反牵拉，另一助手握患肢踝部，在向远端牵拉过程中，逐渐使足置于中立位，患肢外展35°，骨折即复位。

2. 推挤提按法：骨折、脱位经过拔伸牵拉纠正了重叠移位后，仍有侧方或前后移位者，必须在拔伸牵拉的情况下，采用推挤提按法使其复位。用两拇指或两手掌在肢体两侧左右推挤，如胫腓骨中段横断，根据左右侧方错位情况，术者以两拇指在胫骨嵴两侧推挤即能复位。若还有前后移位时，再用一手托提骨折下陷端，一手按压撬起端，双手一齐用力，即可复位。如股骨干骨折中下段骨折，远折端向后变位，采用牵拉法矫正重叠和左右移位后，一手掌托提骨折远端向前，一手掌按压骨折近折端向后，即可矫正前后移位。

3. 折顶对位法：由于"诸筋皆属于节"，当近关节处骨折时，一般不易牵开，因而复位不易。若为横断骨折，我们借用力学原理，利用巧劲使其复位，其法在筋肉松弛情况下，将两折端向同一方向折顶，使折端在成角情况下相接触，然后保持两折端稳妥接触下进行反折，使两折段成一直线即复位。如前臂双骨折中常见的一种，桡骨中上段横折，尺骨中下段斜折，一般不易复位，可用折顶法将桡骨两折端推向常侧，使成角接触，然后进行反折，桡骨骨折复位，随之尺骨即易复位。

4. 嵌入缓解法：少数骨折由于所致的外力大，骨折后其断端继续戳入皮肉内，严重时可造成皮破骨出，轻时穿破筋肉，致使筋肉嵌夹于两折端之间。也有少数脱位由于同样原因而造成嵌入筋肉者。另外近关节处的撕脱骨折，由于筋肉的牵拉，加上伤时关节缝张开，可致骨折片嵌入关节缝内。以上这些病例用拔伸牵引法或推挤提按法均不能使其复位，并且愈拔伸嵌入愈严重，此必须用嵌入缓解法。本法是在患肢肌肉松弛情况下，先扩大畸形，使两折端松解，然后将戳入筋肉内的折端，顺其戳入方向，用指推其皮肤，牵拉其筋肉，使其解脱。例如肱骨髁上斜形骨折，有时在肘窝外前侧筋肉夹在近折端下，术者应先扩大畸形，使折端向前外侧突起成角，以便两折端间松解，然后术者双肘窝前外侧向远端推拉嵌夹的皮肤，经皮下组织牵拉作用将插于近折端下的筋肉解脱。若为骨折片嵌入关节缝者，应利用关节屈伸及远端肢体旋转以导致关节间隙改变，及部分筋肉紧张，在关节缝张开情况下，将骨折片牵出。如肱骨内上髁三度骨折，骨折片嵌入肘关节内侧的间隙内，术者将患肘及同侧腕、指均伸展并保持其张力的情况下，将患肘关节过伸并外展外旋前臂，此时患肘内侧间隙关节张大，加上伸指总肌的牵拉作用，可将嵌入关节内侧间隙的骨折片缓解出来。如为关节脱位筋肉嵌入者，首先判断是哪端导致筋肉嵌夹，一般多为近端所致，术者持远端，围绕近端，将远端侧屈左旋或侧屈右旋，或依据近端戳出的方向，在扩大畸形情况下，推远端绕过近端顶部，将嵌夹解脱。如食指掌指关节脱位，多数情况下，近端从掌侧戳出，停留在皮下，远端脱于背侧，若用牵拉法，则两端之间嵌夹筋肉越紧，不能复位，术者只能先将第二掌骨头向掌侧推，以扩大畸形，同时持食指推基底部围绕第二掌骨头侧屈旋转绕过其顶端，嵌入即解脱，轻轻牵拉患指即复位。

5. 回旋拔搓法：长管骨骨干骨折，常因致伤力量过猛可导致骨搓背向，如短斜形骨折的搓形背向，单靠牵拉不能将其重叠矫正而复位时，经过回旋拔搓就很容易复位。再者临床若遇到不明显背向搓，一般手法复位无效者，可采用回旋拔搓法以矫正其搓位。其方法是在患肢筋肉松弛的情况下，以近折端为轴心，将远折端环绕近折端进行回旋，向左旋或向右旋，一般可将背向搓矫正，而骨折顺利复位；若在筋肉松弛的情况下背向搓矫正不了，可牵拉患肢使其筋肉紧张的情况下再进行左旋或右旋，即可矫正；如仍不能矫正，只要回旋超过周径一半以上，维持此位拔伸牵拉或再加用推挤提拔法即可复位。

6. 摇摆推顶法：对横断搓或齿状搓骨折，作上下对抗牵拉，至两折端已接触的情况下术者以双手分持两折端作左右或前后摇摆即可复位，如前臂中段同一水平位的双骨折，横断搓者用此手法即可复位。另外，骨折已基本复位，在保持牵拉情况下进行摇摆，或沿纵轴推顶，可促使搓位稳定，接合更紧密，有利于骨折愈合。

7. 倒呈逆式法：即原路返回法，本法多用于脱位的正复，根据脱位发生的过程，再倒转回去，脱位即复位。如肘关节脱位，一般情况多为患者跌倒，以手按地，由于身体继续前倾，使肘关节过伸，加上手按地，身体向下冲，地面反作用力向上，两力相交错，致使尺骨喙突向后超越肱骨滑车顶点至肘关节后方，肱骨小头滑向前下，鹰嘴推向后上，造成肘关节后上方脱位。正复时术者先将肘关节牵直再过伸，向远端牵拉，使尺骨喙突越过肱骨滑车顶点向前，按压肱骨滑车向后，然后屈肘即复位。

8. 旋撬复位法：本法多用于脱位的正复。助手固定近端，术者牵拉远端，利用患部解剖特点（筋肉拉力，关节囊或韧带的牵拉，骨骼上的突起或切迹等），借助杠杆力量，迫使远端滑向近端，直至复位。如髋关节后上脱位，一般髂股韧带没有损伤，股骨头脱于髂骨后方，患肢短缩，髋、膝关节屈曲，股骨内收、内旋。正复时，患者仰卧，助手以两手按持两侧髂前上棘处，以固定骨盆；术者一手持膝关节，一手握踝关节，顺其畸形姿势，尽量使髋关节屈曲，当大腿接近腹壁时，股骨头即从髂骨后方沿髋臼后缘向下滑动，直至髋臼切迹处，此时术者扳膝向外旋，使股骨从内收位，变为外展位，保持这一位置情况下，并将患肢逐渐伸展，下肢愈伸展，髂股韧带愈紧张，当其紧张度增强到超过股骨头与髋臼切迹处和摩擦力时，股骨头即滑入臼内而复位。

上述八法是平乐正骨正复骨折脱位的基本方法。每种方法可单独使用，也可几种方法配合使用，按其理，无论何种骨折脱位，一般均能使其复位。

郭焕章

1927.11～，河南省孟津县平乐村人。现任青海省中医院骨伤科主任，主任医师。

1947年承师（叔父）郭均甫学习中医正骨，1954年离开叔父独自行医，1954年在青海省西宁市首创开设第一家中医正骨诊所，1956年调青海省西宁市苏家河湾医疗保健站任站长，1961年调青海省中医院创设中医正骨科，在该院工作至今。

主要擅长以手法治疗骨伤各种疾病，尤以手法治疗急性腰扭伤、髋扭伤和各种类型闭合性骨折等较为突出。以传统的理论为基础，辨证施治。

现还兼任中华全国中医学会理事，青海省分会常务理事，骨伤科学会理事兼学术部部长，外固定学会常务理事。

腰痛中医治疗

（一）外邪所致腰痛类

1. 风湿型

主要证治：腰部发凉、酸困胀痛、遇阴雨气候改变加剧，坐卧则痛不减，痛无定处，抽掣作痛，舌白嫩，脉浮涩。常见于现代医学的增生性脊柱炎，类风湿关节炎，风湿性关节炎，某些先天性变异（隐性骶椎裂、腰椎骶化、骶椎腰化、椎间盘脱出）等证。

治法：祛风湿，益肝肾。

方药：独活寄生汤化裁

独活10g，桑寄生12g，秦艽10g，防风10g，细辛3g，熟地10g，赤芍10g，当归10g，川芎10g，桂枝10g，元参10g，炒杜仲12g，川牛膝15g，党参10g，甘草10g，水煎服，一日2次。

2. 寒湿型

主要证治：腰及髋痛、冷痛喜按、热则舒适，辗转不利，静卧亦不能减轻，舌苔白润或白腻、脉沉紧。见于现代医学中的慢性腰肌劳损，类风湿性关节炎，类风湿脊柱炎，增生性脊柱炎等。

治法：祛风除湿，温经活络。

方药：二妙散合舒筋饮

黄柏9g，苍术10g，当归10g，赤芍10g，莪术10g，干姜6g，海桐皮10g，羌活10g，沉香5g（冲），甘草10g。水煎服，一日2次。

3. 湿热型

主要证治：腰髋疼痛伴有热感、酸痛沉重、恶风、口渴，烦闷，遇热则痛加剧，小便赤涩，苔黄腻、脉濡或细数。见于现代医学的急性风湿腰肌炎，外感腰痛等。

治法：消热化湿

方药：四妙散加味

黄柏10g，苍术10g，川牛膝15g，薏苡仁30g，白术60g，芡实30g，干姜6g，木瓜10g，川断10g，炒杜仲12g，女贞子15g，功劳叶15g，佛手10g。水煎服，一日2次。

（二）肾虚腰痛类

1. 肾阳虚型

主要证治：腰膝酸软痠痛，绵绵不绝，少腹拘紧，面色白，四肢不温，大便溏稀，舌淡、脉沉细无力。常见于老年性骨质疏松症，慢性腰肌劳损，增生性脊柱炎，慢性肾炎等疾病。

治法：温补肾阳。

方药：右归丸

熟地10g，山药10g，山萸10g，枸杞子10g，菟丝子10g，鹿角胶10g，肉桂6g，制附片10g（先下），炒杜仲15g，当归10g。水煎服，一日2次。

2. 肾阴虚型

主要证治：腰膝酸软、缠绵不绝，心悸、失眠、口干咽燥、五心烦热，面色渐红，男子遗精，女子月经不调，舌红少苔，脉细数。常见于慢性腰痛，胸腰段结核，慢性肾炎等病。

治法：滋阴清火。

方药：左归丸。

熟地10g，山药10g，菟丝子10g，枸杞子10g，鹿角胶10g，川牛膝15g，山萸肉10g。水煎服，一日2次。

（三）跌仆闪挫腰痛类

1. 血瘀型

主要证治：腰痛发酸如针刺，转侧不利，活动受限，痛在定处，伤处肿胀痉挛、压痛，腹胀便干，饮食不佳，舌紫暗或有紫斑、脉弦细。常见于急性腰扭伤，胸腰段压缩性骨折，棘间韧带损伤等疾病。

治法：活血化瘀

方药：加味桃红四物汤

当归10g，赤芍10g，红花10g，川芎10g，桃仁10g，川断10g，炒杜仲15g，木瓜10g，羌活10g，炒大黄3g，制乳香6g，制没药10g，甘草10g，黄酒引。水煎服，一日2次。

2. 气滞型

主要证治：腰部胀痛，活动受限，胁肋窜痛，痛无定处，常有呼吸、咳嗽震动腰痛之证，疼痛和情绪有关，舌紫暗，脉沉缓或弦涩。常见于急性腰扭伤，椎间盘脱出，更年期综合征，老年性骨质疏松症等疾病。

治法：理气止痛

方药：加味乌药顺气散

白芷6g，白术15g，陈皮10g，青皮10g，乌药10g，木香6g，肉桂6g，破故纸10g，甘草10g。水煎服，一日2次。

3. 劳损型

主要证治：劳累后腰痛加重，休息后缓解，四肢倦怠，饮食不佳,苔薄白,脉细缓。常见于慢性腰肌劳损,椎间盘脱出,棘间韧带损伤,后关节紊乱,第三腰椎横突综合症等病。

治法:益气祛风止痛。

方药:金毛狗脊汤或用补肾止痛汤

金毛狗脊 12g,制川乌 6g(先煎),制草乌 6g,露蜂房 10g,蝉蜕 10g,木瓜 10g,川牛膝 15g,川断 10g,炒杜仲 15g,石楠藤 12g,防己 15g,制乳香 6g,制没药 10g。水煎服一日 2 次。

补肾止痛汤

当归 10g,白术 12g,川断 10g,炒杜仲 15g,破故纸 10g,毛姜 10g,桃仁 10g,木香 6g,炒大黄 3g,乌药 10g,青盐少许。水煎服,一日 2 次。

萧劲夫

1939年12月~，湖南省湘乡人。现任深圳市中医院院长，副主任医师。

1963年毕业于广州中医学院，早年曾从事儿、内科工作，专于骨伤科已有二十余年。

总结出骨折整复时，徒手拔伸牵引力的可塑性，也即是"回弹性"是产生这样一个理想状态的基础——整复者在施行手法时能够得心应手。提出了模拟中医正骨手法机械的作用力必须内有"回弹"性能的设想。

著有《四肢骨折与脱臼的治疗图解》、《腰痛》。

现兼任深圳市骨折伤科中心主任，深圳市中医药学会理事长，广州中医学院附属骨伤科医院名誉院长。

模拟中医正骨手法机械的研究和制造

人的运动是以骨骼为杠杆，关节为枢纽，肌肉为动力而发生的。肌肉的两端超越关节面附着于骨，而骨则支撑着肌肉保证其收缩的功能。肌肉根据关节的特点而十分适当的分布，使其各个方向的拉力接近平衡。当骨骼受到暴力冲击而折断时，骨骼的杠杆破坏，肌肉失去支撑，平衡也随之破坏。这时股肉的收缩则造成各种骨折移位。如果把一个骨折端看作质点。这个质点在空间自由运动，其运动位置可能需要三个独立坐标来决定，即可能存在前后自转（沿骨的轴线旋转）和分转（以邻近某一点为支点的转动）的运动，自转即骨折转轴移位，公转则可能是骨折的内外，上下移位。多种中医正骨手法，运用多方向的作用力，有效地消除这些自由质，如拔伸牵引以沿肢体纵轴的作用力，消除重叠移位，端挤提按用与肢体纵轴成不同角度的作用力消除内外和上下移位；回旋则以近折端为圆心作旋转，消除公转所致的折端背靠背移位（反锁）等等。在多种中医正骨手法中，拔伸牵引是必需的，这是因为在多种移位中，重叠移位最为常见，必须以拔伸牵引来矫正骨折端的重叠或解脱骨与软组织的嵌插。虽然有的骨折并不存在重叠移位，但拔伸牵引仍起着协助保持对线作用，因此，拔伸牵引无论在什么情况下都必须施行。

"欲合先离"指的是整复骨折时必须通过拔伸牵引使重叠移位（或嵌插）得以矫正，才可能使用其他手法来矫正其他移位。"离"不可太过，太过会过多损伤骨折周围的软组织，影响骨折愈合，如果撕裂了仅有的将两骨段连成一体的软组织合页，则更会影响复位的稳定性。对如桡骨上段等骨折部位来说过度的"离"还可能导致折端旋转。同时，中医正骨手法的作用力是多方向的，拔伸牵引是沿肢体纵轴方向的，其他手法的作用力则与其成角。骨折周围的软组织在肢伸牵引力的作用下发生形变时便产生张力。这即使是在一般麻醉下也是如此。因此麻醉剂只作用于中枢或传导神经，并不作用于肌肉本身，而拔伸牵引力（即拉力）愈大，软组织的张力愈大。因此，牵引太过时，折端过度的"离"，则会造成骨折周围的软组织合页或其他如肌肉、韧带等张力增大而绷紧，这样不仅使手感不清楚，更妨碍其他手法的施行。所以拔伸牵引应该是恰到好处的。即使矫正重叠、解脱嵌插，又不增大软组织的张力。纵使如此，由于在拔伸牵引力（拉力）的存在下，骨折周围软组织的张力也同时产生，虽然有时这些张力能形成软组织的夹板作用，维持复位的稳定，但同时造成骨折移位或复位的主要肌肉的因素也在起作用，要求得在有效牵引（矫正重叠）下，使不利于复位的软组织张力不再增大，而有利于复位的软组织张力又不减少的理想状态，设拔伸牵引力为 $F1$，而整复者的作用力（或纵向的肌肉张力）为 $F2$，$F1$ 由两个整复助手提供，当整复者施行其他整复手法时（或肌肉收缩时）则产生 $F2$。这时两个助手必须随着 $F2$ 的不断复位变化而适应地伸缩，这就是拔伸牵引力 $F1$ 的可塑性，也即是"回弹"性。这样的理想状态出现时，骨折处表现比较轻松，但重叠却已矫正。这时施行其他手法也是十分应手的，在手法作用力作用下，借助软组织夹板，使移位的骨折端得到一个最佳对合位置。中医正骨医生凭着熟练的技巧、坚强的臂力及握力与多个整复者默契配合，营造这样一个理想状态而将骨折复位。但是人力牵引是不可能恒定的，这个理想状态在不断地变化着，仅是瞬间地存在，整复者在整个整复过程就是在努力捕捉这一瞬间。而且事实证明，由于单纯的徒手整复（人力整复）的拔伸牵引力的不恒定、不均匀，在前臂骨折就有20%～40%的病例发生骨折的两端旋转或成角。

诚然，使用中医正骨手法整复骨折和关节脱位具有组织损伤小、病人痛苦轻和使用安全等优越性，从而缩短了骨折的愈合时间，较快和较好地恢复伤肢的功能。可是要达到这个理想的效果是有相当难度的，因为人力难于满足整复时在力学上的需求。

中医正骨器械很大部分地解决了体力这个问题，据我们测定在无麻醉下，上肢骨折矫正重叠移位拉力需15～40kg，下肢，骨折则需60～120kg。这个力度对于机械装置来说是无困难的它具有"回弹"这一性能，可将人力整复只是瞬间存在的理想状态变为持续存在，这便很大程度地解决人力整复中的配合问题，从而降低了多个整复者之间的配合技巧，并有利于一个整复者的技工的发挥。对150例四肢骨折的伤员复位，其中有股骨颈骨折，股骨粗隆间骨折，股骨上、中、下1/3骨折，胫腓骨上、中、下1/3骨折，桡骨上、中、下1/3骨折，尺骨上、中、下1/3骨折，桡骨远端骨折，掌骨骨折等都达到了理想的效果，不但整复时省时、省力，而且整复的难度降低，一次复位成功率得到大大的提高。对于一些大腿、小腿骨折均可不费力地一次复位成功，缩短了骨折愈合时间。对肱骨外科颈骨折在一个操作的情况下能顺利地不费力地复位，在150例病例中，复位难度较大的前臂骨折有65例，平均整复时间为9分钟。解剖复位率达83%。

曹贻训

1936~，山东省龙口市人。现任山东中医学院骨伤系主任。

1965年毕业于山东中医学院，留校工作。后随梁铁民、杨锡嘏等前辈学习。对慢性骨髓炎和创伤性感染疾病，注重内服和外用并重，内服药又不拘泥于一方一药，做到了辨证论治，对创伤后期肢体肿胀，长期不消，此为久病气血两虚，经络瘀闭不通所致，故临床采用补益气血，温经通络，渗湿利水的治疗原则，对老年性腰椎椎管狭窄症，临床常出现腰腿疼痛和间歇性跛行，下肢萎缩无力等症。本病肾虚是本，腰腿痛和间歇性跛行是标，应在补肾的基础上，酌情加活血通络止痛之品，方能标本兼治。

对手法操作应轻巧柔和，使病人痛苦少，达到复位成功率高，特别对于关节内骨折的整复，则是根据受伤的机理和骨折块的旋转移位的方向，而采用巧妙手法使骨块复位成功。

参加编著有《实用中医保健学》、《英汉中医临床概论》、《英汉中医临床大全》，发表有关学术论文20余篇。

一、消肿方

[组成] 当归15g，黄芪20g，鸡血藤15g，川芎10g，桂枝10g，土元10g，地龙10g，丹参15g，茯苓15g，泽泻10g，猪苓10g，木通10g，牛膝10g，路路通10g。

[特点与体会] 骨折和伤筋的后期，肢体长期肿胀不消在临床上极为多见，如股骨颈骨折、粗隆间骨折、股骨干骨折等，特别是手术后广泛的石膏固定，后期更易出现，严重影响了肢体功能恢复，延长了治疗时间。其产生原因：外伤性炎症反应，损伤后由于组织出血，体液渗出，同时由于疼痛反射性造成肌肉痉挛，唧筒作用消失，造成静脉及淋巴管瘀滞，回流

障碍；长期肢体固定，肌肉不运动产生肌肉萎缩，肌肉弹力降低，失去肌肉舒缩功能，静脉和淋巴回流缓慢或瘀滞；由于长期静脉、淋巴瘀滞，其管壁扩张，通透性增加，造成组织间水肿；医护人员对伤肢的练功重视不够，没有及时指导伤员进行合理的功能锻炼。

肢体肿胀长期不消，往往导致关节僵硬黏连，严重地影响了肢体功能，在治疗上比较困难。根据中医的理论，久病必导致气血两虚，血运不畅，经络瘀闭不通所致。治疗时应采用消肿方。

本方重用当归、黄芪、鸡血藤以补气养血，川芎、丹参、土元、地龙、牛膝、路路通、桂枝以温经通络活血化瘀，茯苓、猪苓、泽泻、木通以健脾渗湿利水。

二、消肿外洗方

[组成] 透骨草30g，归尾15g，红花15g，苏木15g，白芷15g，姜黄15g，灵仙15g，羌活15g，五加皮15g，海桐皮15g，牛膝15g，川楝子15g，土茯苓15g，花椒9g，乳香6g。

[用法] 水煎外洗，每日2次。

[功用主治] 具有舒筋活血，通络止痛之效，如和"消肿方"合用，则效更佳。

三、坚骨方

[组成] 熟地15g，当归15g，黄芪20g，枸杞子10g，菟丝子15g，川断15g，淫羊藿15g，肉苁蓉10g，何首乌15g，地龙10g，桂枝10g，牛膝10g，鹿角胶6g（冲），龟板胶6g（冲），杭芍12g，甘草6g。

[特点与体会] 本方以熟地、首乌、枸杞子补养肝肾，益精养血。菟丝子、川断、淫羊藿、肉苁蓉以补肾壮阳、强壮筋骨。黄芪、当归补气养血。又以地龙、川芎、牛膝、桂枝引气活血以通阳。鹿角胶、龟板胶补肾滋阴、填精补髓。杭芍、甘草以缓解肌肉痉挛，柔肝止痛。

几年来运用此方治疗老年性骨质疏松症有显著疗效，一般进 6～12 剂后，即可产生精神振奋、肢体有力，疼痛缓解，继服可以获得痊愈，但必须注意调养饮食，适当锻炼以促进康复。

四、肱骨内上髁骨折伴肘关节脱位的手法

（一）肘关节后外侧脱位：内上髁撕脱之骨片多无嵌夹，复位较易。上助手双手握上臂，下助手握前臂及腕部，术者左手握肱骨下端，右手握尺桡骨近端，在二助手拔伸牵引的同时，术者左手拉肱骨下端向外，右手推尺桡骨近端向内，下助手并逐渐屈肘，前臂旋前，肘关节脱位即可复位，内上髁骨片亦随之复位。

（二）肘关节外侧脱位：内上髁骨片多由屈肌腱和内侧韧带的牵拉而位于肱骨下端关节面以下或其外侧，整复时，上助手双手握上臂，下助手一手握腕部，一手握手指。将肘、腕、指关节伸直，前臂旋后微作牵引，以增强屈肌的拉力，有助于骨片从关节腔内移出，术者左手握肱骨下端以固定，右手握住尺骨近端向内推挤，在推挤时，努力使肘关节间隙挤紧，依靠尺骨鹰嘴的内侧缘将内上髁骨片推挤出关节腔，肘关节复位后，前臂旋前屈肘 90°屈腕。

（三）肱骨内上髁骨片呈三度移位者（即嵌入肱尺关节间隙内）：这种情况复位有一定的困难，如单独依靠屈肌的拉力或增大内侧关节间隙，也难以复位。我们采用再脱位的方法进行复位。因为骨片位于肱尺关节间隙内，肘关节极不稳定，易再脱位，下助手仍伸直肘、腕、指关节，并外展旋后位牵引，术者握尺桡骨近端轻轻向外侧拉，即可造成肘外侧脱位，肱骨内上髁之骨片即可摆脱肱尺关节之间的嵌夹，再按二法复位，多易成功。

（四）经上法复位肘关节脱位和内上髁之骨片多能满意复位。但有时骨片变成二度移位，有时变成 40°或 90°不等旋转移位。此时应摸清骨片的位置或依靠 X 光片进行分析，根据

旋转的角度和骨片所在的位置,以右手拇、食、中三指捏住骨片推向肱骨内上髁之原位。

(五)固定方法:以布筒剪成四块瓦形纸壳,以适应肘关节的生理形态,当复位满意后,在肱骨内上髁的前下方置一块大小合适压垫,胶布固定,肘部裹以棉垫,将四块瓦形纸壳分别置于上臂下端的内外侧和前臂近端的内外侧。上下纸壳的尖端互相重叠。加强肘部的固定力量,上下纸壳分别系两条扎带系紧,中间相邻的两条,内外侧再以系带相连。内侧略紧,增加压力。防止滑脱,其外再以绷带加强固定,前臂旋前,屈腕,悬吊胸前。

五、手法治疗腰椎后关节滑膜嵌顿症

本病的发生多为腰部突然闪、扭或弯腰前屈突然直腰时而使腰椎小关节滑膜嵌入小关节间隙之间,而产生临床一系列症状,伤员即产生难以忍受的痛苦,临床容易误诊和延误治疗,以致产生慢性腰痛。中医手法疗效最佳,多能取得立竿见影的功效。可选用以下手法:

(一)按摩手法:患者俯卧位,腹下垫一薄枕,术者以两手拇指或手掌,在脊柱两侧循其足太阳膀胱经自上而下进行轻度按摩,过承扶穴改点按法至殷门、委中、承山穴。重复3遍,约3~5分钟。借此手法以达到镇静止痛、缓解肌肉痉挛之目的。

(二)斜扳手法:通过上一手法患者肌肉痉挛一般得以缓解,疼痛减轻。此时嘱患者侧卧,患侧在上,髋膝关节屈曲,健侧伸直,术者立于背后,一手推臀,一手扳肩,两手相对用力,使上身旋后,骨盆旋前,令患者放松肌肉。当活动至最大范围时,术者用力作一次稳定性的推扳动作,此时往往听到清脆的弹响声,这是手法成功的关键,疼痛顿时减轻。

(三)牵抖手法:患者俯卧位,一助手拉住患者腋下作对抗牵引,一助手握住双踝。尽力向下牵引,术者立于床边,双手相叠按于患者腰骶部,上下助手牵引的同时,推患者腰部左

右摆动,持续一分钟,此后下助手将患者双下肢抬起使腹部离床,在持续牵引的同时,作肢体上下快速的抖动。手法结束后,再以按摩手法2~3分钟,达到舒筋活血,理顺筋骨之目的。

(四)手法体会:腰椎后关节滑膜嵌顿症主要矛盾是小关节滑膜嵌入关节间隙内,由于神经反射和自体保护性反应而产生广泛性肌肉痉挛,尤以棘肌为重,肌肉痉挛又加重了疼痛,如此则形成了恶性循环,在治疗中必须抓住肌肉痉挛和滑膜嵌顿两个中心环节,才能标本兼治。肌肉痉挛疼痛,中医认为是经络受阻瘀滞不散,气血流行不通,不通则痛。所以在治疗上必须使气血得以宣通,疼痛自然缓解。按摩手法可以缓解肌肉痉挛,增加局部的血液循环,消除瘀滞,从而起到行气活血、消肿止痛、舒筋活络之目的。

斜扳手法是以腰部为支点。一个力作用在肩部,使其向后旋转,另一个力作用在臀部,使其向前旋转,两个合力作用在支点上,则使腰部产生旋转,借此扭转之力可拉开腰椎小关节,使其间隙增大,为此嵌在小关节间的滑膜得以解脱,基本矛盾可以解除。但斜板手法未必都获成功,为了彻底使滑膜解脱,所以又加用了牵抖一法,且牵引力必须够大,为此可拉开小关节间隙,同时术者双手又使患者腰部左右摆动,必然会使腰椎两侧小关节张开闭合,闭合张开,再加牵抖作用,因而可完全解脱嵌顿之滑膜,同时又可起到稳定关节之作用。

六、手法整复肩关节脱位并肱骨外科颈骨折

本病临床少见,患者跌倒后上肢位于高度外展后伸拉。手掌着地,身体重力和地面反冲力集中在肩关节,肩峰抵住大结节,即产生杠杆作用,肱骨头顶破关节囊前下方薄弱处,即可造成肩关节脱位,因外力较大余力继续作用,同时可发生外科颈骨折。其病理改变较复杂,治疗也较困难,采用以下复位法一般可获得成功。

高位臂丛麻醉后,患者仰卧于整复床上,上助手以宽布带

绕过患侧腋下，两手拉住布带的两端向上牵引，下助手握患侧腕部向下牵引，在缓缓牵引的同时，逐渐将伤肢外展至70°左右并轻轻旋转法动，使骨折的远端对准骨折的近端，此时术者双手拇指顶住向下旋转肱骨头的关节面向外下方面推顶，并轻轻旋动肱骨头，使肱骨头从破裂的关节囊口还纳关节盂内，肱内头复位后用双拇指按压稳定住肱骨头，以防再脱位，下助手在牵引的同时将肱骨外展，使骨折端对位。复位成功后，在牵引下逐渐将上肢内收，术者双手固定骨折端，助手沿伤肢纵轴轻轻嵌击，使骨折端紧密对合。以连肩板固定患处。

手法成功的关键在于：麻醉效果好；操作手法一定要轻柔缓慢，特别是下助手牵引力量不能过猛过大，否则易加重损伤，同时可造成关节囊破裂口的闭锁，障碍复位。术者双拇指推顶肱骨头时，助手在牵引的同时还轻轻旋动肱骨头，如此可使关节囊破裂口张开，便于肱骨头复位，也可避开肱二头肌腱的阻挡，有利于肱骨头还纳。

七、锁骨骨折的整复和固定的方法

锁骨骨折临床多见，骨折多发生在中、外1/3交界处。其移位特点，近侧断端由于胸锁乳突肌牵拉而向上后移位，远侧断端由于上肢的重量和胸大肌的牵拉而向下向内移位，致使两断端重叠。整复与固定的关键在于能使骨折远断端向上向外对合骨折近侧断端。此种骨折复位成功率极高，但固定多不可靠，以往各家多采用"∞"字绷带或双环固定法，此法固定亦难以克服上肢重力影响，最后仍导致错位愈合。固定松了不起作用，过紧影响上肢血液循环，肢体肿胀，甚至造成神经压伤或腋窝处压迫性溃疡。术后护理不便，病人不能平卧和侧卧休息。

几年来采用患肢屈肘内收上顶法整复固定，收到满意效果。

其整复方法，患者仰卧于整复床上，患侧腋下以棉卷，其作用使肩外展以松弛胸大肌，助手立于健侧，一手握患侧腕部,一手握肘部,将肘关节屈曲90度,同时内收上臂至胸前,握肘部之手努力推顶上臂向上向外,迫使锁骨远段向上向外。术者立于患者头侧,以一手拇、食指向下向内压近侧端,另一手拇、食、中三指捏住骨折远段向上提,骨折即可复位。整复结束后,将伤肢保持原位,即屈肘内收位,以绷带固定于胸前,并使肘关节努力向上向外,以消除上肢重力的影响。固定3~4周即可。

康瑞庭

1939 年~，河北省石家庄市人。现任北京中医学院东直门医院骨伤科副教授。

1959 年考入北京中医学院，1965 年毕业后，留校在附属医院骨科工作，随刘寿山医师学习骨伤，1971 年在北京市积水潭医院进修创伤骨科，参加卫生部举办的骨科学习班。

编著有《中医骨伤科学》、《骨科讲义》、《刘寿山正骨经验》、《中国骨伤科学》等，发表有多篇论文。

现兼任北京市中医学会按摩骨伤学组委员、秘书，全国高等中医院校骨伤科研究会秘书长。

下尺桡关节错缝的诊断和治疗

下尺桡关节的错缝由前臂的旋扭、打、闪等外力造成的下尺桡关节损伤，一般按腕关节扭伤进行调治，容易忽视其错缝（或三角软骨损伤）的病理，导致后期关节的酸软无力，甚则尺骨高凸的畸形。

急性损伤者腕关节部位有明显的肿胀，疼痛，前臂的旋前或旋后功能受限，活动后疼痛加剧。

两前臂在旋后时，比较两腕部，伤肢的尺骨小头明显向背侧高凸；伤侧下尺桡关节较健侧宽大；从背侧按压尺骨小头处有弹动感，即压之复原，松手即回到高凸部位（类似弹性固定感）。

如果伤肢的肘关节固定于屈曲位，即肘部置于桌面上，术者一手扶伤臂肘部，一手握伤臂的下段，使尺桡骨做强力的旋前和旋后运动，在尺骨小头部可闻及弹响音或摩擦感，偶尔可发生关节绞锁，此是本病的重要体征。如果将伤肢的前臂固定于中立位，使伤肢的手带动近排腕骨，绕着尺骨小头做回旋运动，观察是否疼痛的发生，若疼痛则属腕部尺侧的软组织损伤，而不属下尺桡关节或三角软骨板的损伤。

下尺桡关节错缝如若失治或治疗不当而形成的陈旧性损伤，除具有上述的一些体征外，常常导致腕部的疼痛，手之握力、持重将减弱，或前臂运动、持重中有不稳定感，或有关节绞锁体征。

治疗方法

（一）手法复位

1. 复位归合法：患者正坐，伤臂伸展，掌心向下，助手站在伤肢外侧，双手拇指置尺桡骨下端，余四指环拿尺桡，术者站在伤肢前方，双手拇指与助手相对，术者拇指掌指关节对应在桡骨茎突与尺骨小头部，大鱼际按压于患者伤手之腕部。二人做相对牵引，在牵引下与术者之腕部环形摇摆而带动患者伤腕做环转摆动。术者两手压按尺桡同时用食指患者尺桡骨之间向上挺托、分掰，使二骨分离。之后，由术者用大鱼际从尺桡骨两侧用力向中心部挤压，使二骨合拢，即"是欲合先离，离而复合"的原则。

2. 桡骨旋转复位法：术者站在患者伤臂的外侧，一臂挟住患者之伤臂，两手握住前臂下端，双拇指按压在尺桡骨上，余四指环握前臂，拿紧后，向前推伸前臂，同时上下晃动尺桡骨，再用力下压尺骨茎突，放松挟伤臂之臂，术者转身面对患者，其按压尺桡骨的双手不动（尤其压力骨的拇指力量要加重），使伤肢前臂旋后，屈肘，患手搭患侧肩部，然后将伤臂高举，肘关节伸展，腕关节背伸，术者双拇、食指用力归挤尺桡骨下端，使两者合拢，即复位成功。

（二）固定材料及方法

条箍垫一条，棉球一个，弹力绷带一卷，纱布绷带二卷，夹板二块（即前臂骨折所需的掌侧板、背侧板），胶布。布带三条。

复位成功后伤肢置于肘关节90°，前臂中立位，用胶布把棉球团缠成有一定形状和硬度的球，放在下尺桡关节的背侧，条箍垫之外加同宽且稍长的（约 10mm）胶布一条，始于桡侧先粘住皮肤，往背侧压住棉球，向尺骨加以压力固定；再用弹性绷带在腕部将条箍垫加固包扎，然后用普通的纱布绷带包扎臂数层，用前臂骨折的掌、背侧夹板固定尺桡骨，以 4 条布带扎紧（松紧度同前臂骨折的方法），最后以颈腕吊带将伤肢悬于胸前。

章煜铭

1939.11～，浙江省杭州市人。现任杭州市中医院骨伤科副主任，副主任医师。

1955年到1958年受业于杭州中医伤科陈祖安先生，并在1956年至1959年杭州市中医学习班结业。1961年至1963年浙江医科大学医疗系函授结业。1961年12月至1962年3月在宁波中医伤科陆银华先生学习。1976年9月至1977年9月在上海瑞金医院伤骨科进修学习。1985年9月至1986年7月在浙江省第一届主治医师晋升提高班学习结业。

1958年12月起在杭州武林卫生院伤科工作。1960年10月到杭州市中医院骨伤科工作至今。在临床上对腰椎间盘突出症采用一次性手法推拿治疗与内服中药相结合，获得较好效果。1989年研制成"多功能推拿牵引治疗床"，治疗腰椎间盘突出症、腰椎假性滑移、胸腰椎屈曲型压缩性骨折整复、腰椎后关节紊乱等治疗，从而使中医手法外治现代化、科学化。1982年获"耳麻推拿治疗腰椎间盘突出症"省级较佳学术论文奖，1983年获"屈曲型胸腰椎压缩性骨折治疗"省级较佳学术论文奖，1983年获"屈曲型胸腰椎压缩性骨折治疗"省级优秀论文奖，1987年获"论肩周风的病因病理及治疗"市级优秀论文奖，1988年获"颈肩膏外敷治疗颈椎病、肩周炎"市级优秀论文奖。

现兼任中华全国中医学会骨伤科学会浙江省分会副主任委员，杭州市中医学会秘书长。

一、活络愈伤膏

[组成] 膏药肉方：当归120g，牙皂60g，申姜120g，川芎60g，防风60g，赤芍120g，苏木120g，生地120g，羌活60g，独活60g，红花60g，桂枝60g，桑枝60g，京三棱120g，

莪木 120g，麻油 80kg，广丹 40kg。制法：上药浸油内，冬季 10 天，夏季 4 天，春秋季 7 天后在锅内煎熬至药全部焦黑时去药渣，再将油煎至滴水成球，然后下丹制成膏药肉。

药末方：制阿魏 500g，升麻 500g，白芷 200g，生南星 200g，生白附子 200g，羌活 200g，独活 200g，防风 200g，制乳香 200g，制没药 200g，肉桂 200g，川芎 200g，冰片 50g。上药共研细末，每 30g 重伤膏药肉加本药末 6g。

［功用主治］外敷治疗跌打损伤、骨折、脱臼、瘀肿疼痛、风寒湿痹痛等证。临床应用，消肿止痛，活血舒筋疗效较佳。

二、清凉膏

［组成］当归 30g，紫草 6g，大黄粉 120g，麻油 500g，黄腊 150g。

［功用主治］清火解毒，消肿止痛。主治跌打损伤，局部瘀肿、红热者。

［用法］将当归、紫草浸麻油内（春秋浸 4 天，夏浸 2 天，冬浸 7 天），后取药油煎熬至药呈黄褐色（不可焦黑），去药渣，加入黄蜡成膏，待膏冷凝固后才将大黄粉拌入即成清凉膏。

三、透海散

［组成］海桐皮 90g，制乳香 60g，没药 60g，透骨草 150g，红花 90g，川椒 60g，川芎 60g，白芷 90g，防风 60g，桂枝 60g，桑枝 120g，细辛 60g，伸筋草 90g，莪术 90g，荆芥 60g，麻黄 60g，三棱 90g，冰片 60g。

［功用主治］舒筋活络，通利关节。主治伤后肢体冷痛，关节僵硬，风寒湿邪浸注者。

［用法］上药研末，装袋备用。用时取 100g 装袋水煎熏洗患处。

四、颈肩膏

［组成］当归，川芎，羌活，威灵仙，青风藤，葛根，制

乳香、没药、生川乌、生草乌、三棱、莪术、白芷、细辛、生附子、丁香、红花、肉桂、生南星、樟脑。

[功用主治] 祛风通络。主治颈椎病、肩关节周围炎。

[用法] ①用95%乙醇浸泡乳没药，使溶解，取上清液回收乙醇。②将白芷、细辛、之三棱、莪术、肉桂、丁香提取挥发油。③将提取挥发油的药渣和当归、威灵仙、青风藤、葛根、生附子、红花加水煎三次浓缩药汁。④将川芎、羌活、生川草乌、生南星、樟脑共研细粉。⑤取凡士林加热，另取硬脂酸、单硬脂酸甘油酯及尼泊金乙酯放另一容器中加热与凡士林混匀成油项。⑥取适量蒸馏水与月桂醇硫酸钠、甘油为水项，并将药物煎出液加入水项，混匀加热至80℃。⑦在同温下将水项流入油项，搅拌成水油乳膏，然后加入乳香没药搅匀，再加入挥发油，再后加入药粉拌匀成颈肩膏。

五、手法推治疗腰椎间盘突出症

1. 耳麻方法：①取耳针相应部位的腰骶椎、腰痛点、透臀及坐骨神经、神门。②用半导体脉冲麻醉机诱导及维持，频率为300~400/分，诱导时间20分钟。③电压强度以病人较大耐受量在3~5伏之间，诱导10分钟后可略再加强。

2. 手法椎拿：经耳针麻醉20分钟后开始手法推拿。

①拔伸牵引法：患者仰卧，用布带从患者背侧向两腋下端穿出，助手甲将穿出之布带向头侧方向牵拉，助手乙、丙分别握住患者两下肢踝上部作对抗牵引，舒通患者十四经络。

②推运拔伸法：患者仰卧，术者站于患侧，一手按在患腿膝下部，另一手按在患腿臀部，使患腿髋、膝关节充分屈曲，并从外向内，由下向上推运患腿，转动臀部，使腰椎转动10次，然后术者双手握住患下肢用力将患肢向下作拔伸3次，同时将患腿直腿抬高至90°以上3次。健侧腿用同样手法。达到活动腰椎关节，松解神经根的黏连。

③侧推松动法：患者侧卧于健侧，健侧腿在下自然伸直，患腿在上使髋、膝关节呈半屈曲，助手站于患者的背面，两手

固定上胸，术者站于患者前侧或背侧，用手推患者骨盆缘向前转动三次，可听到腰椎部"刮搭"声响。然后再对侧卧位用同样手法。达到松动椎间组织，分离黏连，回纳突出的椎间盘。

④牵伸弹压法：患者俯卧，上胸垫一高枕，两大腿前上部垫一高枕，助手甲和助手乙、丙牵拉患者作对抗牵引，术者两手重叠用掌根按压在腰椎间盘突出部的腰背面，一压一松，用力缓稳弹压100次，达到使椎间隙内产生负压，突出的椎间盘回纳的目的。

手法后患者需卧硬板床三周，并需在床上作腰背肌锻炼，以便使回纳后的椎间盘纤维环破裂的修复和增强腰背部的肌力。

手法推拿要稳准熟练，刚柔适宜，严格掌握，选择适当。手法推拿后患者如有腹胀，尿滞留，可对症处理即能消除。对中央型退行性变较重或巨大型或已完全破裂的腰间椎盘突出症应禁用手法推拿，对50岁以上的腰椎间盘突出，应慎用手法推拿，有可能把已突出的椎间盘髓核挤入椎管内，造成马尾神经损伤。

六、DYJ—JⅡ型多功能推拿牵引治疗床

根据人体胸腰椎的生理及病理特点，按临床的治疗要求，设计了一种由电器控制，液压驱动的具有8个加载方式，6个活动面的推拿牵引治疗床，使患者能根据病情及治疗上的需要，在牵引的同时，床身可多向活动，使人体胸腰椎有前屈、后伸、侧弯、旋转等多向活动，达到推拿和牵引治疗的目的，以部分代替传统的中医骨伤科手法推拿整复治疗，既可大大地减轻医者的体力劳动强度，又可使这手法推拿治疗现代化、科学化。临床治疗腰椎间盘突出症，腰椎假性滑移，腰椎后关节紊乱，胸腰椎屈曲型压缩性骨折等。整复治疗由外伤、劳损导致软组织及胸腰椎骨之间内外生物力学不平衡引起的疾病，具有独特的功效和较高的治愈率。

梁克玉

1928.5~，山东省枣庄市人。现任湖北中医学院附属医院骨科教授。

1956~1958年任湖北医学院助教，1959~1961年在湖北中医学院学习中医。1962~1964年任湖北医学院外科讲师，1965年至今，任教于湖北中医学院附属医院骨科。

擅长中西结合骨伤科及矫形外科，曾研制"恒定直流电骨形成刺激器"、"方波电容耦合电场骨治疗仪"等。

参加编著的有《简明中医学》、《中医伤科学》、《中医骨伤科学》，发表论文多篇。

一、骨不连治疗新方法

1973年制成，恒定直流电治疗机，本机为一种半埋入式电刺激形式，即把阴极克氏针插入骨断端，阳极置于体表，其特点是体积小、重量轻、可携带、内部装有晶体管及电阻，以确保恒电源，不管在治疗期间电阻如何变化，而输出电流保持恒定不变，耗电量小，一个6伏叠层电池可连续应用2~3年，阳极导体系国产镍币，不会引起皮肤反应。

本组共48例骨不连，愈合44例，愈合率达91.7%。失败4例，1例因断端间隙大于0.5cm，1例伴有全身骨质疏松症及糖尿病，2例伴有骨感染，显然是选择治疗时机不当。

从以上可看出，本机治疗骨不连安全有效，方法简便，减少了患者手术植骨痛苦及术后并发症。

二、促进骨折愈合的实验及临床研究

1986年研制成功，经中国医学科学院情报研究所以Medlars数据库联机检索近10年的国内外文献尚未见有报道。

应用本仪器与1984年Brighton报道的"正弦波电容耦合

电场"做实验对比研究。充分证明本仪器优于正弦波电容耦合电场，组织形态学计量结果：四类骨痂组织学记分及荧光双环间距，方形波与正弦波比较 $P < 0.01$，力学实验表明方形波较正弦波的抗折强度恢复率高 2%。实验还发现间充质细胞在电刺激侧迅速增殖分化，骨基质矿化增快，矿化量增多等现象，提示了电容耦合电场的作用机理是诱导成骨，它通过细胞膜上的特殊受体，将电场的电信号译成骨的生化信息，引起一系列生理生化反应，使骨折得到迅速愈合，这一发现对阐明电场诱导成骨的机理具有重要意义。

本仪器研制成功后，先后在本省、广东、广西等三省 20 余家医院应用，500 台仪器 300 余患者，临床充分证实有促进骨折愈合的作用。

本仪器与其他类型的电刺激法相比，具有使用方便、经济、无并发症、无痛苦、体积小、重量轻、可携带、电容极板不需精确定位等特点。有骨感染、伤口、窦道及金属内固定物者均可应用。

程定远

1907.2～，安徽省休宁县人。曾任江西省南昌市第四医院伤科主任。

1922～1924年在姑苏向汪芝斋老先生学习内功。1931～1933年毕业于南京中央国术馆，1934～1948年在江苏昆山、无锡等地开设诊所。1949～1959年任职于中国农工民主党江西省干事。1959～1975年任职于江西省南昌市伤科学会，1975～1980年任江西省南昌市公费医疗门诊部伤科主任。

现兼任全国中医学会江西分会伤科顾问，江西省武术协会副主席。

一、紫金丹

[方诀] 跌打妙药紫金丹，三皮四生一枝花，血竭红花和乳没，归赤玄胡茜根好，附子肉桂合栀子，碎补土鳖自然铜，三黄芦荟山慈菇，泽兰草薢和樟脑，独活白芷公丁香，山柰甘松红内消，新老伤损和断脱，消肿镇痛效堪称。

[用法] 研极细末，以凡士林调敷。可根据伤损情况用小麻油、小糖、蛋清、酒调敷，陈伤瘀肿用米醋潮湿后，再用凡士林调和。金创出血，干撒包扎。推拿治疗时用作介质。

二、追风膏

[方诀] 当归赤芷与川芎，羌独荆芥合防风，麻黄细辛苍术芷，香附陈皮与木香，红花乌药并四黄，血竭儿茶没乳香，二乌丁香与肉桂，马寸樟脑配冰片，秦艽灵仙五枝合，桂木牛膝五加皮，香料另研须后下，油浸火熬炼成膏。

[熬炼口诀] 一斤油用半斤丹，药重三五可加减。湘广漳丹应漂晒，三五七十油浸透，熬枯药浮将渣滤，重熬复沸徐下丹。搅丹要匀不停手，防溢可撒少许盐。滴水成珠不黏手，加

料收藏雪水潭。推贴一般三五钱，骨折原需一两半。妙法全在此锅内，老嫩全凭两眼看。千金不卖口中诀，五湖四海访英豪。

三、十宝丹

[方诀] 跌打神效十金丹，伤重昏迷用木香，开窍散瞳添龙脑，安魂定魄用辰砂，血竭红花能散瘀，破结巴霜伴儿茶，麻痹拘挛马前子，通经活络没乳香，舒筋活血加土鳖，骨折然铜不可少，化瘀止血需苏七，气滞青台陈附良。

四、跌打汤

[方诀] 神效跌打汤，芎归芍地黄，内外诸伤损，调经功效良。破瘀用桃仁，通络没乳香，活血先行气，陈皮香附好。血竭与玄胡，瘀痛功最高，潮红与实肿，银英和泽兰。硬肿加棱术，软坚甲珠炒，一般伤损症，归赤二味加。骨折用然铜，土鳖不可少，碎补兼以断，重用熟地黄。出血须生地，血甚犀角加，血热用丹皮，骨蒸地骨皮。止血侧柏七，山栀与茅根，宿伤苏梗炭，甘松效最奇。一根葱作引，童便取一杯，煎药用生酒，急服莫迟疑。头伤加羌活，防风白芷随，胸伤加枳壳，木香桔梗奇。若是伤中脘，须用石菖蒲，两胁柴胡进，枯胆与陈皮。腰伤入杜仲，故纸与二茴，肚角如受伤，白芍与青皮。小便如不通，木通与车前，粪门如受伤，木香不能离。伤手桂枝进，并用五加皮，若是伤了腿，加皮与牛膝。行气加台附，破瘀朴硝军，妊娠知禁忌，体弱当扶正。气血根于互，用药切防偏，气血得调和，伤痛自然蠲。

五、熏洗方

[方诀] 透骨草合海桐皮，活血当归赤芍宜。羌独苍术去风湿，秦艽灵仙与三皮，乳没红花苏方木，陈伤熏后快无比。

六、红宝丹

[方诀] 神效红宝胜仙丹，秘炼升华不外传，破瘀散结妙如神，陈伤癥瘕自烟消。白信活宝与二黄，硼砂金箔五十张，

同研不见星儿面，盐经封口湿沙填。先武后文看火候，一枝香后随退火，刮丹封藏记十宝，服用切记毋过量。晕眩作呕须停服，如见龈肿兼抽搐，此乃过量应停减，解毒汤下立安康。

七、骨折三期方药原则

（一）初期：瘀血内积、肿胀疼痛、骨折筋断、经络堵塞。

治则：活血化瘀，疏经通络，接骨续筋，消肿止痛。

方选：复原活血汤加减。

方诀：复原活血用柴胡，花粉当归炒甲珠。桃红军草胁腹痛，高坠酒煎破瘀阻。

（二）中期：瘀血初化，肿胀渐消，疼痛有减，续断是宗。

治则：和营通络，止痛续断，益气和血，愈合自稳。

方选：和营止痛汤加减。

方诀：和营止痛归赤芍，桃红乳没和木通。陈皮乌药苏方木，活血通经断草杜仲。

（三）后期：受伤日久，气血亏虚，接合求固，重在补养。

治则：补气益血，以助生化，补养肝肾，强壮筋骨。

方选：八珍活络汤加减。

方诀：八珍活络碎补方，补气益血肝肾养。巴戟牛皮杜断寄，三子五胶筋骨强。

八、夹板口诀

武当淮河整骨折，固定防移在夹板。宽窄厚薄要周详，四季大候须相应。春柳冬杉夏秋竹，炎夏柏皮并玉带。竹类须钻枝花孔，透气活血泡自减。带缚过紧难行血，扎缚如松必失常。如见甲肤色黯黑，应即松缚到恰当。

蔡德猷

1935～，江苏省宜兴人。现任无锡市中医医院骨伤科主任，副主任医师。

1956年毕业于空军卫校。1958年回地方医院从事普外科、创伤科工作。曾先后在苏州、上海、无锡等地医院进修普外、骨科、伤科多次。

在日常诊疗工作中，以下列学术思想作为指导原则：

1. 习用辛温芳香之品以除痹痛顽疾。颈肩腰腿痛为临床常见病，然治疗颇棘手故常言道："病人腰痛，医生头痛。"该证隶属祖国医学"痹症"之范畴。痹者，闭塞不通也，中药芳香辛温之品具祛风散寒、通络解痉之功，通则不痛也，故习常用之。蟾酥膏即选用芳香辛温之品为主组成，尤以辛温之蟾酥为主，取其解毒、消肿、止痛之功，以除颈肩腰腿疼痛。

2. 穴位贴敷，中而痛解。据《灵枢·背腧》记载："欲得而验之，按其出，应在中而痛解"及《灵枢·经筋》"以痛为腧"的理论，当人体因某种原因使脏腑经络遭到破坏时，在体表一定的经络穴位上就会相应的出现痛点，临床观察确实如此，如坐骨神经痛患者在肝俞、肾俞、腰阳关、环跳、风市、承山等穴位，肩周炎病人在颈、肩、臂等穴位，均有明显压痛，而且在这些穴位上贴药疗效尤其显著。常有事半功倍之效，故创用穴位贴药一法。

3. 松则不痛，体疗锻炼，以除肩痹。在肩周炎诊治中，痛人常因痛而不敢动，又因长期不动而加重疼痛的功能障碍，故将发病机理和病变过程归纳为"因痛致痉"、"因痉致痛"、"因痉增痛"十二字，蟾酥膏痛点贴药缓解了局部疼痛，在无痛松弛条件下进行体疗，使其迅速康复。出由此总结了"痛者不松"、"松则不痛"、"去痛致松"的治疗原则。并自创

"屈肘摆臂"、"梳头展臂"、"托枕摆肘"、"牵拉患臂"、"画圆放松"的体疗操,获得较满意的疗效。

4. 动静结合,药磁并用,以愈伤椎。对于胸腰椎压缩性骨折,如何更好地解决复位、固定、功能锻炼的问题。在前人经验的启示下,结合现代医学解剖及生物力学知识,集复位、固定、功能锻炼于一体,自制弹力中药磁性背心运用于临床,取得了较为满意的效果。该背心利用弹力装置的拉力来复位,中药磁片促使损伤组织的修复,背心固定带装置固定脊柱,共同促使压缩椎体早日恢复。

著有《蟾酥膏贴穴法》。

现兼任《中华医学论文集》副主任编辑,中国传统医学手法研究会会员,中国药物电极协会理事,江苏宜兴市中医院骨伤科研究室主任,宜兴市中医院骨伤科主任等职。

一、蟾酥膏贴穴法治疗坐骨神经痛

[组成] 蟾酥、丁香、细辛、雪上一枝蒿等辛温芳香之品为主,粉碎为末,密封存用。

[用法] 选用足太阳膀胱经之肝俞、肾俞、委中、承山、殷门、足阳明胃经之梁丘,足少阳胆经之环跳、风市、阳陵泉、悬钟,督脉之腰阳关,不仅如此,由于俞穴为脏腑之气输注于背部之穴位,治疗脏腑疾病常选用该脏腑所属俞穴,痛既在肝肾,故选用肝肾两脏之俞——肝俞、肾俞,以调肝肾、壮腰膝;阳陵泉为八会穴之筋会,悬钟为骨会,病在筋骨,故选用两穴以壮筋骨,配合善治腰腿痛的环跳、承山、委中三穴。

选取以上穴位依次贴药,5~7天更换一次,4次为一疗程,经临床1192例患者观察,总有效率达95.97%。

[特点和体会] 1. 一般在贴药5~10分钟即有凉爽舒适的感觉,轻症患者一个疗程即可,病程长者需2~4个疗程。

2. 穴位贴敷,主次分明,重点突出,解决了患者病痛部位大,难以外敷药物的难题,而获事半功倍的疗效。

3. 由于重点选穴外敷,减少了皮肤过敏反应等副作用的发生率，临床应用以来，过敏性皮疹等副作用的发生率仅1%。

4. 药源丰富，药价低廉，既为患者解除病痛，又减轻患者经济负担，且便于基层医院推广使用。

二、蟾酥膏结合体疗康复肩关节周围炎

1. 蟾酥膏贴穴：取颈、肩、臂及阿是穴，依次贴敷蟾酥膏，3～5天更换一次，连续4次为一疗程。

2. 体疗操：

（1）屈肘摆臂

预备姿势：分腿直上

动作：两臂自然下垂于体侧，肘部以上紧贴体侧（或紧贴两肋），前臂与上臂成90°弯曲掌心相对，两手握拳，向外摆臂，先慢后快，注意稍用力，重复30次。

（2）梳头展臂

预备姿势：分腿直上

动作：患臂手掌从额前向后梳发，梳至枕部（即后发际）再由后梳至前额，重复30次。

（3）托枕摆肘

预备姿势：分腿直立，头颈正直。

动作：两手五指交叉于枕部，两手臂自然弯曲成两肘顶部朝前方，两肘后摆至体侧与双肩同一平面。并稍向后振（即在后摆结束时要有一短促加力的动作），重复30次。

（4）牵拉患臂

预备姿势：分腿直立

动作：两臂自然放松置于腰骶部，一手握住患臂腕部，缓慢用力将患臂向健侧牵拉，并静止5秒钟左右，让其自然回复到动作开始时的位置，重复30次。

（5）画圆放松

预备姿势：分腿直立

动作：上身前倾，健臂屈肘置于腰骶部，患臂肩、肘、

腕、手指沿同一直线放松垂于体前,手指在体前以两肩宽为直径,先顺时针后逆时针画平圆,各20次。

[特点和体会]

1. 用蟾酥膏痛点贴敷,使药性由外入内,取提而泄之、消而化之、温而散之之功,局部敷药浓度高,吸收后直达病所,改善血循环,促进新陈代射。

2. 体疗时,动作缓慢而有节奏,初练时可少做几次,以后逐步增量,练习时出现轻微疼痛不影响锻炼,但以不引起剧烈疼痛为度,锻炼要持之以恒,力戒一曝十寒。

3. 有蟾酥膏外贴结合体疗康复治疗肩周炎375例,总有效率达97.9%,对82例进行一年随访说明,坚持体疗者远期疗效稳定,复发率低。

三、雷公藤、蟾酥膏治疗脊柱骨与关节退行性疾患

[用法] 雷公藤糖浆口服,每次20ml,每日3次(含生药10g/日),4周为一疗程;同时用蟾酥膏痛点贴敷7天更换一次,4次为一疗程。

[特点和体会]

1. 雷公藤、蟾酥膏治疗骨与关节退行性疾患,轻症患者只需一个疗程即可,重者需要二至四个疗程。

2. 使用蟾酥膏痛点贴敷,使药物直走病所,病变局部浓度高,无胃肠道不良反应。

3. 有胃肠道疾患的病人,可减少雷公藤用量,餐后内服,并增加局部贴敷点。

四、按压法治疗脊柱小关节紊乱症

1. 患者取俯卧位,术者立于右侧"揉滚法"放松腰部肌肉,然后双掌叠合,沿脊柱自上至下,均匀有力按压,手法时所到脊柱有"咔嚓"的响声则效果为佳,再依法重复一次即可。

2. 若24小时内,疼痛仍未减轻,可采用拔伸,牵拉,痛

定指揉、脊柱按压，并适当加重手法，往能奏效。

[特点和体会]

1. 施按压手法前一定要使患者腰背肌肉放松，这是手法成功之关键，若腰背肌肉紧张、痉挛，宜施轻柔按摩手法松解。

2. 施按压手法时掌力一发即收，使之有顿促震动感，忌发力时间过长发力过于粗暴，以免加重损伤。

3. 对于腰椎间盘突出症，椎管狭窄症，脊柱滑脱症，本手法宜慎用，尤其是脊柱滑脱症、中央型腰椎间盘突出症禁施本手法，以免加重病情及并发症发生。

4. 本法简便安全，不需助手，可独立完成。

五、弹力中药磁性背心治疗胸腰椎骨折

该背心由架体、固定带、弹力装置、中药垫、磁片组成。

1. 弹力装置部分：利用弹力装置的拉力，产生药垫向前推的作用力，将后凸的椎体向前复位，拉力使整个人体脊柱向后伸张，前纵韧带紧张，将椎体前缘的楔形压缩逐渐膨隆复原而后纵韧带松弛，有利于因暴力损伤的椎体后部软组织得以修复。

2. 中药垫：药垫内用药按骨折三期辨证选取，早期以活血祛瘀法，选归尾、地鳖、桃仁、大黄等药；中期以养血舒筋接骨法，选当归、自然铜、川断、骨碎补、接骨木等药；后期以补益肝肾、强壮筋骨法，选杜仲、牛膝、熟地、山萸肉、补骨脂等药。

3. 磁片：利用磁场作用下使组织细胞局部电流改变，促进骨细胞增殖，另一方面磁场作用使毛细血管扩张，骨折局部血流量增加，为进一步促进组织细胞营养物质交换及新陈代谢有利于骨折愈合。

[特点和体会]

1. 弹力中药磁性背心集复位、固定、治疗于一体，我认为它不但固定了损伤的椎体，尤其是弹力装置，其拉力持久，

对椎体前缘楔形压缩的膨隆复原效果尤佳。优于垫枕一法，且易为患者接受。

2. 中药垫可根据骨折早、中、晚三期选取药物，随症加减，灵活变通，是中医辨证施治原则的极好体现，结合磁片治疗，效果更优。

3. 用弹力中药磁性背心固定的患者一般二三天即可下床，避免了长期卧床的并发症发生，减轻了骨质疏松和脱钙的程度，更利于椎体骨折的恢复。

4. 本法暂不用于不稳定性胸腰椎骨折的治疗，因其固定装置尚待进一步改进和完善。

廖德成

1946.10~，福建省泉州市人。现任福建省泉州市正骨医院院长，副主任医师。

1962 年随父廖尚武学医，并学习中医的有关经典著作。1970 年任福建省闽江水电工程局安砂电站职工医院卫生所所长。

先后发表"距骨颈部骨折合并距骨下后脱位的治疗"等论文 8 篇。

现兼任鲤城区武术协会名誉副理事长，福建省骨伤科学会委员。

一、疗痹羊肉汤

[组成] 羊肉 500g，独活 10g，蚕砂 10g，虎骨 10g，牛膝 10g，防风 10g，木瓜 10g，熟地 10g，白芍 10g，黄芪 10g，狗脊 10g，秦艽 10g。

[用法] 羊肉切块，诸药以布包好，加适量水炖服，2~3 日服 1 剂，3 剂为一疗程度。

[特点与体会] 本方为体虚病者而设，实际临床中虚实夹杂者均可服用。采用扶正温阳祛风湿为治则。《素问·至真要大论》曰："劳者温之，损者温之。"此病多因劳损后复感受外邪，积而成痹。此时单以祛风湿药正气不充，邪不能去。故以羊肉温补阳气，补益精血为主，辅以祛风湿强筋骨诸药，故能奏效。

二、延胡丹参汤

[组成] 延胡索，山甲，乳香，没药，木香，桂枝，泽兰，葛根，郁金，红花，香附，木通，丹参，骨碎补。

[特点与体会] 方中的葛根、桂枝温阳解表，山甲软坚散

结,碎补疗折伤,元胡、木香,香附行气理气止痛,乳香、没药、泽兰、郁金、红花、丹参活血化瘀,改变局部循环,木通通经络利尿以使瘀有所出,从而达到祛寒解表,活血化瘀,行气止痛,通淋调理之功效。

三、开弓法治疗习惯性肩关节脱位

操作方法(以左侧为例):

1. 患者坐于平椅上,术者站在患者前面左侧,以右手第2、3指夹住患臂拇指根部,并把患臂外展拉与肩平。

2. 术者左手拇指顶住患臂肩峰,其余四指从肩部前内侧插进腋窝抵住肱骨头。

3. 手法放置清楚,术者夹住患者拇指徐徐向左侧方向牵引,左手拇指用力顶住肩峰,同时用其余四指提托肱骨头,便可听到入臼响声,复位即为结束。

四、儿童肘关节脱位过伸复位法

操作方法:

1. 准备:病者坐正,(以右侧为例)一助手立于患者右外侧,两手握住患者上臂下段,协同术者固定和牵引患臂。术者站于病者正面,以右手握住患者腕部,左手掌心置于患肘后侧,鱼际肌部顶于肱骨外髁,余四指握于内侧。

2. 术者按上述体位、手法姿势安排好,便可与助手对抗牵引,并使患肘过伸,以便冠状突由鹰嘴窝解脱。

3. 牵引时注意患肢长度,并纠正其侧向移位,使携带角恢复正常。

4. 医者右手握住肱骨下段向后牵引,右手执患者腕部牵引并逐渐屈肘成锐角,复位即可成功。

五、股骨干骨折整复法

操作方法(左侧为例):

1. 病者平卧,患肢屈髋屈膝,助手甲立于患者右侧,两手分别按于患者两侧髂前上棘固定骨盆;助手乙面向患者半蹲位，左手从患肢膝后腘窝部穿过，以肘部用力提起膝关节作为支点，然后把患肢小腿夹于大腿中间，臀部坐于患肢小腿下段前侧以此为力点，同时左手掌紧握右手腕部，以右手作为左手用力的辅助支柱。手法安排妥当便可以进行操作。

2. 助手甲固定骨盆，助手乙用力提起膝部，同时臀部用力坐压小腿下段，与助手甲对抗牵引，直至重叠拉开。

3. 术者在骨端拉开后，立于患者左侧纠正折端侧方移位，经认为骨折复位已达要求，手法即可终止。

注意事项：

1. 股骨上段骨折，患肢应置于135°并外展30°~40°的体位，这有利于骨折下折段凑近上端的骨折面，以适应因髂腰肌的收缩力而外展外旋的移位。

2. 中段骨折应屈髋屈膝，并使肢体处于轻度外展位。

3. 下段骨折必须配合折顶手法，加大成角再反折的操作，以适应因腓肠肌作用力后移的远折端，纠正断端前后移位。

"坐对牵引复位法"利用患肢膝部为支点，小腿上中段为力臂，下段为用力点，其应用于股骨骨折的牵引复位，作用力甚大，可以有效地克服大腿肌的收缩力。采用此法整复髋关节脱位，也有良好效果。

黎君若

1935.12～，广西玉林市人。现任洛阳正骨医院骨科主任，主任医师。

1958年毕业于河南医学院医疗系。毕业后曾通过西学中进修及跟随名老中医学习，主攻骨伤科专业。1958年至今一直在河南省洛阳正骨医院和正骨研究所工作。曾任洛阳正骨医院副院长、正骨研究所副所长。

三十多年来一直从事中西医结合骨伤科的医疗、教学及研究工作，主持和完成"平乐内服接骨丹促进骨折愈合的临床与实验研究"，证实该药有明显加速骨折愈合的作用，使该药得以在临床普遍应用。创造了板式架治疗下肢骨折的新方法，提高了骨折牵引、对位及固定效果。"钢针撬压治疗股骨干上段骨折"，是在中医手法基础上利用杠杆作用原理，以针代手，使骨折复位，免除了患者手术治疗之苦，此法已在临床普遍应用。"医用骨伤科射针器"能稳、准、快、无痛地完成骨穿针技术。

著有《简明正骨》、《中医正骨讲义》，发表论文"双针复位法治疗股骨干上段骨折30例"、"地龙对骨折愈合的临床观察"。

现兼任中华医学会河南分会理事，中国中西医结合研究会河南分会理事，骨伤科专业委员会主任委员，中国中西医结合研究会骨伤科专业委员会委员，中国中医骨伤科杂志副主编。

一、接骨丹

[组成] 参三七9g，土元9g，龙骨15g，自然铜15g，乳香5g，没药5g，元寸0.3g。

共研成末，装胶囊，每日2次，每次1.5g。

[功用主治] 促进骨折愈合。用于各种外伤骨折者。

二、骨伤科射针器

1. 技术操作：先将射针套筒、导向制动头及带控制栓的骨圆针进行高压消毒或酒精浸泡消毒。将可调基座套进套筒的前端，然后，将带控制栓的骨圆针由导向制动头隧道的内口穿出（或事先穿好）。将导向制动头螺旋端安装到射针器套筒的前端，继之射针器出口向上，针即自动落入射针套筒内，只有针尖外露。用时将无头子弹安装于爆发装置部位，将射针套筒装于爆发装置上，施术前先定好进针点，并进行局部消毒，将针尖对准进针点，调整好瞄准平引尺及档板（离进针点200mm处，要与针尖相对）认为位置准确后，扣动扳击，即可射针。穿针后旋脱导向制动头拿开射针器，将骨圆针尾部的控制栓退出，再退出导向控制头。针留局部，进出针眼处，用酒精纱布和敷料包扎。

2. 进针点的选择与体会：使用射针器射针与用锤敲打钢针的操作完全不同。但在选择进针点方面与过去的方法基本一致。进针点位置的确定，对能否准确射针是非常重要的，因此必须按标准进行，使之能百发百中。这里需要特别说明的是，在股骨髁上射针时，进针点的选择与过去不同。根据对尸体股骨下端的观察测量，两侧进行对比。认为在股骨下端选从外侧进针比从内侧向外侧进针有明显的优越性。因为股骨下端内侧面较窄。只有 2cm 宽的骨面，内侧面并有髁上线倾斜骨面的存在，使骨面向后下方倾斜，腘窝部暴露。所以从内侧进针易向后滑，有可能损伤腘窝部的血管和神经，安全系数小，进针较困难，而股骨下端外侧有 3cm 宽的骨面，比较平坦宽大，没有髁上线的存在，且外侧软组织较薄。因此由外侧进针比较容易，且针不易滑脱。外侧骨面覆盖腘窝，不易损伤血管和神经，安全系数大。所以，只要外侧进针点选准，由外侧进针有明显的优越性。

在首次应用射针器在股骨髁上部位进行射针时，还是用老办法从内侧选针点，由内向外射针，在定位时因有怕针向后损伤腘窝部血管神经的顾虑，产生确定进针点"宁靠前而不靠后"的思想，结果射针靠前未穿入骨内。总结此例射针的经验教训，根据对股骨下端内外侧面的测量观察，在第二例股骨髁上射针时即选用由外向内进针，结果射针成功。此后对股骨髁上射针均采用由外向内进针，都取得了一次射针成功，当然只要定位准确，由内向外进针也可成功。

关于股骨髁上外侧进针的确定：首先在股骨下端摸到外侧髁，在外侧髁前方2cm处取一点，沿此点向上划一水平线，在2cm处取一点即为髁上部位外侧进针点。此点与外侧髁相连呈45°角的斜线。

三、双针复位法治疗股骨上段骨折

本法适用于股骨上段骨折，特别是近骨折段发生前屈、外展和外旋者。或对此种骨折因原来处理不当，导致畸形愈合者，经手法再折断后也可使用。

（一）操作方法

1. 骨折远段进针：将患肢置于牵引架上，取屈髋屈膝、外展外旋位，打入第一根斯氏针，作股骨髁上或胫骨结节常规纵轴牵引。

2. 骨折近段进针：用此法前，先制备一木质直角支架。其方法是：用宽约4cm，长约30cm，厚约1.5cm的木板两块，做成直角支架，并于支架的纵木板上钻小孔道或刻槽阶数个。使用时将支架底边穿入牵引架的底部。相当于骨折部的外侧。

在无菌条件下，于股骨转子下离近骨折端约1~2cm处（转子下骨折者，可从转子间进入），从与股骨干相垂直的方向，打入第二根斯氏针至对侧骨皮质，以不穿透对侧骨皮质为宜，然后于针上离进针点约3cm处挂上一小弹簧（直径约0.8cm，长约6cm，平均拉力约拉长1cm等于1.5kg的标定弹簧，或一般的小弹簧亦可），将其拉紧后固定于与针垂直的直角架底部，再将尾酌情抬高后，插入直角架纵边的小孔道或槽阶内，使之固定（此时弹簧拉长约2~3cm），用抬高针尾时小弹簧的拉力所产生的杠杆作用力，使骨折近端与骨折远端会合，即可使骨折复位。这种作用力的方向，可根据骨折对位的需要任意调节。复位后用大腿塑型夹板固定，待骨折端出现早期骨痂时（一般3周）即可将转子下的钢针拔除。骨折临床愈合后，可去除纵轴的牵引，夹板固定保护下，持拐下床活动。

（二）注意事项

1. 使用双针复位法，初期骨折处常有向内轻度成角的倾向，一般不需要处理，待拔针后或下床活动时可自动纠正。若急于纠正，因髂腰肌及外旋肌的牵拉力不易控制，常于活动后还会出现前外成角。

2. 下床活动时患肢必须维持外展位，避免患肢过早负重。

3. 股骨转子下进针点离近骨折端愈近，效果愈好，若离骨折端超过近骨折段全长1/2时则效果不佳，应引起注意。

4. 近骨折段合并有裂纹骨折者，在进针时应用手在内侧保护，向相反方向推压的情况下，用克氏钻行穿针，避免锤击进针以防止折片的劈裂分离。

樊春洲

1913～，辽宁省辽阳县人。现任黑龙江中医学院骨伤科主任医师。

14岁起跟老中医梁子厚学习中医，1957年应聘于哈尔滨中医院骨科，任骨伤科医师。1965年调至黑龙江中医学院任教。任骨伤科教研室，骨伤科的副主任，主任。

对骨伤科中的股骨横断骨折者，采用单纯手法复位，合理的外固定，收到骨折愈合快，没有后遗症的良好效果。对骨折卧床病人的练功，倡导采用"床上太极拳"的整体运动方法，达到促进骨折愈合，强壮身体，保护关节功能，没有并发症和后遗症的理想效果。对难以复位的骨折（如胫骨平台塌陷移位骨折，腕骨骨折脱位，足舟骨脱位等）运用"拳击法"复位，效果良好；对肱骨外科颈骨折并发肩关节脱位者，采用"杠顶法"较单纯用手法复位要省力省时，患者痛苦小；对骨折畸形愈合者，采用"杠压法"等。治疗关节内骨折的弹力固定器被评为黑龙江省卫生厅科技进步二等奖。

参加编著有《中医伤科学》、《中国医学百科全书·中医骨伤科学》、《中医骨伤科学》、《中医骨伤科学图谱》、《中医骨伤治疗学》、《实用骨伤科学》。

现兼任中华全国中医学会骨伤科学会顾问，黑龙江省中医学会理事，省外科学会主任委员，省骨科学组组长。

一、颈椎脱位并发双上肢不全瘫痪的手法治疗

颈椎脱位均有头部被挫撞的外伤病史，X片诊断较为可靠，轻者两上肢麻木失灵，举动无力知觉迟钝，可勉强用两手捧头，缓慢步履，伴有脑损伤者，头晕目眩羞光。重者可引起全身瘫痪。

手法治疗：患者俯卧床上，头探出床头外（以上动作均

需他人协助进行,尤其头部要由专人在保持牵引下进行活动),一助手两手分别放在患者两肩上,作反牵引的准备,另一助手用长毛巾两条,分别放在患者的额前和脑后,把两毛巾的两端在头的侧方合在一起结扎牢固,在两结上引出坚固的长带,把扎好毛巾圈向下移至颌下和枕骨部,再将引出的两长带系在术者腰间(系牢)作牵引,用力大小和用力方向由术者自己掌握,边牵边用两个拇指抵在颈棘突两旁,纠正棘突侧偏或突起,当复位后,患者两上肢立即出现触电感,继而便能活动,力量由小到大,十分钟后便可完全恢复正常(指新伤)。然后给予"颈枕"固定头于过伸位(即特制一个高15cm,长30cm的圆枕,放在颈后,使头后悬离床面),休养3周,以"硬领"固定,下床活动。

二、颈椎病的手法治疗

颈椎病,是颈椎骨与关节的病变,常累及周围神经、血管、肌肉、韧带、复受风寒湿邪合而为病,出现上肢麻木胀痛,在X光片上常看到椎体或小关节退行性变化;项韧带钙化;棘突出现侧偏(即棘突非顺序沿中线排列,而是偏离中线由枣核形变为葵花籽形),颈部运动有方向性和定位性疼痛,挤压或牵拉试验时,疼痛向上肢放散。

手法治疗:患者坐于凳上,医生立于其后,用一肘前窝托住患者下颌角,用力向上提之,使患者头后顶在医生胸前,加大牵引力。另手拇指按在颈后痛处推顶,若有棘突侧偏,辨明用力方向使其复位,边牵边旋动头部,两手配合,轻重适度,常可听到复位音,患者感到轻松舒适,若效果不显著,医生可改用两手交叉捧住患者下颌角,后头仍顶在医生前胸,用力上提(牵)复作旋头动作,左右各一次,待旋头至疼痛时(切忌旋头过度)改为一手推患头侧屈前伸,一手向相反方向扳拉下颌角,以牵引颈部侧方肌肉与韧带,松解黏连,解除痉挛,手法毕,多数病人都能感到轻快,但要隔日一次,连作5~7次,配合祛风利湿中药内服,3~4周可愈。方用当归,白芍、党参、川芎、乌蛇、寄生、白芷、桂枝、细辛、麻黄、干姜、肉桂、苍术、泽泻、郁金、延胡。

三、背肌（菱形肌）损伤的手法治疗

凡突然两臂前伸上举头后仰的动作或长期伏案写作工作，都能导致此伤，如端盆泼水，向高举物，农民"扬场"，工人挖沟甩土等，概因菱形肌起于颈、胸椎，止于肩胛骨内缘之故，这些动作会使肩胛外移而受牵伸，同时颈肌收缩（仰头），两者相互摩擦捻挫而致伤。

伤后自觉背部酸胀疼痛、有负重感，咳嗽，打喷嚏，低头等都能加重疼痛。检查时在肩胛骨内缘与下角处有压痛。重者轻微肿胀。

手法治疗：患者端坐凳上，医生立于背后，将患侧前臂置于背后上提其手，此时肩胛骨可由胸、臂翘起，医生用一脚踏在患者坐的凳上，用膝盖托着背后的患臂不使下滑，然后一手扳患肩向后，加大肩胛骨翘起的程度，另手拇指由肩胛下角处用力伸入肩胛、胸壁之间，由下向上边推按边上滑，直至肩胛上角处为止，反复三次，立即变疼痛为舒适而愈。

四、胸椎错缝的手法治疗

胸椎的稳定全赖肋骨支撑而很少得到肌肉保护，故而容易受伤，虽如在临床也属少见损伤，正因为少见，容易漏诊，好发于5~7椎。均有明显的胸部急骤的扭转外伤史，如肩杠重物体受到冲撞；单侧肩后受到打击；前滚翻体育、滚楼梯等都可致伤。伤后背与胸有牵制痛，局部压痛，咳嗽、打喷嚏痛。

手法检查：首先问明致伤的细微经过，当符合致伤可能时，再进行"摸诊"，方法是请患者俯卧床上或端坐凳上，医生用拇指分别放在胸棘突旁，用力下按和对挤，当能清楚的摸到棘突界限时，由胸椎第一节开始，逐个触摸，细致的体会指下感觉。如发现异常不要立即告诉病人，也不要病人先说出痛点，要反复检查三次，能确定异常（棘突侧偏、距离不匀，高低不等）无疑时，再问病人在检查下按时有无疼痛和疼痛部位，如疼痛和异常是一个部位，客观与主观相一致时，虽无X光拍片（60%能显像）的诊断亦可确诊为本病。

手法治疗：病人俯卧床上两手攀住床头，一助手用两手分别握住患者两踝上向下牵引，医生立患侧，用两手拇指抵在侧偏的棘突上，下按对挤，常可听到复位音，复位后，病人不要立即起床，休息15分钟，起床时不要猛力扭身，下床后立即感到轻快舒适。三周内不要作重体力劳动。半年内的陈伤亦可采用手法复位，但需4~6次复位方能稳定。

五、急性扭腰手法治疗

扭腰，亦称腰扭伤，或称腰肌扭伤。我倾向于后者，扭腰多属肌肉伤后引起痉挛而为病，其中尤以侧方腰肌腹内、外斜肌为多见。外力大小不同，伤势轻重不一，治疗效果也有差异。所谓"急性"即伤后立即出现症状，稍稍休息后，其痛更甚。若因刷牙，洗脸姿势不正而扭腰者，其痛点多在腰侧方，经过手法治疗，便可"立竿见影"。有因扛重物而扭腰者，其痛点多在腰棘突，经手法治疗也可基本痊愈，但需休息一周，症状完全消失再恢复工作。若因跌打坠下而伤腰部者，则可细查损伤部位，伤何组织，参考X光片，然后对症治疗。

肌肉痉挛机理与手法治疗的针对性：当腰部在作某种活动时，都需相对的两组肌肉舒张和收缩有机的配合才能完成这个动作，如配合不当或张缩过度，都能使肌肉劳损甚或使肌纤维断裂的损伤，伤后必然产生疼痛，疼痛又能刺激周围肌肉发生痉挛，用痉挛来保护伤痛部位，但痉挛本身也能产生疼痛和出血，互为因果，痉挛永不解除。因而采用手法解除痉挛即可消除病痛。不用手法解痉，症状也会逐渐减轻，甚或不觉症状，这种现象不是痉挛解除，而是痉挛肌肉被伤后血液和体液机化而相互黏连，故一旦稍有轻伤，腰疼必会再发而成陈伤。陈伤虽能治疗，其疗程则远不如新伤。

手法治疗：目的是帮助痉挛的肌肉舒展开来而达到痊愈。

因而手法时有一过性的疼痛是不可避免的，临床我们叫它"逆痛疗法"。

不敢弯腰者，要强制其弯腰，手法是：患者仰卧床上，医生立于其侧，在患者腹部放一小枕（术前勿过饱，排净尿），要患者放松全身肌肉，医生用两手抱住患者小腿，慢慢屈膝髋两关节，当出现腰疼时稍停，运足力量强制屈曲至最大限度，此时患者会突然出现疼痛，疼后则腰痛消失而愈，这对高血压心脏病患者慎用。

手法：患者坐于凳上，医生立于其后，用两手交叉环扣于患者小腹部（耻骨上），令患者徐徐弯腰，待弯至腰部出现疼痛时，医生用力向后突然拉提之，此时患者出现剧痛，随之变痛为效而愈。余同上。

不敢伸腰者，要强制其伸腰，手法是：让患者侧卧床上，患侧向上（压痛常在一侧）背向医生，医生立于其后面向患者足侧，用近患者手的拇指压在侧腰最痛处，另手握在患侧踝上，屈伸其髋膝两关节在无痛范围内活动，待病人主动配合活动时，医生用侧身紧靠患者骶部，用力向后方牵拉患侧下肢的同时将压腰的手用力下按，此时也出现剧痛，术后立即轻松而愈。

六、小儿髋关节错缝的手法治疗

小儿髋关节错缝，俗称闪髋，亦称小儿髋关节一过性滑膜炎，小儿髋关节扭伤，圆韧带捻挫，髋部伤筋等。病名之多，说明没有一个是肯定的。由于小儿髋臼是由三骨（髂、耻、坐）组成的，其中Y型软骨至17岁才能接合为一体，故在十七岁以前是本病发生的年龄段，其中5~10岁约占60%，5岁以下占30%，10~17岁占10%。其发病多在小儿蹦跳，劈髋甩腿而引起，如滑冰、跳绳、跳橡皮筋、赛跑、摔跤等活动不慎致伤，使Y型软骨震动错缝而出现髋关节活动定位受限，疼痛，腿变长（假性延长）腹股沟压痛等一系列症状。

由于对本伤在认识上有差异，因而在治疗方法上也不一致，若伤后半年以上未得治疗者，可能出现股骨头缺血坏死，绝大多数患儿均有这样的病史和病程，因此对本伤早日确诊早期治疗，不但疗效是"立竿见影"，而且对预防小儿的股骨头坏死，也是最有效措施。

手法治疗：让患儿仰卧床上，裸露下身，两手交叉枕于头下，用人扶压双肘，勿令抽出手来，另助手按住健侧腿，勿令屈膝翻身。医生立于患侧，一手握患肢踝上，一手扶患膝，先作髋、膝两关节在无痛范围内屈伸活动，待患者能主动配合活动时，突然屈曲两关节至最大限度，此时会出现剧痛，稍停片刻，在屈髋的体位上内收内旋和外展外旋髋关节，顺势伸直患肢，两下肢对比等长即为复位，随之功能恢复，症状消失而愈。

注意事项：手法后切忌患肢外展外旋体位如扶着走路，侧身下楼，或由大人把腿排便等都能引起再发，如有再发立即再诊再治。

七、骶髂关节错缝的手法治疗

骶髂关节错缝一症，我在1962年首次提出，原称骶髂关节半脱位，多发于中、成年人。除孕产妇外均有明显致伤史，如单侧臀部着地，单肩负重，跳跃等外力均可致伤，伤后出现腰痛，下蹲痛，仰卧痛，下肢后伸痛，咳嗽震动痛。检查时：局部压痛，叩击痛，屈髋痛。"4"字试验痛，被动后伸下肢痛。妊娠晚期和产后早期、骶髂关节正处于极度松弛状态，稍有外力，即可引起错缝。X线拍片多无异常。

手法治疗：患者俯卧床上，医生立于其侧，两手重叠按在髂骨后嵴上，作向下推的准备；助手立于健侧，两手重叠按在健侧的坐骨结节上，作向上推的准备，然后二人相对同时用力。轻者一次可愈，重者三次即可，然后医生改用两手交叉分别放在两侧髂后上棘处，用力向外、向下推按三次，以稳定错缝关节，即为手法完毕。新伤立即痊愈，陈伤（三个月以内）需3次手法治疗休息五周，亦可痊愈。

八、膝关节半月板脱位手法治疗

"半月板脱位",至今尚无文献记载。但从临床症状和手法治疗结果,充分说明确有此伤存在。它与半月板损伤的机理基本相同,但它的症状和预后是有明显差异的。半月板损伤后,关节有绞锁(卡位、活动受限),也能解锁(经活动又能恢复正常),研磨试验时,有挤压痛和弹响声。这些症状可反复发作。而半月板脱位,伤后膝关节立即是僵直状(绞锁),伸约10°,屈达45°,过动则痛甚,一旦复位,则永不再发,两者是有根本区别的。

手法复位:患者仰卧床上或坐位背靠墙壁健腿伸直,患膝呈屈位,医生一手握患侧踝上一手扶在患膝上,先在无痛范围内作屈伸活动膝关节,待患者能主动配合活动时,医生突然用力将膝关节屈至最大限度,此时患者出现剧痛,可给以安慰,在屈膝位置上停留十分钟,然后伸直膝关节,即可伸屈自如而无痛,不再受伤永不再发。

阙再忠

1935.4～，四川省仁寿县人。现任成都中医学院教研室主任，附属医院骨伤科主任，主任医师，教授。

1962年毕业于仁寿县第一初级中学，由学校保送至重庆原西南卫部专科技术训练班学习临床检验，一年毕业后分配至云南省防疫队做临床检验员工作。1962年毕业于成都中医学院，留校在中医外科教研组作骨伤科教学工作。1964年赴上海龙华医院向石筱山、李铭、吴诚德等学习。在四川，曾向郑怀贤教授学习。

对中医骨科学术的发展，认为：第一，应很好地有选择地发扬骨伤科的学术传统和学术特长。要认真地向老一辈中医学习，向古典医籍索取。对中医的手法外用药，内治法，练功活动，养生康复法则，外固定原则等特长应很好继承和发扬。第二，走中西结合道路，用现代科学知识去学习、研究、整理和发扬中医学。中医学在理论上还比较朴素原始的，方法上还是比较粗疏的，取彼之长，克己之短。第三，学术发展要多临床实践。中医骨科是临床应用医学范畴为主的学科，骨科医师要多实践，勇于实践，精于实践，在实践中不断探索谋求学术的发展。

主要著有《中医骨伤科学》、《伤科补要》、《核勘遵生八笺》、《中医伤科学》、《骨伤医籍选》。发表了"骨伤科医师如何辨位施法"等26篇论文。

一、延龄聚宝酒

[组成] 何首乌120g，苍术60g，枸杞60g，天门冬60g，黄精610g，槐角120g，细辛60g，白术60g，石菖蒲60g，防风60g，人参60g，干菊花120g，茯苓120g，熟地120g，五加皮60g，麦冬60g，莲心120g，桑葚子120g，苍耳60g，肉苁

蓉60g，沙苑蒺藜60g，天麻60g，甘草60g，牛膝60g，杜仲60g，当归60g。

［用法］上各味，照方择净，称定分两足，务要真正药材，切为咀片，装入生绢袋内，用无灰高黄酒一大坛，将药装置坛中酒内，春浸十日，夏浸七日，秋浸七日，冬浸十四日。

将药酒每五更空心服三小盅，还卧片时，午间再服三盅，尤妙。忌生冷，生葱，生韭，腥物。持续服用。

据作者介绍，常用此方的效果显著："予年三十九岁服起，于六十四岁，须发如漆，齿落更生，精神百倍，耳目聪明，比前大不同矣！"并认为"此方养生之宝"。

二、度世丹

［组成］枸杞，甘菊花，远志，车前子，生地，巴戟，覆盆子，肉苁蓉，白术，石菖蒲，菟丝子，牛膝，地骨皮，细辛，续断。

［功用主治］安神定志，调和脏俯，强壮筋骨，聪耳明目，乌髭须，润肌肤，止疼痛，延年益寿。

［用法］上各药，逐件择洗，各等分，捣为细末，炼蜜为丸，如桐子大。每服三十丸，旦暮空心温酒送下，连服1～2年。

三、神仙不老丸

［组成］枸杞60g，菟丝子60g，石菖蒲30g，柏子仁30g，川牛膝30g，杜仲45g，地骨皮30g，地黄30g，川当归60g。

［功用主治］安养营卫，补益五脏，调和六腑，滋充百脉，润泽三焦，活血助气，添精实髓。

［用法］上药拣选精制如法，勿晒，用慢火焙干，若太燥则失药味。待干，即于风前略吹，令冷热相激，燥净，秤，碾为细末，炼蜜为丸如桐子大。每日空心午时、临卧服，每服七十丸，温水、盐汤送下，忌食葱白、白萝卜、藕、真粉、诸般血。最要节色欲。

四、益元七宝丹

[组成] 何首乌、赤白芍各500g，牛膝240g同黑豆蒸晒3次，枸杞240g，赤茯苓500g，白茯苓500g，菟丝子240g，破故纸240g，当归240g。

[功用主治] 服三日，小便杂色，是去五脏中杂病。至二七日，唇红、口生津液，再不起夜。三七日，体健身轻，两颧红润，至一月，鼻头酸，诸风百病皆去。四十九日，目视光明，两手火热，精气通贯，气力加倍。

[用法] 上七味，各不犯铁器，炼蜜为丸，如弹子大。早上空心酒下，午后姜汤下，临卧盐汤下。

五、草灵丹

[组成] 川椒120g，白茯苓30g，川乌30g，炒茴香60g，苍术120g，甘草60g，熟地90g，山药90g。

[功用主治] 延年益寿，添精补髓，乌须发，固齿牙，强筋骨，壮气血。

[用法] 上药为细末，炼蜜为丸。如桐子大，每服三十丸至五十丸，空心温酒下，以于物压之，服之一月，乃见功效。忌黑羊肉，鸨鸽，桃李果子。

[特点与体会] 以上五方的主要组合内容，都是由补肝肾为主的药物组成。把五个处方具有补肝肾的药物归纳在一起，有：

（1）补肾药：生熟地、巴戟、川杜仲、山药、小茴香、桑葚子、牛膝、沙苑蒺藜、肉苁蓉、天麦冬、菟丝、覆盆子、破故纸、人参。

（2）补肝药：何首乌、五加皮、甘菊花、枸杞、当归、黄精、天麻、甘草、熟地。

补肝肾就能填精补髓，就能强壮筋骨，补肝肾就能使元气充盛，肝血盈满，气血旺盛，故肢体轻，精力旺盛，智意聪明。

六、腱鞘 I 号方

[组成] 红花 6g，丹参 9g，当归 9g，重楼 9g。

[功用主治] 1. 狭窄性腱鞘炎。以本品注入腱鞘内最好。

2. 肩周炎。以本品注于主要疼痛的软组织周围。

3. 各种软组织劳损疼痛。

4. 各种陈伤疼痛。

5. 创伤性关节炎等。

[用法] 制成水溶液，每安瓿 2ml 备用。应用时以本制剂作局部穴位或痛点注射，也可和西药强的松龙混合作封闭注射，注射时加适量 1% 普鲁卡因。凡损伤急性期，开放损伤疼痛，化脓性感染疼痛均属禁忌之例。

七、膝关节积液的治疗

膝关节积液是一常见证，常因损伤、劳损、风湿等原因引起，治疗方法甚多，如敷药、理疗、按摩、局部封闭等，均有一定疗效。我在临床中常用内治处方治疗，效果亦甚满意。

常用的处方是五妙散加减。

[组成] 苍术 12g，黄柏 9g，苡仁 30g，牛膝 9g，五加皮 30g。

外伤所致加当归、赤芍、苏木、刘寄奴、红花等。加重牛膝的份量。

风湿所致加萆薢、防己、防风、白芷等。加重五加皮份量。

湿热重者加重楼、地骨皮、知母等。

劳损所致者加桂枝、细辛、松节、木瓜等。

魏指薪

1896～1984，山东省曹县人。曾任上海市伤骨科研究所副所长，名誉所长，上海第二医科大学祖国医学教研组主任，教授，附属瑞金医院中医伤科，中医教研室主任，中华全国中医学会第一届理事，中华全国中医学会上海分会副理事长。

魏氏出生于世医之家，幼年就读于私塾，青年时代随其父魏西山学习中医骨伤科，成年后与胞兄魏以龙，堂兄魏以先等一起行医。1925年来上海，设诊于南市方浜桥。1955年入上海第二医学院。

在学术上，将各种损伤归纳为硬伤、软伤、外伤、内伤四大类别。硬伤指骨折、脱位、骨错缝等；软伤指各种软组织损伤；外伤为皮肉破损出血、异物穿刺与汤烫火伤；内伤指脏腑气血、脑髓损伤等。其次，治伤注重手法在应用上有"轻摸皮，重摸骨、不轻不重摸筋肌"独特经验。要求正骨医生平时须刻苦锻炼，不断提高手法的感应性和灵活性，既要掌握常法，又要临证变法，做到"手随心转，法随病至"。第三，重视导引疗法。内容包括活动肢体，动摇筋骨，自身按摩，擎手引气等多种形式。同时主张各类损伤，都应早期考虑早期导引锻炼。第四，在骨折固定上主张软硬夹板相结合，软板取三夹板中的一层，硬板即柳木板。第五是既重外治，又重内治，外治中有敷料、洗方、药水、药膏、熨药等多种剂型，内治除了先逐瘀血，通经络和血镇痛，然后调气养血，补益胃气以外，特别重视脾胃作用，认为脾胃健运有助于祛瘀生新。

著有《中医伤科关节复位法》、《伤科常见疾病治疗法》。

一、续骨活血汤

[组成] 川断炭9g，落得打9g，地鳖虫3g，骨碎补9g，鲜生地12g，杭白芍9g，自然铜9g，当归尾9g，乳没炭各9g。

[功用主治] 长骨，活血，祛瘀，止痛。用于骨断，骨碎，肿胀疼痛。

[用法] 煎汤内服，每日一剂，服二煎。

[辨证加减] 心神恍惚者，加茯神12g，炒枣仁9g；胸闷气逆者，加枳壳4.5g，橘络6g，佛手片4.5g；疼痛严重者，加参三七3g或1.5g研末吞服；痰喘咳嗽者，加炙杷叶9g去毛色，光杏仁9g，川象贝各6g，甜桔梗4.5g；吐血者，加藕节炭9g，茜根炭4.5g，参三七3g；头晕者，加杭甘菊9g，南川芎6g；大便闭结者，加大黄3g，火麻仁9g。

[特点与体会] 本方为魏氏伤科治疗各类骨折常用方剂，一般用于骨折早期与中期，这时患者症状较多，因而有临床辨证加味以供选择。中期使用本方可以促进骨折愈合。

二、外敷三圣散

[组成] 芙蓉叶5000g，红赤豆1800g，麦硝粉530g，（即洗面筋所沉淀小粉）

[功用主治] 活血消肿，清热止痛。用于跌打损伤，伤在筋肉，肿胀疼痛，或红肿灼热疼痛。

[用法] 共研细末，用冷开水加饴糖（或蜂蜜）调成厚糊状，摊在纸（或纱布）上，敷贴患处，每日或隔日更换一次。

[特点与体会] 凌励立等曾对"三圣散"对家兔正常关节滑膜的影响进行了研究，证明其对于局部胀肿、疼痛有迅速消退的作用。他们发现"三圣散"的作用主要是引起充血和白血球浸润，说明它可动员生理性防御，即细胞性反应。根据《本草纲目》所载，芙蓉叶之作用为清肺凉血，散热解毒，主治痈肿恶疮并能止痛，与红赤豆合用则能相辅，麦硝粉的功用亦为消肿。因此，根据上述记载，三药之作用当为使炎症消散，或促使脓肿加速形成而排出。这药既能用于痈肿恶疮，故其机制上应当可以加强机体的防御措施，使大量白血球浸润，在切片中所见充血与白血浸润可说明此点。

三、头部损伤后遗症手法

1. 患者取坐位，术者双手先拿其肩井穴，3～5次，然后推上背部，先用拇指沿脊柱侧由下向上推向两侧肩井部，3～5次，继而由肩井部由外向内横推至肩中俞，并停留按揉，3～5次。拿、推、按、揉均须要有一定的力量，局部要有酸胀感，以促使上下气血流通。

2. 医者双手拇指点揉两侧风池穴，力量由下向前上方，由浅入深地不断点揉，同时双手的食指以太阳穴由前往后倒推，倒抹，手指必须实而有力。前面推抹、后面点揉，可相互交替操作。而后食指再点揉太阳穴，头部两侧及后面如有损伤疼痛点亦须多做点揉和推揉。

3. 医者立于患者身后，一手中指点压颧骨与颌骨中间的颧髎穴，另一手的手掌或拇指紧对患者的头部百会穴按揉5～10次。巅顶有疼痛存在更属必须应用。

4. 医者立于患者身侧，用手心对准患者神庭穴，紧紧按住然后用大拇指或食指，中指重选压住患者的风府穴以及两侧风池穴，由轻而重作点揉20～30次，两侧风池穴和及风府穴处可交替操作。巅顶部疼痛多点揉风府穴，两头角部疼痛多点揉两侧风池穴。

5. 用掌根豌豆骨部按揉悬颅，太阳等穴，或头部疼痛点。掌根与拇指可交替操作。对于头部两侧昏痛明显者，此手法为重点。

6. 医者与患者面对面站立，双手拇指按揉攒竹穴，反复多次。

7. 按揉攒竹穴后，双手拇指集中到印堂穴，由印堂穴上部开始沿眉上向头部两侧平行按推至耳后为止，连作10次。

四、颈椎病手法治疗

（一）常规手法

1. 拿肩井和点揉肩中俞相互交替操作，先使气血通畅肩颈部肌肉放松，也可使患者对手法有初步适应。

2. 提阳使颈椎间隙增宽，在上提的位置上将患者头部作左右轻轻旋转活动，每侧3次。然后再使头部作左右侧屈活动，每侧各3次。

3. 搓揉颈部两侧项肌，胸锁乳突肌，斜方肌上部。医者立于其后，用两手食、中指置其颈部两侧，用适当力量自上而下，再由下而上来去搓揉10~20次。在搓揉时指下可发现某一部位肌肉特别紧张。

4. 医者立于患者身侧，用大拇指、食指拿、点、揉项部肌肉，上下移动10~20次左右，两侧相同。

5. 放松肩颈部的肌肉和筋络，而后用大鱼际按揉患侧颈肩背三角区域，一般按揉10次左右。

6. 医者用一手的大拇指按压患者大椎穴，同时嘱患者闭目，另一手按住患者百会穴，嘱患者放松颈部，后将患者头部从左到右、再从右到左各摇转5次，摇转速度宜缓慢。

7. 侧屈推颈，医者一手按住患者头部并尽量侧屈，另一手用大拇指沿项肌及胸锁乳突肌由上向下推，当推到颈根时再点揉3~5次。

8. 医者立于患者身侧，一手点揉患侧的合谷穴，一手点揉缺盆穴，上下交替操作，而后双手拇指再同时点揉两侧的缺盆穴，10次左右。

9. 震击开泄，以加强阳经的血液循环。医者左手平放在患者大椎穴，右手握拳频击左侧手背，连击五次。

10. 扣挤法，利用患者双手抱住伤痛部位，医者从外加扣挤压力，以促进患者疼痛部位产生张力。起到正骨理筋，解除肌肉痉挛的作用。

（二）加减手法

1. 上臂疼痛、麻木者加下列手法

（1）松活肩部，医者手掌紧对患者手掌，将患肢旋后和后伸，以小鱼际从患肢肩部前侧、外侧自上而下按推5~10次。

（2）患肢屈肘放在后面，医者点揉冈上肌和肱二头肌长头的压痛点。而后再用掌根,从肩前侧,肩外侧自上而下贴紧体表向下推五次左右。

(3)将患臂作上举活动,由轻而重,逐步增高 5~10 次。

2. 肩部痛点多者加下列手法

(1)握手揉肩法:医者立于患者身侧、一手握住患者的手,一手先用拇指点揉其肩髃穴及其周围,然后再两手上下更换位置,一手托住其臂,另一手用掌根或小鱼际按揉肩贞穴及其周围疼痛点。

(2)外展点揉法:由助手一人抬住患者的肘部,使患肘屈曲外展,医者先用双手拇指对其肩前痛点点揉,后用手掌或掌根对患肩搓揉和按摩。

(3)将患肢内收搭到对方肩上,医者用拇指及掌根点揉和按揉肩后的天宗穴及周围痛点。

3. 肩关节活动受限者加下列手法:

(1)患者胸部伏于枕上,医者点揉和按揉"天宗穴",点揉时双手拇指同时由外向中点压。

(2)双手拇指同时用力点揉肩部凹陷的肩井穴,力要深,一般 10 次左右。

(3)用手掌或掌根大面积按摩肩颈背三角区。

4. 颈背痛者可加用下列手法:

(1)患者俯卧位,医者用双手拇指点、揉背部菱形肌痛点。

(2)医者用掌根推揉背部两侧,由下而上,边推边揉,每侧 10 次。

5. 颈头痛者加用下列手法:

(1)医者立于患者身侧,先用拇指及食指交替点揉患者枕外隆突下方,后用腕部按揉同一部位,10~20 次。

(2)点揉合谷,风池,风府。如有头昏加推印堂和按揉悬颅等穴。

(李国衡整理)

中华全国中医学会骨伤科学会

第一届委员会

名誉主任委员　苏宝铭
主任委员　施杞
副主任委员　郭维淮　李国衡　李同生
　　　　　　武春发　孙树椿　刘柏龄
　　　　　　张安桢　岑泽波
秘书长　石印玉
委　员　（以下按姓氏笔划为序）
　　　　丁锷　　王天文　王继先　韦以宗
　　　　韦贵康　邓福树　刘百科　刘洪涛
　　　　刘维　　冯天有　朱云龙　朱惠芳
　　　　许鸿照　苏宝恒　吴乃凤　吴诚德
　　　　宋贵杰　沈冯君　沈敦道　张禄初
　　　　郑顺山　胡兴山　胡润源　胡树安
　　　　段胜如　诸方受　郭焕章　阚再忠
顾　问　丁继华　孙绍良　杜琼书　时光达
　　　　尚天裕　杨天鹏　施维智　郭汉章
　　　　郭春园　樊春州

百家通讯录（按行政区划编排）

北京市（注：括号内为邮政编号）
丁继华：北京中国中医研究院骨伤科研究所（100700）
孙树春：北京中国中医研究院骨伤科研究所（100700）
李祖谟：北京广安门医院（100053）
宋一同：北京针灸骨伤学院（100015）
尚天裕：北京中国中医研究院骨伤科研究所（100700）
罗有明：北京朝阳区罗有明中医院（100025）
奚达：北京中日友好医院（100029）
康瑞庭：北京东直门医院（100700）
天津市
李尔年：天津市卫生职工医学院（300052）
刘洪涛：天津中医学院一附院（300100）
苏宝恒：天津市天津医院（300211）
顾云五：天津市天津医院中西医治疗骨科研究所（300211）
河北省
郑顺山：河北省石家庄市河北中医学院（050091）
山西省
王天文：山西省应县中医骨科医院（037600）
杨文水：山西省稷山县骨髓炎医院（043202）
内蒙古自治区
包金山：内蒙古哲盟后旗蒙医整骨医院（028100）
辽宁省
王文斌：沈阳市辽宁中医学院（110032）
胡兴山：沈阳市辽宁中医学院（110032）
吉林省
王德泉：吉林市中医院（132021）

刘柏龄：吉林长春中医学院附院（130021）
赵世学：吉林中医中药研究院（130021）
黑龙江
邓福树：黑龙江哈尔滨市黑龙江中医学院（150040）
樊春州：黑龙江哈尔滨市黑龙江中医学院（150040）
上海市
毛文贤：上海市第九人民医院（200011）
石印玉：上海中医学院附属曙光医院（200021）
石仰山：上海市黄浦区中心医院（200002）
曲克服：上海瑞金医院（200025）
李国衡：上海瑞金医院（200025）
庄元明：上海黄浦区东昌路地段医院（200120）
吴云定：上海香山中医院（200020）
吴诚德：上海中医学院附属龙华医院（200032）
陈志文：上海香山中医院（200020）
施　杞：上海市卫生局（200002）
施维智：上海香山中医院（200020）
祝　波：上海瑞金医院（200025）
江苏省
陈益群：苏州市中医医院（215003）
周时良：江苏省无锡市中医院（214001）
诸方受：江苏省南京市江苏省中医院（210029）
蔡德猷：江苏省宜兴市中医院（214200）
浙江省
叶海：宁波市中医院（315000）
沈敦道：浙江省杭州市浙江中医学院（310009）
章煜铭：浙江省杭州市中医院（310006）
狄任农：浙江省温州市医学院第一附院（325000）
安徽省
丁锷：安徽省合肥市安徽中医学院（230081）

福建省
王和鸣：福建中医学院（350003）
麦少卿：福建漳州市中医院（363000）
许书亮：福建中医学院（350003）
林子顺：福建福州林如高正骨医院（350007）
张安桢：福建中医学院（350003）
廖德成：福建泉州市正骨医院（362000）
江西省
许鸿照：江西省南昌市江西中医学院附院（330006）
涂文辉：江西省南昌市江西省中医院（330006）
程定远：江西省南昌贤士路11号2单元3楼（330006）
山东省
王广智：山东济宁市济宁医学院（272113）
王菊芬：山东文登市整骨医院（2641400）
朱惠芳：山东文登市整骨医院（264400）
曹贻训：山东济南山东中医学院（250011）
河南省
娄多峰：郑州市河南中医学院（450003）
郭维淮：洛阳市白马寺洛阳正骨医院（470013）
黎君若：洛阳市正骨研究所（471002）
湖北省
李同生：武汉市湖北中医药研究院（430073）
梁克玉：武汉市湖北中医学院（430061）
湖南省
张禄初：长沙市湖南中医学院二附院（410005）
广东省
李家达：广东省佛山市中医院（528000）
岑泽波：广州中医学院二栋101号（510407）
陈渭良：广东省佛山市中医院（528000）
袁浩：广州中医学院附属医院（510407）

萧劲夫：广东省深圳市中医院（518001）
郭春园：广东省深圳平乐骨伤科医院（618001）
广西壮族自治区
韦以宗：广西南宁市中国中医骨伤科杂志社（530012）
韦贵康：广西南宁市广西中医学院（530001）
四川省
杨天鹏：成都市骨科医院（610031）
周吉祥：成都市运动创伤研究所（6100411）
阙再忠：成都市成都中医学院（610075）
贵州省
孙成榆：贵阳中医学院二附院（550002）
安义贤：贵阳中医学院骨伤系（550002）
时光达：贵阳中医学院骨伤科研究所（550002）
沈冯君：贵阳中医学院一附院（550002）
云南省
吴乃凤：云南省昆明市云南中医学院（650021）
陕西省
刘百科：西安市红十字会医院（710054）
孙绍良：陕西咸阳陕西中医学院（712083）
朱长庚：陕西咸阳陕西中医学院（712083）
郭汉章：西安市红十字会医院（710054）
甘肃省
宋贵杰：甘肃中医学院（730000）
青海省
郭焕章：青海西安市青海省中医院（810000）
宁夏
胡树安：宁夏回族自治区中医医院骨伤科（760021）
新疆
王继先：乌鲁木齐市自治区中医医院（830000）